胃肠疾病超声诊断学

主　编　陈志奎　薛恩生　林礼务

科学出版社

北　京

内 容 简 介

本书共25章，重点围绕胃肠超声检查方法、超声新技术及胃肠道肿瘤、炎症性疾病、先天性疾病的超声诊断进行详细阐述。全书从病因病理、临床特点、超声表现、其他影像学检查、实验室检查、鉴别诊断、超声诊断注意事项、临床应用价值等方面对60余种胃肠疾病进行了系统介绍。此外，本书精选了800余幅图片，并对部分较为复杂病灶的超声图像进行了勾勒，以便于读者理解。

本书病种齐全、内容丰富、图文并茂，具有很强的实用性和指导性，适合各级超声医师及相关学科临床医师、医学院校师生阅读。

图书在版编目（CIP）数据

胃肠疾病超声诊断学 / 陈志奎，薛恩生，林礼务主编. —北京：科学出版社，2023.2

ISBN 978-7-03-074131-8

Ⅰ. ①胃…　Ⅱ. ①陈… ②薛… ③林…　Ⅲ. ①胃肠病—超声波诊断　Ⅳ. ①R573.04

中国版本图书馆CIP数据核字（2022）第232714号

责任编辑：马晓伟　许红霞 / 责任校对：张小霞

责任印制：赵　博 / 封面设计：吴朝洪

科学出版社 出版

北京东黄城根北街16号

邮政编码：100717

http://www.sciencep.com

涿州市般润文化传播有限公司印刷

科学出版社发行　各地新华书店经销

*

2023年2月第　一　版　开本：889×1194　1/16

2025年1月第三次印刷　印张：20 1/4

字数：594 000

定价：188.00元

（如有印装质量问题，我社负责调换）

《胃肠疾病超声诊断学》
编 写 人 员

主　编　陈志奎　薛恩生　林礼务

副主编　林　宁　叶　琴　刘新秀

编　者　（按姓氏汉语拼音排序）

陈　聪　陈　蕾　陈晓康　陈衍池　陈泽坤
陈志奎　甘雅娇　郭晶晶　洪峻峰　黄丹凤
黄丽平　黄丽燕　李坤煌　李小燕　李志勇
梁荣喜　林　敏　林　宁　林礼务　林文荣
林晓东　刘向一　刘晓敏　刘新秀　罗晓雯
钱清富　沈浩霖　沈庆龄　唐　懿　唐秀斌
童林燕　王瑶琴　吴丽足　吴圣楠　谢　微
谢小华　薛恩生　颜　彦　杨嘉嘉　杨建川
杨映红　叶　琴　余珊珊　俞　悦　张美恋
张秀娟　张艳红　钟晓红　朱忆凡　卓敏玲

秘　书　张秀娟　郭晶晶　钱清富

绘　图　俞　悦

主编简介

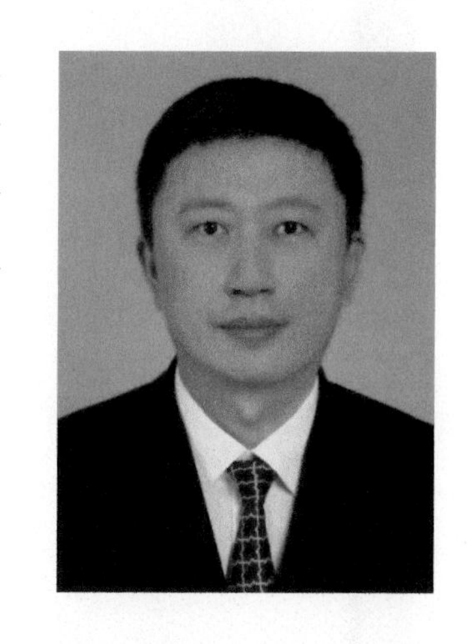

陈志奎 福建医科大学附属协和医院超声科副主任、主任医师、副教授、博士生导师，美国哈佛大学附属麻省总医院影像科博士后，美国托马斯杰斐逊大学附属医院超声教育中心访问学者。兼任中国医师协会超声分子影像及人工智能专业委员会委员、中国医师协会超声医师分会介入专业委员会委员、中国医师协会超声医师分会青年委员、中华医学会超声医学分会青年委员、福建省医师协会超声医学科分会常务委员、福建省医学会超声医学分会常务委员、《中华超声影像学杂志》通讯编委等。

长期从事腹部、浅表器官与周围血管疾病超声诊疗临床、教学与科研工作，主要研究方向为肿瘤、消化系统疾病超声诊疗及超声新技术基础研究与临床应用。近年来主持科研课题12项，发表论文百余篇，主编、参编医学专著5部，获得国家发明专利10项，以第一完成人获得福建医学科技奖二等奖、福建省优秀博士学位论文奖、海峡两岸创新成果奖等。

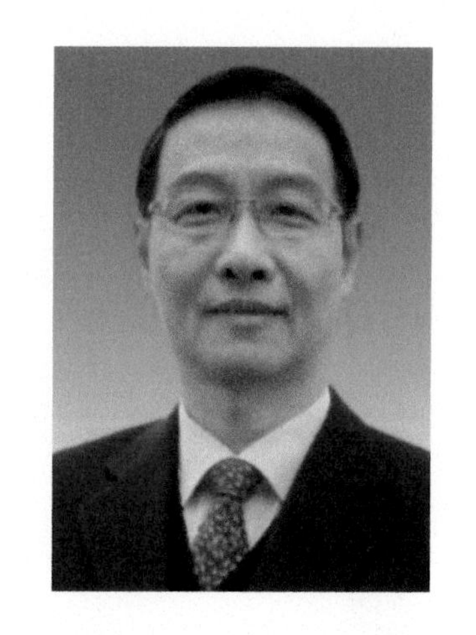

薛恩生 福建医科大学附属协和医院超声科主任、主任医师、教授，兼任中国医疗保健国际交流促进会超声医学分会副主任委员、中国医药教育协会超声医学分会副主任委员、中国医师协会超声医师分会常务委员、中国超声医学工程学会浅表器官及外周血管专业委员会副主任委员、福建省超声医学质控中心主任、福建省医师协会超声医学科分会主任委员、福建省医学会超声医学分会副主任委员，以及《中华超声影像学杂志》《中华医学超声杂志》《中国超声医学杂志》《福建医科大学学报》等期刊编委。

长期从事临床超声医学诊疗、科研及教学工作，擅长腹部、浅表器官及血管疾病的超声诊断与介入治疗。主持和参与多项省部级研究课题，获省级、省医药卫生科技进步奖17项（其中一等奖1项、二等奖2项），获“中国杰出超声医师”称号。发表论文百余篇，主编、参编超声医学专著20余部。

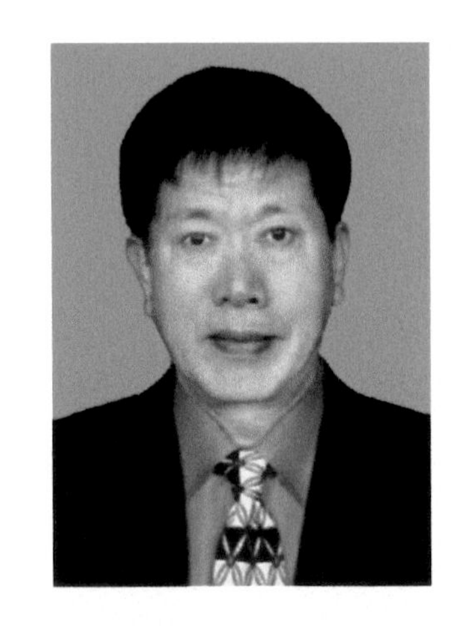

林礼务　福建医科大学附属协和医院超声科主任医师、二级教授、博士生导师，国家级有突出贡献专家，福建省有突出贡献专家，福建省优秀专家，福建省医院协会超声医学管理分会主任委员，福建省超声医学研究所首任所长，中华医学会超声医学分会常务委员，《中华超声影像学杂志》常务编委，《中华医学超声杂志》编委会顾问等。

发表论文120余篇，主编医学专著15部。先后获福建省科学技术进步奖21项（其中一等奖1项、二等奖4项），获得国家发明专利12项，荣获“福建省五一劳动奖章”，以及“福建省杰出科技人才”“中国杰出超声医师”称号，2017年被中国医师协会授予“中国超声医师终身成就奖”。

前　言

随着超声医学不断发展，超声仪器性能逐步提高，超声新技术如超声造影、弹性成像、三维超声、人工智能等逐步应用于临床，超声医学显示出实时、便捷、无辐射损伤、高性价比等诸多优势，在疾病诊断、病情评估及介入微创治疗等方面具有重要的临床应用价值。

由于受胃肠内容物及气体干扰，胃肠道既往被认为是超声检查的盲区。自20世纪60年代始，国内外学者不断探索胃肠超声检查方法，经历了饮水、有回声充盈剂、微泡造影剂等不同研究发展阶段。如今，胃肠超声检查技术已日趋成熟，在胃肠疾病，尤其是肿瘤、炎症性病变、先天异常等方面显示出重要价值，被视为内镜检查的重要补充手段之一。

胃肠超声检查容易受到患者身体条件等多方面因素影响，并且检查方法也并非一成不变，常需要根据患者具体情况选用合适的显像剂，具有一定灵活性，掌握胃肠超声检查技术并非一朝一夕之事，需要比较系统地学习相关理论知识。然而，目前国内外有关胃肠超声的专著较少，这在一定程度上阻碍了胃肠超声的发展与普及应用。

为了进一步规范胃肠超声操作，提高胃肠超声检查水平，我们邀请了在超声医学、影像学、病理学等一线工作的专家和中青年医师共同撰写了本书。本书重点围绕胃肠超声检查方法及临床应用，对60余种胃肠疾病进行较系统深入的阐述，从病因病理、临床特征、实验室检查、超声表现、其他影像检查、鉴别诊断、超声诊断注意事项及临床应用价值等方面进行介绍，病种齐全、内容丰富。全书精选各类图片800余幅，包括超声、CT、MRI、X线、内镜、病理及示意图，图文并茂。希望本书的出版有助于我国超声医师全面了解胃肠超声的理论知识，规范胃肠超声操作，提高胃肠超声诊断水平。

由于胃肠疾病错综复杂，部分疾病罕见，加上编者学识水平有限，书中难免有不当之处，望读者批评指正。

陈志奎　薛恩生　林礼务

2022年7月1日

于福建医科大学附属协和医院

福建省超声医学研究所

目 录

第一章　胃肠组织胚胎学与解剖学基础

第一节　胃肠的胚胎发生

人胚胎发育第3～4周，胃肠道的原基形成，即内胚层来源的原始消化管（又称原肠），为一条头尾走向的封闭管道，头段称为前肠，尾段称为后肠，与卵黄囊相连的一段称为中肠。胃、十二指肠上段由前肠分化而来；中肠分化为从十二指肠中段至横结肠右2/3段之间的肠管；后肠主要分化为横结肠左1/3段至肛管上段之间的肠管。胃肠道的黏膜上皮和腺实质大多来自内胚层，平滑肌组织和结缔组织则来自中胚层。

一、胃的发生

人胚胎发育第4～5周，食管尾侧的前肠形成一梭形膨大，即胃的原基，借背、腹系膜与体壁相连。胃原基的背侧较腹侧生长快，因此背侧壁形成胃大弯，腹侧壁形成胃小弯。胃大弯头端向上膨出形成胃底。因胃背系膜生长迅速形成突向左侧的网膜囊，使胃大弯由背侧转向左侧，胃小弯由腹侧转向右侧。随着肝脏增大，胃的头端被推向左侧，而尾端较固定，由此胃由垂直方位变成从左上向右下的斜行方位。

二、肠的发生

肠由胃以下的原始消化管分化而成，最初是一条头尾走行的直管，其腹系膜很早退化消失，借背系膜连于腹后壁。

1. 十二指肠的发生　前肠尾段和中肠头段分别分化为十二指肠上段和中下段。十二指肠最初位于腹腔正中，呈C形突向腹侧，随着胃的旋转和胰头的迅速生长而移向右侧。

2. 生理性脐腔的形成和肠袢旋转　人胚胎发育第5周，因肠的生长速度比胚体快，中肠向腹侧弯曲而形成U形的中肠袢，其顶端与卵黄蒂相连并以此为界分为头支和尾支。肠系膜上动脉走行于中肠袢背系膜的中轴部位。

第6周，因中肠袢迅速生长，加之肝和肾的发育，腹腔相对较小，中肠袢突入脐带近段的脐腔内，形成生理性脐疝（图1-1-1A）。中肠袢在脐腔内生长的同时以肠系膜上动脉为轴逆时针旋转90°，从腹侧观头支由上方转向右侧，尾支由下方转向左侧。这时，尾支近卵黄蒂处出现盲肠突，为盲肠和阑尾的原基。

第10周，随着腹腔增大，中肠袢逐渐退回腹腔，脐腔闭锁（图1-1-1B）。同时逆时针再旋转180°，头支从而转至左侧，演化为空肠和回肠的大部分，位居腹腔中部，尾支转至右侧，盲肠突之前的尾支形成回肠末段，其余尾支演化成升结肠和横结肠的右2/3段。盲肠突最初位于肝右叶下方，之后降至右髂窝，升结肠遂形成。后肠的大部被推至左侧，分化为横结肠左1/3段至肛管上段之间的消化管。

3. 泄殖腔的分隔和直肠肛管的发生　后肠的末段膨大称为泄殖腔，其腹侧和尿囊相连，末端以泄殖腔膜封闭。第4～7周，尿囊与后肠之间形成尿直肠隔，将泄殖腔分隔为腹侧的尿生殖窦和背侧的原始直肠，后者分化为直肠和肛管上段。同时，泄殖腔膜也被分为腹侧的尿生殖窦膜和背侧的肛膜。肛膜外可见由外胚层凹陷而成的肛凹（或称原肛）。第8周末，肛膜破裂，原始消化管尾端遂与外界相通，同时肛凹加深并演变为肛管下段。以齿状线为界，肛管上段的上皮源自内胚层，下段的上皮源自外胚层。

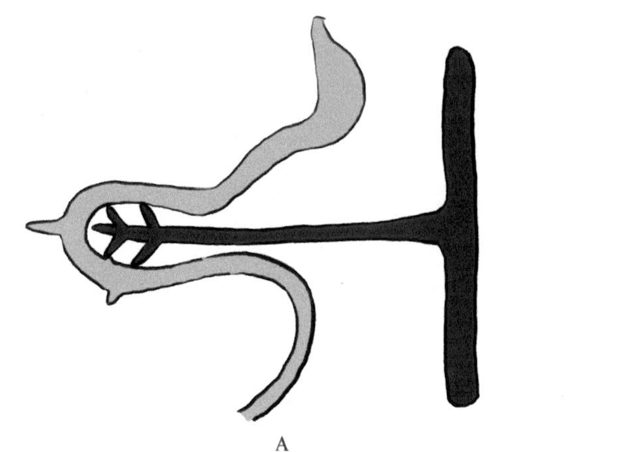
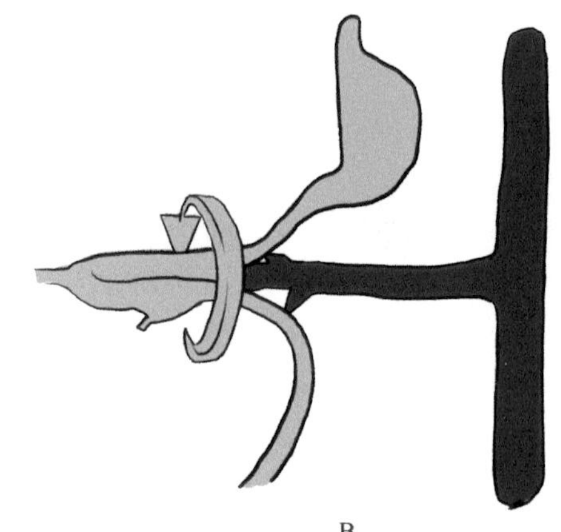

A　　B

图1-1-1 生理性脐疝示意图

A. 中肠袢突入脐腔内，形成生理性脐疝；B. 中肠袢退回腹腔，脐腔闭锁

第二节　胃肠解剖学

一、胃解剖学

胃位于上腹部，介于食管和十二指肠之间，是消化道最为膨大的部分，成人胃的容量约1500ml。

（一）胃的形态

胃在完全空虚时略呈管状，高度充盈时可呈球囊形。其近端与腹段食管连接处是胃的入口，称为贲门。在贲门左侧，食管末端左缘与胃底相交所成的锐角（His角）称为贲门切迹。胃的远端与十二指肠球部接续处是胃的出口，称为幽门。胃有前、后壁和大、小弯。胃前壁朝向前上方，后壁朝向后下方。胃大弯的大部分凸向左下方。胃小弯凹向右上方，其最低点较明显转角处称为角切迹。

胃的形态因人而异，受年龄、体型、胃的充盈状态等多种因素的影响。立位钡剂X线透视下可将胃分为3型（图1-2-1）。

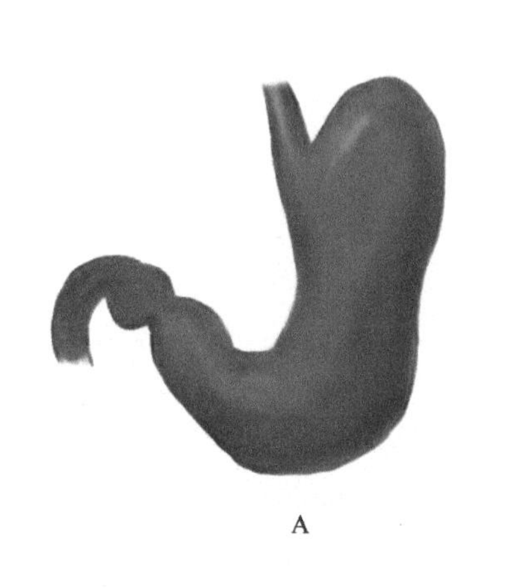
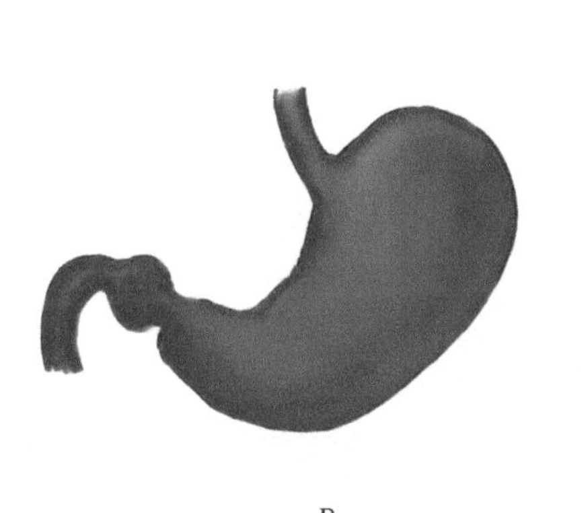
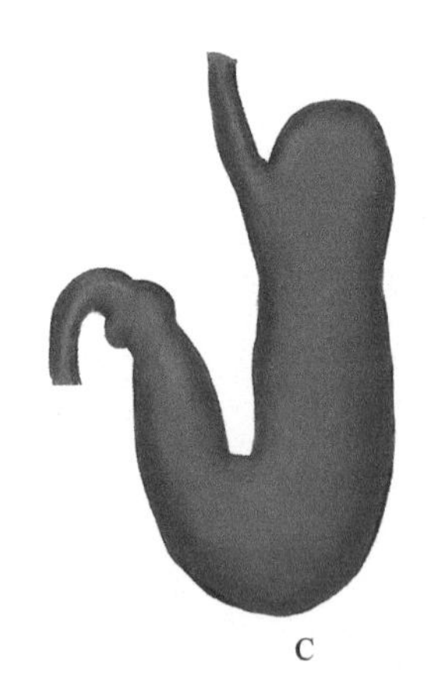

A　　B　　C

图1-2-1 胃的形态

A. 钩型胃；B. 角型胃；C. 长胃

（1）钩型胃：呈“丁”字形，胃体垂直，角切迹呈明显的鱼钩形，胃大弯下缘大致位于髂嵴水平，多见于中等体型。

（2）角型胃：胃的位置与张力高，略近横位，上宽下窄，角切迹不明显，胃大弯常在脐以上，多见于矮胖体型。

（3）长胃：又称无力型胃，胃的张力较低，胃体垂直，胃腔上窄下宽如水袋样，胃大弯可达髂嵴水平以下，多见于瘦长体型。

（二）胃的分部

通常将胃分为4部（图1-2-2）：

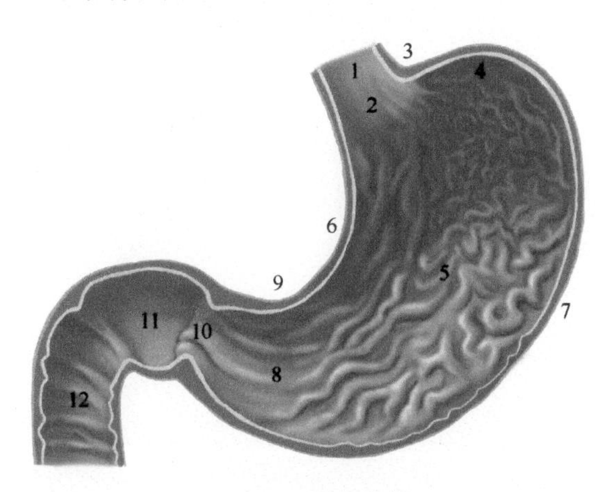

图1-2-2 胃的分部

1. 食管；2. 贲门；3. 贲门切迹；4. 胃底；5. 胃体；6. 胃小弯；7. 胃大弯；8. 胃窦；9. 胃角切迹；10. 幽门；11. 十二指肠球部；12. 十二指肠降部

（1）贲门部：是贲门附近的部分，界域不明显。

（2）胃底：又称胃穹隆，是贲门平面以上，向左上方膨出的部分。立位时胃内气体充盈于此，约50ml。

（3）胃体：是胃底向下至角切迹之间的部分。

（4）幽门部：介于角切迹与幽门之间。幽门部的大弯侧有一不明显的浅沟称为中间沟，将其分为左侧的幽门窦（临床称为胃窦）和右侧的幽门管。

（三）胃的位置

胃中度充盈时，大部分位于左季肋区，小部分位于腹上区，长轴自左后上方斜向右前下方。胃的位置随体型、体位和充盈程度等不同而变化较大，但贲门和幽门的位置相对固定，贲门位于第11胸椎左侧，幽门在第1腰椎下缘右侧。胃高度充盈时，胃大弯最低点可达髂嵴水平或更低。

（四）胃的毗邻

胃前壁的右侧与肝左叶相邻，左侧上部紧邻膈，被左侧肋弓掩盖，左侧下部直接与腹前壁相贴，称为胃前壁的游离区。胃后壁隔网膜囊与胰、左肾上腺、左肾、脾、横结肠及其系膜相邻，这些器官共同构成胃床。胃底后外方与脾脏相贴（图1-2-3）。

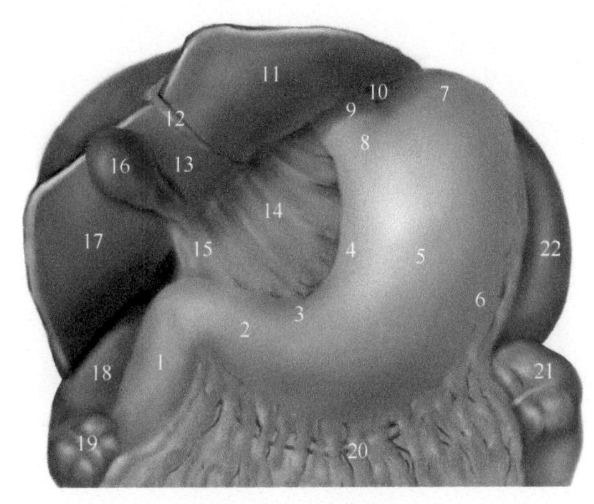

图1-2-3 胃的毗邻

1. 十二指肠；2. 胃窦部；3. 胃角切迹；4. 胃小弯；5. 胃体部；6. 胃大弯；7. 胃底部；8. 贲门部；9. 食管；10. 贲门切迹；11. 左肝外叶；12. 肝圆韧带；13. 左肝内叶；14. 肝胃韧带；15. 肝十二指肠韧带；16. 胆囊；17. 右肝；18. 右肾；19. 结肠右曲（肝曲）；20. 大网膜；21. 结肠左曲（脾曲）；22. 脾

（五）胃的血管分布

胃的血液供应来自腹腔干及其分支，主要有胃左动脉、胃右动脉、胃网膜左动脉、胃网膜右动脉、胃短动脉和胃后动脉。胃左、右动脉相吻合，形成胃小弯动脉弓；胃网膜左、右动脉相吻合，形成胃大弯动脉弓，再由动脉弓发出许多小支至胃前、后壁。胃短动脉主要分布于胃底外侧区。有时可见胃后动脉，分布于胃体后壁的上部。此外，左膈下动脉也可发出小支分布于胃底上部和贲门（图1-2-4）。

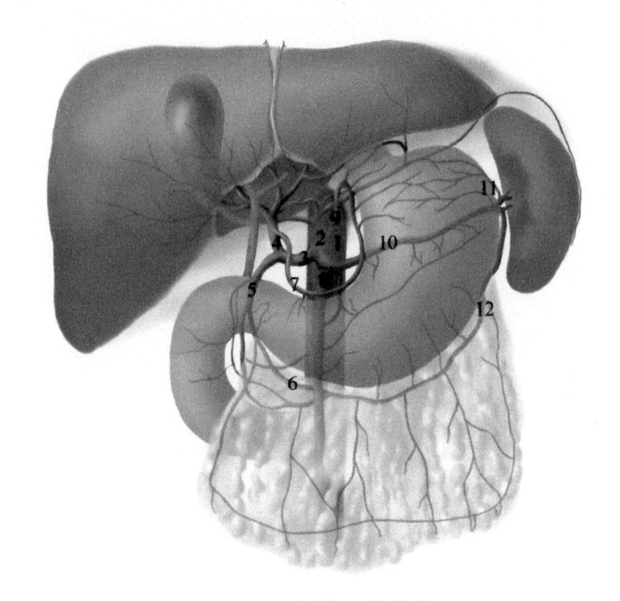

图1-2-4 胃的血液供应

1. 腹主动脉；2. 腹腔干；3. 肝总动脉；4. 肝固有动脉；5. 胃十二指肠动脉；6. 胃网膜右动脉；7. 胃右动脉；8. 肠系膜上动脉；9. 胃左动脉；10. 脾动脉；11. 胃短动脉；12. 胃网膜左动脉

胃的静脉多和同名动脉伴行，均汇入门静脉系统。胃左静脉通过腹段食管黏膜下的静脉丛，与上腔静脉系的奇静脉和半奇静脉交通，在肝硬化门静脉高压症时其有重要临床意义。

（六）胃的淋巴引流

胃的毛细淋巴管在胃壁内广泛吻合，回流至胃周围淋巴结，再汇入腹腔淋巴结，经乳糜池和胸导管入左颈静脉，因此胃癌晚期可有左锁骨上淋巴结肿大。胃周淋巴结分布与相应动脉伴行，分成16组，主要有4群（图1-2-5）。

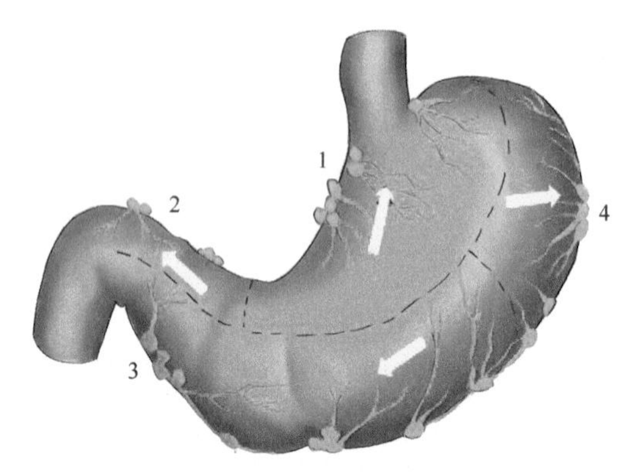

图1-2-5 胃的淋巴引流

1. 胃左淋巴结群；2. 幽门上淋巴结群；3. 幽门下淋巴结群；4. 胰脾淋巴结群；箭头示淋巴液引流方向

（1）胃左淋巴结群：沿胃左动脉分布，主要引流胃小弯上部的淋巴液。

（2）幽门上淋巴结群：沿胃右动脉分布，主要引流胃小弯下部的淋巴液。

（3）幽门下淋巴结群：沿胃网膜右动脉分布，主要引流胃大弯下部的淋巴液。

（4）胰脾淋巴结群：沿脾动脉分布，主要引流胃大弯上部的淋巴液。

（七）胃的神经支配

胃受中枢神经和内在的自主神经双重支配。中枢神经通过交感神经和副交感神经支配胃肠道，其中副交感神经的影响较大。内在的自主神经又称为"肠脑"，存在于胃肠道的黏膜下层和环形肌与纵行肌之间。

交感神经抑制胃的运动和胃液分泌，增强幽门括约肌的张力。副交感神经的功能相反，其在角切迹附近发出3～4支鸦爪形分支，控制胃窦的运动和幽门的排空。

二、小　　肠

小肠是消化管中最长的一段，上端始于胃幽门，下端接续盲肠，包括十二指肠、空肠和回肠。成人长5～7m，管径自近端向远端逐渐变细。

（一）小肠的形态、位置和毗邻

1. 十二指肠　是小肠的起始段，介于胃与空肠之间，呈C形弯曲环绕胰头，长20～25cm，是小肠中管径最粗、最为固定的部分。除始、末两端属腹膜内位外，十二指肠的其余大部分为腹膜外位器官，在第1～3腰椎的右前方固定于腹后壁（图1-2-6）。按其走向分为4个部分。

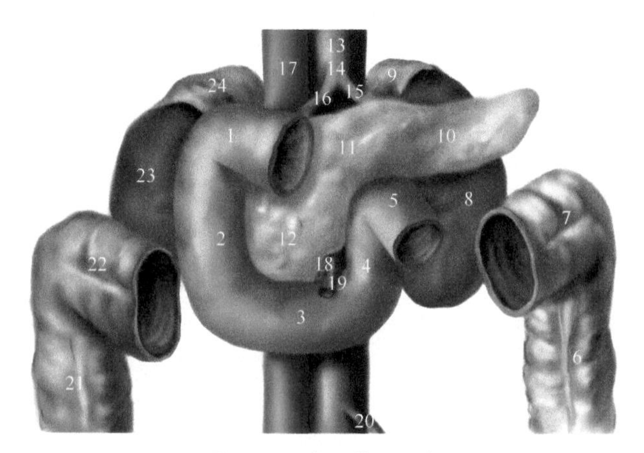

图1-2-6 十二指肠毗邻

1. 十二指肠球部；2. 十二指肠降部；3. 十二指肠水平部；4. 十二指肠升部；5. 十二指肠空肠曲；6. 降结肠；7. 结肠左曲；8. 左肾；9. 左肾上腺；10. 胰尾部；11. 胰体部；12. 胰头部；13. 腹主动脉；14. 腹腔干；15. 脾动脉；16. 肝总动脉；17. 下腔静脉；18. 肠系膜上静脉；19. 肠系膜上动脉；20. 肠系膜下动脉；21. 升结肠；22. 结肠右曲；23. 右肾；24. 右肾上腺

（1）上部：长约5cm，起自胃的幽门，向右后方走行，至胆囊颈的后下方急转下行，形成十二指肠上曲，接续降部。其前上方邻近肝方叶和胆囊，下方紧邻胰头和胰颈，后方有胆总管、肝门静脉和下腔静脉走行。上部近幽门的一段肠管黏膜面光滑，无环状皱襞，X线钡剂检查时呈三角形阴影，临床称为十二指肠球，是十二指肠溃疡和穿孔的好发部位。

（2）降部：长7～8cm，自十二指肠上曲垂直下行，在第3腰椎水平转折向左，移行为水平部，折转处称为十二指肠下曲。降部中、下1/3交界处的后内侧壁上可见十二指肠大乳头，是肝胰壶腹的开口处，其上方1～2cm处有时可见十二指肠小乳头，为副胰管的开口处。降部前方有横结肠系膜附着，与肝右叶、小肠袢相邻；后方邻近右肾和下腔静脉；内侧紧邻胰头；外侧有结肠右曲。

（3）水平部：又称下部，长约10cm，自十二指肠下曲左行。其上方邻胰头及其钩突；后方有右输尿管、下腔静脉和腹主动脉经过；前方有肠系膜上动、静脉跨过。因水平部远段位于肠系膜上动脉和腹主动脉的夹角处，如角度过小，可能压迫此部而引起梗阻，称为肠系膜上动脉综合征（又称Wilkie病）。

（4）升部：仅2～3cm，由水平部末端向左上斜升，继而转向前下，形成十二指肠空肠曲，续为空肠。十二指肠悬肌将十二指肠空肠曲和右膈脚相连，并与包绕其表面的腹膜皱襞共同构成十二指肠悬韧带（又称Treitz韧带），是空肠起始部的重要解剖标志。

2. 空肠和回肠 空肠和回肠盘曲于横结肠系膜下区的腹腔内，上端起自十二指肠空肠曲，下端通过回盲瓣与盲肠相连，周围有结肠围绕。二者均属腹膜内位器官，呈游离的肠袢，活动度较大，仅借小肠系膜连于腹后壁，合称系膜小肠。

空肠和回肠之间无明显解剖分界标志，形态结构也是逐渐发生改变。一般将系膜小肠的近侧2/5称为空肠，远侧3/5称为回肠。

（1）空肠：主要位于左腰区和脐区。空肠管径较粗，约4cm，肠壁较厚，因血供丰富，颜色较红，腔面环状皱襞密而高，X线片上呈羽状轮廓。

（2）回肠：多位于脐区、右腹股沟区和盆腔内。回肠管径较细，约3.5cm，肠壁较薄，色偏浅，腔面环状皱襞低而稀疏。

（二）小肠的血管分布

1. 十二指肠 十二指肠的血液供应和胃相似，具有多源性且吻合丰富，主要来自胰十二指肠上、下动脉。前者发自胃十二指肠动脉，后者发自肠系膜上动脉，二者各分出前、后两支，分别在胰头前、后方吻合成动脉弓，从弓上分出分支营养十二指肠和胰头。此外，十二指肠上部还有胃十二指肠动脉分出的十二指肠上动脉、十二指肠后动脉、胃网膜右动脉的上行返支和胃右动脉的小支供应。静脉多与相应动脉伴行。胰十二指肠上后静脉直接汇入肝门静脉，其余静脉均经肠系膜上静脉后汇入肝门静脉。

2. 空肠和回肠 空肠和回肠的血液供应来自肠系膜上动脉发出的空肠动脉和回肠动脉，有12～18支，沿途分支吻合，形成动脉弓，末级动脉弓发出直动脉分布于肠壁。与回肠相比，空肠的血管弓的级数较少，直血管较长，肠系膜内血管网较清楚（图1-2-7）。空肠、回肠静脉与同名动脉伴行，汇入肠系膜上静脉。

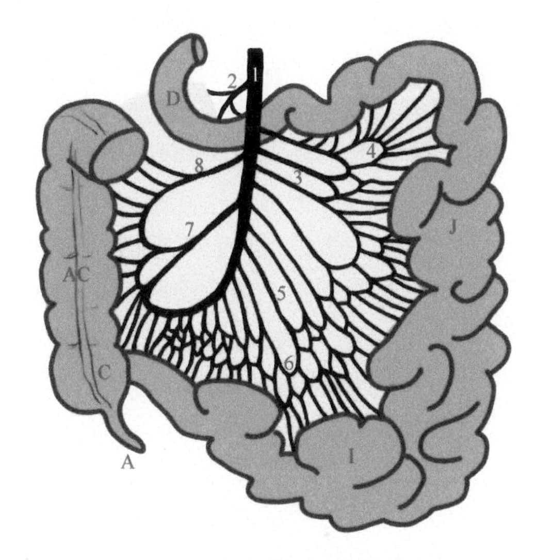

图1-2-7 肠系膜上动脉及分支

1. 肠系膜上动脉；2. 中结肠动脉；3. 空肠动脉；4. 空肠动脉弓；5. 回肠动脉；6. 回肠动脉弓；7. 回结肠动脉；8. 右结肠动脉
A. 阑尾；C. 盲肠；AC. 升结肠；D. 十二指肠；J. 空肠；I. 回肠

（三）小肠的淋巴引流

1. 十二指肠 十二指肠的淋巴主要回流至胰十二指肠前、后淋巴结，而后分别汇入腹腔淋巴结和肠系膜上淋巴结。

2. 空肠和回肠 毛细淋巴管起自小肠黏膜绒毛中央的乳糜管，在肠壁相互吻合成丛，淋巴液汇集于肠管旁淋巴结和肠系膜淋巴结，再经肠系膜上淋巴结至腹腔干周围的腹腔淋巴结，最后汇成肠干注入乳糜池。

（四）小肠的神经支配

小肠的神经支配来自腹腔神经丛及肠系膜上丛，这些神经丛由交感神经纤维和副交感神经纤维共同形成，沿肠系膜上动脉的分支分布于肠壁。交感神经抑制肠的蠕动和分泌，副交感神经则反之。

三、大　　肠

大肠是消化道的下段，起自回肠末端，止于肛门，分为盲肠、阑尾、结肠、直肠和肛管5个部分，全长约1.5m。

（一）大肠的形态、位置和毗邻

1. 盲肠　是大肠的起始部，左侧接回肠末端，上续升结肠，下端为盲端，长6～8cm。盲肠一般位于右髂窝内，体表投影在腹股沟韧带外侧半的上方。胚胎发育时如肠管旋转异常可能出现异位盲肠，位置可高达肝下、低达盆腔，甚至在左侧腹腔。盲肠通常为腹膜内位，无系膜。少数人盲肠与升结肠同时有系膜，则活动度较大，称为移动性盲肠。

盲肠、阑尾和回肠末端合称回盲部（图1-2-8）。回肠末端向盲肠的开口称为回盲口，开口处上、下两个半月形的瓣状结构称为回盲瓣，可调节小肠内容物进入大肠的速度，并防止大肠内容物逆流回小肠。由于盲肠管径明显粗于回肠，且两者连接处近为直角，回盲部易发生肠套叠。

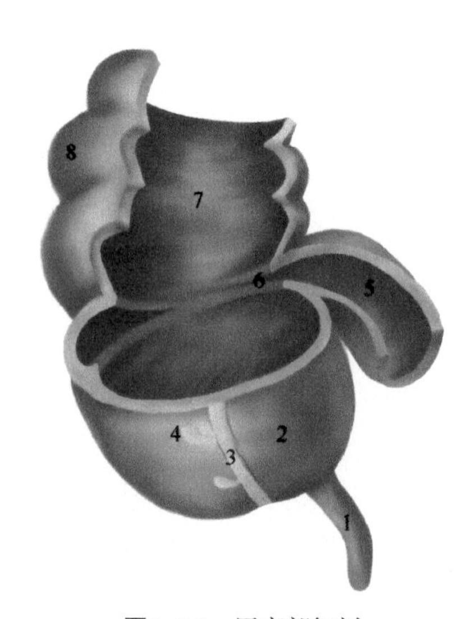

图1-2-8　回盲部解剖

1. 阑尾；2. 盲肠；3. 结肠带；4. 肠脂垂；5. 末端回肠；6. 回盲瓣；7. 升结肠；8. 结肠袋

2. 阑尾　是位于盲肠后下端的蚓状盲管样结构，一般长5～7cm，外径为0.5～1.0cm。阑尾属腹膜内位器官，根部位置比较恒定，多数在回盲口的后下方约2cm处开口于盲肠，阑尾尖端为游离的盲端，游动性大，以回肠下位和盲肠后位较多见，炎症时出现的症状、体征不尽相同。

阑尾根部的体表投影通常在脐与右髂前上棘连线的中、外1/3交界点，称为麦氏（McBurney）点；也可用左、右髂前上棘连线的右、中1/3交界点，即兰氏（Lanz）点表示。

3. 结肠　介于盲肠与直肠之间，包括升结肠、横结肠、降结肠和乙状结肠（图1-2-9）。结肠起始端直径约6cm，向远端逐渐变细，至乙状结肠末端直径约2.5cm。结肠和盲肠的肠壁上有结肠带、结肠袋和肠脂垂，这些为其特征性结构，是区别于小肠的重要依据。

（1）升结肠：在右髂窝续于盲肠，上行至肝右叶下方，向左前下方转折，形成结肠右曲，又称肝曲。一般为腹膜间位，前面和侧面有腹膜覆盖，后面借结缔组织连于腹后壁。升结肠上缘相当于右侧第10肋跨过腋中线的水平。结肠右曲前上方有肝右叶和胆囊，后邻右肾，内侧稍上方有十二指肠降部。

（2）横结肠：起自结肠肝曲，呈略向下垂的弧形弯曲左行，在脾的前方折转向下，形成结肠左曲，又称脾曲。结肠左曲的位置较结肠右曲高而深，相当于第10～11肋水平，角度也较尖锐。横结肠为腹膜内位器官，借横结肠系膜悬于腹后壁，其系膜中部较长，始、末两端较短，因此横结肠中间部分活动度大，可下垂至脐平面甚至更低。

（3）降结肠：起自结肠左曲，沿左肾外侧缘和腰方肌前方下降，至左髂嵴水平续于乙状结肠。降结肠的位置较升结肠更深，二者同属腹膜间位器官，前面和侧面有腹膜覆盖，后面直接与腰方肌上的肌膜接触，因此位置较固定。

（4）乙状结肠：起自降结肠，呈乙状弯曲向下至第3骶椎高度移行为直肠。乙状结肠属腹膜内位器官，分为比较固定的髂段和活动度较大的骨盆段，二者以小骨盆上口为界。髂段位于髂窝内，无系膜。骨盆段借乙状结肠系膜悬于骨盆左侧壁，系膜过长时可发生乙状结肠扭转。其前方常被空肠袢覆盖，后方有左输尿管和左睾丸（卵巢）血管通过。

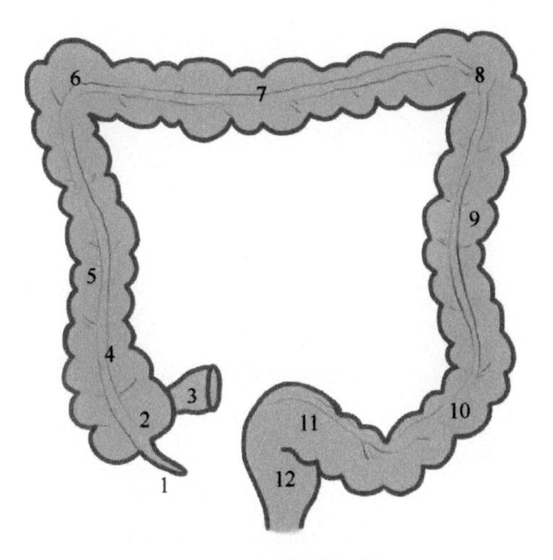

图1-2-9　大肠解剖

1. 阑尾；2. 盲肠；3. 回肠末端；4. 结肠带；5. 升结肠；6. 结肠右曲；7. 横结肠；8. 结肠左曲；9. 降结肠；10. 乙状结肠；11. 直肠乙状结肠交界处；12. 直肠

4. 直肠　位于盆腔后部，于第3骶椎平面接乙状结肠，沿骶、尾骨的前方下行，穿过盆膈与肛管相连，长12～15cm（图1-2-10）。

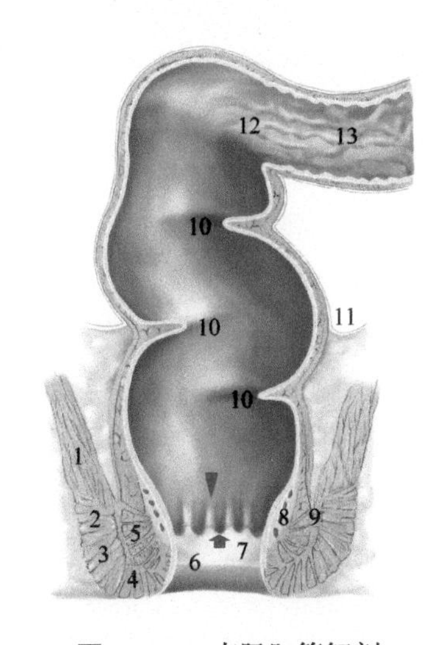

图1-2-10　直肠肛管解剖

1. 肛提肌；2. 肛门外括约肌深部；3. 肛门外括约肌浅部；4. 肛门外括约肌皮下部；5. 肛门内括约肌；6. 白线；7. 肛梳；8. 黏膜下隙的直肠内静脉丛；9. 联合纵肌；10. 直肠横襞；11. 腹膜反折；12. 直肠乙状结肠交界处；13. 乙状结肠；箭头示齿状线；三角示肛柱

（1）形态特点：直肠走行弯曲，在矢状面上有两个明显的弯曲，上方的弯曲称为直肠骶曲，凸向后方；下方的弯曲称为直肠会阴曲，凸向前方。在冠状面上有3个突向侧方的弯曲，不恒定，一般从上至下依次突向右侧、左侧、右侧。

直肠与乙状结肠交接处管径较细，向下肠腔显著膨大称为直肠壶腹，是暂存粪便的部位。直肠腔面有3条半月形的直肠横襞（也称Houston瓣），由黏膜和环形肌构成。最上方的直肠皱襞接近直肠与乙状结肠交界处，距肛门约11cm；中间的直肠横襞大而明显，位置最恒定，距肛门约7cm，相当于腹膜返折的水平；最下方的直肠皱襞位置不恒定，距肛门约5cm。

（2）与盆腹膜的关系：直肠上1/3段前面和两侧有腹膜覆盖，中1/3段仅前面有腹膜，腹膜在此向前反折形成直肠膀胱陷凹（男性）或直肠子宫陷凹（女性，也称Douglas腔），站立位或坐位时，该处是腹膜腔的最低部位，腹膜腔积血、积液多聚集于此。直肠下1/3段完全在腹膜外（图1-2-11）。

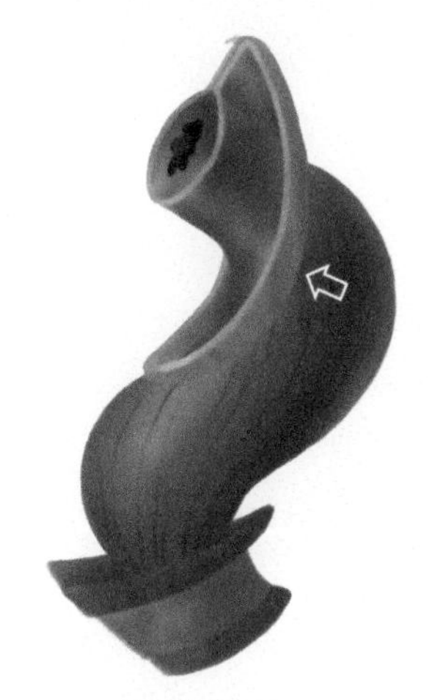

图1-2-11　直肠与盆腹膜关系示意图

直肠肛管左侧面观，箭头示腹膜反折

（3）直肠的毗邻：男性直肠前方与膀胱、精囊、输精管、前列腺相邻；女性直肠前方与子宫、阴道相邻，因此可经直肠腔内超声检查前列腺或子宫、附件等器官。

（4）直肠系膜：此为外科学概念，指包绕中下段直肠后方和两侧的结缔组织，厚1.5～2.0cm，内含直肠周围血管、神经、淋巴及大量脂肪组织，上自第3骶椎前方，下达盆膈。

5. 肛管　是消化道的终末段，位于盆膈以下，上续直肠，向后下终于肛门。肛管的长轴指向脐，与直肠壶腹之间形成的夹角称为肛直肠角，为90°～100°。

（1）形态特点：肛管腔面有6～10条纵行的黏膜皱襞称为肛柱。肛柱下端之间借半月形黏膜皱襞相连，此襞称为肛瓣。肛瓣与相邻肛柱下端围成开口向上的袋状隐窝称为肛窦，窦底有肛门腺的开口，此处常积存粪屑，容易感染。各肛瓣边缘与肛柱下端围成齿状线。齿状线是胚胎期内、外胚层的交界处，其上、下的被覆上皮、血液供应、淋巴引流及神经支配等均有所不同。

齿状线下方有一宽约1cm的环状区域称为肛梳或痔环，其深面有直肠静脉丛，表面光滑呈浅蓝色。肛梳下缘形成白线，相当于肛门内括约肌下缘与外括约肌皮下部的交界处，故又称括约肌间沟。

（2）肛管与直肠的分界：主要有两种方法，常用的是解剖学肛管，其上界为齿状线，下界为肛门缘，长约2cm。外科学肛管是适应外科手术需要而提出的，其范围更大，上自肛管直肠环上缘（齿状线上方约1.5cm），下至肛门缘，包括直肠末段和解剖学肛管，肛门外括约肌环绕着外科学肛管。

（3）直肠、肛管的肌肉：主要有肛门内括约肌、肛门外括约肌、肛提肌等。

肛门内括约肌由直肠壁下端的环形肌增厚而成，属不随意肌，受自主神经支配，可协助排便，但无括约肛门的功能。肛门外括约肌位于肛门内括约肌之外，为骨骼肌，由皮下部、浅部和深部共同组成，属随意肌，受躯体神经支配，有控制排便的功能。

肛提肌是一层宽而薄的肌肉，左右各一，在中线相连，呈漏斗状，包括耻骨直肠肌、耻骨尾骨肌和髂骨尾骨肌3个部分。肛提肌是组成盆底的主要肌肉，在承托盆腔脏器、协助排便、括约肛管方面起重要作用。

肛管直肠环由肛门外括约肌的浅部和深部、肛门内括约肌、耻骨直肠肌和直肠下份的纵行肌组成，该环的作用是括约肛管，如损伤将引起肛门失禁。

（二）大肠的血管分布

1. 盲肠、阑尾、结肠 以脾曲为界，肠系膜上动脉发出的回结肠动脉、右结肠动脉和中结肠动脉供应右半结肠。肠系膜下动脉发出的左结肠动脉和乙状结肠动脉供应左半结肠。各结肠动脉间相互吻合，在近结肠边缘形成动脉弓，称为边缘动脉（图1-2-12）。边缘动脉发出许多直动脉分布于结肠壁。盲肠和阑尾的血供来自回结肠动脉的分支。

静脉与动脉同名，经肠系膜上、下静脉汇入肝门静脉。

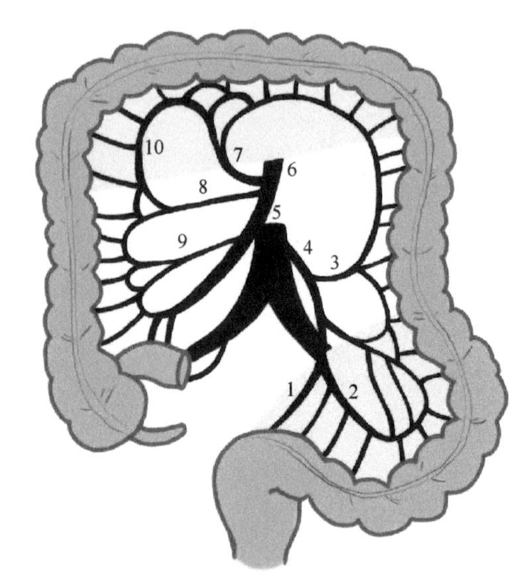

图1-2-12 大肠动脉示意图

1. 直肠上动脉；2. 乙状结肠动脉；3. 左结肠动脉；4. 肠系膜下动脉；5. 腹主动脉；6. 肠系膜上动脉；7. 中结肠动脉；8. 右结肠动脉；9. 回结肠动脉；10. 边缘动脉

2. 直肠、肛管 齿状线以上的血液供应主要来自肠系膜下动脉的终末支——直肠上动脉，其次为髂内动脉发出的直肠下动脉和骶正中动脉。约22%的人存在直肠中动脉，发自髂内动脉，经直肠侧韧带供应直肠下部。齿状线以下主要由肛管动脉供血。

直肠、肛管的静脉分布与动脉相似，以齿状线为界分为两个静脉丛。直肠上静脉丛位于齿状线上方的黏膜下层，主要汇入直肠上静脉，经肠系膜下静脉回流至肝门静脉。位于齿状线下方的直肠下静脉丛围绕在肛管的皮下组织中，汇集成直肠下静脉和肛管静脉，分别经髂内静脉和阴部内静脉最后回流入下腔静脉。静脉丛间有广泛的吻合，为此在直肠壁内建立了肝门静脉系和腔静脉系间的交通。

（三）大肠的淋巴引流

1. 盲肠、阑尾、结肠 淋巴管穿出肠壁后沿血管走行，按行程分为4组（图1-2-13）。

（1）结肠上淋巴结：位于肠壁，常沿肠脂垂分布。

（2）结肠旁淋巴结：位于边缘动脉和肠壁之间。

（3）中间淋巴结：按其位置又可称为右、中、左和乙状结肠淋巴结，分别沿同名结肠动脉周围排列。盲肠和阑尾的淋巴液汇入回结肠淋巴结。

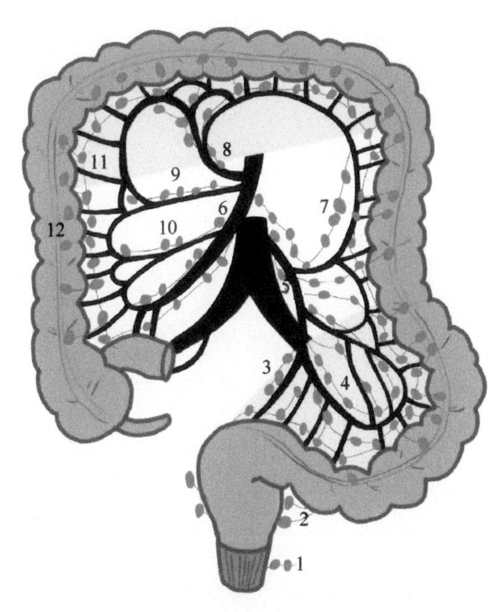

图1-2-13 大肠淋巴结分布示意图

1. 腹股沟浅淋巴结；2. 髂内淋巴结；3. 直肠上淋巴结；4. 乙状结肠淋巴结；5. 肠系膜下淋巴结；6. 肠系膜上淋巴结；7. 左结肠淋巴结；8. 中结肠淋巴结；9. 右结肠淋巴结；10. 回结肠淋巴结；11. 结肠旁淋巴结；12. 结肠上淋巴结

（4）中央淋巴结：位于肠系膜上、下动脉的周围，按其位置分为肠系膜上、下淋巴结。右半结肠的淋巴大部分汇入肠系膜上淋巴结，左半结肠的淋巴大部分汇入肠系膜下淋巴结，二者的输出管直接或经腹腔淋巴结后汇入肠干。

2. 直肠、肛管 以齿状线为界分上、下两组。上组在齿状线以上，向三个方向引流：①向上引流至肠系膜下血管根部淋巴结，然后至腹主动脉旁淋巴结，为直肠主要的淋巴引流途径；②向两侧引流至髂内淋巴结；③向下沿肛管动脉、阴部内动脉回流至髂内淋巴结。

下组位于齿状线以下，有两个引流方向：①向下外经会阴部引流至腹股沟淋巴结，然后至髂外淋巴结；②向周围穿过坐骨直肠间隙引流至髂内淋巴结。上、下两组淋巴相交通，因此直肠癌有时可转移至腹股沟淋巴结。

（四）大肠的神经支配

1. 盲肠、阑尾、结肠 受交感神经和副交感神经的双重支配。支配结肠的副交感神经左右侧来源不同，盲肠、阑尾、升结肠和横结肠右2/3段受迷走神经支配，横结肠的左1/3段、降结肠和乙状结肠受盆腔神经支配。交感神经纤维则分别来自肠系膜上、下神经丛。

2. 直肠、肛管 齿状线以上的直肠由交感神经和副交感神经支配，属内脏神经，因此其黏膜对痛觉不敏感。齿状线以下的肛管及其周围结构主要由会阴部神经的分支支配，属躯体神经，对疼痛等感觉特别敏感。

第三节 胃肠组织学

一、胃的组织结构

胃壁分为四层，由内向外依次为黏膜层、黏膜下层、肌层与浆膜层（图1-3-1）。

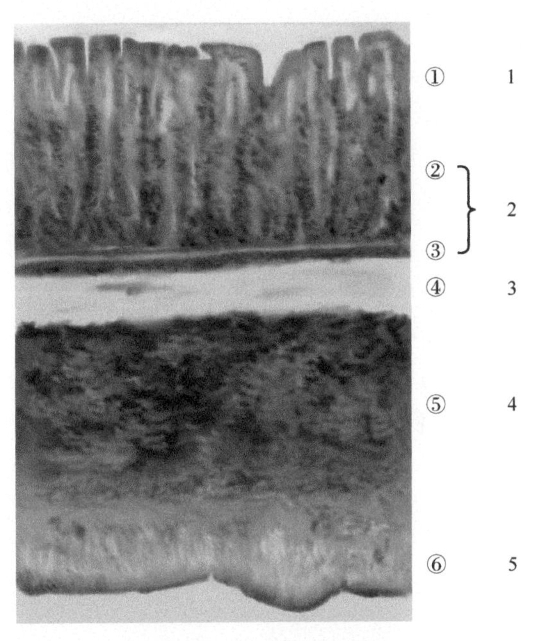

图1-3-1 胃的组织结构

①上皮层；②固有层；③黏膜肌层；④黏膜下层；⑤肌层；⑥浆膜层
1～5大致相当于超声“明-暗-明-暗-明”的层次结构

（1）黏膜层：覆盖整个胃腔表面，幽门和胃窦部黏膜较厚，而胃底部黏膜较薄。黏膜层由上皮层、固有层和黏膜肌层组成。上皮层为单层柱状上皮，上皮细胞可分泌黏液。固有层内含大量胃腺，由主细胞（分泌胃蛋白酶）、壁细胞（分泌盐酸）、黏液细胞等组成，主要分布在胃底和胃体。胃腺的分泌物统称胃液，正常成人每日分泌量为1.5～2.5L，pH为0.9～1.5。

黏膜肌层由内环形和外纵行两薄层平滑肌组成，与黏膜皱襞的形成有关。胃空虚时腔面可见许多不规则的皱襞，充盈时变低平。胃黏膜及黏膜皱襞形态的异常改变常是影像学发现胃部病变的重要征象。

（2）黏膜下层：为疏松结缔组织，富含血管、淋巴管和神经丛。

（3）肌层：胃壁的肌层发达，伸展性大，由内斜行、中环形和外纵行三层平滑肌组成。环形肌在贲门和幽门处增厚，分别形成贲门、幽门括约肌。

（4）浆膜层：即脏腹膜，在胃大、小弯处分别和大、小网膜相连。

二、小肠的组织结构

小肠的组织结构由内向外依次为黏膜层、黏膜下层、肌层与外膜。

1. 黏膜层 黏膜表面有许多细小的肠绒毛，是上皮层和固有层向肠腔突出而成。绒毛在十二指肠呈宽大的叶状，在空肠如长指状，在回肠则呈短锥形。此外，黏膜层和黏膜下层向肠腔面突起形成环形、半环形或螺旋形走行的皱襞，从距幽门约5cm处开始出现，在十二指肠末端和空肠头段最发达，向下逐渐减少、变短，至回肠中段以下基本消失。肠绒毛和皱襞使小肠内表面积增大约30倍。

（1）上皮层：为单层柱状上皮，主要由吸收细胞、杯状细胞和少量内分泌细胞组成。吸收细胞数量最多，具有吸收功能，其游离面有大量密集的微绒毛形成的纹状缘。杯状细胞可分泌黏液，起润滑保护作用。黏膜内有大量小肠腺，直接开口于肠腔，潘氏细胞是其特征性细胞。

（2）固有层：为疏松结缔组织，内含有丰富的淋巴细胞和淋巴小结，在十二指肠和空肠多为散在的孤立淋巴小结，在回肠（尤其下段）还可见由若干淋巴小结聚集而成的集合淋巴小结。

（3）黏膜肌层：由内环形和外纵行两薄层平滑肌组成。

2. 黏膜下层 为较致密的结缔组织，内含小血管、淋巴管和神经组织。十二指肠的黏膜下层有大量的十二指肠腺，分泌碱性黏液，保护十二指肠免受胃酸侵蚀。

小肠上皮及腺体的分泌物统称小肠液，成人每日分泌量为1～3L，pH约为7.6。小肠液内含大量的消化酶和电解质，大量丢失时如发生肠瘘，可引起严重的水、电解质紊乱。

3. 肌层 包括内环肌和外纵肌两层平滑肌。

4. 外膜 除部分十二指肠壁为纤维膜外，余均为浆膜。

三、大肠的组织结构

（一）盲肠、结肠与直肠

这三部分大肠的组织学结构基本相同。

（1）黏膜层：表面光滑，无绒毛。结肠袋之间的横沟处有半月形皱襞。直肠的黏膜较结肠厚，直肠有三个横行的皱襞称为直肠横襞。黏膜上皮为单层柱状。固有层内可见稠密的大肠腺和孤立淋巴小结。黏膜肌层由内环形和外纵行两层平滑肌组成。

（2）黏膜下层：为结缔组织，内有血管、神经和淋巴管。直肠的黏膜下层含有丰富的静脉丛，这些静脉无静脉瓣，易发生静脉曲张，是形成痔的原因之一。

（3）肌层：由内环形和外纵行两层平滑肌组成。内环肌节段性局部增厚，形成结肠袋。外纵肌局部增厚形成三条结肠带。

（4）外膜：为浆膜或纤维膜，沿结肠带可见许多由浆膜包裹脂肪组织而成的肠脂垂。

（二）阑尾

阑尾管腔窄而不规则，大肠腺短而少，无绒毛。固有层内淋巴组织极其丰富。肌层很薄，外覆浆膜。

（三）肛管

齿状线以上的肛管黏膜结构与直肠相似，黏膜上皮为单层柱状，癌变时为腺癌。齿状线以下肛管的内面为皮肤，被覆上皮为复层扁平上皮，大肠腺和黏膜肌消失，癌变时为鳞状细胞癌。白线以下的固有层有丰富的皮脂腺和大汗腺。黏膜下层内有密集的静脉丛，如静脉淤血、扩张则形成痔。肌层由内环形和外纵行两层平滑肌组成，内环肌增厚形成肛门内括约肌。

（俞 悦 陈 蕾 余珊珊）

参考文献

柏树令，应大君，2016. 系统解剖学. 8版. 北京：人民卫生出版社.

陈孝平，汪建平，2016. 外科学. 8版. 北京：人民卫生出版社.

崔慧先，李瑞锡，2018. 局部解剖学. 北京：人民卫生出版社.

李继承，曾园山，2018. 组织学与胚胎学. 8版. 北京：人民卫生出版社.

吴孟超，吴在德，2008. 黄家驷外科学. 北京：人民卫生出版社.

H.Nette FH，2005. 奈特人体解剖彩色图谱. 王怀经，译. 北京：人民卫生出版社.

第二章　胃肠疾病影像学检查

第一节　胃肠超声显像剂

胃肠内容物成分较为复杂，常含有较大量气体，而气体是干扰胃肠超声检查的主要因素之一。当超声波在组织传播过程中遇到气体时，由于气体与软组织界面的声阻抗差极大，99.9%的超声能发生强反射，后方回声极度衰减形成声影，无法显示气体后方的组织结构。振铃效应是影响胃肠超声检查的另一种超声伪像，当超声束在组织器官的异物内或病变组织内多次反射，产生特征性的“彗星尾”征，即为振铃效应，其明显影响后方组织结构的超声显像。

如何克服胃肠内容物，尤其是气体干扰，是提高胃肠超声检查效果的关键。自20世纪60年代以来，国内外学者在胃肠超声显像剂的研制方面开展了大量的研究，温开水、汽水、5%碳酸氢钠溶液、中药口服液、有回声型胃肠超声显像剂、微泡超声造影剂等先后被应用于胃肠超声检查。目前临床上使用较多、效果较好的胃肠超声显像剂主要包括以下三类。

1. 无回声型胃肠超声显像剂　这类显像剂多为水溶液，如温开水、生理盐水、等渗甘露醇等，通过口服或灌肠后，使胃肠腔充盈，形成较均匀的无回声，检查时能较清晰地显示胃肠壁层次结构及病灶（图2-1-1）。

（1）温开水：是最常用的无回声型胃肠超声显像剂，水经煮沸脱气后呈均匀无回声。一般在检查前准备好温开水，水温40℃左右即可口服或灌肠。

（2）等渗甘露醇：甘露醇口服很少被吸收，临床上常使用20%高渗甘露醇静脉滴注，其具有脱水和利尿作用。取20%甘露醇250ml，加入温开水1750ml稀释成2.5%的等渗甘露醇溶液，口服本药可清洁肠道并充盈胃肠道，能明显提高胃肠疾病超声检查效果。

虽然无回声型胃肠超声显像剂价格便宜、使用方便，但也存在以下缺点：①口服排空快，在胃内存留时间较短；②当胃肠内气体较多时，产生的超声伪像将严重影响超声检查效果；③当胃肠壁低回声病灶较小时，与无回声型胃肠超声显像剂常难以区分，尤其体型肥胖的患者，可能导致漏诊。

2. 有回声型胃肠超声显像剂　这类显像剂多采用谷类食物，如大米、小麦、玉米、芝麻等，经过粉碎、熟化、干燥后，制成颗粒剂或粉剂，使用前加水冲调。谷类食物经粉碎后形成数十至数百微米的小颗粒，在超声下呈较均匀一致的中

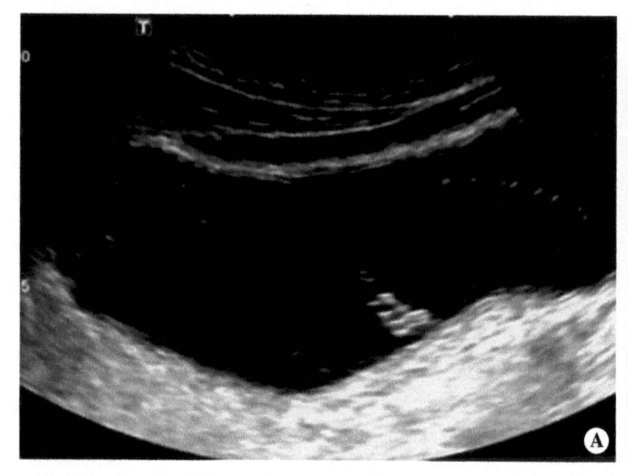

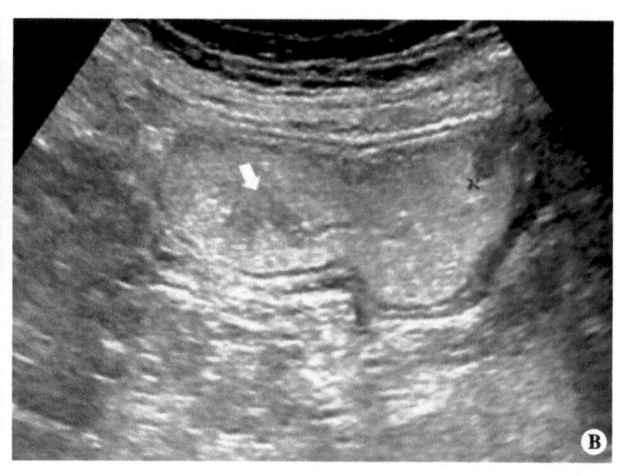

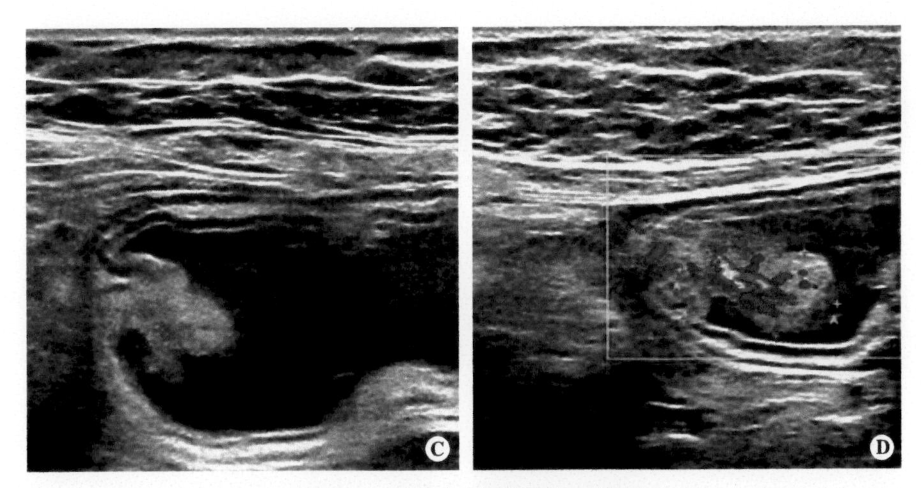

图2-1-1 无回声型胃肠超声显像剂

A. 患者饮水后，胃腔内呈无回声，可见少许黏液丝；B. 胃窦部息肉，口服有回声型胃肠超声显像剂后，息肉显示不清晰（箭头）；C. 等待有回声型胃肠超声显像剂排空后，患者饮水充盈胃腔，清晰显示胃窦部高回声息肉；D. 息肉内可见较丰富血流信号

等至高回声。目前已有多种产品获准应用于临床，如速溶胃肠超声助显剂、胃窗声学造影剂、口服胃超声显像剂等。

有回声型胃肠超声显像剂在胃肠内存留时间较长，尤其适合观察胃肠壁低回声病灶，对十二指肠充盈效果明显优于无回声型胃肠超声显像剂。特别重要的是，有回声型胃肠超声显像剂可明显减少胃肠内气体所致伪像的干扰，并在很大限度上提高了胃肠超声检查质量（图2-1-2～图2-1-6）。但有回声型胃肠超声显像剂也存在以下不足：①部分有回声型胃肠超声显像剂产品需要用沸水冲配，等待冷却后才能使用，相对费时；②部分胃肠壁病灶，如息肉呈中等回声时，有回声型胃肠超声显像剂与病灶回声较接近，常难以辨别。

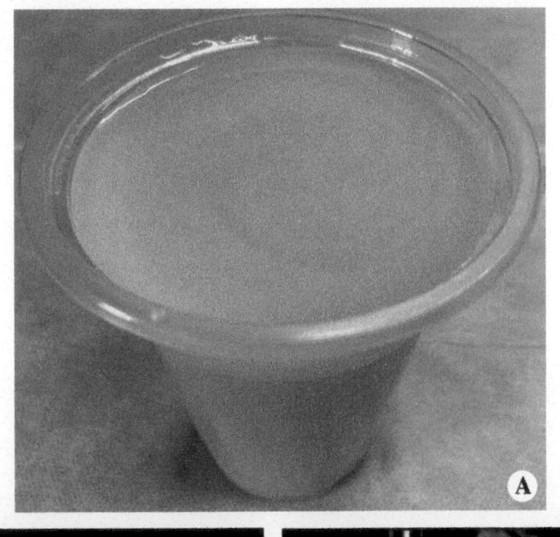

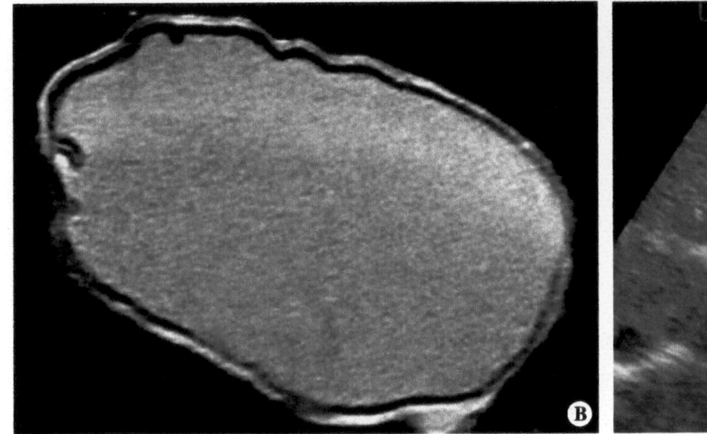

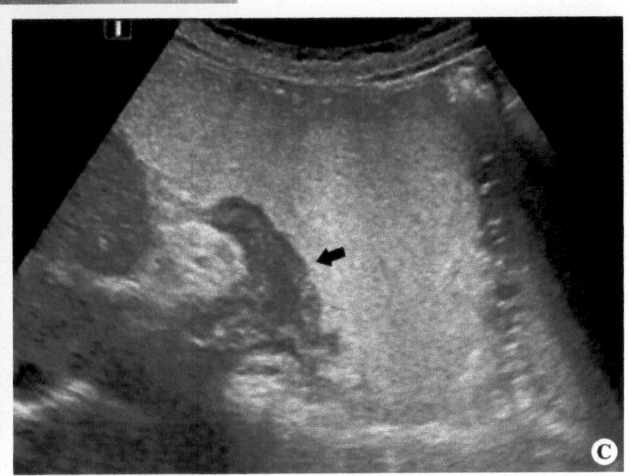

图2-1-2 有回声型胃肠超声显像剂

A. 有回声型胃肠超声显像剂实物图；B. 高频超声显像，实验兔胃内充满有回声型胃肠超声显像剂；C. 贲门及高位胃体癌（箭头），呈低回声

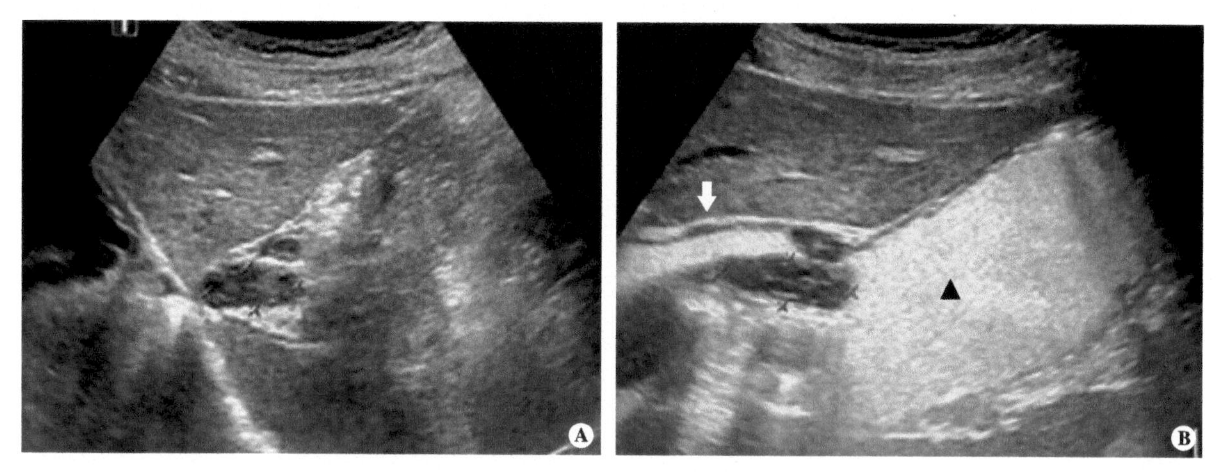

图2-1-3 贲门平滑肌瘤的超声表现

A. 病灶呈低回声；B. 口服有回声型胃肠超声显像剂后，食管下段（箭头）及胃腔（三角）内充满高回声显像剂，可更清晰地反衬出低回声肿瘤

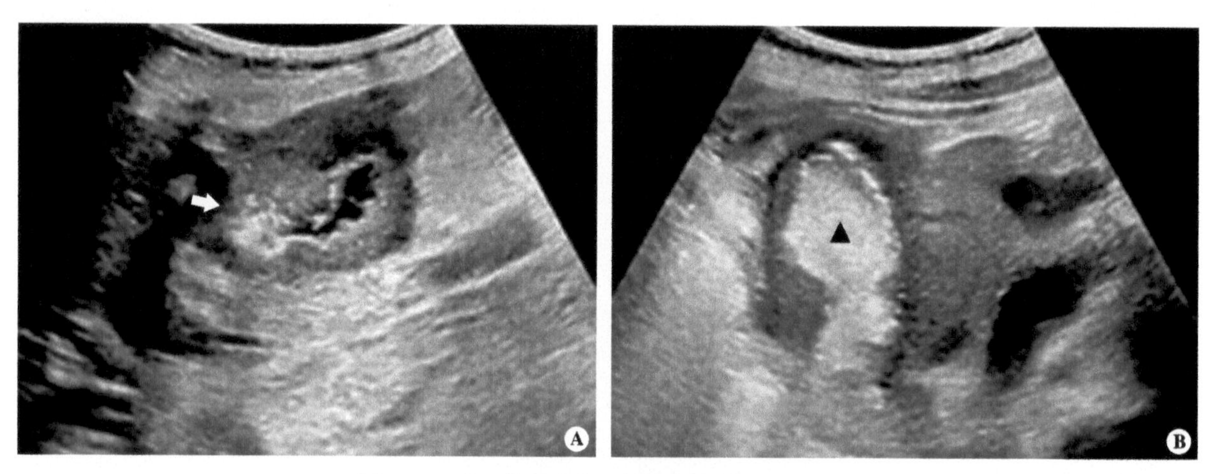

图2-1-4 十二指肠溃疡型低分化腺癌的超声表现

A. 超声显示上腹部囊实性病灶（箭头），定位困难；B. 口服有回声型胃肠超声显像剂后，十二指肠球降部充满高回声显像剂（三角），肠壁不均匀增厚

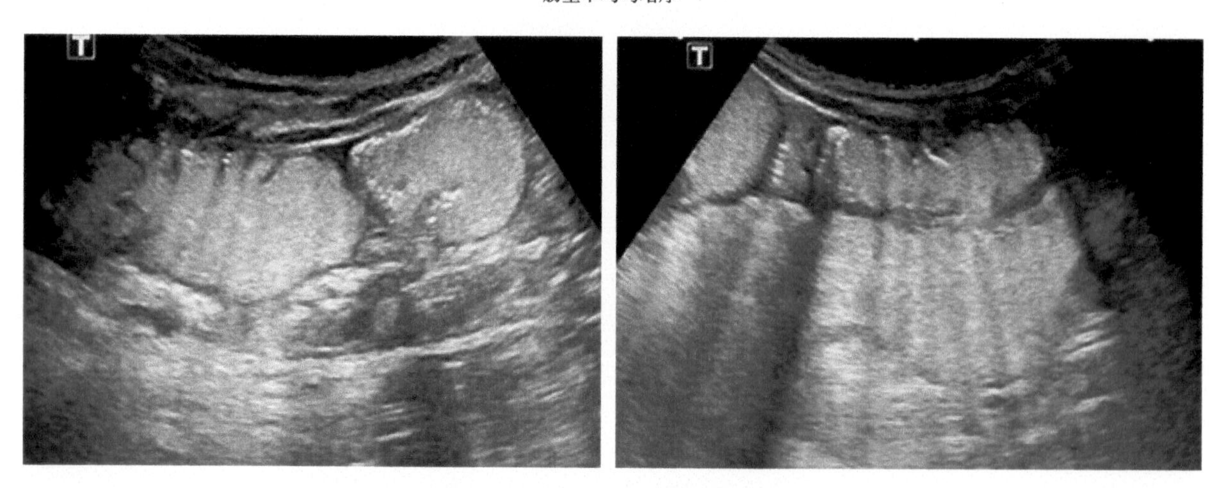

图2-1-5 胃毕Ⅱ式术后超声表现

口服有回声型胃肠超声显像剂，空肠内充满有回声型胃肠超声显像剂，黏膜皱襞清晰可见

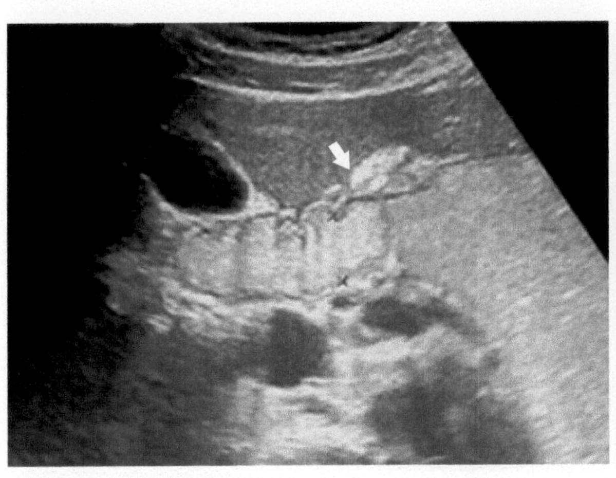
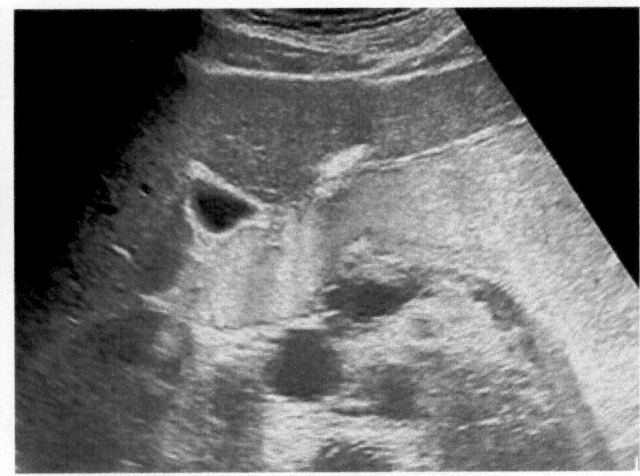

图2-1-6　胃毕Ⅰ式术后超声表现

口服有回声型胃肠超声显像剂，吻合口（箭头）清晰可见，并可动态观察胃肠蠕动情况及吻合口通畅情况

3. 微泡超声造影剂　将微泡超声造影剂，如注射用六氟化硫微泡（声诺维）加温水或有回声型胃肠超声显像剂稀释后口服或灌肠进行超声检查，有其优势。但由于微泡超声造影剂价格较昂贵，目前临床应用仍比较少，主要应用于一些比较特殊的情况。

（1）口服无回声或有回声型胃肠超声显像剂无法清晰显示胃轮廓，如腹腔巨大占位压迫胃部，导致胃变形移位。

（2）十二指肠病变，尤其是肠腔严重狭窄，胃肠超声显像剂难以通过时，口服微泡超声造影剂后，即使很少量的微泡进入肠腔内，通过超声造影技术仍可较清晰地显示肠腔轮廓及病变（负性显影）。

（3）结肠病变灌肠检查时，部分患者难以耐受长时间大容量灌肠，难以清晰显示肠腔及病灶，尤其是右半结肠，此时可经肛门灌注微泡超声造影剂悬液以达到较理想的腔内超声造影检查效果。

（4）对于一些胃肠切除术后发生狭窄的病例，使用微泡超声造影剂常可较清晰显示病灶（图2-1-7，图2-1-8）。

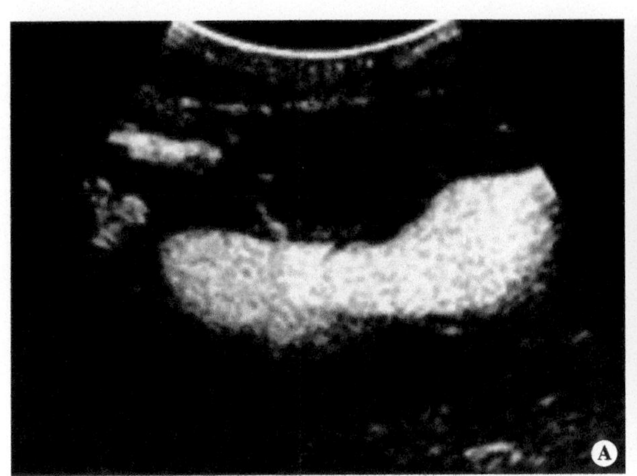
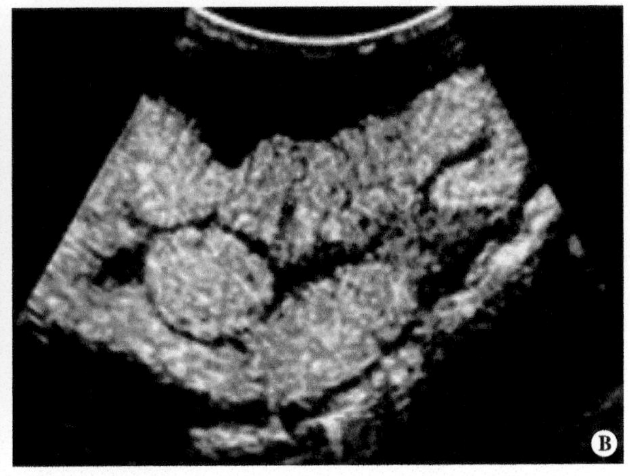

图2-1-7　胃毕Ⅱ式术后超声表现

A. 口服微泡超声造影剂行腔内造影，可清晰显示胃空肠吻合口；B. 空肠内充满造影剂

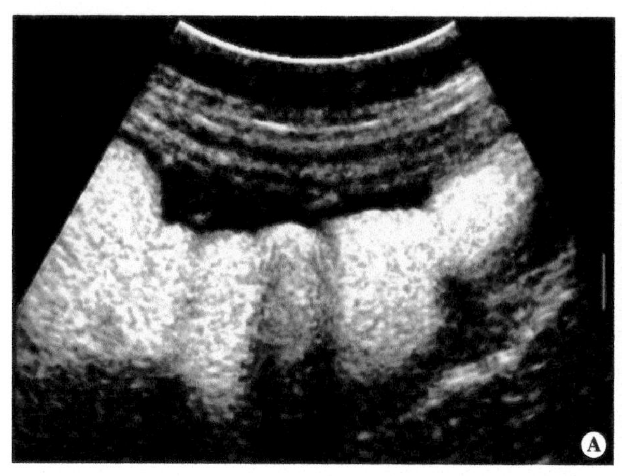

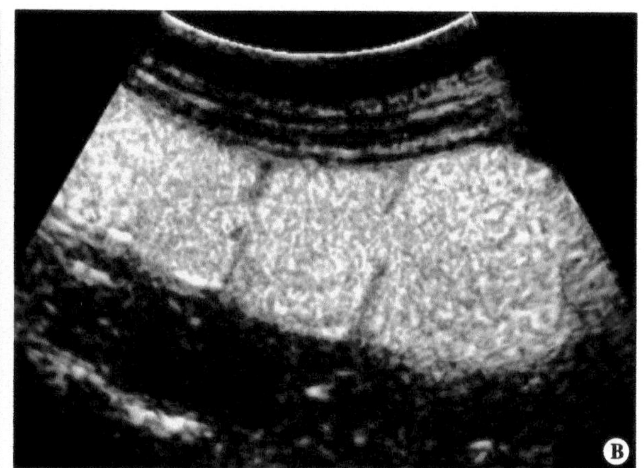

图2-1-8　结肠部分切除术后超声表现

A. 经肛门注入微泡超声造影剂行腔内造影，显示吻合段肠壁欠规则；B. 正常升结肠，肠管形态规则，结肠袋清晰

第二节　胃肠超声检查方法

胃肠超声检查具有无创、无痛苦，可重复多次检查，可较清晰显示胃肠壁层次结构及病变，患者依从性好等优势，被视为内镜检查的重要补充手段。

一、仪器条件

目前临床应用的大多超声诊断仪均可用于胃肠超声检查，当然，仪器越精密，检查效果越好。超声探头多选用腹部凸阵探头，一般频率为3～5MHz；对于腹壁较薄患者或小儿，可选用中频线阵探头，频率为5～7MHz；对于消瘦患者或者病灶位于胃体或胃窦前壁者，可选用高频线阵探头，频率为7～15MHz。中高频探头可更清晰地显示病灶及胃壁层次结构。对于需要使用微泡超声造影剂进行胃肠超声检查者，需要配备具有超声造影功能的超声仪器。

二、检查适应证与禁忌证

1. 适应证

（1）胃肠壁占位性病变，如胃肠癌、胃肠间质瘤、平滑肌瘤、息肉、淋巴瘤、神经内分泌肿瘤、脂肪瘤等。

（2）胃肠炎性疾病，如消化性溃疡、炎症性肠病、坏死性小肠结肠炎等。

（3）胃肠动力障碍性疾病，如功能性消化不良、胃瘫、胃食管反流病、十二指肠胃反流等。

（4）胃肠先天异常，如胃肠重复畸形、膈疝、先天性肥厚性幽门狭窄、异位胰腺等。

（5）其他，如胃肠异物、胃下垂、胃巨黏膜皱襞症、胃底静脉曲张等。

2. 禁忌证　如急性胰腺炎、胃肠穿孔、胃肠梗阻、胃肠扭转、急性胃扩张等疾病，临床上患者禁食禁水，不能饮水或口服胃肠超声显像剂。

三、检查前准备

1. 患者检查前准备　为了减少胃肠道气体干扰，检查前一天患者应清淡饮食，少吃油腻产气食物，晚上八点后开始禁食；胃肠道气体较多者，睡前可口服西甲硅油乳剂，有助于消除气体；检查前尽量排空大便。

2. 询问病史　对于禁食禁水者，如急性胰腺炎、胃肠梗阻、胃穿孔、急性胃扩张患者，不能饮水或口服胃肠超声显像剂。胃肠超声检查尽量不要与X线钡剂检查和胃镜检查安排在同一时间段。钡剂在超声下呈强回声，后方明显衰减，严重影响超声检查效果。胃镜检查时需注入气体充盈胃腔，这会干扰后续胃超声检查，而口服胃肠超声显像剂也会影响胃镜检查的视野。

3. 配制胃肠超声显像剂

（1）无回声型胃肠超声显像剂配制比较简便，

温开水可在检查前准备好，使用前加入适量热水调节水温到40℃左右即可。采用静脉注射用高渗甘露醇（20%），加入温开水配制成2.5%等渗甘露醇。采用一次性塑料杯盛放显像剂，一般口服500～600ml，小儿根据年龄适当减量。

（2）配制有回声型胃肠超声显像剂时，应根据市售产品说明书操作。笔者使用的有回声型胃肠超声显像剂为袋装颗粒剂，将其缓缓倒入温水中，搅拌均匀后即可使用，操作简便，耗时短，无沉淀或结块。

（3）微泡超声造影剂：将注射用六氟化硫微泡等微泡超声造影剂按一定比例（一般为1：800）加入温水或有回声型胃肠超声显像剂进行配制。使用前可预先用塑料杯内稀释的微泡超声造影剂进行超声造影，观察浓度是否适宜，以达到最佳超声造影效果。由于部分患者胃肠腔内存留有液体，可先行超声检查估计胃肠腔内液体量，适当提高微泡超声造影剂比例，但浓度不能过高，以免造成后方明显衰减，影响超声造影检查效果。

四、胃超声检查

（一）检查内容

（1）胃腔内显像剂充盈情况，显像剂回声高低及均匀性。

（2）胃的位置、形态是否正常，有无狭窄、变形或梗阻。

（3）胃蠕动的节律、幅度是否正常，有无反流。

（4）贲门、幽门的大小及形态，显像剂通过是否顺畅。

（5）胃壁层次结构是否完整清晰，有无局限性或弥漫性增厚，有无溃疡凹陷。

（6）胃内有无异物、结石或潴留物。

（7）怀疑胃恶性肿瘤者，应注意扫查有无胃周淋巴结转移，有无肝脏等远处转移。

（二）检查体位

可以在患者口服胃肠超声显像剂的同时进行检查，也可以口服完胃肠超声显像剂后再进行超声检查。常采用多种检查体位，总的原则就是在检查胃的某个部位时，该部位胃肠显像剂充盈良好，并且气体干扰少，以提高检查准确率，降低漏诊误诊率。

（1）坐位：患者胃内常含有一定量气体，坐位时气体会上浮到胃底部，故坐位有利于胃体胃窦部超声检查。但体弱多病者可能无法坚持较长时间坐位，可采用摇床或由患者家属辅助半卧位姿势进行检查。

（2）仰卧位：较为常用，可对胃各部位进行检查，但当胃内气体较多，仰卧位时气体常漂浮到胃体前壁，可能影响胃体部超声检查。

（3）右侧卧位：口服胃肠显像剂后，右侧卧位时，显像剂多位于胃体、胃窦部，而气体则上浮到胃底部，故右侧卧位有利于胃体、胃窦部超声检查。但右侧卧位与坐位检查时，胃肠超声显像剂排空速度大于其他检查体位。

（4）左侧卧位：常用于胃体上段、胃底部超声检查。

（三）扫查切面与正常声像表现

1. 口服胃肠超声显像剂之前应对空腹胃进行一次扫查 一般情况下，经过至少8小时禁食，胃腔空虚，呈闭合状，部分患者胃腔内可见气体强回声或潴留物；正常空腹状态下，胃壁皱缩，黏膜层呈高低回声相间的“脑回样”（图2-2-1）。

2. 胃充盈后超声检查

（1）食管腹段及贲门部

1）长轴切面：探头置于剑突下左季肋缘，声束朝向左后上方，可显示食管腹段及贲门部长轴切面。口服胃肠超声显像剂后，可动态观察食管腹段及贲门开放和闭合情况，以及有无梗阻。正常食管腹段长轴呈圆柱状，中间食管腔闭合，有时可见残留的少量气体或黏液形成的强回声。食管壁长轴切面前后壁对称，食管壁由高回声界面层、黏膜层、黏膜下层、肌层及外膜层构成。贲门呈倒置漏斗状，上连接食管，下连接胃底及胃体小弯部（图2-2-2）。

2）短轴切面：探头旋转约90°可获得食管腹段及贲门部短轴切面，呈类圆形，中间管腔呈线条状，管壁层次清晰可见（图2-2-3）。

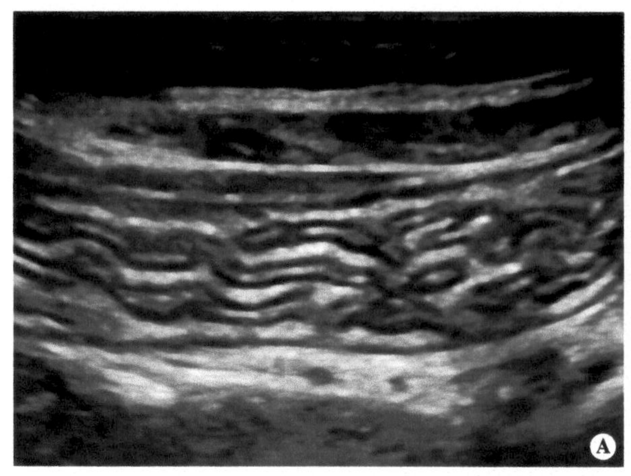

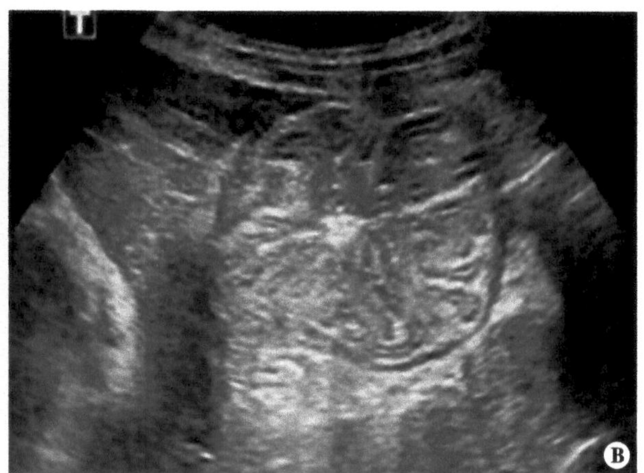

图2-2-1　空腹状态下胃超声检查

A. 胃体、胃窦长轴切面；B. 胃体短轴切面

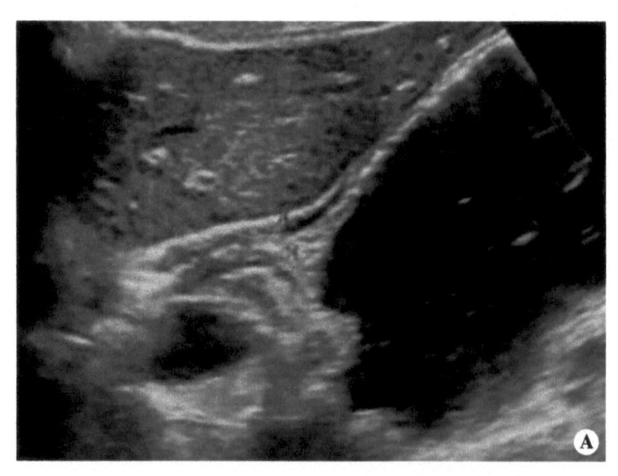

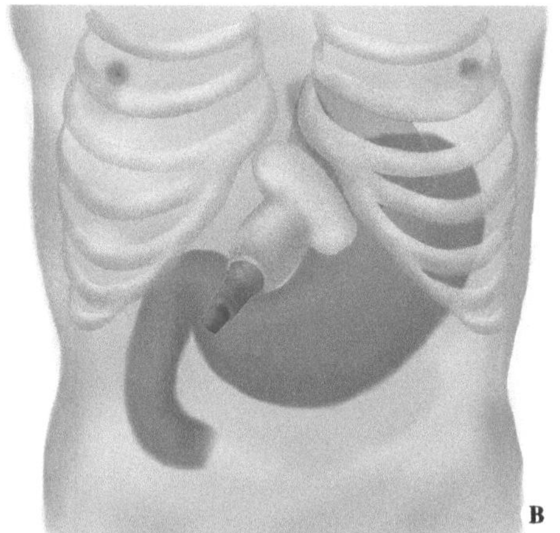

图2-2-2　贲门长轴切面

A. 贲门呈喇叭状，胃腔内充满无回声的水；B. 贲门长轴切面示意图

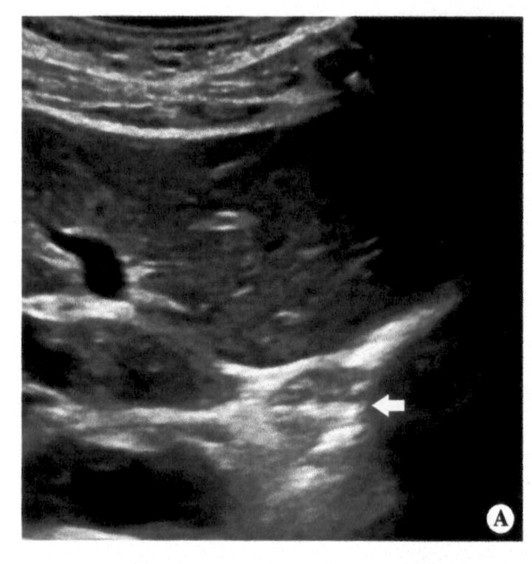

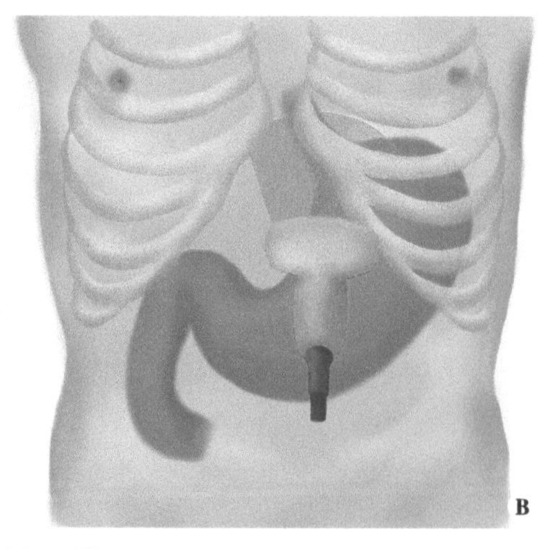

图2-2-3　贲门短轴切面

A. 贲门呈椭圆形，中央线样高回声为管腔（箭头）；B. 贲门短轴切面示意图

（2）胃底部：位于左季肋区，位置较深，而且受肋骨遮挡，常难以完整显示。

1）左肋弓切面：探头斜置于左季肋部，侧动探头，可显示部分胃底部（图2-2-4）。

2）左肋缘下切面：探头置于左肋缘下，声束朝向左肩方向，侧动探头扫查，胃底呈半月形向左上方隆起，右上方与贲门相连，下段与胃体相连（图2-2-5）。

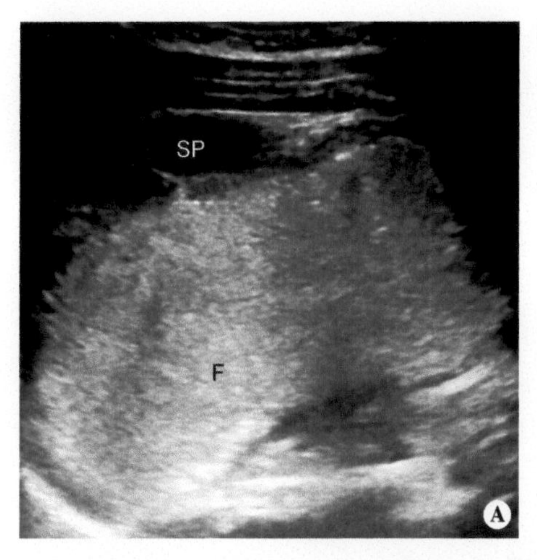

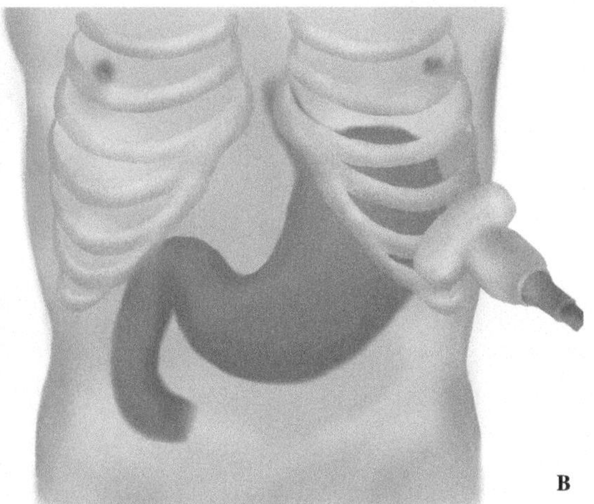

图 2-2-4　胃底经左季肋部斜切面

A. 高回声为胃底（F），其前方为脾下极（SP）；B. 左季肋部斜切面示意图

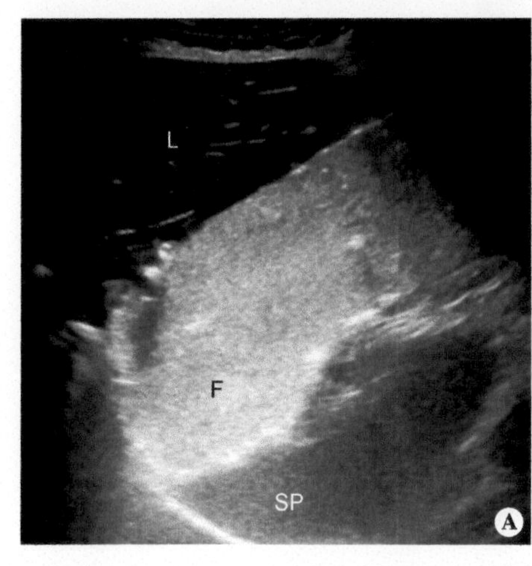

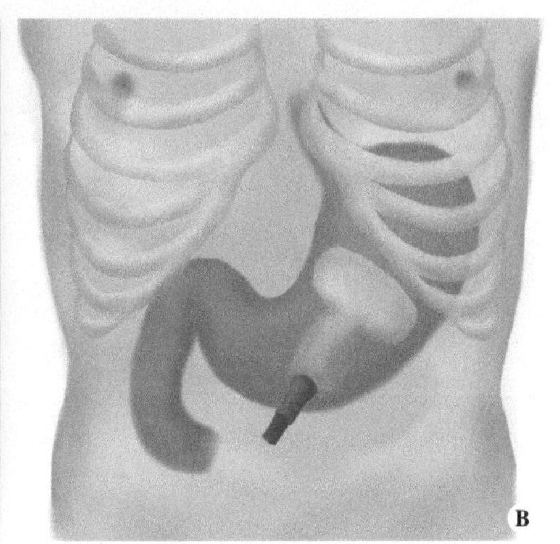

图 2-2-5　胃底部剑突下斜切面

A. 高回声为胃底（F），前方为左肝（L），后方为脾（SP）；B. 胃底部剑突下斜切面示意图

（3）胃体部

1）长轴切面：探头置于左中上腹，沿胃体长轴上下左右移动探头扫查，并侧动探头，可清晰完整显示胃体部，呈长圆柱形，层次结构清晰（图2-2-6）。

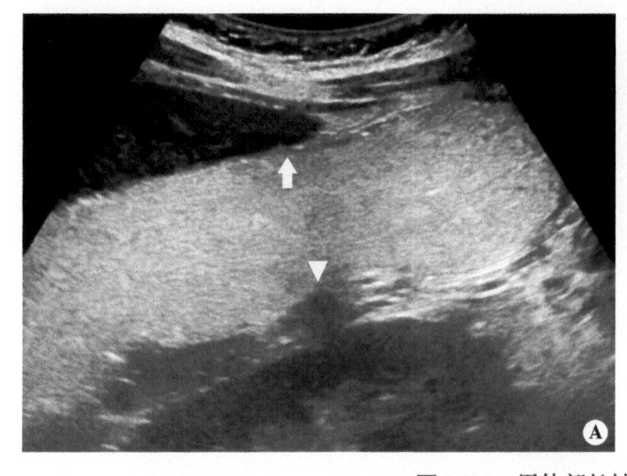

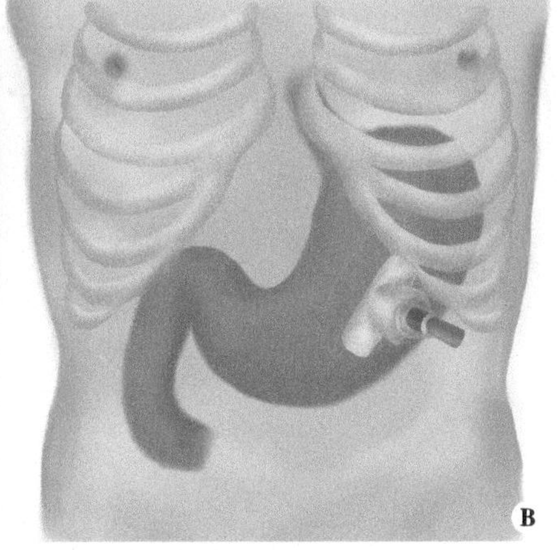

图 2-2-6　胃体部长轴切面

A. 胃体部充满高回声显像剂，呈柱状，箭头所示为前壁，三角所示为后壁；B. 胃体部长轴切面示意图

2）短轴切面：探头旋转90°，沿着胃体短轴横切上下移动扫查，可获得完整的胃体部图像，左右两侧分别是胃大弯、胃小弯，黏膜皱襞丰富（图2-2-7）。

（4）胃角部

1）横切面：探头横置于中上腹，上下滑动扫查，可显示“∞”双环结构，左环为胃体部，右环为胃窦部，中间即为胃角部（图2-2-8）。

2）冠状切面：将探头纵置于胃体下段大弯侧，声束斜向右肩方向，可显示胃角部长轴面（图2-2-9）。

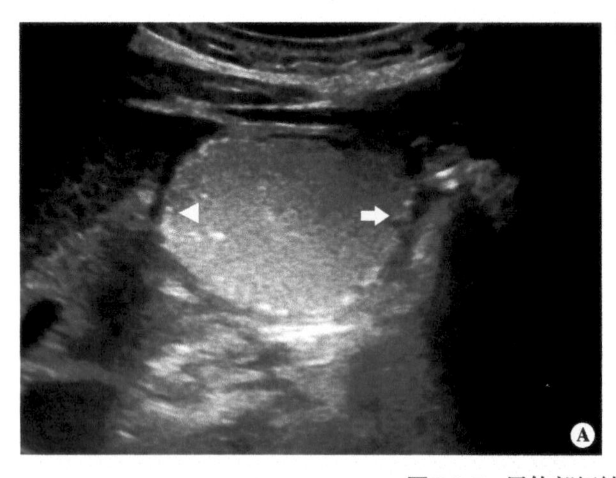

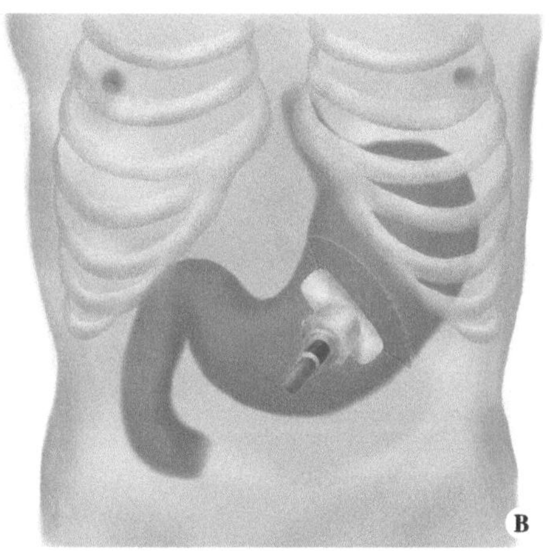

图2-2-7 胃体部短轴切面

A. 胃体部呈类椭圆形，左侧壁为胃大弯（箭头），右侧壁为胃小弯（三角）；B. 胃体部短轴切面示意图

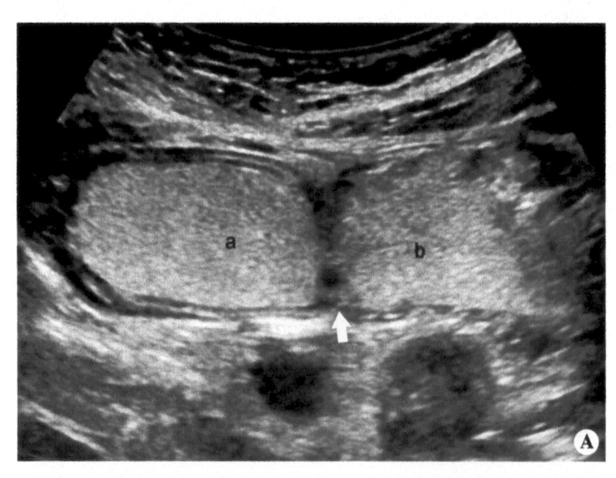

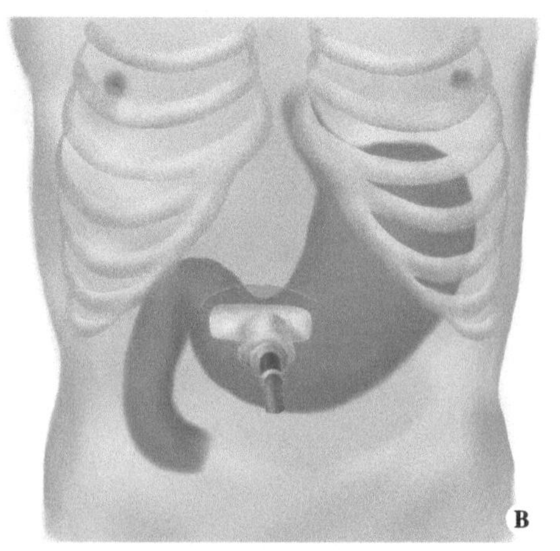

图2-2-8 胃角部横切面

A. 中间为胃角（箭头），左侧为胃体（b），右侧为胃窦（a），呈∞形；B. 胃角部横切面示意图

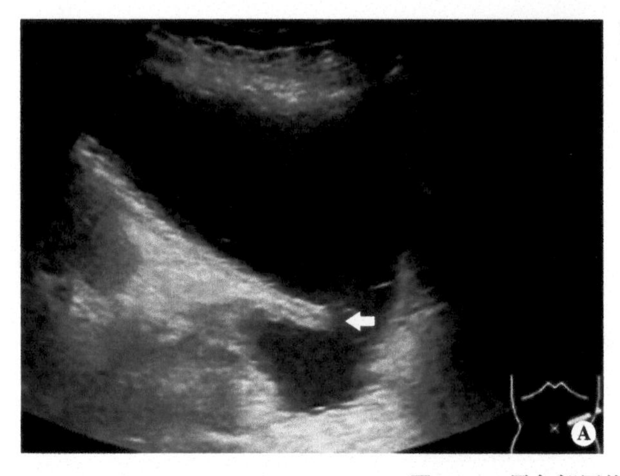

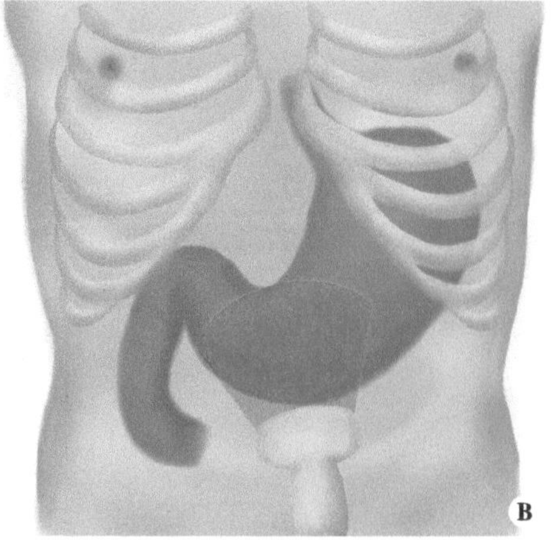

图2-2-9 胃角部冠状切面

A. 显示角切迹（箭头），上方为胃体，下方为胃窦；B. 胃角部冠状切面示意图

（5）胃窦部

1）长轴切面：探头置于右上腹，沿胃窦长轴移动扫查，可获得完整的胃窦声像图（图2-2-10）。

2）短轴切面：探头旋转90°，沿胃窦部短轴连续移动扫查，可清晰显示胃窦声像图（图2-2-11）。

3）幽门切面：探头沿胃窦部往右移动扫查，可获得幽门及十二指肠球部声像图（图2-2-12）。

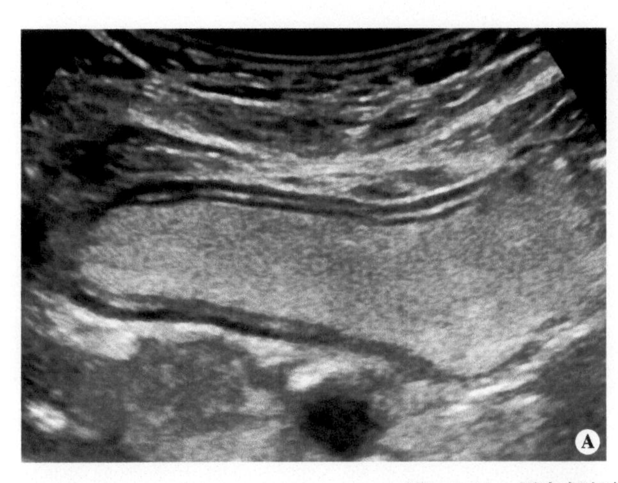
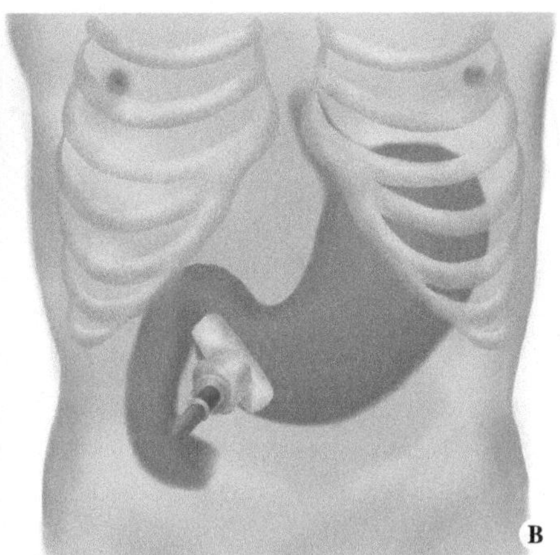

图2-2-10　胃窦部长轴切面

A. 胃窦呈柱形；B. 胃窦部长轴切面示意图

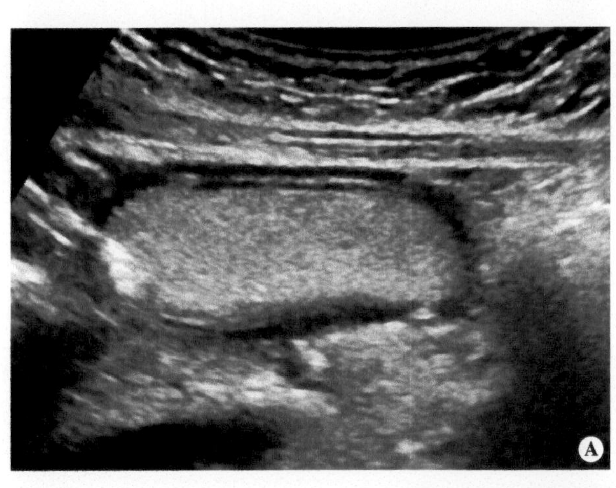
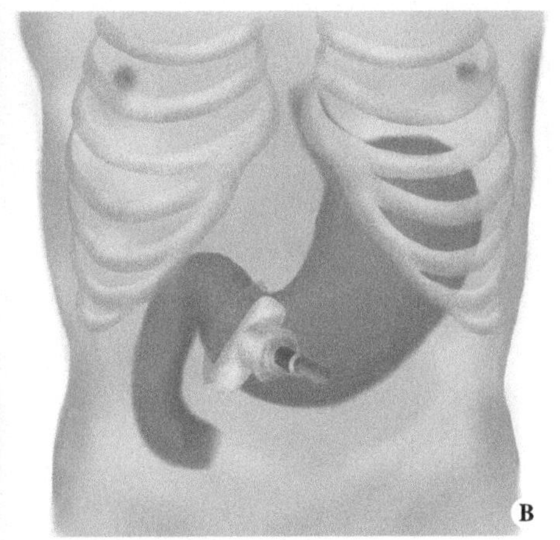

图2-2-11　胃窦部短轴切面

A. 胃窦呈椭圆形；B. 胃窦部短轴切面示意图

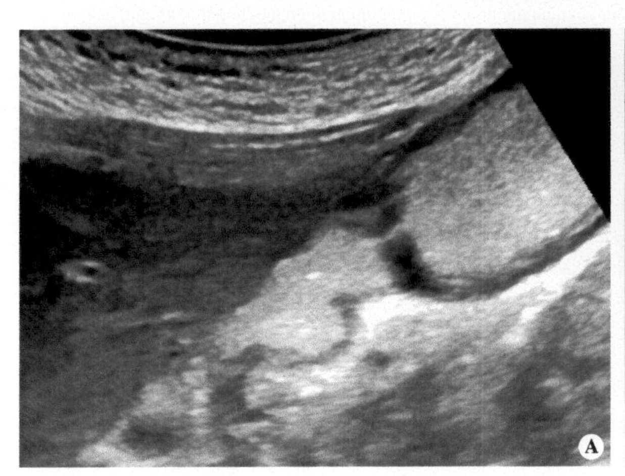
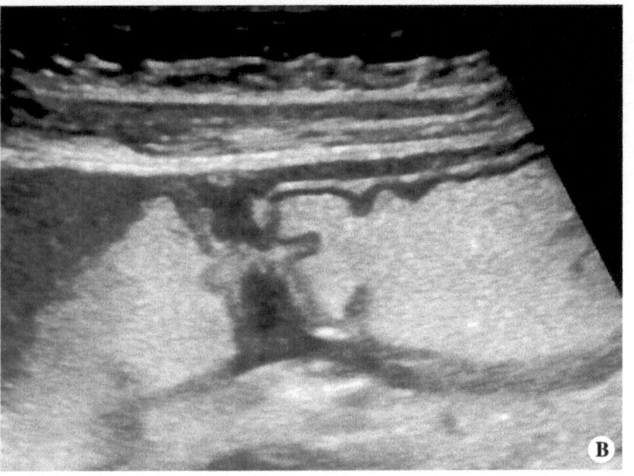

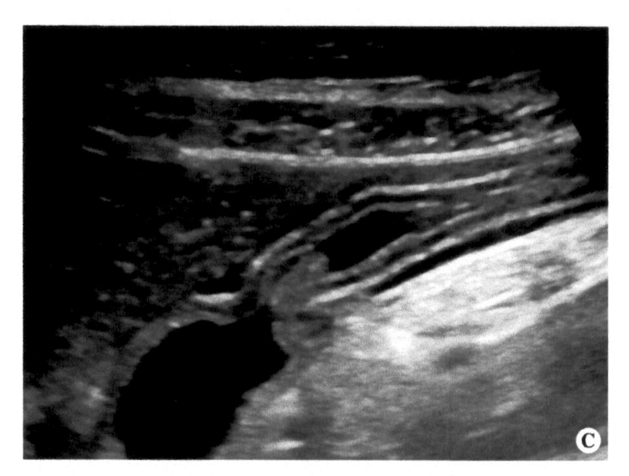

图2-2-12 胃窦部幽门切面

A. 长轴切面显示幽门口呈细线样，胃窦部充盈，十二指肠球部收缩；B. 长轴切面，胃窦部收缩，十二指肠球部充盈；C. 饮水状态下，十二指肠球部充盈良好

3. 测量方法与正常值

（1）贲门管内径：在短轴切面进行测量，声束尽量与贲门垂直，取前后壁或左右壁之间（双层壁）的最大径，通常为5～12mm。

（2）胃壁厚度：胃腔适度充盈，声束与胃壁垂直，测量黏膜面至浆膜层的距离，一般为3～6mm。

（3）黏膜皱襞厚度：胃腔适度充盈，测量突入胃腔的黏膜皱襞的厚度，胃体部厚度一般为4～6mm，胃窦部与胃底部黏膜皱襞厚度小于胃体部。

（4）幽门管径：在幽门开放时，在长轴或短轴切面测量内径，一般为2～4mm。

4. 正常胃壁超声解剖 正常胃壁的组织结构由黏膜层、黏膜下层、肌层、浆膜层构成，其中黏膜层又分为上皮层、固有层、黏膜肌层。超声可显示胃壁的层次结构，所使用的超声频率越高，显示的胃壁层次越清晰，尤其是胃体、胃窦前壁。对于肥胖患者，由于腹壁脂肪层较厚，中高频探头使用多受限。此外，由于受声窗影响，胃底壁层次结构显示不如胃体、胃窦壁清晰。

正常胃壁超声解剖可显示五层，即“三明两暗”，从黏膜面向浆膜面分别为黏膜（上皮层）与胃腔内显像剂之间的高回声界面层、低回声的黏膜层（固有层与黏膜肌层）、高回声的黏膜下层、低回声的肌层、高回声的浆膜层（图2-2-13）。

（四）胃动力超声检查

胃动力是指胃壁肌肉有序、自主地收缩，推进食物沿肠腔前进的运动过程，包括了胃的适应性调节、收缩力、肌电活动及胃排空。胃动力障碍主要是指各种病因引起胃壁平滑肌细胞运动功能障碍的病理过程，胃肠道、内分泌疾病等及心理压力增加等精神因素都会导致胃动力障碍。

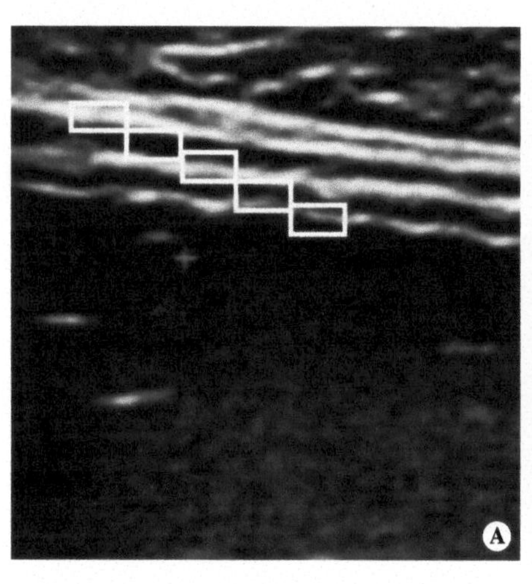

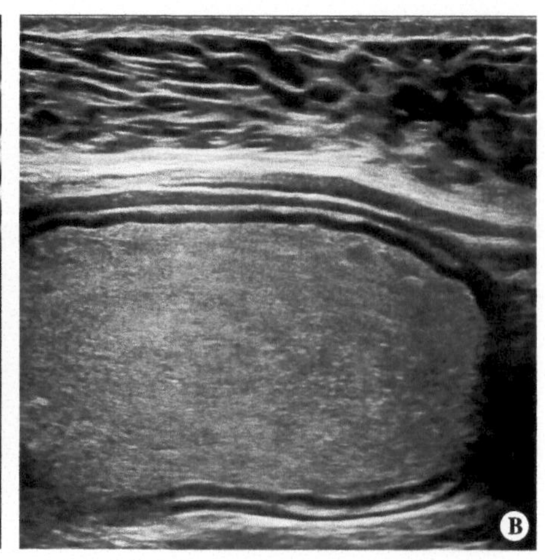

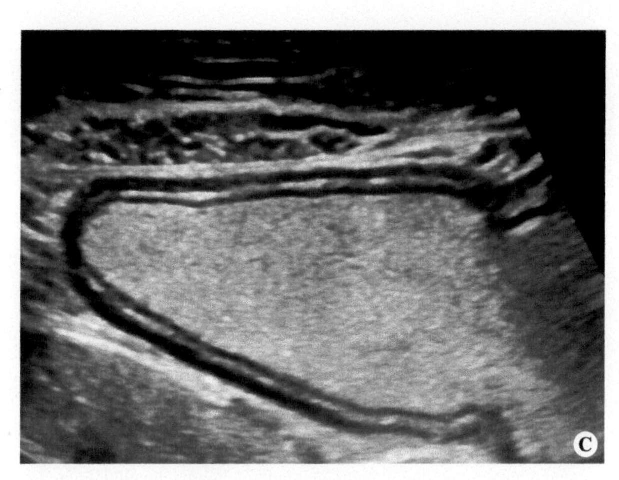

图2-2-13 胃壁层次结构

A. 高频超声显示胃体前壁层次，呈"三明两暗"，"长方形"自左下至右上分别为界面层、黏膜层、黏膜下层、肌层、浆膜层；B. 高频超声显示胃窦前后壁，口服有回声型胃肠超声显像剂，黏膜界面层显示欠清晰；C. 中频探头超声显示胃窦前后壁

1. 正常的胃动力

（1）胃的基本电节律

1）起源：胃大弯上1/3与中1/3连接处纵行肌的间质细胞（图2-2-14）。

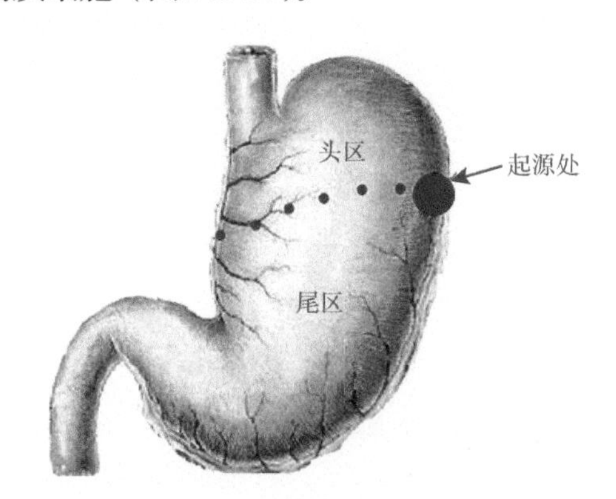

图2-2-14 胃基本电节律示意图

2）功能：控制胃蠕动的频率与方向。

（2）胃运动的三种形式

1）容受性舒张：当咽部受到食物刺激时产生，表现为近端胃立即松弛，以利于接收食物。

2）紧张性收缩：是胃肠道平滑肌的持续性微弱收缩运动。其使胃肠保持一定的形状、位置和基础胃压，是进行其他运动形式的基础。

3）蠕动：是胃肠平滑肌共同拥有的运动形式，可压碎、搅拌、消化食物，并与消化液充分混合。

（3）两个生理特区：根据胃壁肌层结构和功能的特点，可将胃分为头区和尾区两部分（见图2-2-14）。

1）头区：包括胃底和胃体的上1/3，它的运动较弱，容纳大量液体与固体食物，调节液体排空。

2）尾区：胃体的下2/3和胃窦，它的运动较强，能研磨、混合、推进食物，调节固体排空，辅助调节液体排空。

（4）消化间期与消化期

1）消化间期：分为Ⅰ、Ⅱ、Ⅲ三个时相（图2-2-15），时相Ⅰ不出现胃肠收缩，称为静息期，可持续45～60分钟；时相Ⅱ开始出现不规则的胃肠蠕动，持续30～45分钟；时相Ⅲ出现有规律的高幅胃肠收缩，持续5～10分钟。

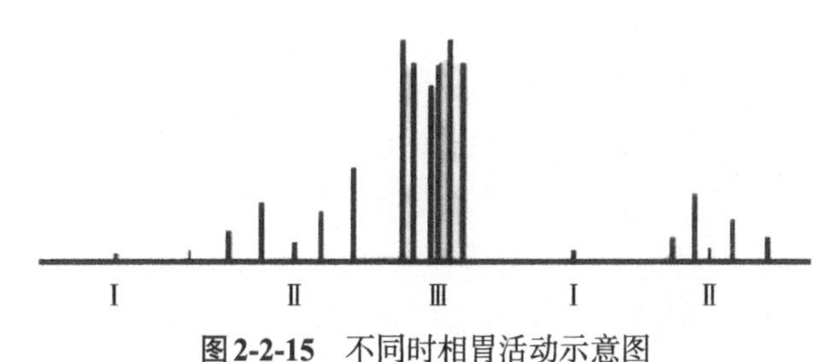

图2-2-15 不同时相胃活动示意图

2）消化期：类似时相Ⅱ。

（5）摄入食物后胃的动力活动：见表2-2-1。

表2-2-1 摄入食物后胃的动力活动

活动顺序	相关运动
胃容纳食物	头区胃的容受性舒张与紧张性收缩
食物的胃内分布	胃中央的扩张
固体食物的加工	尾区的周期性活动
排空已加工的食物	胃窦-幽门-十二指肠的协调性活动
消除不能被消化的固体食物残渣	移动性复合运动Ⅲ期再次出现

（6）液体与固体排空特点：食物的质与量影响胃的排空，液体食物多呈指数速率离开胃腔，固体较液体食物排空慢，不能消化的固体食物在消化期间不能排入十二指肠（图2-2-16）。

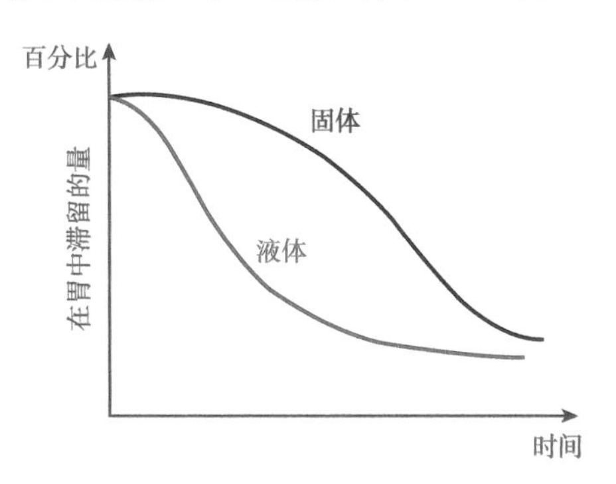

图2-2-16 胃排空特点示意图

液体：开始为单指数曲线，接着进入与固体排空速度类似的线性期（小肠的反馈性抑制所致），主要取决于近端胃功能

固体：开始有一个不超过30分钟的滞后期限，它包括了食物从近端胃到达远端胃及研磨至＜1mm颗粒以使其能通过幽门所需要的时间，随后进入线性排空期，主要取决于尾区胃功能

（7）胃运动的调节

1）基本电节律：主要决定频率。

2）外源性神经：胃的运动受到交感神经与副交感神经的调节。刺激胃的交感神经，可使近端胃张力降低，远端胃运动减弱；副交感神经兴奋可使胃底和胃体收缩，张力增加，胃蠕动亢进。

3）内源性神经丛：肠肌间神经丛。

4）体液因子：许多胃肠激素也可调节胃排空的速度，如促胃液素、促胰液素、生长抑素、胰高血糖素等能延缓胃排空。

2. 胃动力超声检查 包括胃适应性调节、胃窦的运动及胃排空检测三部分。该检查可适用于床旁超声检查，以及吸入风险不明确的患者；其对临床麻醉管理有极大帮助，如急诊手术没有严格遵循禁食准则的患者，糖尿病性胃瘫等胃排空延迟者，即使按照要求禁食禁水也无法确保空腹；因语言、认知功能障碍不能明确病史及禁食时间者。

（1）胃的适应性调节：包括容受性舒张和适应性舒张两部分。当食物进入胃后，胃内压力感受器受到刺激，通过迷走神经反射使近端胃松弛，保证正常人胃内压的稳定。电子气压泵测压法被认为是检测胃适应性调节的金标准，但具有侵入性，且检查会对胃壁产生刺激，引起胃体扩张，从而影响测值的准确性，限制了其在临床的常规应用。

Gilja首次采用二维超声测量近端胃容积，具体方法如下：患者在接受检查前禁食禁水8小时以上，4分钟内进食500ml试验餐后，取坐位，平静呼吸，超声探头频率为3MHz，在2.5分钟、5.0分钟、7.5分钟、15分钟、20分钟、25分钟各测量一次。标准切面包括：①矢状面，显示出胃长轴，包括胃底顶端，定位标志为肝左叶、胰尾及左肾盂纵切面，近端胃面积（PGA）以胃底顶端为起点，沿胃长轴以下7cm范围。②额斜切面，探头在矢状面基础上顺时针旋转90°，定位标志为部分肝左叶和左膈面，测量近端胃最大内径（PGD），计算近端胃容积（V，cm^3）=PGA×PGD。近端胃的排空比率=（$V_{2.5分钟}-V_{x分钟}$）/$V_{2.5分钟}$。检查过程中，应对胃内积气进行评价，通常将胃内气体分成0～3级：0级为胃底无气体，1级为少量气体，2级为中等量气体，3级为大量气体，如遇3级积气应放弃该次检查。

（2）胃窦的运动：胃壁的蠕动波起源于胃底部，并逐渐向远端移行，蠕动幅度逐渐增大，至胃窦部最明显。胃窦部的蠕动波呈环形收缩，主要功能是研磨固体食物及均匀混合胃内容物，其次是由胃底向幽门递进蠕动波产生的压力梯度，促进胃排空。

胃动力超声研究指标为胃窦部的收缩运动，包括胃窦壁的收缩幅度、收缩频率及运动指数。胃窦部胃壁收缩幅度=$\Delta S/S_d$，其中$\Delta S=S_d-S_c$，S_d为最大舒张面积（胃窦中部非收缩时的横截面积），S_c为最大收缩面积（胃窦中部收缩时的横截面积）；收缩频率是胃窦部每分钟的收缩次数，胃窦部胃壁收缩幅度与收缩频率的乘积为胃窦部运动指数。

（3）胃的排空：是胃适应性调节、近端胃及远端胃压力阶差、胃窦的收缩等多种功能的最终体现，核素扫描是测定胃排空的金标准。

超声评价胃排空的测量方法有全胃体积法、胃窦面积法及胃窦体积法。Bateman最先提出全胃体积法，通过将进餐后的胃分解为一系列切面后进行测量并叠加计算得出胃体积，方法比较准确，但过程烦琐，难以在临床推广。胃窦面积计算方法有两种：①探头垂直于腹壁，以腹主动脉和肠系膜上动脉为定位标志，显示出胃窦横截面，在胃窦舒张期时测量上下径（D_1）和前后径（D_2），根据公式，胃窦面积（D）$=D_1\times D_2\times\pi/4$计算；②探头垂直于腹壁，以腹主动脉和肠系膜上动脉为定位标志，显示出胃窦，在胃窦舒张期时直接用轨迹描绘法描记胃窦，计算机可直接得出胃窦面积。

根据胃的解剖学特点，可通过全胃圆柱体积法测量胃排空，将胃体、胃窦视为近似圆柱体，对胃体、胃窦部同时进行测量（图2-2-17）。方法如下：取坐位，测量进餐后胃体部胃腔长径（L_1）、近胃底侧1/4处胃腔前后径（A_1）、胃腔1/2处前后径（A_2）、近胃角侧1/4处胃腔前后径（A_3）、胃窦部胃腔长径（L_2）、近胃角侧1/4处胃窦前后径（B_1）、近幽门侧1/4处胃窦前后径（B_2），按以下公式计算胃体部胃腔容积（VGC）、胃窦部胃腔容积（VA）及全胃腔容积（VWS）。

$$VGC=\pi\times(A_1+A_2+A_3)2\times L_1/36$$

$$VA=\pi\times(B_1+B_2)2\times L_2/16$$

$$VWS=VGC+VA$$

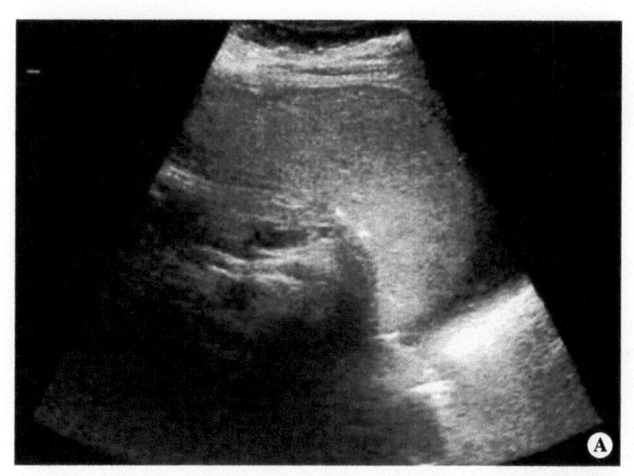

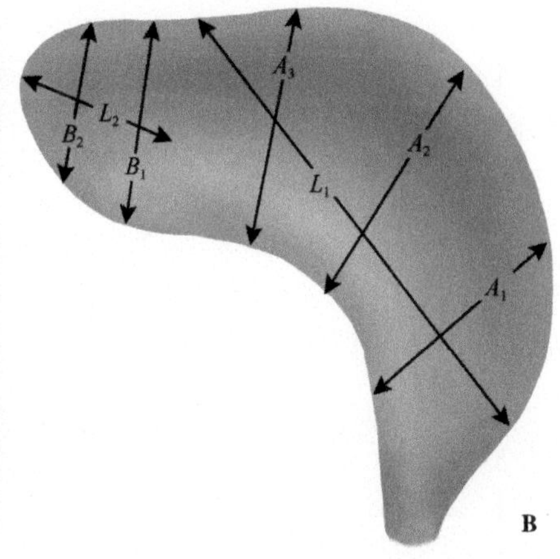

图2-2-17　胃排空测量方法

A. 超声检查图；B. 胃排空测量示意图

有研究表明，全胃体积法测定的胃排空时间与金标准核素扫描测定的胃排空时间对比，相关性良好。应用超声全胃圆柱体法能够准确测定胃排空功能，值得推广。

（五）胃肠疾病常见病理超声征象

常见的病理超声征象有新月征、戒指征、马蹄征、面包圈征、靶环征、假肾征、火山口征/弹坑征等改变（图2-2-18）。

五、小肠超声检查

（一）检查内容

（1）肠管的位置、走行、形态是否正常，有无扩张、积液、积气，有无狭窄。

（2）肠蠕动有无异常亢进、减弱或消失，或有无逆向肠蠕动。

（3）肠壁层次结构是否清晰完整，肠黏膜皱襞密度及形态是否正常。

（4）肠壁有无局限性或弥漫性增厚，与周围脏器组织的毗邻关系，肠周有无肿大淋巴结。

（5）肠系膜上动静脉位置、走行、管腔内径及血流是否正常。

（二）十二指肠超声检查

虽然十二指肠长度仅约25cm，不足小肠全长1/20，但小肠病变多位于十二指肠。由于十二指肠大部分位于腹膜后，位置深，超声检查具有一定难度，尤其是对于十二指肠降部。

1. 检查体位　十二指肠超声检查常采用右侧卧位或平卧位，总的原则就是使口服的胃肠超声显像剂更多地流入十二指肠，使十二指肠充盈，以利于超声检查。

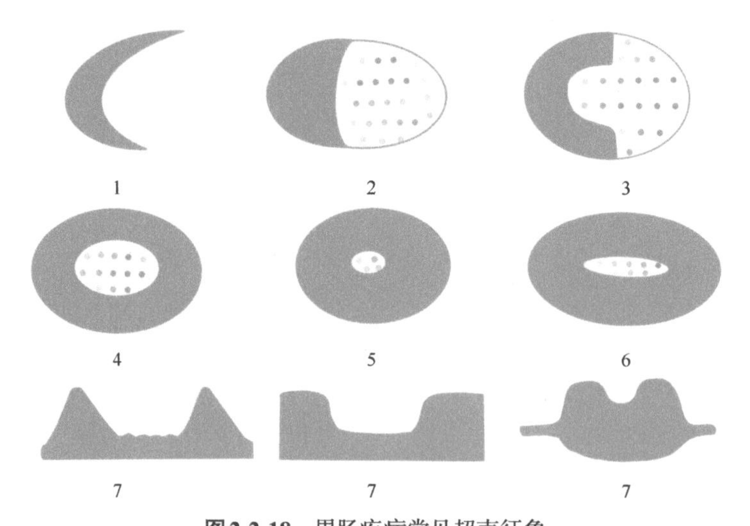

图2-2-18 胃肠疾病常见超声征象

1. 新月征；2. 戒指征；3. 马蹄征；4. 面包圈征；5. 靶环征；6. 假肾征；7. 火山口征/弹坑征

2. 扫查切面与正常声像图

（1）十二指肠球部：探头位于右上腹，循着胃窦部寻找幽门，探头向幽门右后方扫查，可显示十二指肠球部，呈椭圆形或三角形，黏膜面较平滑，肠壁层次结构大致可辨（图2-2-19）。

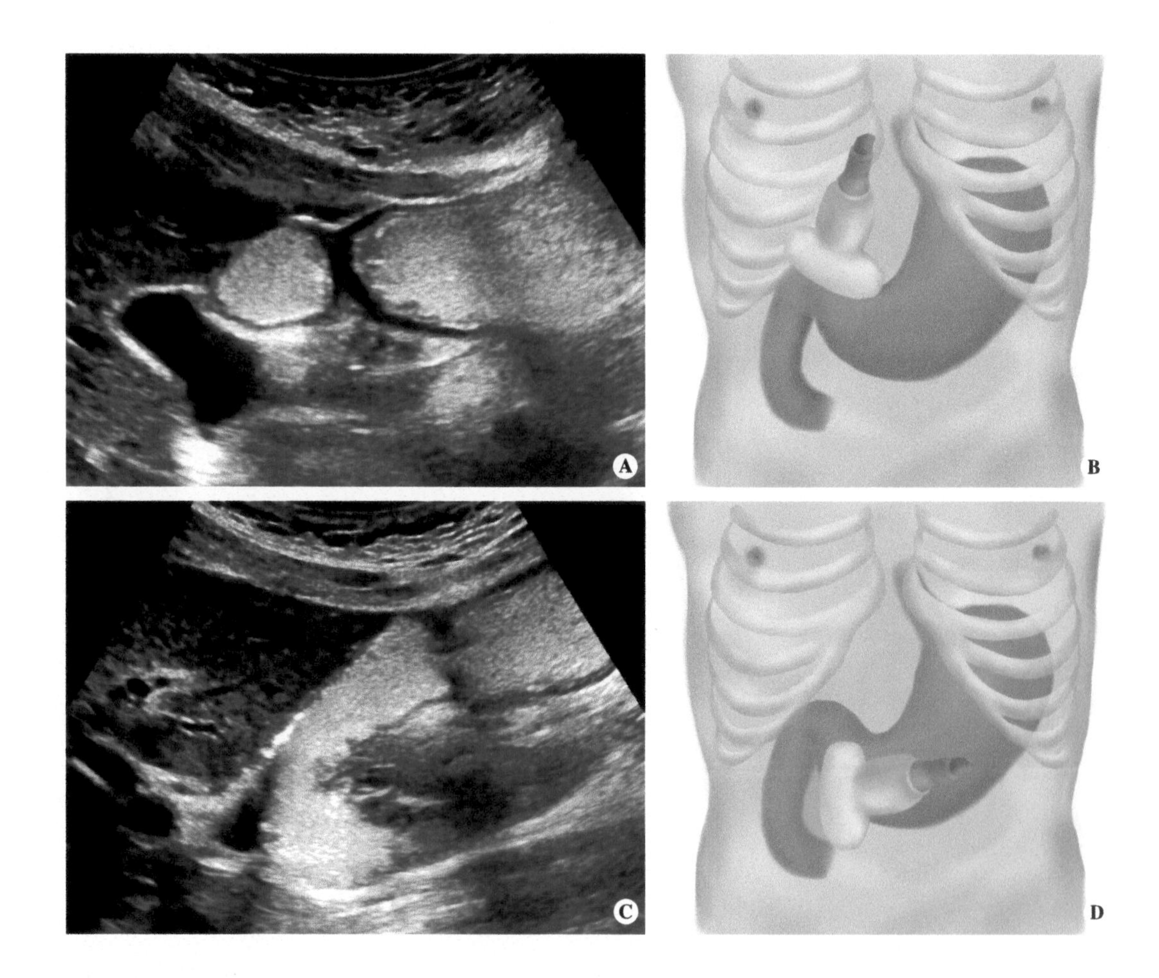

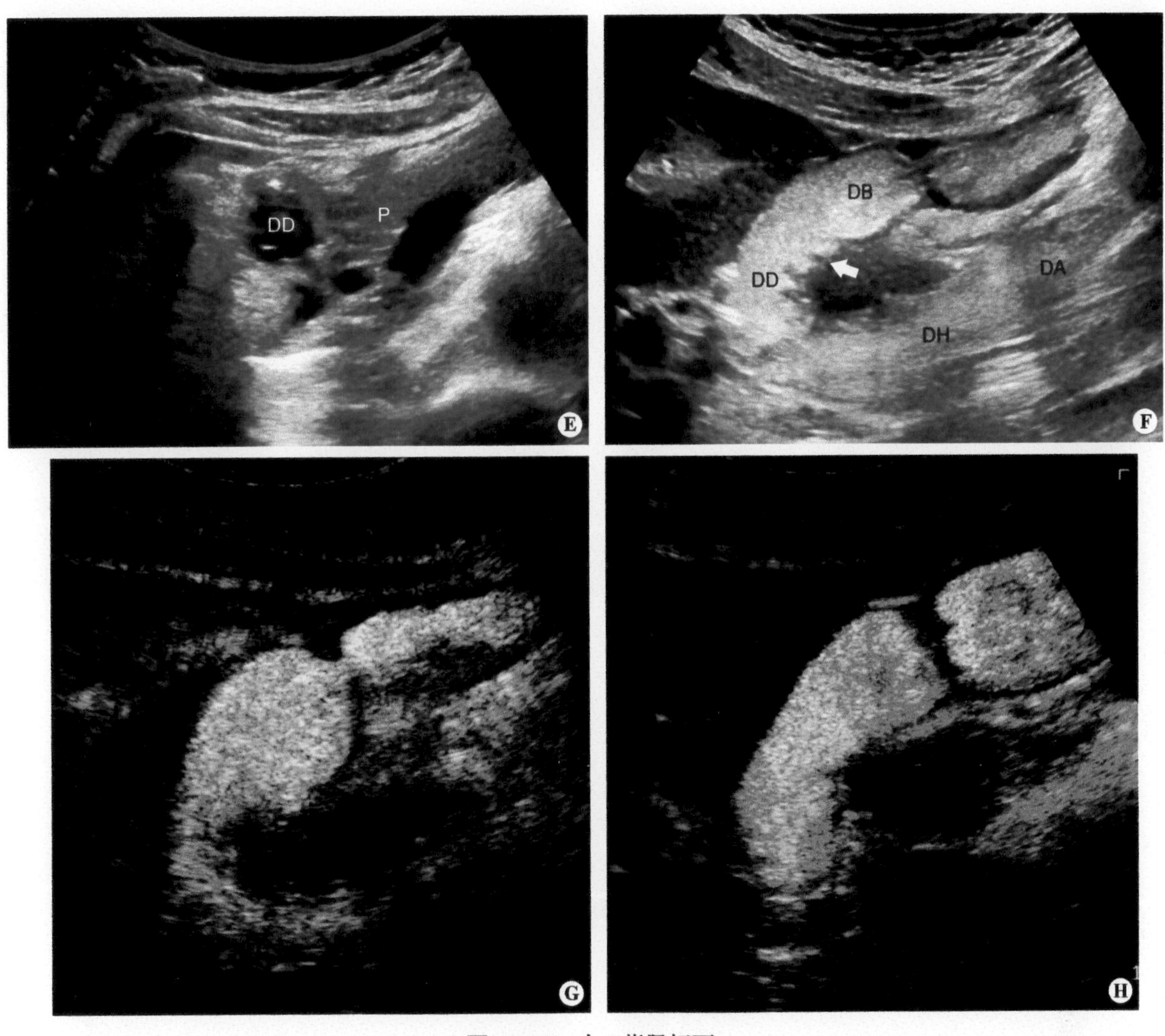

图2-2-19 十二指肠切面

A. 十二指肠球部；B. 十二指肠球部超声检查切面示意图；C. 十二指肠球降部；D. 十二指肠球降部超声检查切面示意图；E. 十二指肠降部（DD）短轴切面，P为胰腺；F. 十二指肠全程，球部（DB）、降部（DD）、水平部（DH）、升部（DA），降部可见环形皱襞（箭头）；G. 口服微泡超声造影剂，超声造影显示球形的十二指肠球部；H. 超声造影显示十二指肠球降部

（2）十二指肠降部：由于十二指肠降部位置深，且大多数情况下肠腔充盈欠佳，显示较为困难。探头纵置于右上腹，循着十二指肠球部向后下方寻找降部，充盈良好的降部呈“C”形环绕胰头部，肠腔规整，黏膜面可见环形皱襞，但肠壁层次结构多难以清晰显示。

（3）十二指肠水平部：当十二指肠降部充盈良好时，可循着降部向左侧扫查水平部。也可以在脊柱前方，腹主动脉与肠系膜上动脉间寻找十二指肠水平部，左右移动探头扫查。十二指肠水平部肠腔多充盈不佳，经腹部超声检查常难以显示肠壁层次结构。

（4）十二指肠升部：循着十二指肠水平部向左侧扫查，可显示十二指肠升部。升部较短，仅2～3cm，部分患者该部位显示不良。

（三）空肠、回肠超声检查

1. 肠道准备 做好肠道准备是小肠超声检查的关键。为了达到比较理想的肠道超声检查效果，除了常规超声检查前禁食等准备外，还需要进行下列肠道准备。

（1）对于肠道气体较多者，可于检查前1～2天口服西甲硅油乳剂，每次2ml，每天3～5次。西甲硅油是一种稳定的表面活性剂，口服不被吸收，无不良反应，其通过改变消化道内气泡的表面张力，使之分解，释放出的气体可以被肠壁吸收或通过肠蠕动排出体外。

（2）检查前一日晚，口服复方聚乙二醇电解质散溶液2000～3000ml，可清除肠道内容物。聚乙二醇4000为长链线性聚合物，口服后几乎不被吸收，以氢键结合水分子，可有效增加肠内液体成分，刺激肠蠕动，从而达到清洗肠道的目的。

（3）检查前口服等渗甘露醇，每10分钟口服300～400ml，总量约2000ml，小儿酌减。甘露醇口服不被吸收，可充盈肠管，使肠壁清晰显示。

2. 扫查方法 空肠、回肠的长度达5～7m，分布于大部分腹腔，应进行系统、完整的扫查，尽量避免遗漏病灶。超声检查可参考影像学检查方法，将小肠分为6组：第一组为十二指肠；第二组为空肠近段，位于左上腹；第三组为空肠远段，位于左下腹；第四组为回肠近段，位于中腹部；第五组为回肠中段，位于右中下腹；第六组为回肠远段，位于盆腔。超声扫查时可按“左上腹—左下腹—中腹部—右中下腹—盆腔”顺序进行空肠、回肠检查，可较完整显示空肠、回肠。

空肠、回肠超声扫查没有固定标准切面，可行横、纵、斜切面扫查，根据具体情况改变扫查角度，以利于清晰显示肠管及病灶。

3. 正常声像表现 空肠、回肠在充盈状态下，肠管内径小于3cm，肠管走行自然柔软，蠕动正常，肠壁厚度小于4mm，采用中高频超声探头可较清晰显示肠壁层次结构。空肠黏膜皱襞较为丰富密集，而回肠黏膜皱襞较为稀少，但二者没有绝对的解剖分界（图2-2-20）。

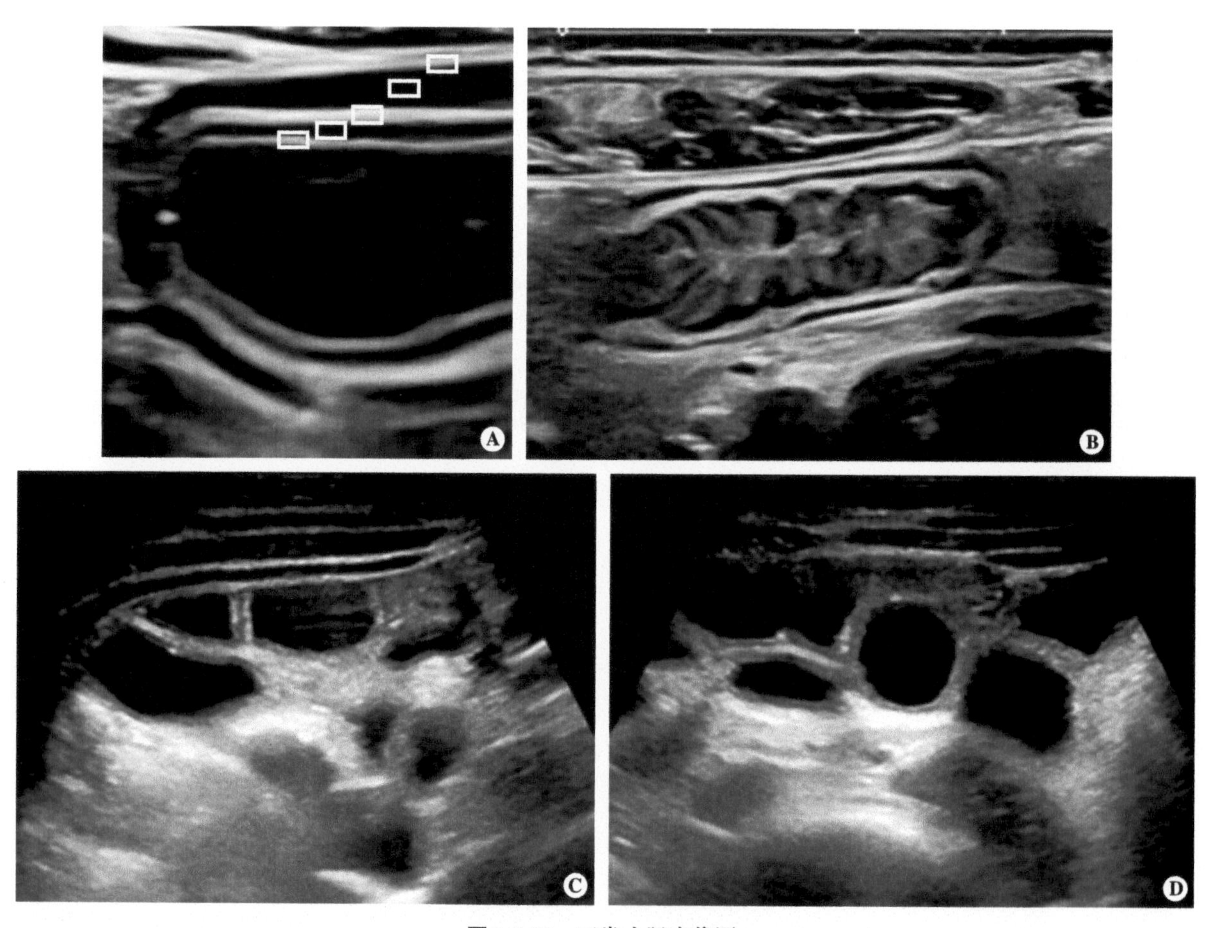

图2-2-20 正常小肠声像图

A. 小肠壁超声解剖，“长方形”自右下至左上，分别为界面层、黏膜层、黏膜下层、肌层、浆膜层；B. 小肠腔闭合，黏膜皱缩；C、D. 口服甘露醇后，小肠充盈良好，肠壁结构清晰，肠腔内充满无回声液体

（四）测量方法与正常值

（1）十二指肠球部面积：在十二指肠球部充盈良好时，测量长轴面的面积，通常为3～5cm^2。

（2）肠壁厚度：探头垂直于肠壁，测量黏膜面到浆膜面的距离，小肠壁厚度＜4mm。

（3）肠腔宽度：探头垂直于肠壁，纵切时应寻找肠腔最宽的切面进行测量，横切时寻找肠腔最宽的部位进行测量，通常内径＜3cm。

六、结肠超声检查

（一）检查前准备

1. 常规准备　常规的检查前准备同空肠、回肠超声检查，即检查前日晚肠道准备，检查前1小时口服甘露醇。

2. 灌肠　当结肠充盈不佳或其他原因显示不清晰时，可通过肛门灌注显像剂。患者取左侧屈膝卧位，臀下垫一次性垫单，还可以垫枕头，以抬高肛门直肠位置，有利于灌肠液进入结肠。

（1）取肛门管一根，长度约20cm，接200ml或500ml注射针筒，肛门管内先注满灌肠液，头端涂布耦合剂，然后经肛门插入直肠内约10cm深，缓缓将灌肠液推入直肠结肠内。也可以使用直肠导管代替肛门管，直肠导管长度可达100cm，但由于结肠，尤其是乙状结肠走行迂曲，在插管的过程中容易发生折叠，常难以成功插入高位结肠内。

（2）在灌肠过程中，患者常有明显便意，难以耐受，可以使用导尿管代替直肠管。将导尿管插入直肠内10cm左右，导尿管头端有球囊，注水或空气30～50ml（小儿酌减）使球囊充盈，后拉导尿管堵塞肛管，有助于减少灌肠液外流。检查结束后，用注射器抽出球囊内液体或气体，即可拔出导尿管（图2-2-21）。

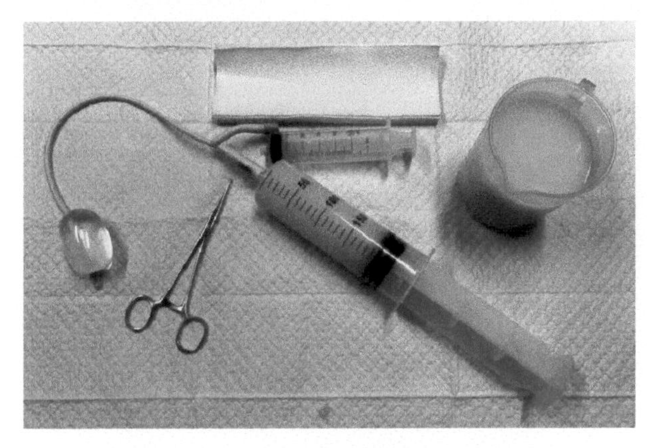

图2-2-21　经肛门推注灌肠的常用装置

（3）可采用灌肠袋装灌肠液代替注射器推注，灌肠袋高于床水平约1m，可通过速度调节开关控制流速。该方法更适合水溶液灌肠，当灌肠液较为黏稠时，灌注速度会明显下降（图2-2-22）。

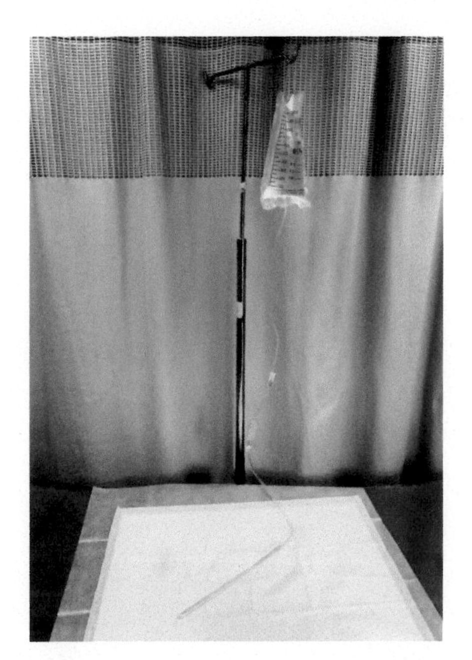

图2-2-22　经肛门滴注灌肠的常用装置

（4）灌肠液可以选用温生理盐水、有回声型胃肠超声显像剂或微泡超声造影剂。灌肠液用量为500～1000ml，根据患者耐受程度调整。如果使用微泡超声造影剂灌肠，推注压力不可过大，以防微泡破裂。

（二）检查体位

结肠超声检查时患者体位多采用仰卧位，灌肠后可根据需要改变体位。适当抬高臀部，尽量减少灌肠液积聚于直肠，此有利于结肠的充盈，并且可减少灌肠液对直肠的刺激。检查乙状结肠和降结肠时，可采用平卧位或左侧卧位；检查横结肠时可采用右侧卧位或平卧位，右侧卧位有利于灌肠液流入横结肠，使横结肠充盈。加压灌肠、增加灌肠液容量可促进灌肠液进入升结肠及回盲部，但部分患者难以耐受，必要时在灌肠前肌内注射阿托品或山莨菪碱抑制肠蠕动，可缓解患者不适症状，使患者配合完成检查。

（三）检查方法

1. 常规超声检查　单纯口服甘露醇、未行灌肠者，可从回盲部开始扫查，然后按升结肠、横结肠、降结肠、乙状结肠顺序进行扫查。

（1）回盲部和升结肠内径较大，肠内常存留较大量甘露醇溶液，并且结肠袋较明显，超声检查容易显示。

（2）横结肠活动度大，位置较多变，当肠腔充盈不佳或气体干扰时，有时不易与小肠区分，此时应循着升结肠、结肠右曲进行扫查。

（3）结肠左曲位置较高，位于左季肋区，可嘱患者深吸气，使结肠左曲下移，有助于超声显示。

（4）降结肠与乙状结肠的肠腔相对较小，有时充盈不佳，可能影响检查效果。

2. 灌肠后超声检查 可以从直肠上段开始，然后按乙状结肠、降结肠、横结肠、升结肠、回盲部的逆时针顺序进行扫查。超声检查质量主要取决于灌肠效果，结肠腔充盈良好者，多可以获得满意的检查效果。

超声检查时，可根据肠管走向，采取长轴切面、短轴切面、斜切面等各种切面进行扫查，可适当加压，结合体位变换，更换不同频率探头进行系统全面扫查，以获得最佳诊断效果。

（四）正常声像图

（1）盲肠：为大肠的起始段，末端为盲端，长6～8cm，管腔内径较大，内径为5～6cm。其内侧壁可见回盲瓣，呈乳头状等回声，或唇样结构由回肠末段突入盲肠内，此是盲肠与升结肠的分界点，回盲瓣下方约2cm处为阑尾开口。

（2）升结肠与结肠右曲：升结肠长约15cm，无系膜，后方借助结缔组织贴附于腹后壁，位置较为固定，容易显示，肠腔内径较粗大，内径为4～5cm，黏膜皱襞丰富且粗大。升结肠上端转折向左下移行为横结肠，转折处为结肠右曲（图2-2-23）。

（3）横结肠：长约50cm，两端与结肠右曲、结肠左曲相接，呈一向下垂的弓形弯曲，横结肠为腹膜内位器官，由横结肠系膜连于腹后壁，活动度较大。横结肠内径为3～4.5cm，黏膜皱襞较少。

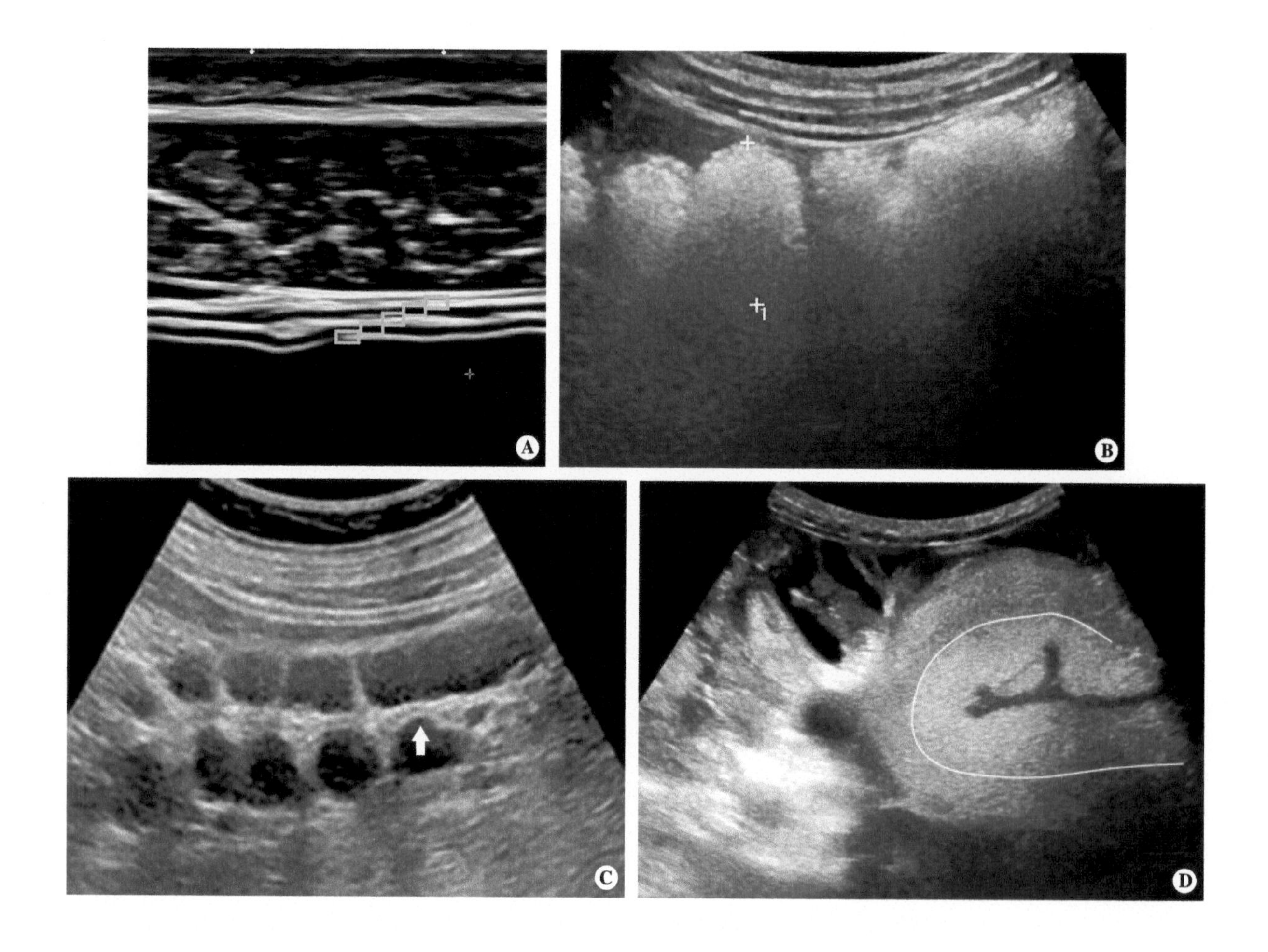

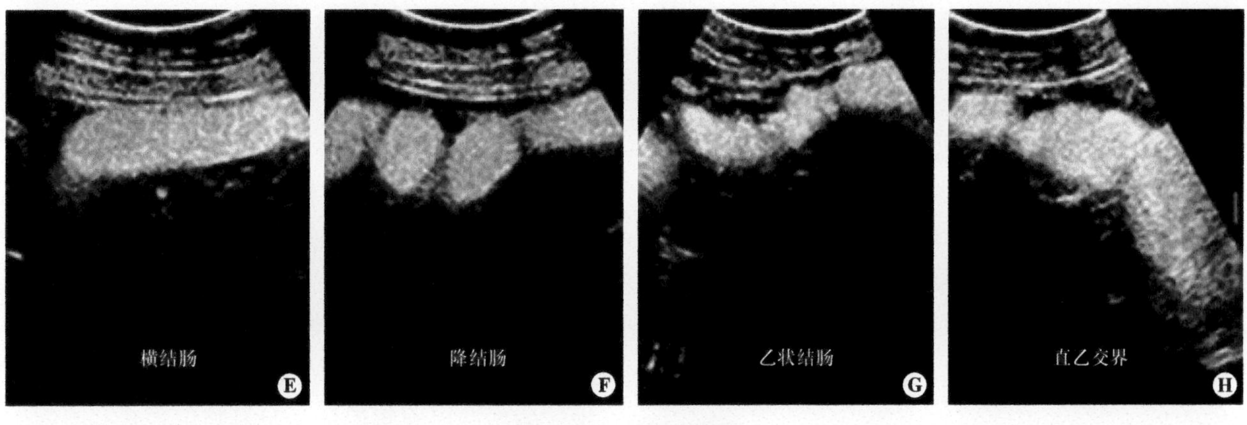

图2-2-23 结肠声像图

A. 结肠壁层次结构，自右下至左上先后显示界面层、黏膜层、黏膜下层、肌层、浆膜层；B. 未行肠道准备，升结肠内见大量粪气强回声；C. 肠道准备后，升结肠内充满无回声，可清晰显示结肠袋、结肠带（箭头）；D：经肛门注入有回声型胃肠超声显像剂后，显示乙状结肠走行弯曲；E～H. 经肛门注入微泡超声造影剂行结肠腔内超声造影

（4）结肠左曲与降结肠：结肠左曲位于脾脏面下份处，位置较高，部分显示不佳。结肠左曲向下为降结肠，长约25cm，至左髂嵴处续于乙状结肠。降结肠与升结肠一样，活动度小。肠腔内径为3～4cm，黏膜皱襞不多。

（5）乙状结肠：自左髂嵴沿着左髂窝转入盆腔，呈“乙”字形，由系膜连于盆腔左后壁，其中段活动度较大。肠腔内径为2～3cm，黏膜皱襞不多。

结肠与盲肠具有三种特征性结构，即结肠带、结肠袋和肠脂垂，其中结肠袋是超声检查区别结肠与小肠的重要标志。

七、直肠超声检查

（一）经直肠腔内超声检查

1. 腔内超声探头的选择

（1）腔内双平面探头：是直肠腔内超声（endorectal ultrasound，ERUS）检查比较常用的探头，其头端具有纵横交错的两组晶片，可对直肠壁进行纵切与横切扫查，二者联合应用，可提高直肠病变尤其是位于直肠横襞及肛管病灶的检出率。但双平面探头横切扫查的视野宽度较环扫探头窄，为120°～180°。此外，双平面探头外径较环扫探头大，对于直肠狭窄的患者，该探头的应用受限。

（2）腔内环扫探头：探头顶端晶片呈360°环状排列，可同一时间完成直肠壁360°全周扫查，整体观好，对肠壁层次结构的分辨率高；探头外径较小，头端呈圆锥状，有利于通过直肠狭窄处，在直肠癌肿瘤分期中具有重要价值。

（3）腔内端扫探头：换能器位于探头前端，向前方扇形扫描。该探头适用于病灶位置较高，或者肠腔狭窄，其他探头无法通过者。但端扫探头声束难以与直肠壁垂直，常难以准确判断肠壁层次，具有一定局限性。

（4）腔内三维探头：目前临床应用的为直肠腔内静态三维超声，通过360°旋转探头，获得直肠壁全周的声像图，然后通过计算机软件进行三维重建，对直肠肿瘤T分期具有一定的优势。但是该探头体积较大，部分患者难以耐受，当直肠狭窄时，该探头应用受限。

2. 直肠声窗的建立 ERUS检查前，患者应进行清洁灌肠，并建立直肠声窗，一般向直肠内灌注温水约200ml即可。由于部分患者肛门括约肌较松弛，尤其是老年患者，注水后液体常自行流出肛门，难以很好地保留在直肠内；此外，水缺乏黏滞性，当患者肠道准备不佳，直肠内残留较多气体时，气体常聚集在一起，干扰超声检查。有学者采用耦合剂灌肠，可以克服水灌肠的不足，但耦合剂过于黏稠，采用肛门管灌肠时阻力大，操作较困难。采用具有一定黏性的溶液，如卡波姆溶液或食品级羧甲基纤维素钠溶液灌肠则克服了以上不足，可建立较理想的直肠声窗，有利于ERUS检查。

3. 检查方法 患者取左侧卧位，屈髋屈膝（图2-2-24）。首先行肛门指诊，初步判断病变部位与范围。腔内探头外罩一次性薄乳胶套，涂上耦合剂后经肛门缓缓伸入直肠腔内，系统全面扫查直肠全貌，重点观察病灶位置，然后观察直肠周围系膜和组织脏器，存储图像，记录病灶位置、大小、浸润层次、血供情况，以及周围淋巴结和组织器官的浸润情况。

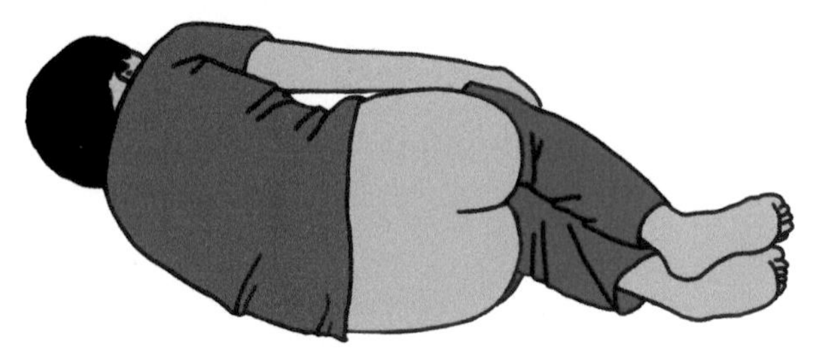

图2-2-24 直肠腔内超声检查体位示意图

4. 直肠壁的超声解剖 根据与盆底腹膜反折的关系，直肠可分为上、中、下3段，分别被划分为腹膜内位、腹膜间位、腹膜外位器官。上段直肠延续乙状结肠；中段直肠前壁有腹膜覆盖，而侧壁和后壁由脏层筋膜覆盖；下段直肠缺乏腹膜，远侧移行为肛管。正常直肠壁厚2～3mm，由腔内向外，依次为黏膜层、黏膜下层、肌层、浆膜层或肠周系膜脂肪组织。根据Beynon等的分层标准，正常直肠壁的声像图可分为回声高低相间的5层：第一层高回声为超声探头与直肠壁黏膜之间的声学界面层；第二层低回声对应的是直肠壁的黏膜固有层及黏膜肌层；第三层高回声对应的是黏膜下层，通常回声均匀，边界较清晰；第四层低回声对应的是肌层；第五层高回声为浆膜层或肠周纤维脂肪组织（图2-2-25）。

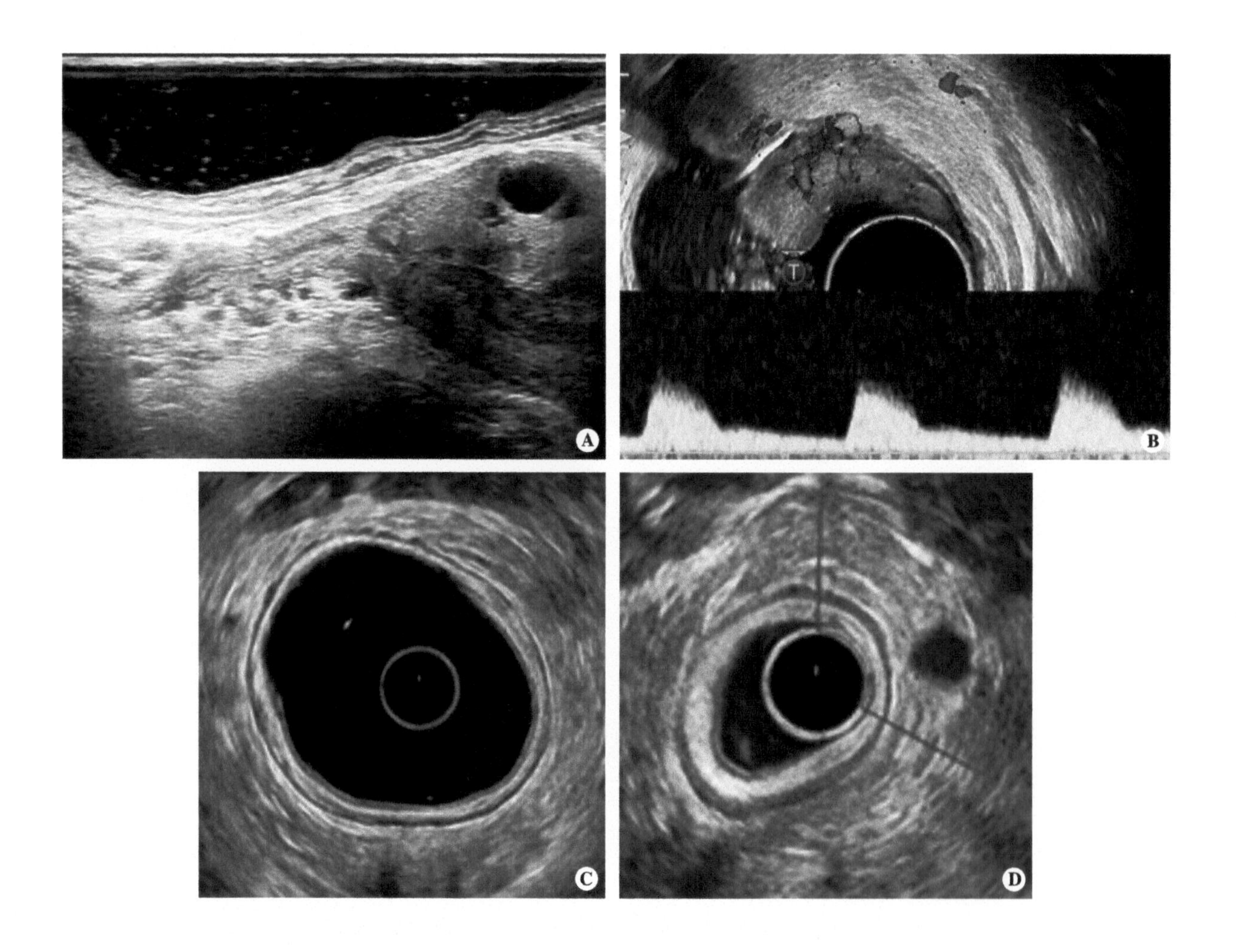

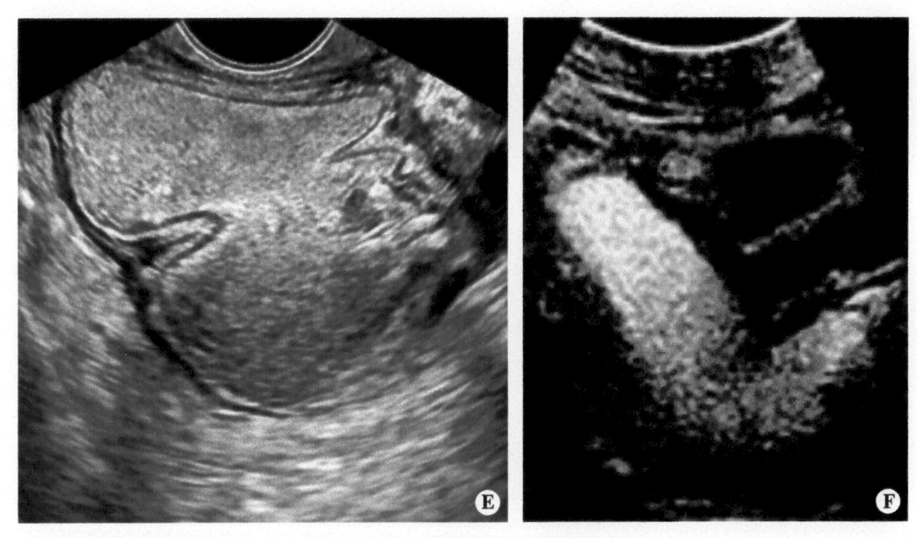

图2-2-25　经直肠腔内超声检查

A. 双平面探头纵切扫查，清晰显示直肠壁；B. 双平面探头横切扫查，显示直肠壁占位伴丰富血流信号；C. 环阵探头扫查，清晰显示直肠壁全周；D. 环阵探头扫查，显示直肠系膜淋巴结；E. 端扫探头扫查，直肠腔内注入有回声型胃肠超声显像剂，显示直肠横襞；F. 经肛门注入微泡超声造影剂，经腹部超声检查直肠

（二）经腹部直肠超声检查

行清洁灌肠后，经肛门注入温水或有回声型胃肠超声显像剂，以膀胱为透声窗经腹部扫查直肠中上段（图2-2-26）。

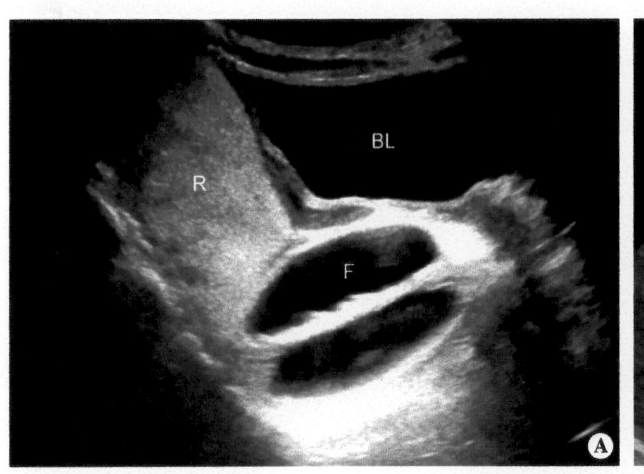

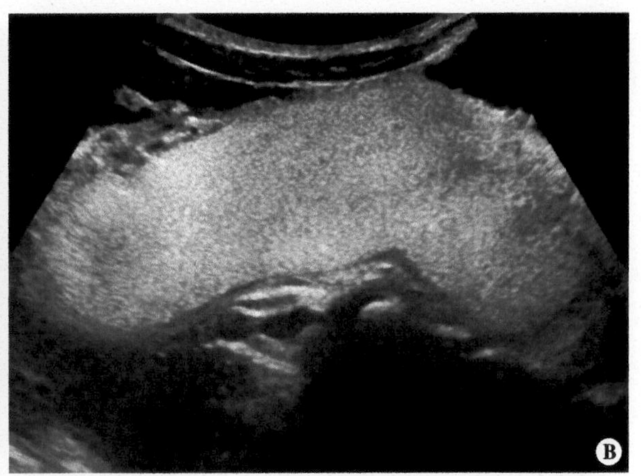

图2-2-26　经腹部直肠超声检查

A. 经肛门插入双腔带球囊Foley导尿管（F），将前端水囊注水充盈，注入有回声型胃肠超声显像剂，显示直肠（R）、膀胱（BL）；B. 显示高位直肠及直肠乙状结肠交界处肠管

（三）经会阴直肠超声检查

可采用凸阵、线阵等探头进行扫查，主要显示肛管及下段直肠（图2-2-27）。微凸探头比较小巧，频率为4.0～9.0MHz，兼顾分辨率与穿透性，操作比较灵活。

八、胃肠超声双重造影检查

目前胃肠超声双重造影检查临床应用比较多的是胃和直肠肿瘤的超声造影，通过口服或经肛门灌注胃肠超声显像剂，使胃肠腔充盈，清晰显示肿块，然后再经静脉注射微泡超声造影剂进行超声造影，研究表明胃肠超声双重造影检查有助于提高肿瘤T分期的准确性。

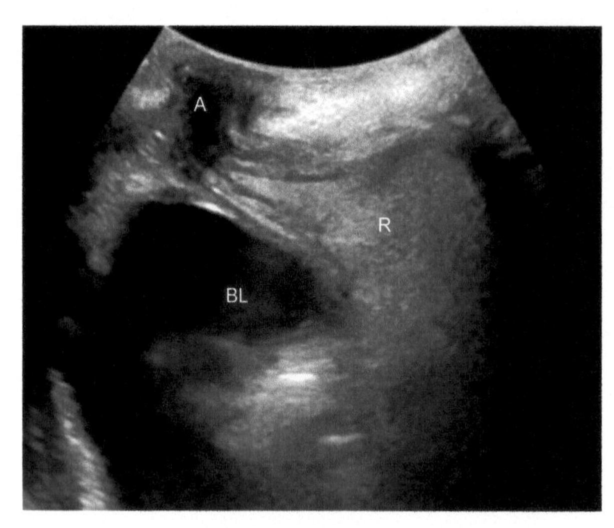

图2-2-27　经会阴直肠超声检查显示直肠下段

A. 肛管；BL. 膀胱；R. 直肠

（一）检查前准备

1. 造影剂准备

（1）微泡超声造影剂：常用注射用六氟化硫微泡（声诺维），抽取5ml生理盐水注入安瓿瓶内，剧烈振荡，形成乳白色悬液。

（2）胃肠超声造影剂：可选用温开水或有回声型胃肠超声显像剂，对于胃肠腔内气体及内容物较少者，可选用温开水；而对于干扰物较多者，可口服或经肛门灌注有回声型胃肠超声显像剂，有利于减少超声伪像干扰，提高检查效果。

2. 仪器设备　选用具有超声造影功能的超声仪器，胃超声造影选用腹部超声探头，而直肠超声造影选用腔内超声探头，可以更清晰地显示病灶结构。但目前使用的微泡超声造影剂粒径约2.5μm，更容易与低频率的腹部超声探头发生共振。

3. 患者准备

（1）胃肠准备同常规胃肠超声检查。

（2）检查前应询问患者有无食物或药物过敏史，并告知经静脉超声造影可能出现的不良反应，需患者同意并签署知情同意后方可进行超声造影检查。

（3）指导患者平稳呼吸，避免大口喘气，以免影响检查效果。

（4）建立静脉通路。

（二）操作方法

1. 胃超声双重造影检查

（1）嘱患者饮水或口服有回声型胃肠超声显像剂500～600ml，根据病灶位置选择合适体位，以患者舒适并能配合顺利完成造影检查，并且能清晰显示病灶的体位为宜。

（2）对患者进行普通超声检查，清晰显示病灶后，切换到造影模式。

（3）抽取2.5ml微泡超声造影剂，经静脉团注后，接5ml生理盐水冲管，并维持静脉通路通畅。

（4）在团注微泡超声造影剂时，检查医师启动超声仪器计时器，同时录制视频，一般造影时间为3分钟。

（5）造影检查结束后，患者需接受观察半小时，如无不适方可离去。

（6）采用仪器自带或专业的造影分析软件，绘制时间强度曲线，分析曲线各种造影参数，如始增时间、达峰时间、峰值强度等（图2-2-28）。

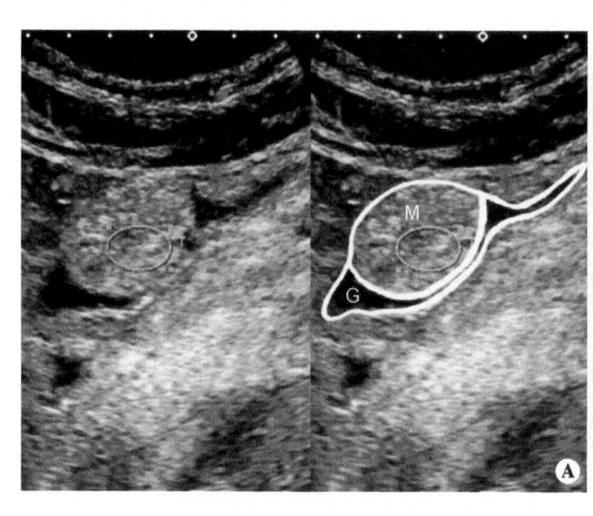

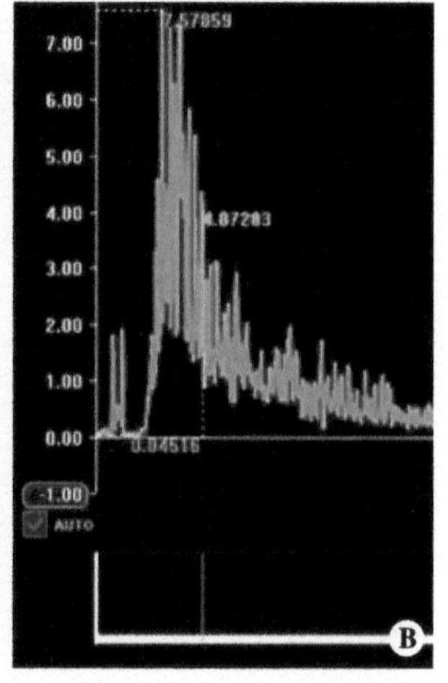

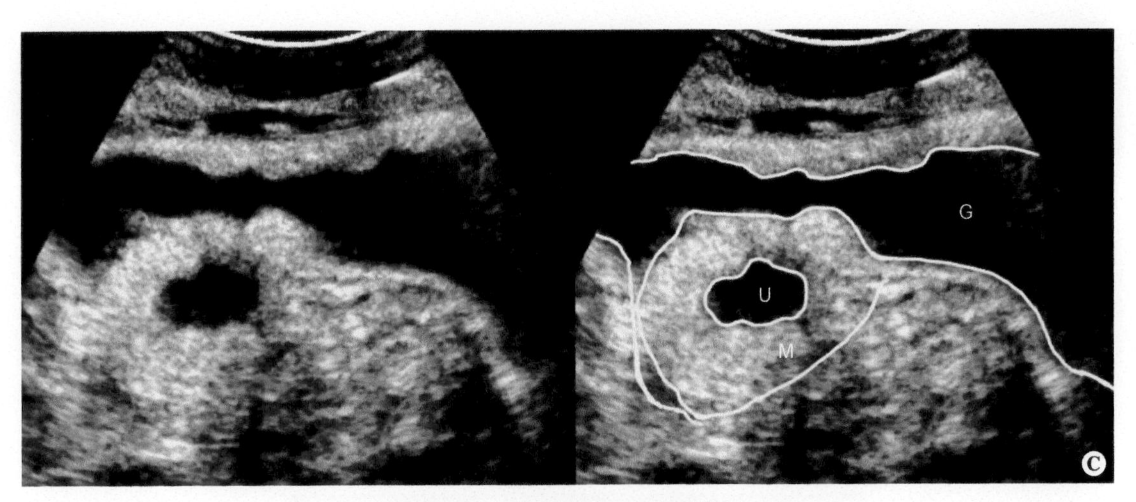

图2-2-28 胃癌双重超声造影检查

A. 胃窦癌，静脉对比增强超声造影（CEUS）46秒，显示胃窦壁肿块（M）增强，胃腔（G）无增强；B. CEUS实时时间-强度曲线分析图；C. 胃体胃窦癌，CEUS 33秒，胃腔（G）始终无增强，肿块（M）增强，肿块溃疡坏死（U）

2. 直肠超声双重造影检查

（1）检查体位同经直肠腔内超声检查。

（2）患者行肠道准备后，经肛门注入温开水或有回声型胃肠超声显像剂约200ml。

（3）经直肠腔内超声扫查，清晰显示病灶。

（4）后续造影流程同胃超声双重造影检查。

3. 小肠超声双重造影检查 可通过口服2.5%甘露醇，清洁肠道，并使小肠充盈，清晰显示病灶后，可进行小肠超声双重造影检查，造影方法同上。

4. 结肠超声双重造影检查

（1）患者清洁肠道后，经肛门注入温开水或有回声型胃肠超声显像剂800～1000ml，充盈结肠。

（2）如果患者无法耐受灌肠，可肌内注射山莨菪碱5mg，有助于缓解肠道平滑肌痉挛收缩，配合超声造影检查。

（3）患者取平卧位，采用经腹部超声探头对病灶进行扫查，清晰显示病灶后进行超声造影检查。

九、胃十二指肠声窗的临床应用

胃肠道内的气体及其他内容物常造成明显的伪像，导致超声无法显示后方组织结构，如胰腺、胆总管及周围腹腔腹膜后结构，严重影响超声检查效果。通过饮水或口服有回声型胃肠超声显像剂，可减少胃十二指肠内的气体及内容物干扰，并形成一个均匀一致的声窗，透过胃十二指肠声窗可较清晰地显示其后方及周边组织结构。

（一）胰腺疾病超声检查

胰腺位于腹膜后，位置深，超声检查有一定难度，为了提高检查效果，常需要建立胃十二指肠声窗辅助检查（图2-2-29）。

（1）饮水约600ml后，患者取坐位或右侧卧位，此体位有助于胃腔内气体上浮到胃底部，减少气体对胰腺超声检查的干扰。

（2）患者取右侧卧位时，胃内水溶液大多流到胃体、胃窦部，更有利于胰腺头部、体部的显示，而左侧卧位有利于胰腺尾部显示，故超声检查时应适当变换体位，以清晰显示整体胰腺。对于胰腺尾部末端，通过脾脏作为透声窗常可以获得比较理想的检查效果。

（3）口服有回声型胃肠超声显像剂可明显减少胃肠道伪像，尤其适用于胃内容物杂乱、饮水无法改善检查效果者，具体方法同上。

（二）胆总管及壶腹部超声检查

胆总管下段及壶腹部是腹部超声检查的难点，其位置深，受肠气干扰大，对于体型肥胖的老年患者，该部位常显示不清。胆总管下段及壶腹部的显示主要通过十二指肠作为透声窗，而饮水后液体常难以保留在十二指肠降部，导致肠腔充盈欠佳。有回声型胃肠超声显像剂可减少气体等伪像干扰，具有更高的实际应用价值，通过患者变换体位、探头加压等，可改善超声检查效果（图2-2-30）。

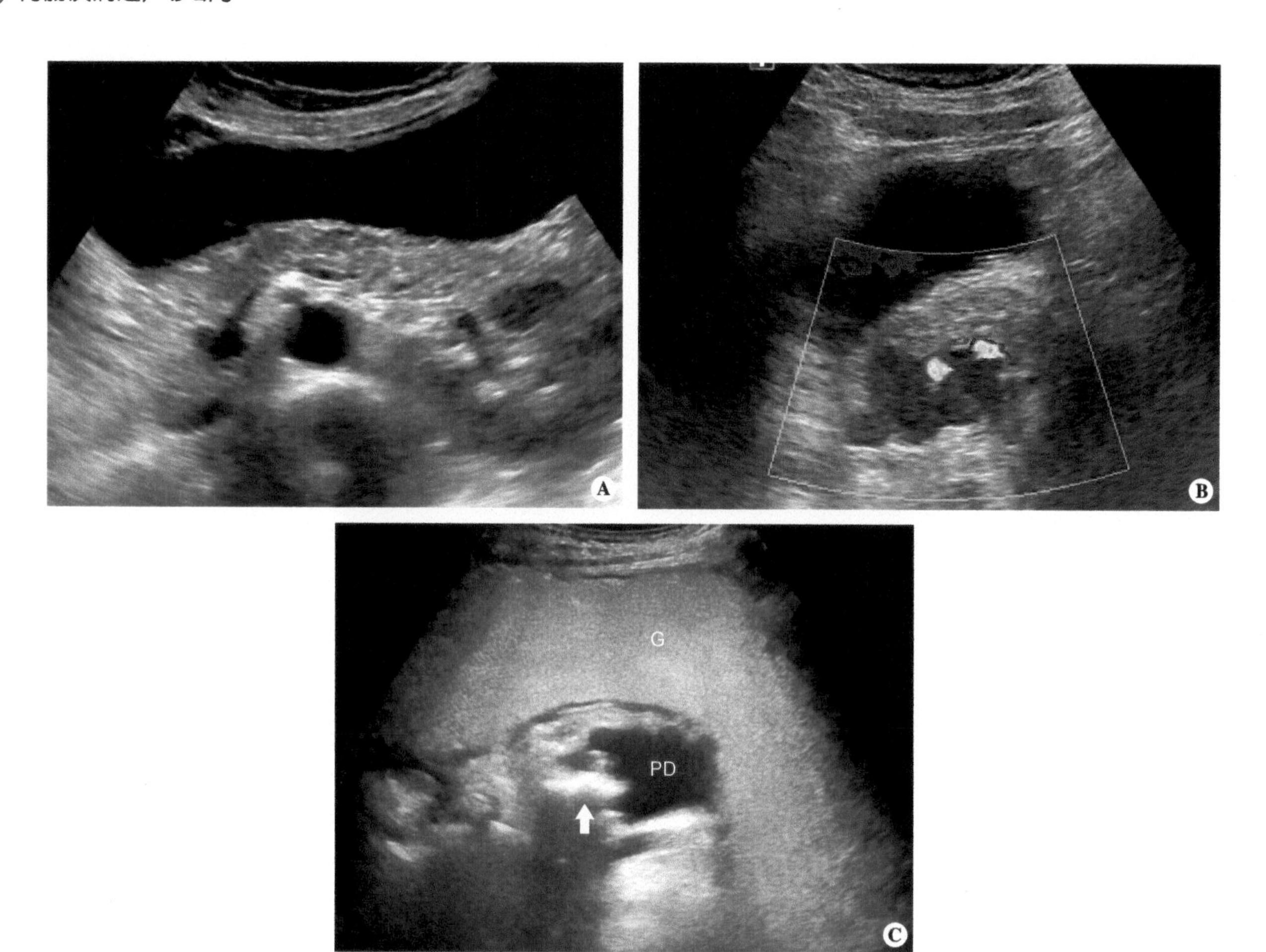

图2-2-29　通过胃窗显示胰腺

A. 饮水后，通过胃窗清晰显示正常胰腺；B. 显示胰尾部非霍奇金B细胞淋巴瘤；C. 口服有回声型胃肠超声显像剂，通过胃窗（G）显示慢性胰腺炎胰管扩张（PD）及结石（箭头）

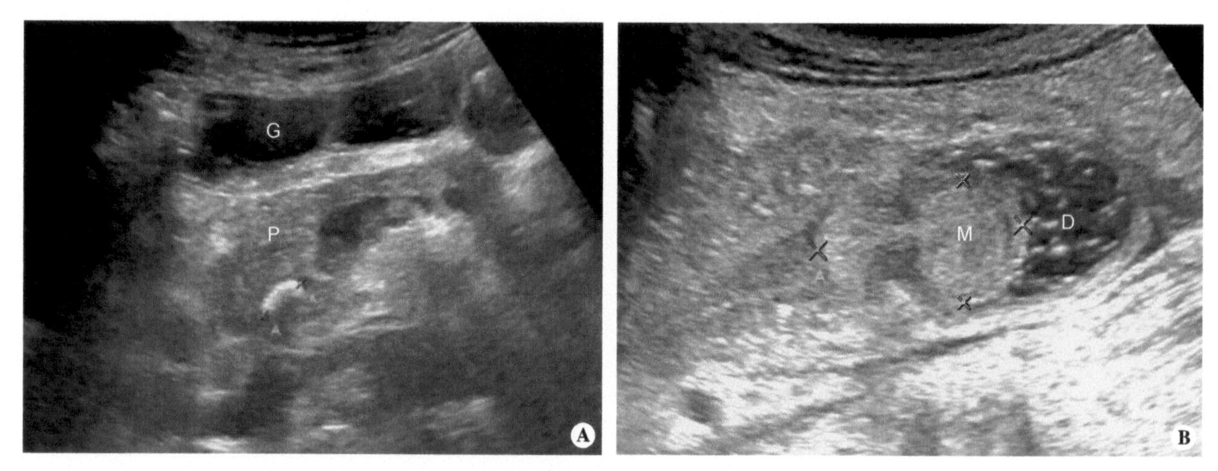

图2-2-30　胃十二指肠声窗的临床应用

A. 通过胃窗（G）显示胰腺段（P）胆总管结石；B. 通过十二指肠声窗（D）清晰显示壶腹部癌（M）

（三）胃十二指肠周围及腹膜后疾病超声检查

通过胃十二指肠声窗，可明显减少气体等干扰，提高胃周淋巴结、血管、腹膜后疾病的超声显示率，降低漏诊率，提升超声诊断价值（图2-2-31）。

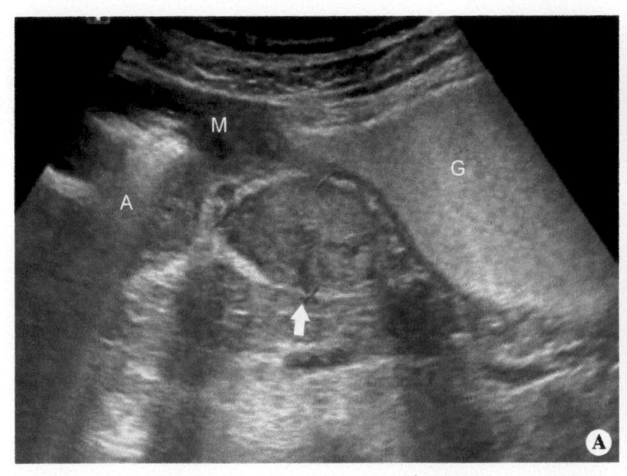

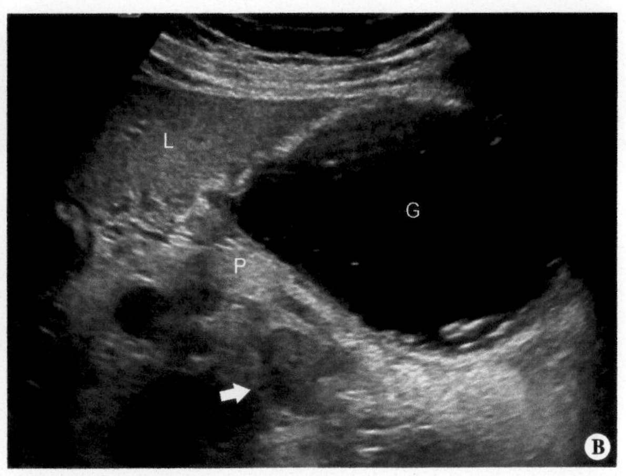

图2-2-31　胃窗显示胃周及腹膜后肿物

A. 胃窦癌（M）肿块呈低回声，腔狭窄，腔内见气体强回声，产生混响伪像（A），后方组织结构显示不清，胃体（G）腔内充满有回声型胃肠超声显像剂，后方组织结构显示清晰，可见幽门旁转移淋巴结（箭头）；B. 饮水后胃腔（G）充盈良好，其后方胰腺（P）、左侧腹膜后副神经节瘤（箭头）及左侧肝脏（L）显示清晰

第三节　胃肠超声新技术

一、超声造影

超声造影是将与人体软组织回声特性明显不同，或声特性阻抗有显著差别的物质注入体腔内、管道内或血管内，增强脏器或病变的显示，并获得血流灌注信息。目前临床常用的造影剂是第三代微泡超声造影剂，如声诺维、Sonazoid，其以高分子量的惰性气体作为填充物、溶解性低、稳定性高。

超声造影在胃肠疾病的应用分为静脉通路注射造影与胃肠腔内注射造影。静脉通路注射造影将微泡超声造影剂通过静脉团注后，采用低机械指数反转脉冲谐波编码成像等超声造影技术可实时动态观察病灶血流灌注情况，超声造影定量分析软件能够对病灶增强模式及各种参数进行定量评估。静脉通路注射造影的临床应用主要包括：①胃肠道原发性肿瘤的诊断、鉴别诊断与分期；②肝脏等转移灶的超声诊断；③炎症性疾病，如克罗恩病炎症活动度的评估等。

胃肠腔内注射造影将微泡超声造影剂稀释液注入胃肠腔内，如口服、经肛门灌注、经瘘口灌注或经皮穿刺注入指定的胃肠腔内，通过超声造影可观察胃肠腔走行、轮廓，有无异常通道等，对于一些炎症性疾病，如克罗恩病肠腔狭窄、肠瘘等的诊断具有重要意义。

胃肠超声双重造影是指在口服或经肛门灌注胃肠超声显像剂的基础上，通过静脉注射微泡超声造影剂进行胃肠超声造影。使用胃肠超声显像剂的主要目的是减少胃肠气体及内容物产生的伪像，清晰显示病灶，这是进行静脉超声造影的基础。通过静脉注射微泡超声造影剂，采用超声造影技术，可较清晰显示胃肠病灶的微循环灌注，有助于提高疾病的超声诊断能力（图2-3-1）。

胃肠超声双重造影已经被较广泛应用于临床疾病诊断。有研究显示，超声双重造影有助于胃良恶性病变的鉴别诊断，胃恶性溃疡超声造影的达峰时间较良性溃疡早，峰值强度更高。胃癌经静脉超声造影的典型表现为病灶动脉期弥漫或环形增强，静脉期消退，可清晰显示肿瘤与周边胃壁的关系。胃肠超声双重造影有助于肿瘤浸润深度的评估，可用于胃癌术前TNM分期，其准确性甚至可以与超声内镜媲美。

胃肠超声双重造影可应用于直肠良恶性病变的鉴别诊断，恶性肿瘤超声造影始增时间短于良性病变，呈不均匀性高增强，静脉期快速消退。胃肠超声双重造影在直肠癌术前T分期和N分期评估中也具有应用价值，它能清晰显示直肠占位的边界、形态和微循环灌注情况。有研究表明，超声双重造影对直肠癌T分期和N分期的诊断准确性与MRI具有较高一致性。

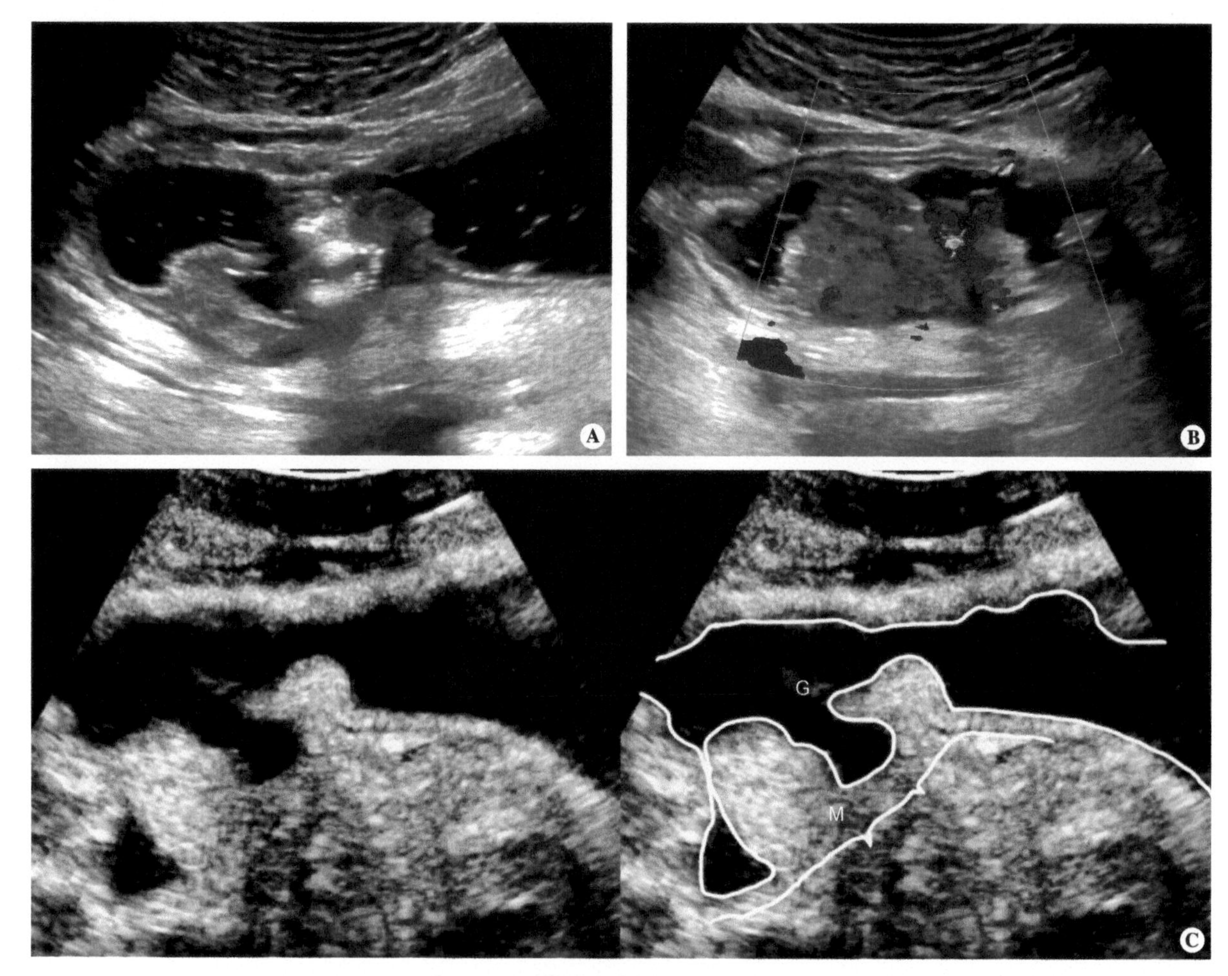

图2-3-1 胃体胃窦癌双重超声造影检查

A. 胃体下段胃窦壁增厚，中央凹陷，可见斑片状强回声附着；B. 病灶可见较丰富的血流信号；C. CEUS 40秒，胃腔（G）呈无回声，肿块（M）明显增强，中央溃疡凹陷

胃肠间质瘤超声双重造影肿物周围呈环状增强，强度略高于周围胃壁组织，病灶内为均匀低增强，部分体积较大的间质瘤内部常发生坏死，表现为局部无增强，呈蜂窝状。此外，胃肠超声双重造影有助于判断间质瘤的危险度，有研究发现低危险度胃肠间质瘤多呈整体均匀低增强，且较少出现液化坏死；而高危险度胃肠间质瘤呈整体不均匀高增强，血管丰富或可见粗大血管，液化坏死较常见。

胃肠超声双重造影能观察胃肠道局部及整体情况，最大限度地提供病灶及周围淋巴结二维灰阶和彩色多普勒声像图信息，并动态显示微循环灌注情况，为胃肠道疾病的超声诊断与鉴别诊断提供更多有用线索，具有重要应用价值。

二、超声弹性成像

超声弹性成像技术是一种方便快捷、无创、可重复的检查方法，它通过向组织施加一个内应力或外应力，使组织产生一定的位移或形变，利用超声成像方法，结合数字信号处理技术，反映组织或病灶的硬度（图2-3-2，图2-3-3）。

超声内镜弹性成像（endoscopic ultrasonography elastography，EUS-EG）技术是指在内镜引导下，超声探头近距离接触胃肠病变，通过检测病灶软硬程度，有助于胃肠黏膜下肿物的鉴别诊断，尤其是对肿物的良、恶性诊断具有参考价值。此外，消化系统恶性肿瘤转移的前哨淋巴结多位于原发灶周围，EUS-EG通过检测淋巴结硬度，可以帮助评估淋巴结转移情况。EUS-EG还可应用于胃癌的Lauren分型。

经直肠腔内超声弹性成像能够帮助鉴别直肠肿瘤的良恶性，并且对直肠癌的TNM分期也有应用价值。局部进展期直肠癌新辅助治疗后病理T分期与剪切波弹性成像（shear wave elastography，SWE）测量值存在良好的正相关，SWE可提高新辅助治疗后直肠癌再分期的准确性，有助于临床制订诊疗方案。超声弹性应变率比值可以区分肠道腺瘤和腺癌，并且具有良好的可重复性和操作者一致性。此外，超声弹性成像通过测量炎症性肠病肠壁硬度有助于区分肠腔狭窄是否由于肠壁纤维化或炎性改变所致，对临床选择治疗方案有重要参考价值。有报道称狭窄肠壁重度纤维化时，SWE测量值显著高于轻中度纤维化。

超声弹性成像能够帮助诊断胃肠道疾病，并且被用于病变严重程度、疗效和预后的评估，具有重要临床价值，但同样存在一些局限性，如经腹部超声弹性成像容易受胃肠腔气体干扰，而腔内超声扫查范围有限；部分硬度差异不大的病变

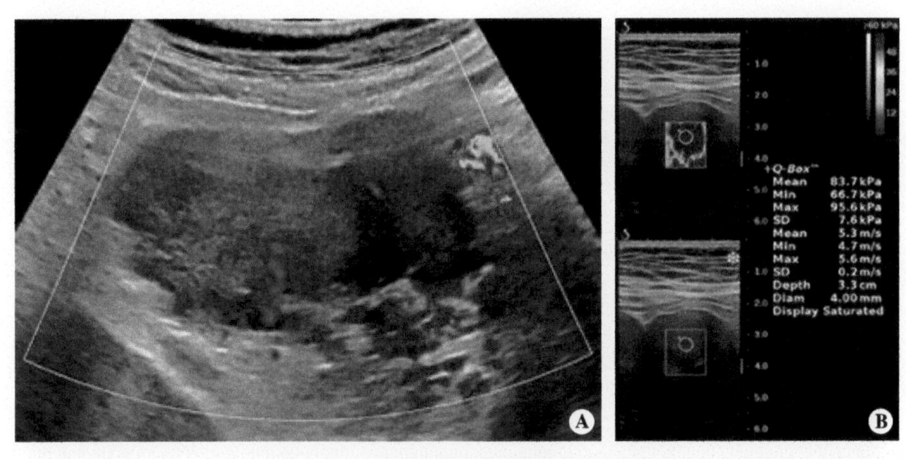

图2-3-2 胃窦胃肠间质瘤SWE检查

A. 胃窦部低回声肿块，可见较丰富血流信号；B. SWE检查显示病灶较硬，E_{max}=95.6kPa

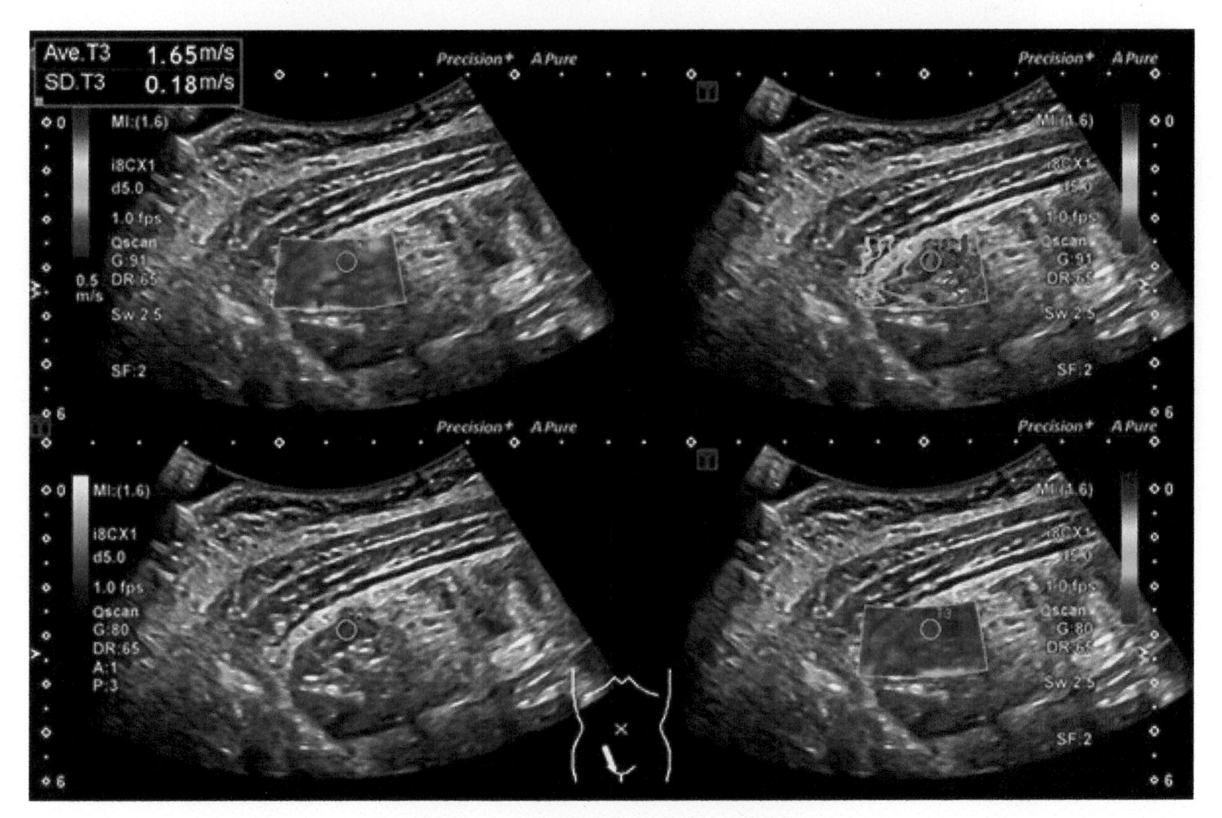

图2-3-3 克罗恩病超声剪切波弹性成像

SWE检查测得病变肠管壁的剪切波速度平均值为1.65m/s

仍难以区分；当良性病变出现纤维化、出血、钙化等改变时，硬度增加，可能出现假阳性。

三、三维超声

超声三维成像通过容积探头对靶器官进行连续动态扫查，捕捉图形信息，在二维成像的基础上对感兴趣区（region of interest，ROI）结构进行重建，立体地展示组织结构，能够从任意角度观察病灶，并且进行生物学参数的精确测量，是二维超声的有效补充。

利用三维容积自动测量技术及有回声型胃肠超声显像剂能够测量正常人胃排空时间，研究显示，与二维超声相比较，三维超声测量结果更接近核素显像结果（图2-3-4）。三维超声能够显示胃肠肿瘤的立体结构，包括大小、形态、边界、溃疡、与周边组织的关系等，尤其是能够显示二维超声难以显示的肿瘤冠状面，如黏膜纠集征、环形软组织带等，对肿瘤诊断具有重要价值（图2-3-5）。

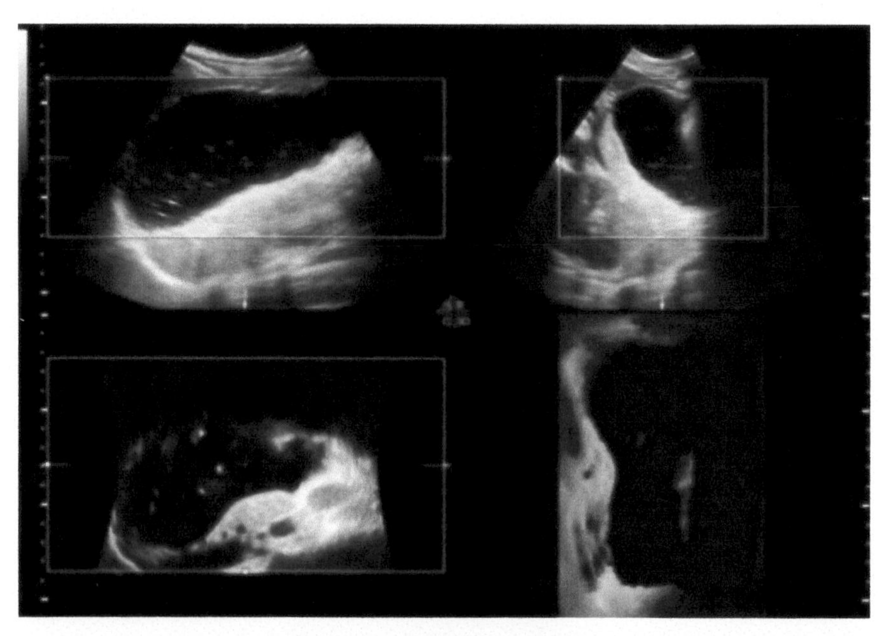

图2-3-4 正常胃超声三维成像

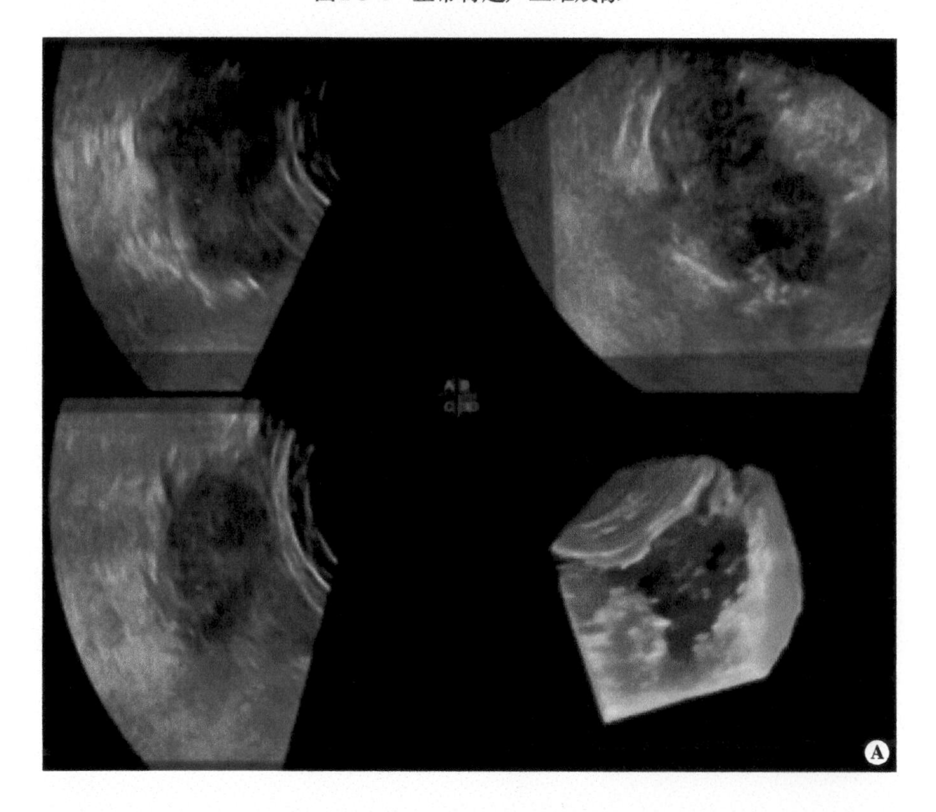

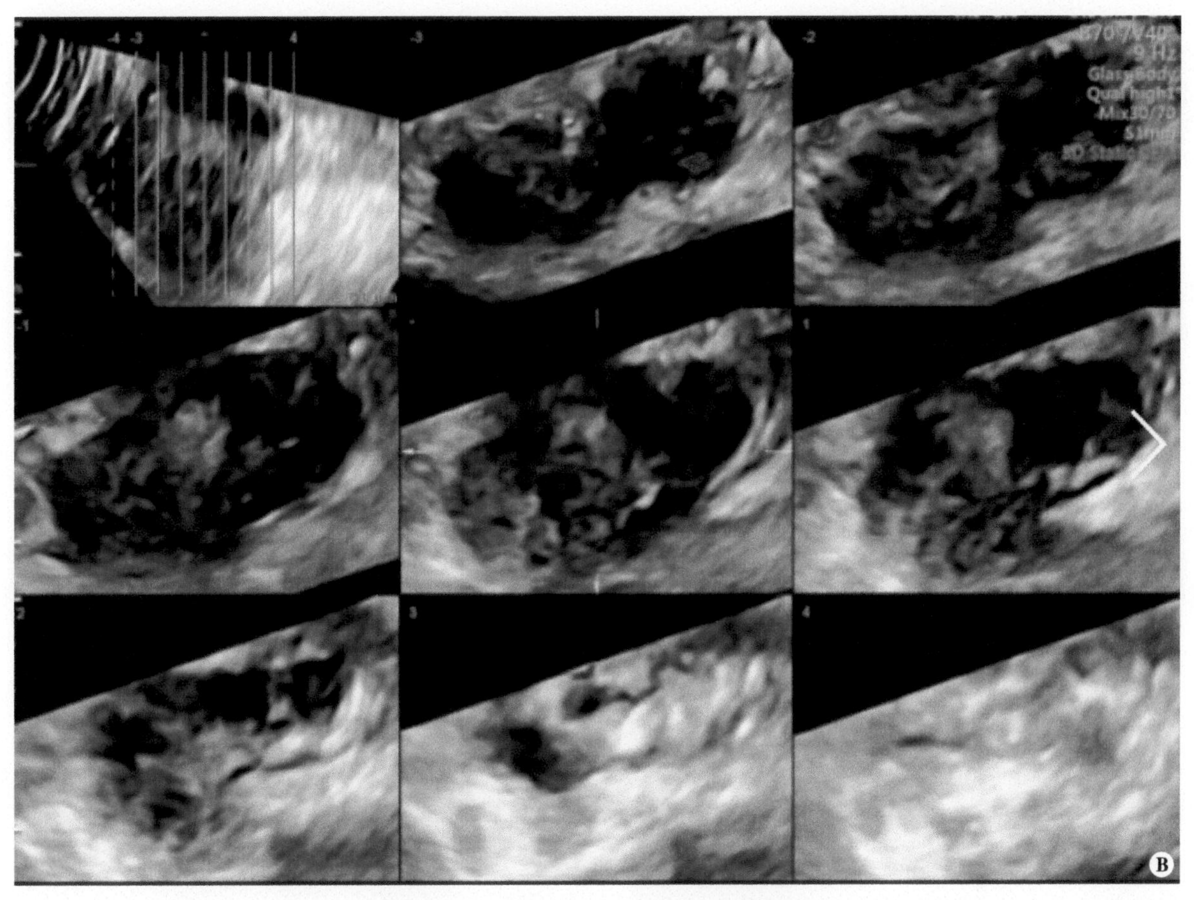

图2-3-5　胃窦胃肠间质瘤超声三维成像

A. 三维超声通过*X*、*Y*、*Z*轴分别显示肿瘤不同剖面；B. 通过多平面成像切片模式，逐层显示肿瘤内部结构

三维超声对检出胃癌及TNM分期具有一定价值，有报道称三维超声诊断胃癌的准确率高达95.51%，高于二维超声的80.90%。研究显示，三维超声可以通过测量胃恶性肿瘤的体积来预测腹腔淋巴结转移情况，当以16.8cm^3作为肿瘤体积临界值时，其预测淋巴结转移的敏感度为90.1%，特异度为95.8%。

经直肠腔内三维超声检查可以清晰显示直肠壁结构及周围淋巴结情况，对直肠癌术前TN分期具有较高的准确性（图2-3-6），有助于对T1期直肠癌进行亚分期，对临床选择治疗方案具有参考价值。

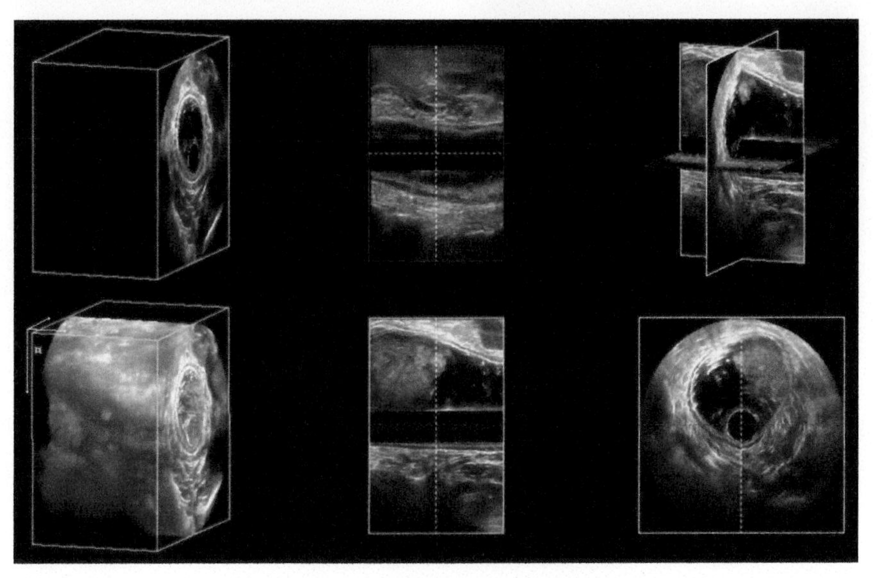

图2-3-6　直肠癌三维超声检查

第四节　胃肠疾病其他影像学检查

一、内镜超声

内镜超声（endoscopic ultrasonography，EUS）及其相关技术的发展，提高了超声对胃肠道疾病的诊疗水平。内镜超声是指将高频超声探头安置在内镜顶端，实现清晰观察胃肠壁及周边组织的成像技术，在胃肠疾病诊断中具有较高的应用价值。

内镜超声主要应用于胃肠肿瘤的分期、黏膜下病变的鉴别诊断、对周围邻近组织结构的评估等（图2-4-1）。随着相关技术的不断更新发展，EUS已从单纯的诊断手段发展成兼具诊断与治疗的工具。内镜超声引导下细针抽吸活检是一种相对安全有效的细胞或液体穿刺取样方法。研究表明，EUS结合超声造影不仅能够评估组织活性及瘤内部血液供应，还可用于克罗恩病活动性的监测。

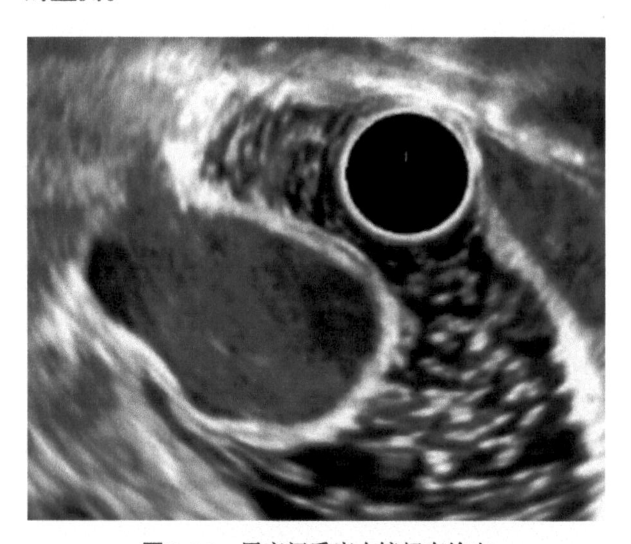

图2-4-1　胃底间质瘤内镜超声检查

二、气钡双重对比造影

气钡双重对比造影采用口服硫酸钡后通过X线透视或摄片，以不同的角度和体位，观察食管、胃肠道的形态、轮廓、运动变化及黏膜情况（图2-4-2）。该技术简便、易行，对隆起性、溃疡性和狭窄性病变的诊断率较高，在临床上应用较广泛。例如食管癌，造影可出现溃疡壁龛、充盈缺损等改变。此外，该技术与小肠减压管联合应用，利用减压管进行选择性小肠造影，可以明显提高肠梗阻定位、定性诊断水平。气钡双重对比造影也存在禁忌证，如胃肠道穿孔、大出血等不宜使用。此外，检查过程需要暴露在电离辐射下，使该检查在临床应用受到一定的限制。

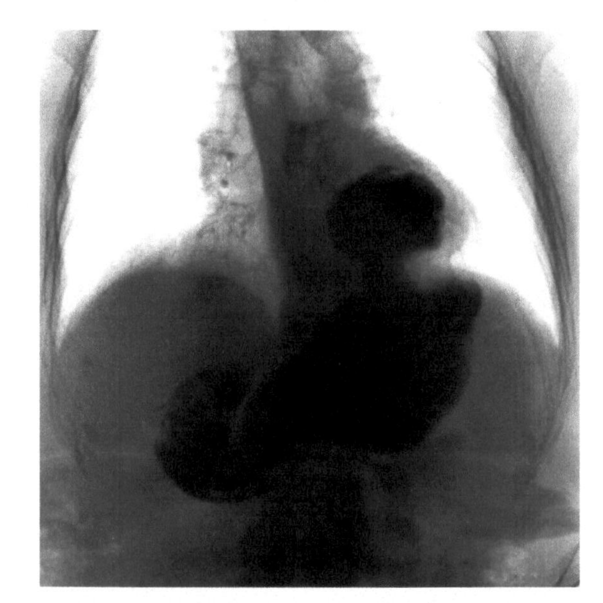

图2-4-2　食管裂孔疝气钡双重对比造影检查

三、计算机体层成像

计算机体层成像（computed tomography，CT）由于操作方便、扫描时间短，受胃肠气体及脂肪的影响较小，图像质量好，是目前胃肠道肿瘤患者检查时较常用的成像方法之一。该检查可以判断病灶的部位、大小、浸润深度及周边组织的情况。

随着影像技术的发展，越来越多新技术应用于临床。多层螺旋CT扫描速度快、分辨率高，并具有强大的后处理技术，可进行三维重建，有助于检测和评估胃恶性肿瘤。CT血管造影术不仅可显示肿瘤内部血供情况，还可以识别胃周围血管和静脉曲张（图2-4-3）。CT能谱成像技术采用单球管瞬时切换技术实现了在0.5ms内进行高低电压瞬时切换，提高了图像分辨率，有助于观察肠壁浆膜面的结构及显示外侵肿瘤结节。

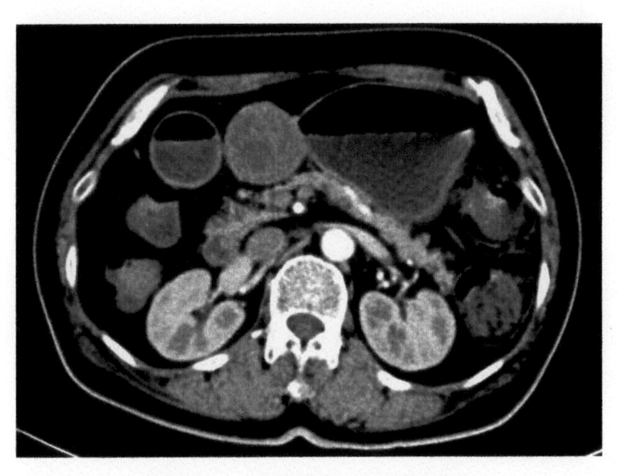

图2-4-3 胃间质瘤CT增强检查

四、磁共振成像

磁共振成像（MRI）技术具有较高的软组织分辨率，无辐射损伤，可多角度、多方向、多参数观察胃肠道管壁结构，在评估胃肠壁与肿瘤组织的关系中发挥着重要的作用。但由于MRI采集时间相对较长，容易受胃肠蠕动及呼吸伪影的影响，成像效果差。随着MRI扫描技术的不断改进，包括快速成像技术、（呼吸）运动补偿技术、抗蠕动剂的使用和功能，以及血管成像的引入，MRI在胃肠道疾病诊断中的应用逐渐增多。MRI在结直肠癌的术前分期、治疗反应评估、预测预后和组织病理学特征、治疗指导等方面具有重要的价值（图2-4-4）。

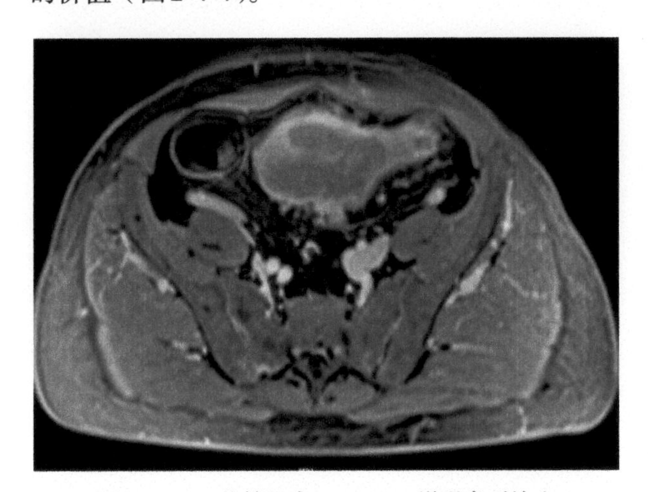

图2-4-4 乙状结肠癌MRI T_1WI增强序列检查

此外，胃肠运动的动态MRI在过去几年发展迅速，作为具有非侵入性和非电离辐射特性的一种成像技术，可用来评估整个胃肠道的动力，如可用于监测胃窦收缩的频率和幅度，观察小肠节段性和整体运动，评估结肠中内容物的运动和速度等。

五、正电子发射计算机体层显像和正电子发射体层扫描磁共振成像

正电子发射计算机体层显像（PET/CT）利用正电子发射放射性同位素来标记分子，并根据其组织浓度创建不同的图像。18-氟代脱氧葡萄糖（^{18}F-FDG）是目前最常用的示踪剂，临床上根据胃肠道病灶示踪剂的摄取量来评估病灶的良恶性及肿瘤恶性程度。将CT和MRI添加到PET扫描中，形成PET/CT、正电子发射体层扫描磁共振成像（PET/MRI），弥补了PET空间分辨率不足的缺点，也提高了CT及MRI对淋巴结及远处转移的评估能力。

^{18}F-FDG PET/CT结合了代谢和解剖信息，具有更高的灵敏度和特异度，在检测恶性肿瘤早期小病灶、术前分期、治疗后反应评估及复发监测等方面具有重要的意义，是管理直肠癌、胃癌等胃肠道恶性肿瘤的有用工具（图2-4-5）。但PET/CT辐射量大，不适合儿童及孕妇检查，并且对头颈及骨盆等部位解剖细节显示欠佳。PET/MRI的辐射暴露量显著降低，适用于年轻患者或需要频繁重复PET成像检查的患者。随着PET/MRI成像新序列和新技术的引入，PET/MRI在评估食管癌、结直肠癌、胃癌、淋巴结和肝转移方面表现出很大的诊断潜力。

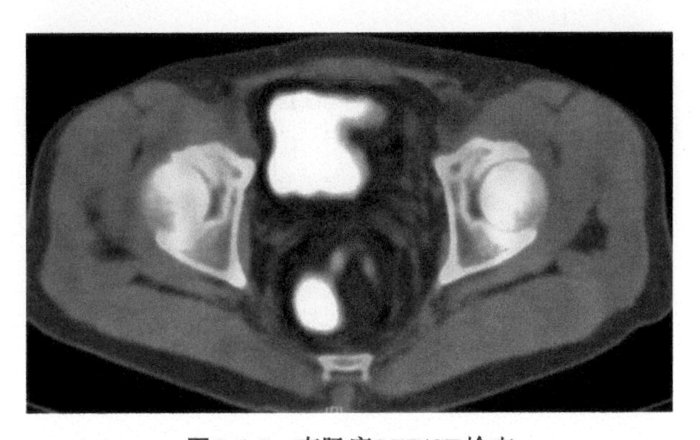

图2-4-5 直肠癌PET/CT检查

（陈志奎 薛恩生 林礼务 俞 悦 黄丽燕 童林燕 刘向一 沈庆龄 甘雅娇）

参考文献

曹海根，王金锐，2006. 实用腹部超声诊断学. 2版. 北京：人民卫生出版社.

崔艾琳，李倩倩，丁新华，等，2016. 超声内镜弹性成像在消化系统疾病诊断中的研究进展. 中国介入影像与治疗学，13(11)：701-704.

崔宁宜，王勇，唐源，等，2020. 直肠腔内剪切波弹性成像对局部进展期直肠癌新辅助放化疗后T分期的价值. 中华结直肠疾病电子杂志，9(6)：586-591.

郭万学，2011. 超声医学. 6版. 北京：人民军医出版社.

韩萍，于春水，2019. 医学影像诊断学. 4版. 北京：人民卫生出版社.

黄卫新，2010. 高分辨率三维直肠腔内超声对黏膜下浸润性直肠癌的诊断价值. 中华胃肠外科杂志，13(3)：234.

吉六舟，孙国运，李洪涛，等，2013. 能谱CT等渗甘露醇胃肠低张造影诊断消化道疾病的价值. 医学影像学杂志，23(12)：1948-1952.

李响，王学梅，欧国成，等，2010. 进展期胃癌三维超声血管指数与微血管密度及淋巴结转移的相关性研究. 中国超声医学杂志，26(11)：1005-1008.

陆文明，2004. 临床胃肠疾病超声诊断学. 西安：第四军医大学出版社.

汪贤臣，施红，余秀华，等，2011. 胃间质瘤超声造影和胃镜检查应用比较. 中华医学超声杂志（电子版），8(5)：1033-1038.

王亮，黄品同，赵雅萍，等，2008. 超声双重造影对进展期胃癌Borrmann分型的价值. 中华超声影像学杂志，17(11)：965-968.

张迅，常才，王铭河，等，2018. 直肠腔内三维超声对直肠癌术前分期的诊断价值. 中国癌症杂志，28(7)：515-519.

张耀朋，王爱英，2014. 选择性小肠造影对肠梗阻诊断的影像学价值：98例病例分析. 北京大学学报（医学版），46(5)：711-714.

Agostoni M，Fanti L，Arcidiacono PG，et al，2007. Midazolam and pethidine versus propofol and fentanyl patient controlled sedation/analgesia for upper gastrointestinal tract ultrasound endoscopy：a prospective randomized controlled trial. Dig Liver Dis，39(11)：1024-1029.

Alongi P，Laudicella R，Gentile R，et al，2019. Potential clinical value of quantitative fluorine-18-fluorodeoxyglucose-PET/computed tomography using a graph-based method analysis in evaluation of incidental lesions of gastrointestinal tract：correlation with endoscopic and histopathological findings. Nucl Med Commun，40(10)：1060-1065.

Ang TL，2008. Endoscopic ultrasound：moving from diagnostics to therapeutics. J Dig Dis，9(3)：117-128.

Borggreve AS，Goense L，Brenkman HJF，et al，2019. Imaging strategies in the management of gastric cancer：current role and future potential of MRI. Br J Radiol，92(1097)：20181044.

Branchi F，Caprioli F，Orlando S，et al，2017. Non-invasive evaluation of intestinal disorders：The role of elastographic techniques. World J Gastroenterol，23(16)：2832-2840.

Chen YJ，Mao R，Li XH，et al，2018. Real-time shear wave ultrasound elastography differentiates fibrotic from inflammatory strictures in patients with Crohn's disease. Inflamm Bowel Dis，24(10)：2183-2190.

De Jonge CS，Smout AJPM，Nederveen AJ，et al，2018. Evaluation of gastrointestinal motility with MRI：Advances，challenges and opportunities. Neurogastroenterol Motil，30(1)：undefined.

Fu WX，Wang Q，Zhang YS，et al，2015. Application of ultrasound technology in the diagnosis and treatment of digestive tract diseases. Eur Rev Med Pharmacol Sci，19(4)：602-606.

Fufezan O，Asavoaie C，Tamas A，et al，2015. Bowel elastography - a pilot study for developing an elastographic scoring system to evaluate disease activity in pediatric Crohn' s disease. Med Ultrason，17(4)：422-430.

Giannetti A，Biscontri M，Matergi M，2014. Feasibility of real-time strain elastography in colonic diseases. J Ultrasound，17(4)：321-330.

Gilja OH，Hatlebakk JG，Odegaard S，et al，2007. Advanced imaging and visualization in gastrointestinal disorders. World J Gastroenterol，13(9)：1408-1421.

Göya C，Hamidi C，Okur MH，et al，2014. The utility of acoustic radiation force impulse imaging in diagnosing acute appendicitis and staging its severity. Diagn Interv Radiol，20(6)：453-458.

Havre RF，Leh S，Gilja OH，et al，2014. Strain assessment in surgically resected inflammatory and neoplastic bowel lesions. Ultraschall Med，35(2)：149-158.

Kitajima K，Nakajo M，Kaida H，et al，2017. Present and future roles of FDG-PET/CT imaging in the management of gastrointestinal cancer：an update. Nagoya J Med Sci，79(4)：527-543.

Lassau N，Lamuraglia M，Chami L，et al，2006. Gastrointestinal stromal tumors treated with imatinib：monitoring response with contrast-enhanced sonography. Am J Roentgenol，187(5)：1267-1273.

Lobo ML，Roque M，2014. Gastrointestinal ultrasound in neonates，infants and children. Eur J Radiol，83(9)：1592-1600.

Matthews R，Choi M，2016. Clinical utility of positron emission tomography magnetic resonance imaging(PET-

MRI) in gastrointestinal cancers. Diagnostics (Basel), 6 (3): 35.

Migaleddu V, Quaia E, Scano D, et al, 2008. Inflammatory activity in Crohn disease: ultrasound findings. Abdom Imaging, 33 (5): 589-597.

Muradali D, Goldberg DR, 2015. US of gastrointestinal tract disease. Radiographics, 35 (1): 50-68.

Thomas T, Gilbert D, Kaye PV, et al, 2010. High-resolution endoscopy and endoscopic ultrasound for evaluation of early neoplasia in Barrett's esophagus. Surg Endosc, 24 (5): 1110-1116.

Waage JE, Havre RF, Odegaard S, et al, 2011. Endorectal elastography in the evaluation of rectal tumours. Colorectal Dis, 13 (10): 1130-1137.

Zheng Z, Yu Y, Lu M, et al, 2011. Double contrast-enhanced ultrasonography for the preoperative evaluation of gastric cancer: a comparison to endoscopic ultrasonography with respect to histopathology. Am J Surg, 202 (5): 605-611.

第三章 食 管 癌

食管癌是原发于食管黏膜上皮的恶性肿瘤，是世界范围内常见的恶性肿瘤，我国每年新发病例约25.3万例，死亡约19.4万例。食管癌患者发病年龄多在50岁以上，50～69岁者占全部食管癌死亡率的60%以上。食管癌发病率和死亡率的性别比例随着地区不同而不同，一般男性发病率高于女性，男女比例约为2.26∶1。

一、病　　因

食管癌的确切病因尚不清楚，发病主要与生活习惯有关，如长期食用高亚硝胺食物、长期吸烟饮酒、喜食粗糙过烫食物；慢性炎症可导致食管癌发生率增高；此外，遗传与营养均与食管癌的发生有关；Barrett食管与鳞状上皮异型增生被认为是两种主要的食管前驱病变。

二、病　　理

食管癌以食管中段居多，下段次之，上段最少，贲门腺癌延伸至食管下段时，称为食管胃交界肿瘤。早期食管癌局限于黏膜层或黏膜下层，中晚期食管癌可累及食管全周、突入食管腔内或穿透管壁侵犯邻近器官，根据进展期食管鳞癌的大体形态学表现，分为蕈伞型、溃疡型和浸润型。蕈伞型呈外生性生长方式；溃疡型瘤体黏膜面深陷，形成溃疡；浸润型呈弥漫的管壁内浸润，食管壁增厚、质硬。

食管癌发生于食管黏膜上皮的基底细胞，我国食管癌绝大多数为鳞状细胞癌，约5%为腺癌，偶见腺鳞癌。根据癌细胞分化程度不同，鳞癌可分为三级：Ⅰ级（高分化）癌细胞明显角化，细胞体积大，细胞异型性小，核分裂象少；Ⅱ级（中分化）癌细胞角化较少，细胞明显异型，核分裂象易见；Ⅲ级（低分化）癌细胞角化偶见，可伴坏死，主要由基底样细胞组成，可呈梭形或不规则形，核分裂象常见。

食管癌容易发生食管周围、横膈下方及颈部淋巴结转移，甚至在肿瘤早期就发生淋巴结转移。食管癌远处转移也比较常见，尤其是转移至肝脏、肺部和肾上腺，也可通过黏膜下淋巴管转移至胃黏膜下层。

三、临床特征

（1）早期食管癌症状多不明显，吞咽粗硬食物时偶有不适，如胸骨后不适、烧灼感及针刺或牵拉样痛，可有食物通过缓慢、滞留或轻度阻塞感。

（2）中晚期食管癌的典型症状为进行性吞咽困难，患者逐渐出现消瘦、脱水、无力。肿瘤压迫喉返神经可出现声音嘶哑、呛咳；侵犯膈神经可导致呃逆；晚期患者呈恶病质体态。

（3）外科手术是食管癌最有效的治疗手段，但大多数食管癌患者初次就诊就处于中晚期，临床上常采用以手术为主，联合放疗、化疗等综合治疗。

（4）鳞状细胞癌总体预后较差，晚期食管癌的5年生存率为10%～15%。

四、实验室检查

（1）肿瘤标志物主要有癌胚抗原、细胞角蛋白19片段、糖类抗原199、糖类抗原724等，但对食管癌诊断的敏感性与特异性均不高。

（2）中晚期食管癌患者因食管梗阻无法进食、呕吐时，可出现水、电解质紊乱，贫血，低蛋白血症等。

五、超声表现

（1）因肺部气体的干扰，常规超声检查仅能显示颈段食管和腹段食管病变。

（2）早期食管癌病变位于黏膜层和黏膜下层，食管壁局限性增厚隆起，呈低回声，或出现浅的黏膜凹陷，表面可见强回声附着。

（3）进展期食管癌

1）肿瘤突破黏膜下层，累及肌层，甚至外膜层（图3-0-1）。

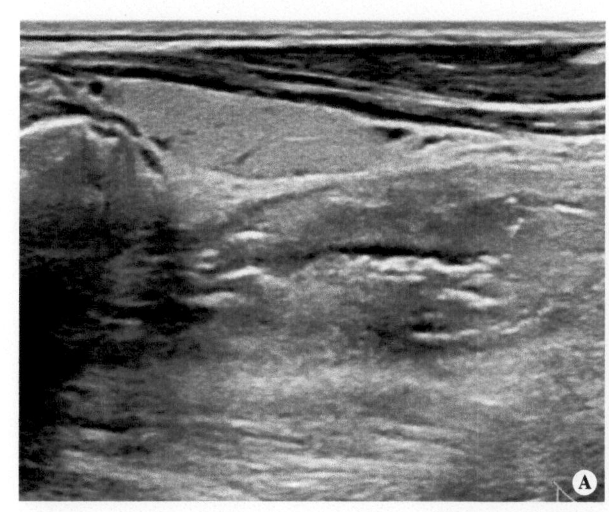

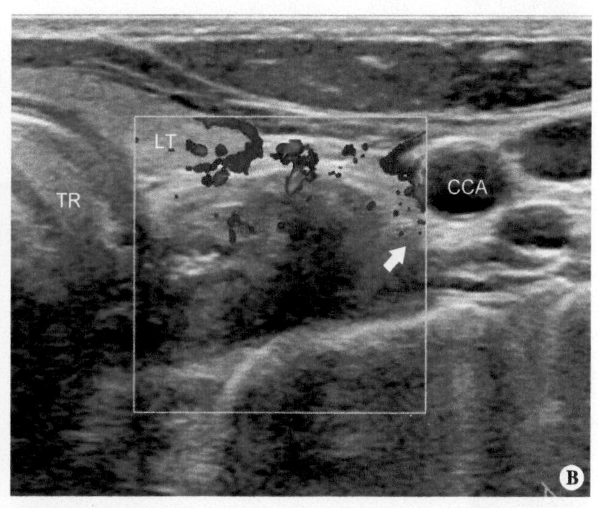

图3-0-1　颈段食管癌的超声表现

A. 高频超声显示颈段食管癌，食管前后壁增厚，管腔变窄；B. 短轴切面显示肿瘤累及食管外膜层（箭头），彩色多普勒血流成像（CDFI）可见少量血流信号

CCA. 颈总动脉；LT. 左侧甲状腺；TR. 气管

2）局部食管壁增厚，部分呈肿块样凸起，呈低回声，形态不规则。

3）溃疡型肿瘤的黏膜面可见凹陷，表面常附着不规则强回声。

4）病变段管壁僵硬，蠕动消失，管腔狭窄，其上方管腔可扩张。

5）食管周围、锁骨上可见淋巴结肿大，可发生肝脏转移、胸腔积液和腹腔积液等（图3-0-2，图3-0-3）。

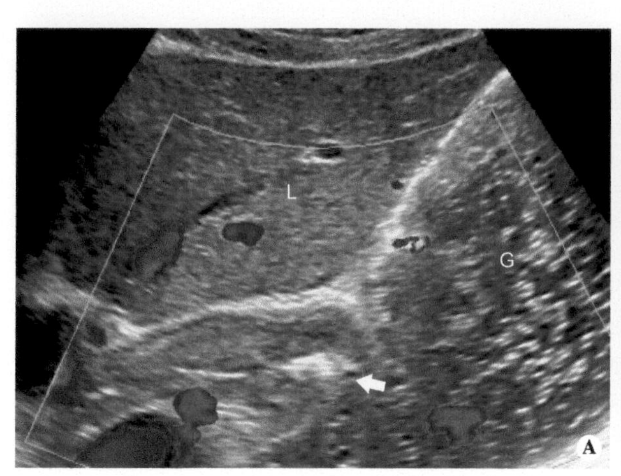

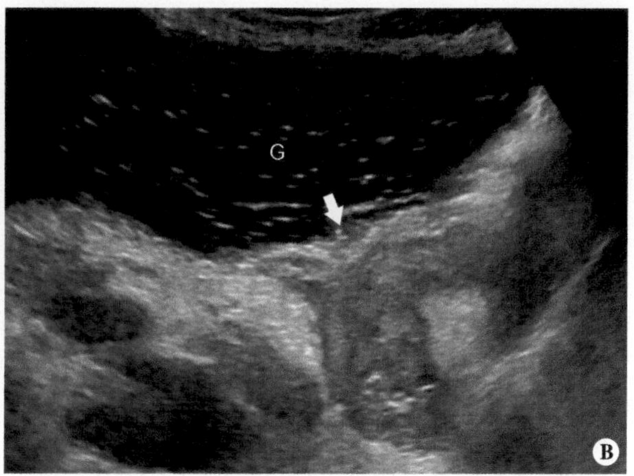

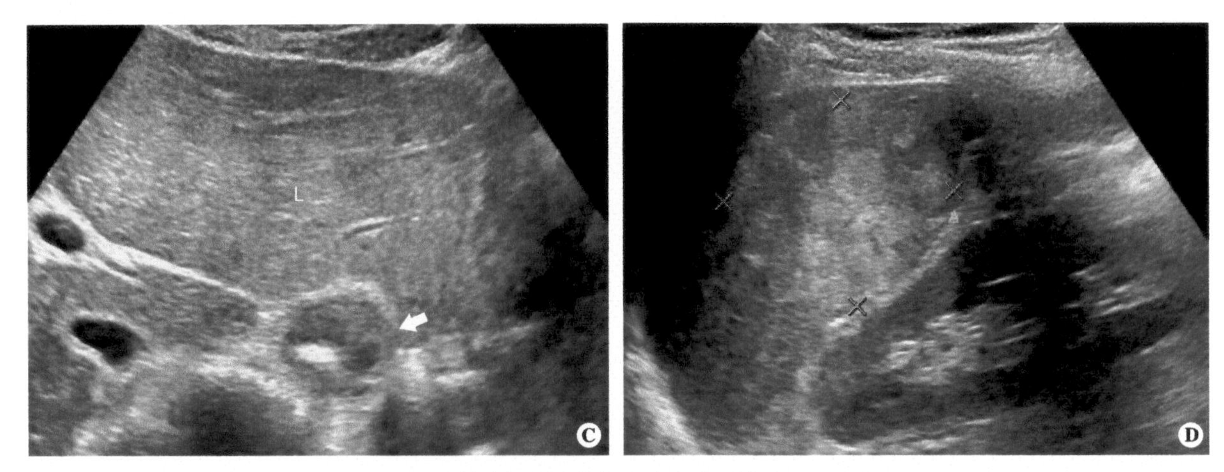

图3-0-2 食管贲门中分化管状腺癌并肝转移的超声表现

A. 食管腹段贲门部长轴切面，管壁明显增厚，管腔狭窄（箭头），胃内见混有大量小气泡及黏液形成点状强回声的水溶液；B. 剑突下斜切面，显示低回声病灶（箭头），胃腔内点状强回声逐渐减少；C. 食管贲门短轴切面，显示管壁偏心增厚（箭头）；D. 右肝偏高回声结节，回声欠均匀

G. 胃；L. 左肝

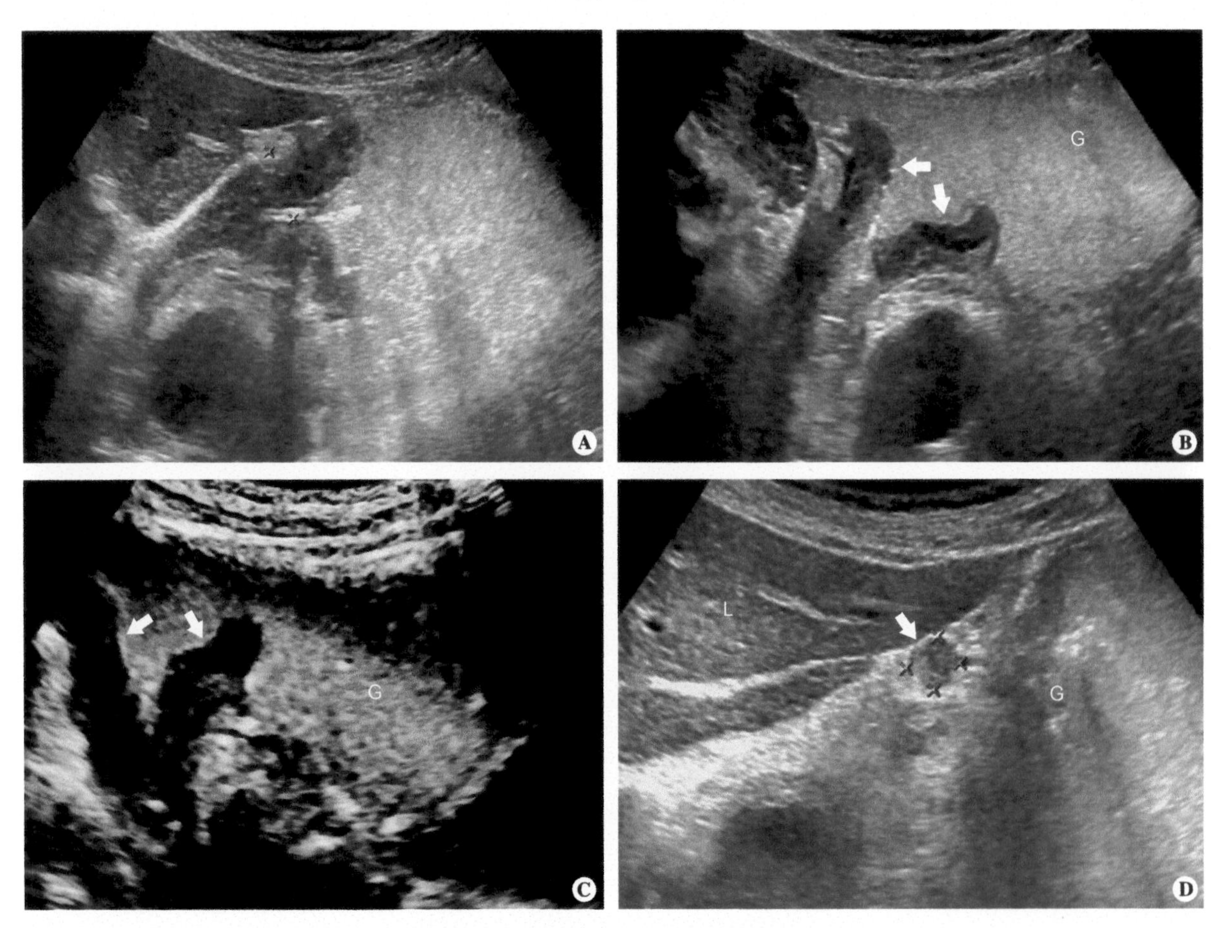

图3-0-3 食管腹段贲门癌的超声检查

A. 食管贲门长轴切面，贲门壁明显增厚；B. 剑突下斜切面，显示贲门壁增厚（箭头），胃腔内充满高回声显像剂；C. 口服微泡超声造影剂，超声造影显示胃腔内回声明显增强，而增厚的贲门壁呈负性显影（箭头）；D. 贲门旁淋巴结（箭头）

G. 胃；L. 左肝

六、其他影像学检查

1. X线造影 是食管癌首选的检查方法，可发现大部分早期食管癌，表现为病变部位黏膜皱襞增粗迂曲、部分黏膜中断、溃疡或充盈缺损；中晚期食管癌表现为局部黏膜皱襞中断、破坏、消失，腔内锥形或半月形龛影和充盈缺损，病变管壁僵硬、蠕动消失（图3-0-4）。

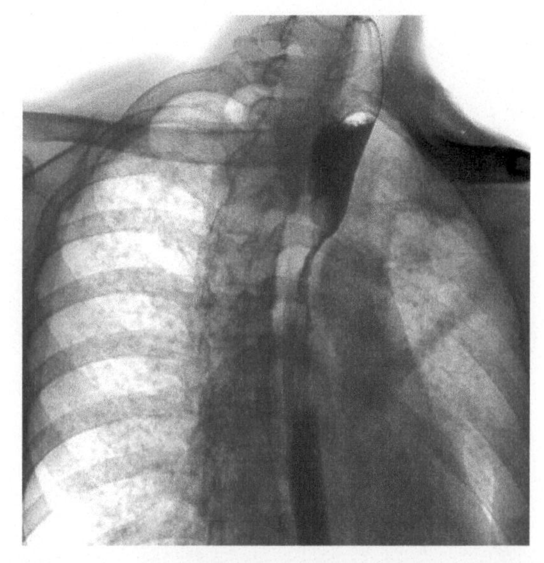

图3-0-4 中段食管癌患者口服泛影葡胺的X线造影

2. CT检查 平扫表现为食管壁环形或不规则增厚，部分可见腔内软组织肿块，相应平面管腔变窄；增强扫描病灶轻度强化；周围组织器官受累，远处转移时，可见相应CT征象（图3-0-5）。

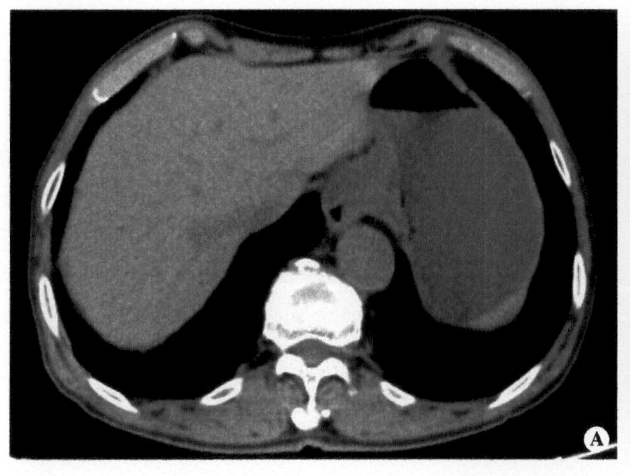

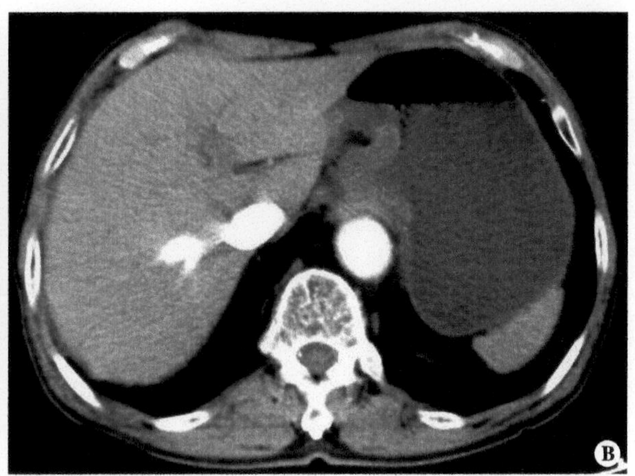

图3-0-5 食管贲门癌的CT检查

A. 平扫显示胃底贲门及食管腹段管壁增厚；B. 增强扫描后病灶可见强化

3. 内镜检查 食管癌早期表现为局部糜烂、黏膜充血、粗糙小颗粒，中晚期食管癌表现为结节样或菜花样肿物，黏膜充血水肿，易出血，可伴有溃疡、狭窄（图3-0-6）。

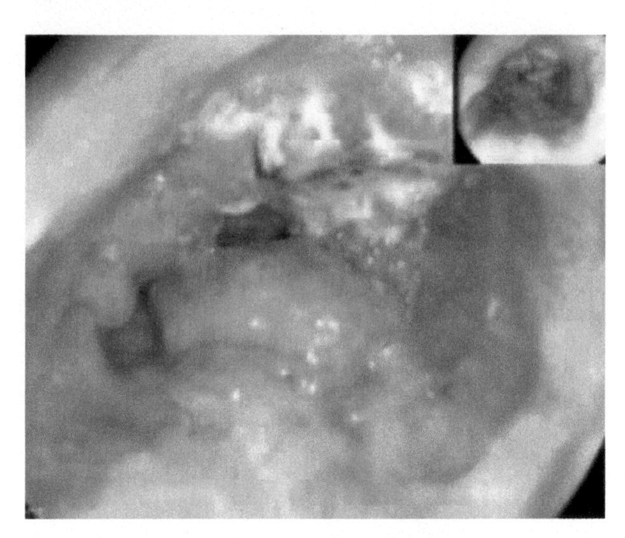

图3-0-6 食管下段贲门癌的胃镜检查

贲门口新生物环全周管腔生长，表面溃疡，被覆秽苔，触碰易出血，累及食管下段及胃底

七、鉴 别 诊 断

1. 贲门失弛缓症 临床表现为间歇性吞咽困难，病程较长，食管末端梗阻呈鸟嘴或漏斗状，管壁可有轻度均匀性增厚，食管下段扩张明显。而食管下段贲门癌管壁不规则增厚，层次消失，管腔狭窄，并可向周围组织浸润。

2. 食管平滑肌瘤 为食管最常见的良性肿瘤，形态规则，多呈椭圆形，边界清晰，表面较平滑，呈较均匀低回声，很少出现囊变、钙化等。

八、超声诊断注意事项

（1）超声诊断颈段食管癌时，应注意与周围组织病变，如甲状腺外生性结节、食管憩室等鉴别，通过咽口水、饮水或胃肠造影剂等动态观察，可提高诊断准确性，避免误诊。

（2）腹段食管超声检查受患者自身条件的影响比较明显，特别是肥胖、胸廓前后径较大的患者，食管腹段位置较深，超声显像常比较困难。口服有回声型胃肠超声显像剂或微泡超声造影剂进行超声造影动态检查有助于显示腹段食管。

九、临床应用价值

（1）食管大部分位于胸部，经皮食管超声检查只能显示颈段和腹段，胸段食管受肺气干扰，大多无法显示，使超声检查应用范围明显受限。

（2）采用高频超声可以较清晰显示颈段食管，对颈段食管癌、憩室、狭窄等疾病诊断与鉴别诊断有应用价值，具有简便易行、直观准确的优点。

（3）经腹部超声检查可以显示食管腹段及贲门部，对腹段食管癌、贲门失弛缓症、食管裂孔疝等疾病的鉴别诊断具有应用价值。

（张秀娟）

参考文献

陈灏珠，林果为，2009. 实用内科学. 13版. 北京：人民卫生出版社.

陈孝平，汪建平，赵继宗，2018. 外科学. 9版. 北京：人民卫生出版社.

葛均波，徐永健，王辰，2020. 内科学. 北京：人民卫生出版社.

国家消化内镜专业质控中心，国家消化系疾病临床医学研究中心（上海），国家消化道早癌防治中心联盟，等，2019. 中国早期食管癌及癌前病变筛查专家共识意见（2019年，新乡）. 中华消化内镜杂志，36（11）：793-801.

马跃峰，邢鑫，孔冉冉，等，2018. 食管癌术前超声内镜T、N分期与术后病理T、N分期的比较. 现代肿瘤医学，26（21）：3404-3407.

莫剑忠，江石湖，萧树东，2014. 江绍基胃肠病学. 2版. 上海：上海科学技术出版社.

吴孟超，吴在德，2008. 黄家驷外科学. 北京：人民卫生出版社.

袁殿宝，包永星，翟明慧，等，2016. 超声内镜联合CT对食管癌术前分期准确性的Meta分析. 现代肿瘤医学，249（11）：1745-1748.

詹姆斯·D. 布瑞雷，玛丽·K. 高斯伯德罗维兹，克里斯坦·维特金德，2019. 恶性肿瘤TNM分期. 8版. 王平，梁寒，译. 天津：天津科技翻译出版有限公司.

Juan Rosai，2017. 罗塞-阿克曼外科病理学·消化系统分册. 郑杰，译. 北京：北京大学医学出版社.

Castro C，Peleteiro B，Morais S，et al，2018. An explanatory and predictive model of the variation in esophageal cancer incidence on the basis of changes in the exposure to risk factors. Eur J Cancer Prev，27（3）：213-220.

Chen W，Zheng R，Zhang S，et al，2017. Cancer incidence and mortality in China，2013. Cancer Lett，401：63-71.

Lin Y，Totsuka Y，He Y，et al，2013. Epidemiology of esophageal cancer in Japan and China. J Epidemiol，23（4）：233-242.

Luo LN，He LJ，2016. Evaluation of preoperative staging for esophageal squamous cell carcinoma. World J Gastroenterol，22（29）：6683-6689.

Old OJ，Isabelle M，Barr H，2016. Staging early esophageal cancer. Springer International Publishing，908：161-181.

Smyth EC，Lagergren J，Fitzgerald RC，et al，2017. Oesophageal cancer. Nat Rev Dis Primers，3：17048.

WHO Classification of Tumours Editorial Board，2019. WHO classification of tumors：Digestive system tumours. Lyon，France：International Agency for Research on Cancer.

第四章 胃　　癌

胃癌是消化道常见的恶性肿瘤之一，约占胃恶性肿瘤的90%。我国是胃癌的高发国家，2022年国家癌症中心发布的全国癌症统计数据（基于2016年登记资料）显示，年发病人数为39.7万，年死亡人数为28.9万，近年来，该病的发病率有所下降，但死亡率下降不明显。

一、病　　因

胃癌的高风险因素包括幽门螺杆菌感染、慢性萎缩性胃炎、腺瘤、肠上皮化生、异型性增生、残胃、吸烟、遗传等。高盐饮食、肥胖、胃溃疡、恶性贫血、酗酒等也可能与胃癌的发生相关。与胃癌发生相关的分子事件包括微卫星不稳定、抑癌基因缺失失活或高甲基化失活，以及某些癌基因（*COX-2*、*VEGF*、*C-MET*）扩增等。

二、病　　理

胃癌以腺癌为主，腺鳞癌、肝样腺癌、鳞癌等少见。

（一）胃癌的分期

胃癌的好发部位依次为胃窦、胃角、胃体、贲门；其可分为早期胃癌和进展期胃癌。直径小于5mm的胃癌称为微小癌，直径小于1cm者称为小胃癌，但这仅指肿瘤大小，不涉及浸润胃壁层次，与早期胃癌不属于同一概念。

胃癌的癌前变化包括癌前病变和癌前状态，癌前病变指的是病理改变，即异型增生或上皮内瘤变；癌前状态主要包括萎缩性胃炎、残胃、胃息肉、胃Menétrier病、胃溃疡等。

1. 早期胃癌　指病变局限于黏膜层或黏膜层与黏膜下层，不论病灶大小或有无淋巴结转移。镜下以管状腺癌多见，其次为乳头状腺癌，未分化癌罕见。早期胃癌大体分为Ⅰ型（隆起型）、Ⅱ型（浅表型）、Ⅲ型（凹陷型）三种类型，其中Ⅱ型（浅表型）又分为Ⅱa型（浅表隆起型）、Ⅱb型（平坦型）、Ⅱc型（浅表压低型）三种亚型（图4-0-1A）。

2. 进展期胃癌　指病灶浸润深度超过黏膜下层的胃癌，按照Borrmann分型可分为Ⅰ型（息肉样或蕈伞样）、Ⅱ型（局限溃疡型）、Ⅲ型（浸润溃疡型）、Ⅳ型（弥漫浸润型，皮革胃）（图4-0-1B）。镜下组织学类型主要为腺癌，如管状腺癌、乳头状腺癌、黏液腺癌、低黏附性癌（包括印戒细胞癌）和混合性癌。

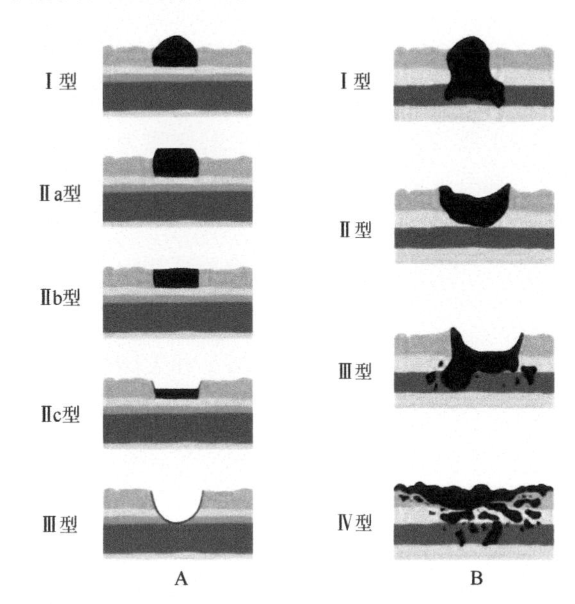

图4-0-1　胃癌病理大体分型示意图

A. 早期胃癌：Ⅰ型隆起型；Ⅱa型浅表隆起型；Ⅱb型平坦型；Ⅱc型浅表压低型；Ⅲ型凹陷型。B. 进展期胃癌：Ⅰ型息肉样或蕈伞样；Ⅱ型局限溃疡型；Ⅲ型浸润溃疡型；Ⅳ型弥漫浸润型（皮革胃）

（二）胃癌的扩散与转移

1. 直接浸润 胃癌可通过直接浸润扩散到网膜、结肠、肝、脾、胰腺等邻近器官。

2. 淋巴转移 是胃癌的主要转移途径，胃癌淋巴结转移通常是循序渐进的，但也可能发生跳跃式转移。侵及黏膜下层的早期胃癌的局部淋巴转移率可达10%～15%。

3. 血行转移 通过门静脉或体循环向远处播散转移，如肝、肺、骨骼等。

4. 腹膜种植转移 肿瘤突破胃壁浆膜层后，癌细胞脱落至腹膜和（或）腹腔脏器浆膜上形成种植性转移癌灶，可出现癌性腹水，当种植于卵巢时称为库肯勃瘤。

三、临床特征

（1）40岁以后，胃癌发病逐渐增多，平均发病年龄为55～60岁，男女发病比例约为2.5∶1。

（2）早期胃癌多无明显症状，部分有症状者的临床表现也缺乏特异性。

（3）进展期胃癌可出现上腹痛、乏力、食欲减退、贫血、体重减轻等。不同部位的胃癌临床表现各异，如贲门胃底癌可出现胸骨后疼痛和进食梗阻感，尤其是累及食管下段时吞咽困难较明显，而胃窦癌可导致幽门梗阻。溃疡型胃癌可出现呕血或黑便，甚至发生胃穿孔。发生远处转移可出现相应的临床表现。

（4）胃癌的治疗以外科手术切除为主，辅以化疗，部分早期胃癌可在内镜下进行局部切除。

附：胃癌的TNM分期

根据国际抗癌联盟（UICC）和美国癌症联合委员会（AJCC）联合发布的第8版恶性肿瘤TNM分期标准进行分期（图4-0-2）。

T：原发肿瘤

TX 原发肿瘤无法评估

T0 无原发肿瘤证据

Tis 原位癌：未侵及黏膜固有层的上皮内肿瘤、重度不典型增生

T1 肿瘤侵及固有层、黏膜肌层或黏膜下层

  T1a 肿瘤侵犯固有层或黏膜肌层

  T1b 肿瘤侵犯黏膜下层

T2 肿瘤侵及肌层

T3 肿瘤侵及浆膜下层

T4 肿瘤穿透浆膜层或者侵犯邻近结构

  T4a 肿瘤侵犯浆膜（脏腹膜）

  T4b 肿瘤侵犯邻近结构

N：区域淋巴结

NX 区域淋巴结转移无法确定

N0 无区域淋巴结转移

N1 1～2个区域淋巴结转移

N2 3～6个区域淋巴结转移

N3 7个或7个以上区域淋巴结转移

  N3a 7～15个区域淋巴结转移

  N3b 16个或16个以上区域淋巴结转移

M：远处转移

M0 无远处转移

M1 有远处转移

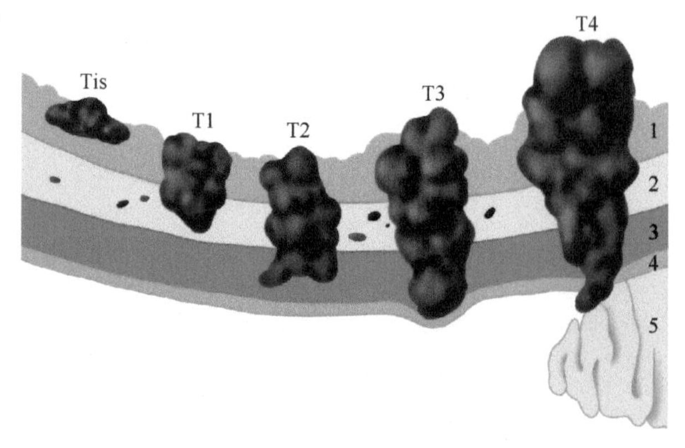

图4-0-2 胃癌T分期示意图

1. 黏膜层；2. 黏膜下层；3. 肌层；4. 浆膜层；5. 胃外组织

四、实验室检查

（1）肿瘤标志物如CEA、CA19-9、CA724等，对胃癌诊断的灵敏度和特异度不高。

（2）中晚期胃癌患者可出现粪便隐血试验阳

性、贫血、低蛋白血症等。

五、超声表现

（一）早期胃癌

（1）胃壁轻度增厚，呈低回声，黏膜面粗糙，可见隆起性或凹陷性病变，表面可附着强回声，血供多不丰富，而结节隆起型常可检测到较丰富的血流信号（图4-0-3）。

（2）病灶常较小，一般不超过2cm，局限于黏膜层或黏膜下层。

（3）病变处肌层、浆膜层存在，与肿瘤界限尚清晰。

（4）胃蠕动正常或稍减弱。

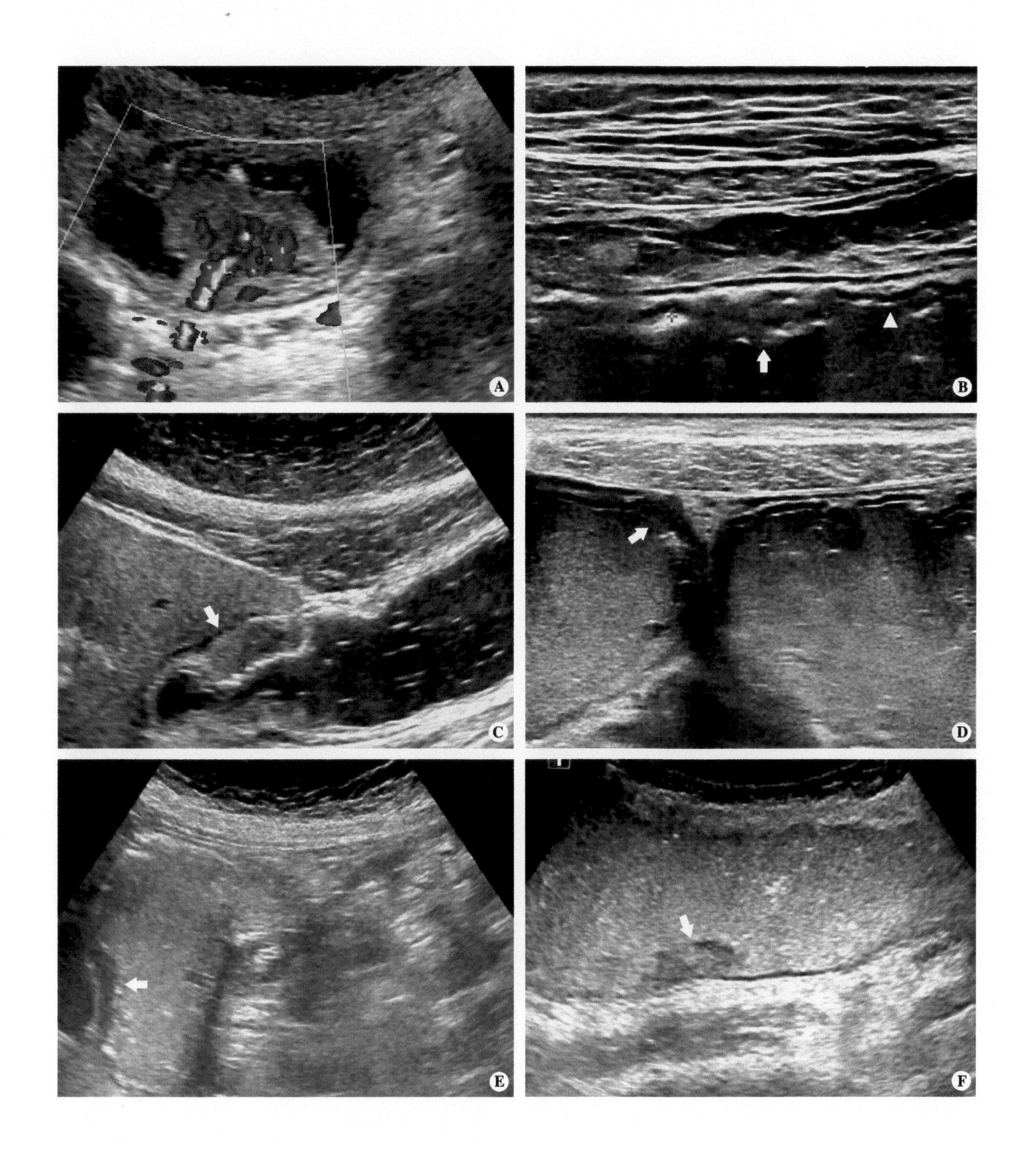

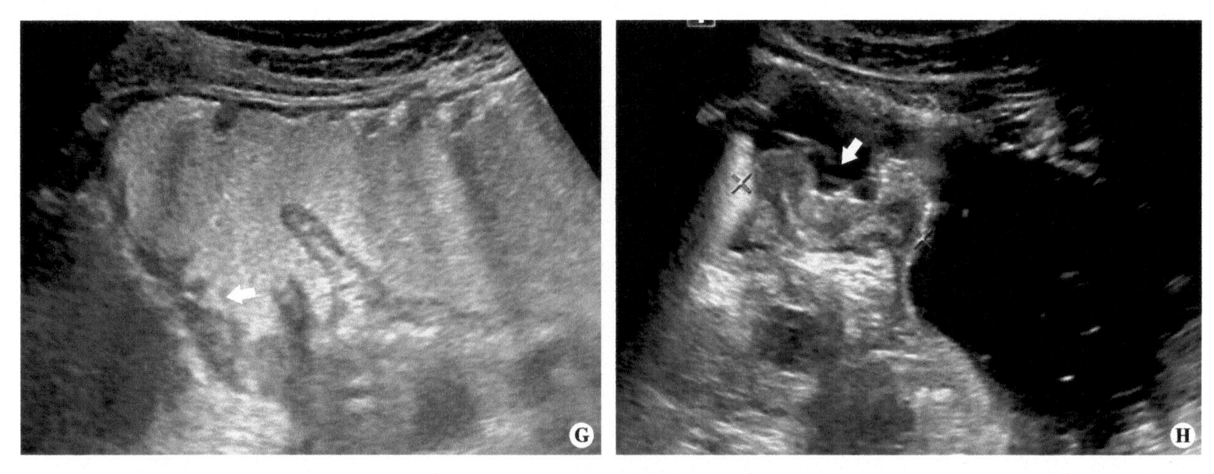

图4-0-3 早期胃癌超声表现

A. 胃窦隆起型中分化管状腺癌，病灶呈结节样突入胃腔内，可见较丰富的血流信号；B. 胃体高级别上皮内瘤变伴小灶癌变，呈浅表隆起型，局部黏膜层增厚，黏膜下层连续性好（箭头），其旁胃壁层次清晰（三角）；C. 胃窦小弯浅表隆起型中分化管状腺癌（箭头）；D. 胃角浅表平坦型中分化管状腺癌（箭头），胃角壁稍增厚，表面平坦，局部黏膜下层高回声带消失；E. 胃窦小弯浅表平坦型印戒细胞癌（箭头）；F. 胃体浅表凹陷型低分化腺癌（箭头）；G. 胃窦浅表凹陷型中分化管状腺癌（箭头）；H. 胃窦小弯侧凹陷型低分化腺癌（箭头），局部胃壁增厚，中央凹陷

（二）进展期胃癌

1. 声像图类型（图4-0-4）

（1）肿块型：病变处胃壁局限性增厚隆起，呈肿块样突向胃腔内，形态不规则；呈低回声，宽基底；胃壁层次不清，黏膜面粗糙不整，常有不规则小凹陷，表面附着强回声。

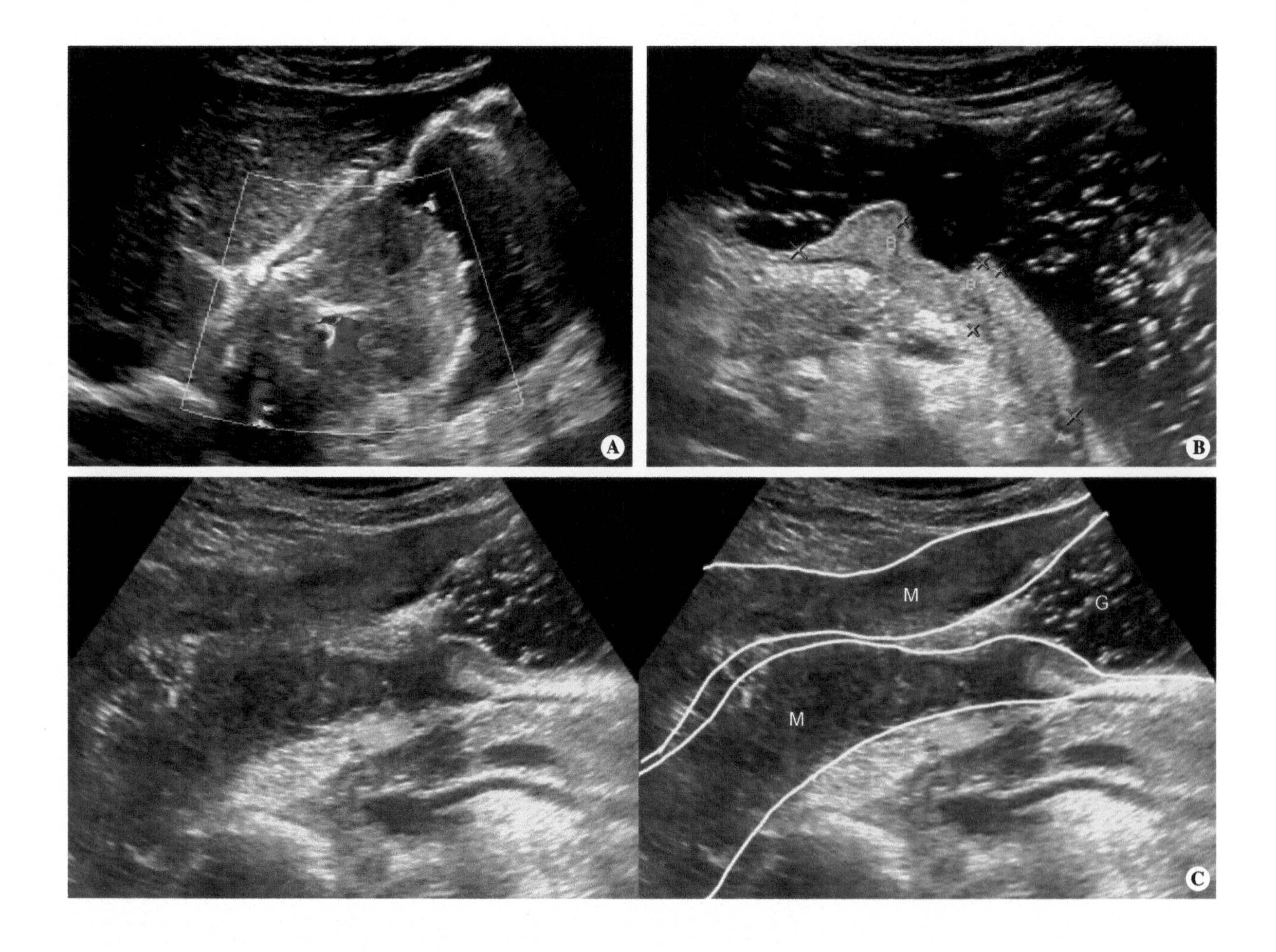

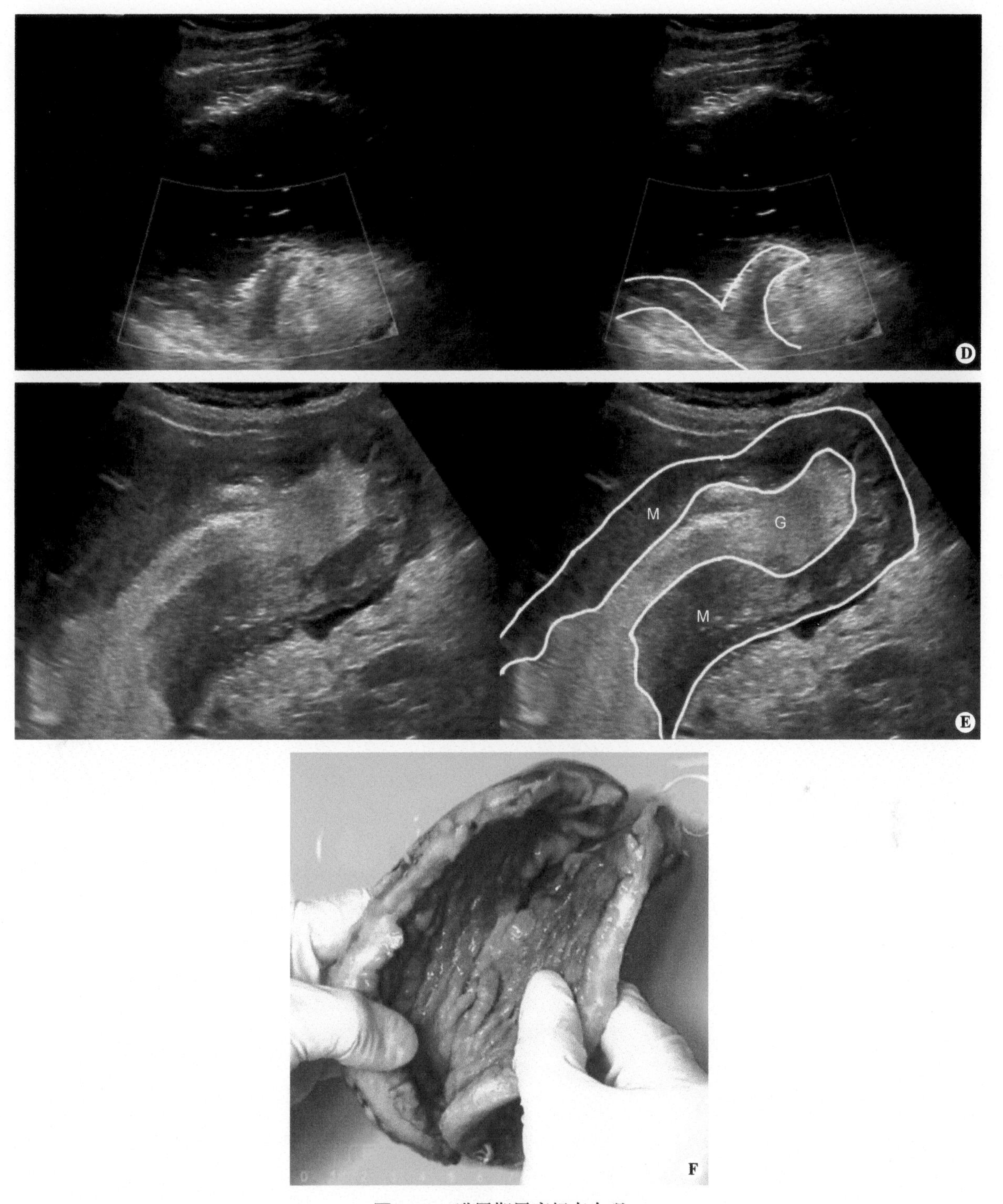

图4-0-4　进展期胃癌超声表现

A.（肿块型）贲门隆起型黏液腺癌，呈结节样突入胃内，基底部浸润肌层，可见较丰富血流信号；B.（溃疡型）胃体后壁近小弯侧溃疡型中分化管状腺癌；C.（浸润型）胃体-胃窦小弯侧浸润型印戒细胞癌，胃壁明显增厚，管腔狭窄，肿瘤累及浆膜层；D.（溃疡浸润型）贲门溃疡型肝样腺癌，经左季肋部肋间斜切，显示贲门增厚，呈喇叭样，局部浸润超出浆膜层；E.（弥漫型）皮革样胃癌；F. 皮革样胃癌大体标本图

G. 胃腔；M. 胃癌

（2）溃疡型：病变胃壁局限性增厚、隆起，回声减低，局部胃壁层次不清；黏膜面可见明显溃疡凹陷，直径≥2cm，形态不规则，呈“火山口”或“弹坑”样，底部凹凸不平，表面常附着大量不规则强回声，局部胃蠕动消失。

（3）浸润型：病变胃壁不对称性增厚，回声减低，层次不清，范围较广泛；黏膜面粗糙，表面常附着强回声；局部胃腔有不同程度狭窄或梗阻。

（4）溃疡浸润型：兼有溃疡型和浸润型的声像图表现，在胃壁增厚基础上，黏膜面出现单个或多个溃疡，病变处胃壁僵硬、蠕动消失。

（5）弥漫浸润型：胃壁大部或全部呈弥漫性不对称性增厚，层次不清，回声强弱不均，黏膜面高低不平；胃壁明显僵硬，胃腔明显狭窄，短轴切面可呈“假肾征”改变。

病灶较大者，尤其是胃窦癌呈环周生长者，容易造成梗阻，出现胃潴留。

CDFI可见中等量或丰富血流信号。

2. 扩散与转移的超声表现

（1）胃癌可浸润周围组织器官，如肝脏、胰腺、脾脏、十二指肠、横结肠系膜等，表现为肿瘤与邻近脏器分界不清，边缘呈毛刺样，甚至直接“刺入”邻近组织脏器（图4-0-5）。

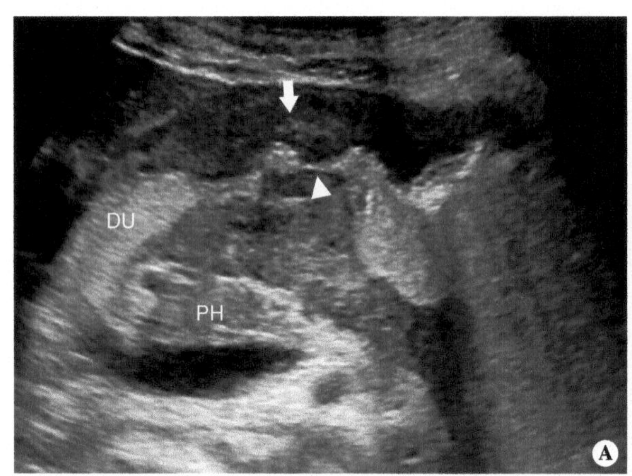

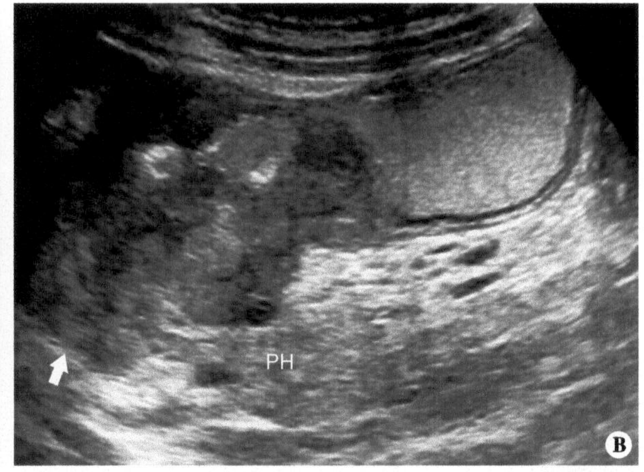

图4-0-5 胃窦黏液腺癌超声表现

A. 胃窦部增厚（箭头），与十二指肠壁及胰头分界不清，局部管腔狭窄（三角），并不全梗阻；B. 不同切面显示肿瘤（箭头）与十二指肠及胰头分界不清

DU. 十二指肠；PH. 胰头

（2）淋巴转移多位于胃癌病灶周围淋巴结，表现为圆形或卵圆形低回声结节，形态饱满，淋巴门消失，数目大小不等，可互相融合，血供较丰富；可多站转移，甚至转移到腹膜后；转移至左侧锁骨上淋巴结，称为Virchow淋巴结，属于远处转移（图4-0-6）。

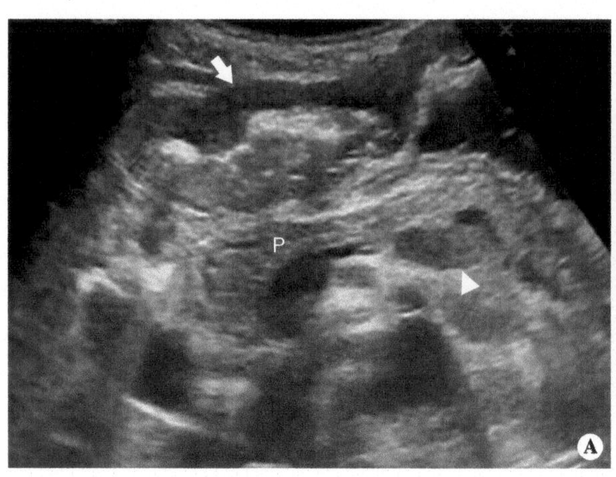

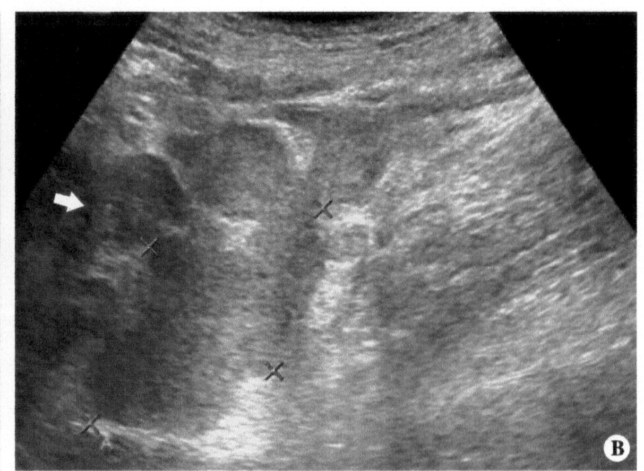

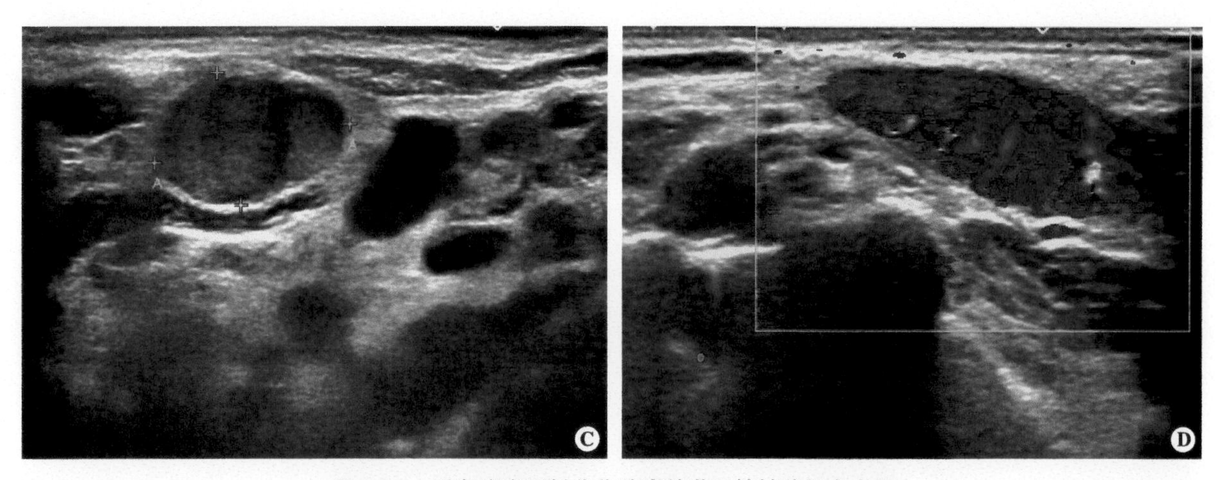

图4-0-6 胃窦溃疡型低分化腺癌并淋巴结转移超声表现

A. 胃壁增厚（箭头），胰腺（P）后方腹膜后淋巴结肿大（三角）；B. 腹腔多发肿大淋巴结，融合成团（箭头）；C. 左锁骨上多发肿大淋巴结；D. 锁骨上淋巴结血供丰富

（3）血行转移到肝脏，通过门静脉转移，部分病例门静脉内也可见低回声或等回声癌栓，彩色多普勒超声见动脉血流信号可诊断；肝内转移灶常多发，少数单发，呈高回声或低回声肿块，边界尚清晰，典型者呈“牛眼征”“靶环征”（图4-0-7）。

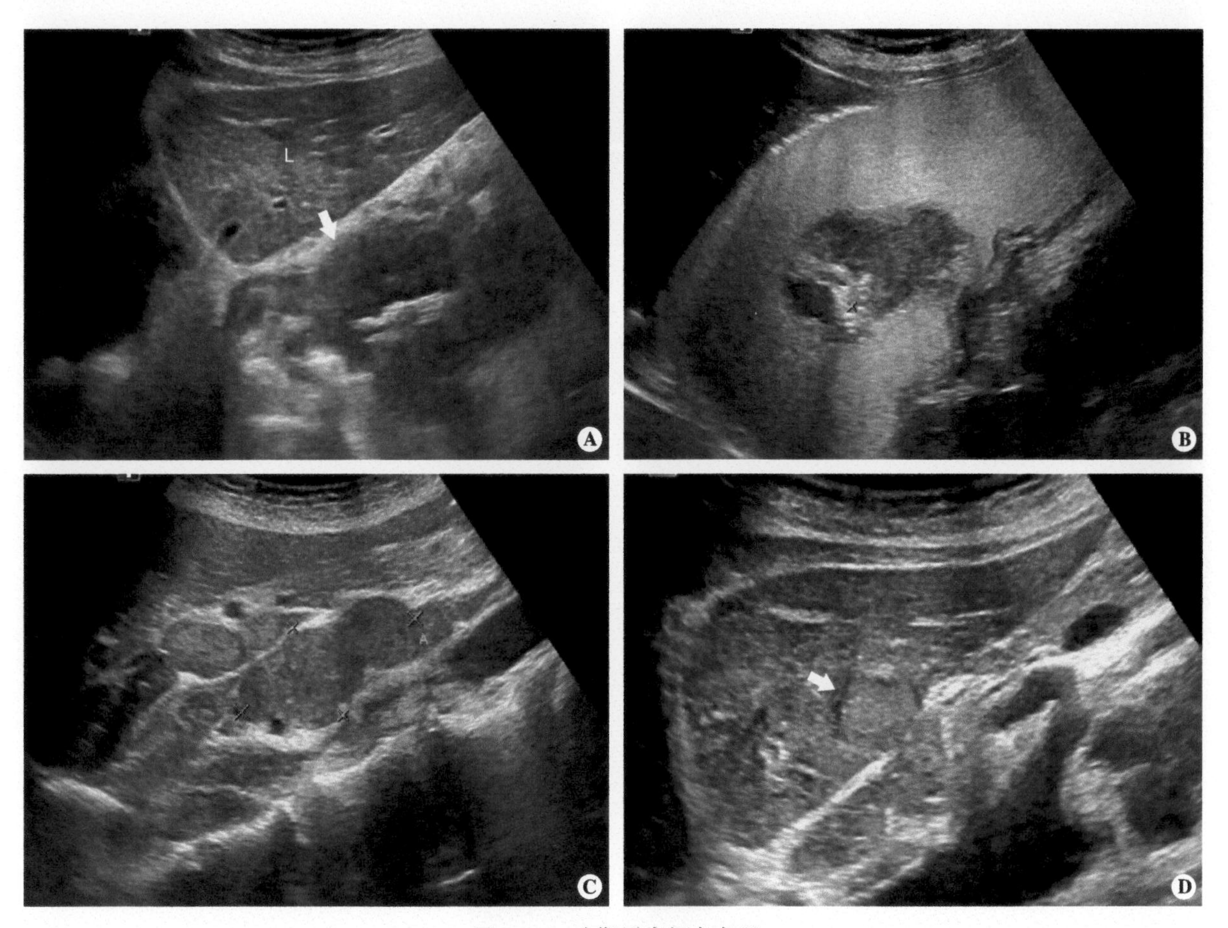

图4-0-7 晚期胃癌超声表现

A. 贲门及邻近胃壁、食管下段壁不规则增厚（箭头），L为左肝；B. 口服有回声型胃肠超声显像剂后，显示低回声不均匀胃癌病灶；C. 腹腔腹膜后多发淋巴结肿大；D. 左肝转移瘤（箭头）

（4）部分女性患者可转移至卵巢，双侧多见，亦可单侧种植，表现为卵巢增大，呈肿块样回声，形态不规则，边界尚清晰，多可见较丰富的血流信号（图4-0-8）。

（5）种植到腹腔腹膜者，可出现腹腔积液（图4-0-9）。

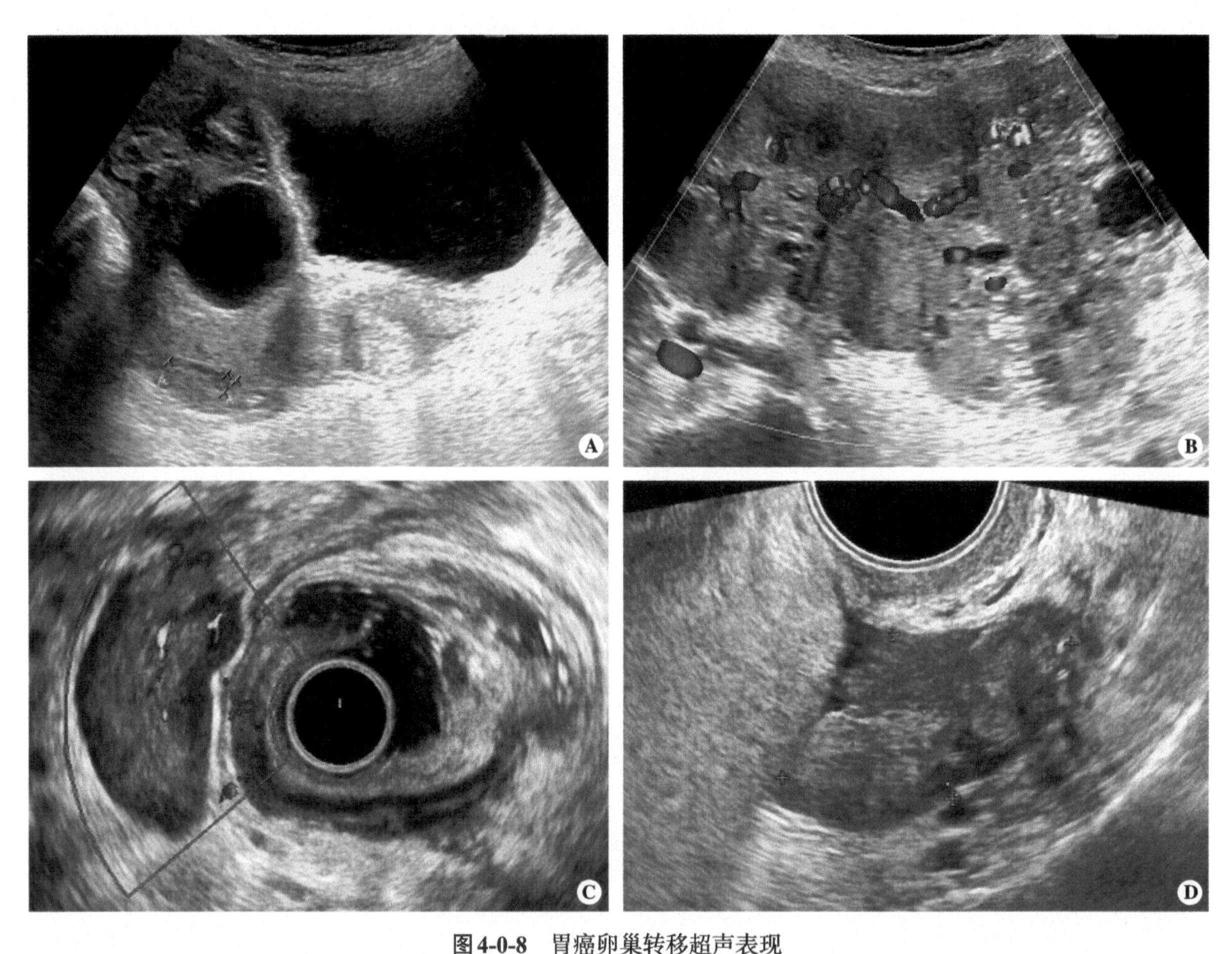

图4-0-8　胃癌卵巢转移超声表现

43岁胃癌患者术后2年。A. 经腹部超声检查显示左侧卵巢增大，内可见液性区；B. 右侧卵巢库肯勃瘤，血供丰富。67岁胃癌患者术后1年。C. 经直肠腔内超声检查显示左侧卵巢增大，呈实性，可见条状血流；D. 经阴道超声检查显示左侧卵巢增大，形态不规则，边界欠清，内部回声不均匀

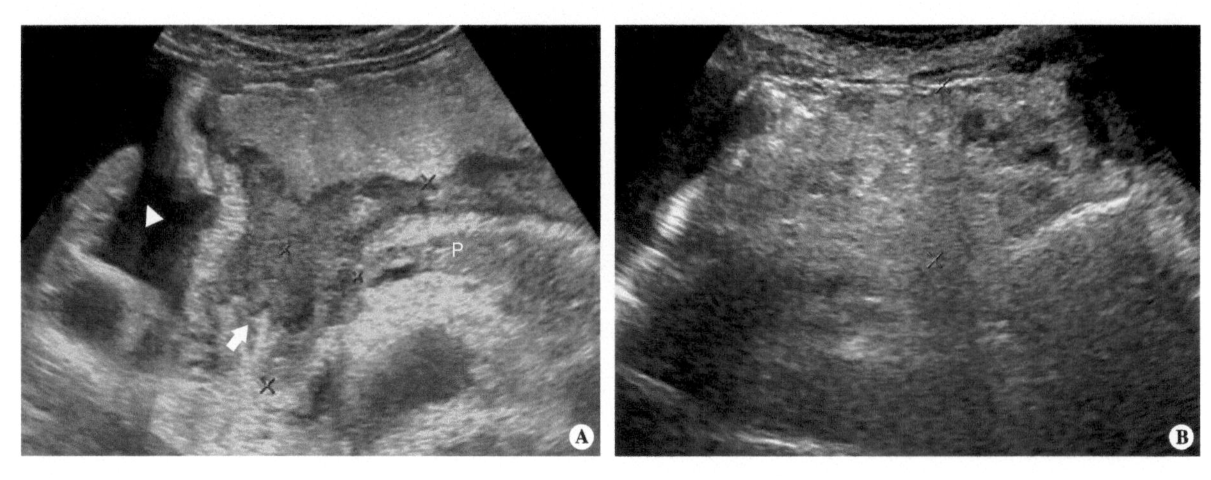

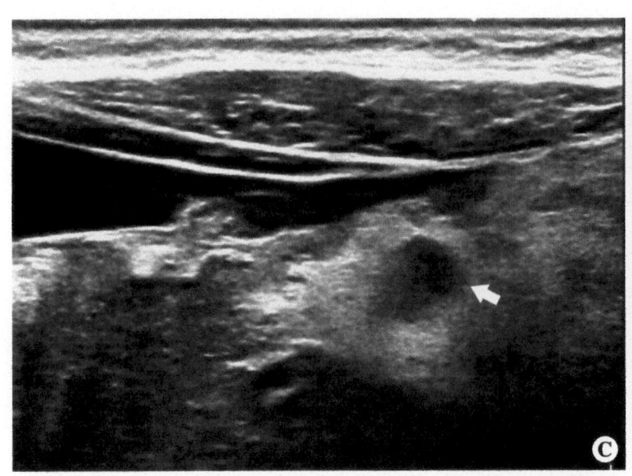

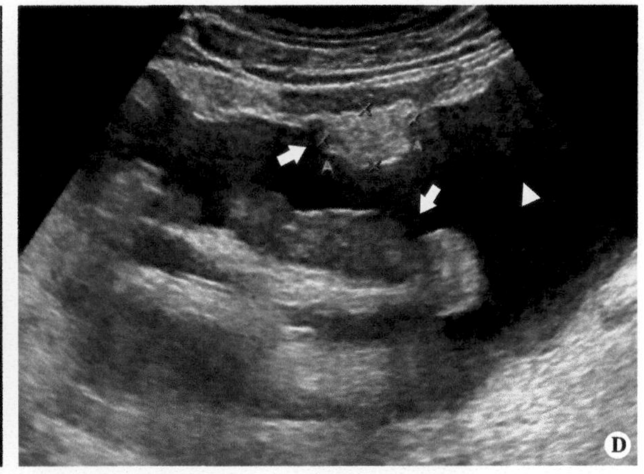

图4-0-9 胃窦癌腹腔种植超声表现

A. 胃窦壁不规则增厚（箭头），与胰腺（P）分界不清，腹腔积液（三角）；B. 网膜增厚，回声不均匀；C. 网膜低回声结节（箭头）；D. 腹膜结节样增厚（箭头），腹腔积液（三角）

（三）超声造影

1. 胃癌超声造影 注射造影剂后5～30秒为动脉期，31～60秒为门静脉期，61～180秒为平衡期。动脉期正常胃壁快速增强，平衡期快速减退，此两期胃壁呈内、中、外3层结构，即内层（黏膜层）轻度增强，中间层（黏膜下层）低增强，外层（肌层与浆膜层）明显增强，门静脉期呈等增强，胃壁呈单层结构。

根据胃癌不同T分期，胃壁不同程度增厚，胃壁结构层次破坏，肿块在动脉早期开始强化，平衡期快速消退，呈"快进快出"的超声造影模式。

2. 肝转移灶超声造影 肝转移癌超声造影多表现为"快进快出高增强"模式，与原发性肝癌多难以鉴别；门静脉癌栓超声造影亦表现为"快进快出高增强"模式，可明确区分为癌栓或者血栓（图4-0-10，图4-0-11）。

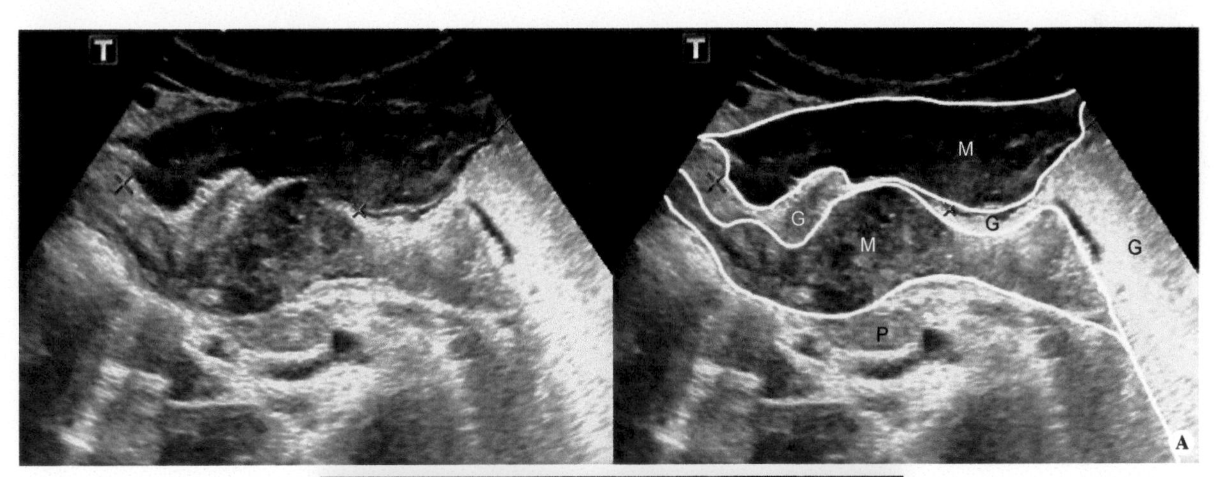

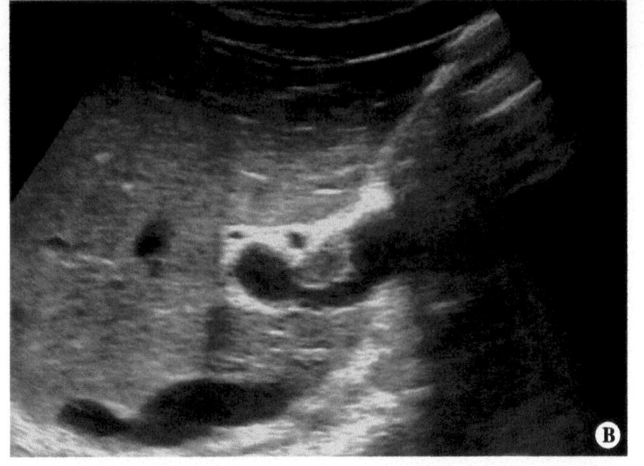

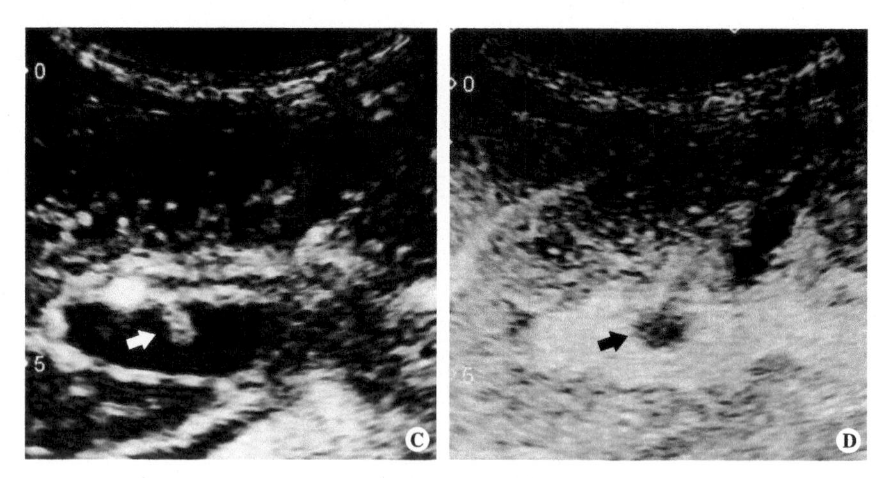

图4-0-10　胃窦癌门静脉转移超声表现

A. 胃窦壁增厚，局部胃腔狭窄；B. 门静脉主干见一结节；C. 超声造影13秒，门静脉结节（箭头）开始增强；D. 超声造影41秒，结节（箭头）增强消退，而门静脉管腔仍明显增强

G. 胃腔；M. 肿块；P. 胰腺

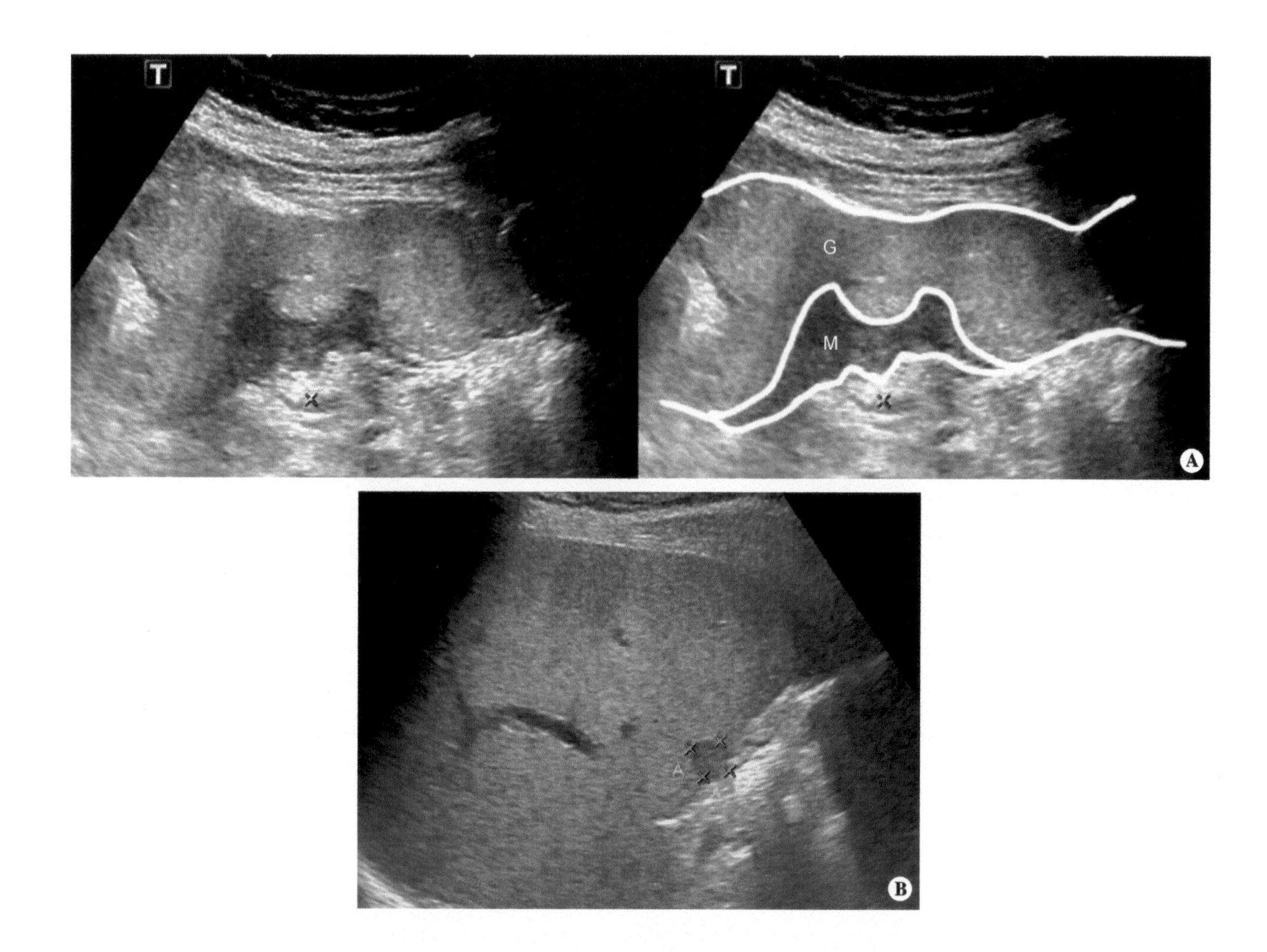

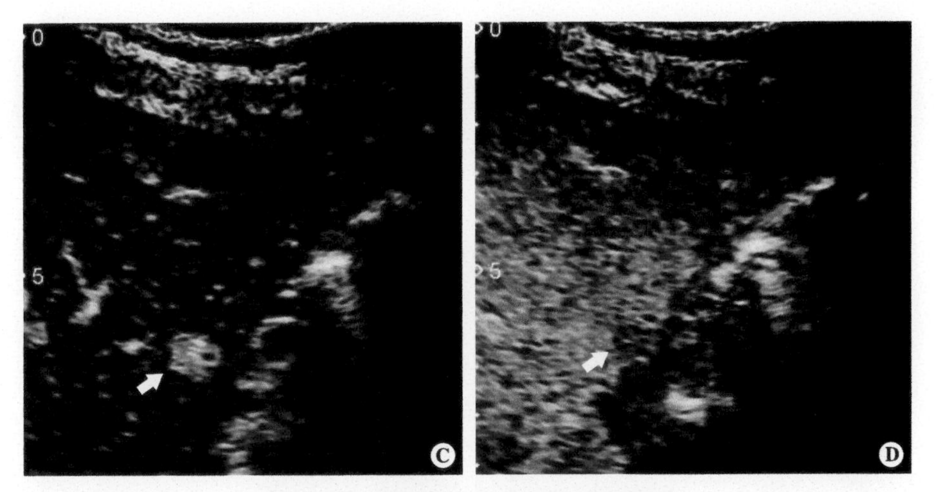

图4-0-11　胃体癌肝脏转移超声造影表现

A. 胃体壁增厚，中央凹陷，浆膜层不光整；B. 右肝前叶下段被膜下低回声小结节；C. 静脉超声造影19秒，右肝结节（箭头）开始增强；D. 超声造影1分30秒，结节（箭头）明显消退

G. 胃腔；M. 肿块

六、其他影像学检查

1. 胃镜　目前胃镜检查结合黏膜活检是胃癌较准确的诊断手段（图4-0-12）。

（1）早期胃癌：可表现为小的息肉样隆起或凹陷，也可呈平坦样病变，黏膜粗糙、触之易出血，或呈斑片状出血及糜烂。镜下可疑者，可行亚甲蓝染色，癌性病变处易着色，有助于指导活检。放大胃镜、窄带光成像和激光共聚焦胃镜能观察细微病变，有助于早期胃癌的诊断。

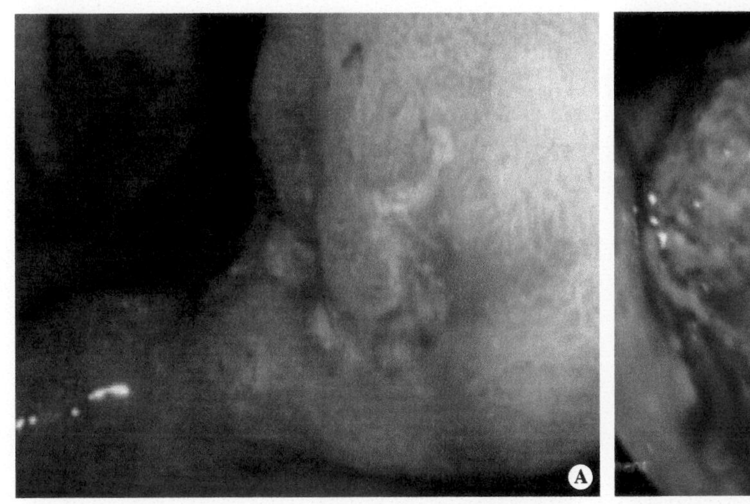

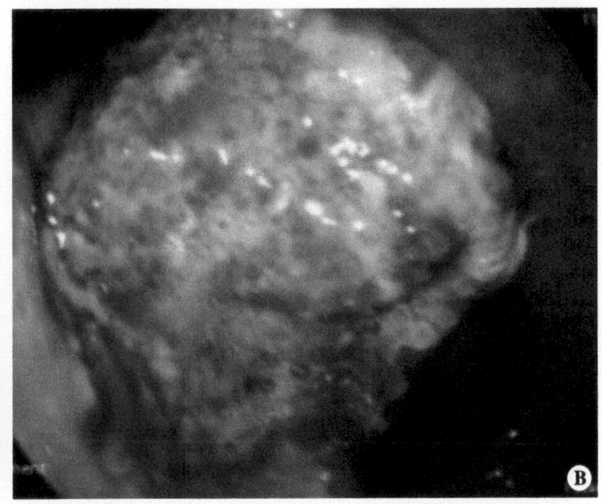

图4-0-12　胃癌胃镜检查

A. 早期胃癌：胃角凹陷型中分化管状腺癌（pT1a期），胃角处见一1.5cm×2.0cm溃疡，被覆白苔，周边不规则隆起；B. 进展期胃癌：胃窦胃角巨大成片溃疡，表面凹凸不平，被覆秽苔，周边黏膜环堤隆起

（2）进展期胃癌：肿瘤表面凹凸不平、糜烂，常有污苔，活检易出血；也可呈深大溃疡，底部覆有污秽灰白苔，溃疡边缘呈结节状隆起，无聚合皱襞，病变处无蠕动。

2. CT检查　CT平扫时表现为胃壁局限性或弥漫性增厚，增强扫描病灶可见均匀或不均匀强化。CT检查不仅可以显示病灶的部位、大小，还可以对周围组织器官、淋巴转移及远处转移等情况进行评估（图4-0-13）。

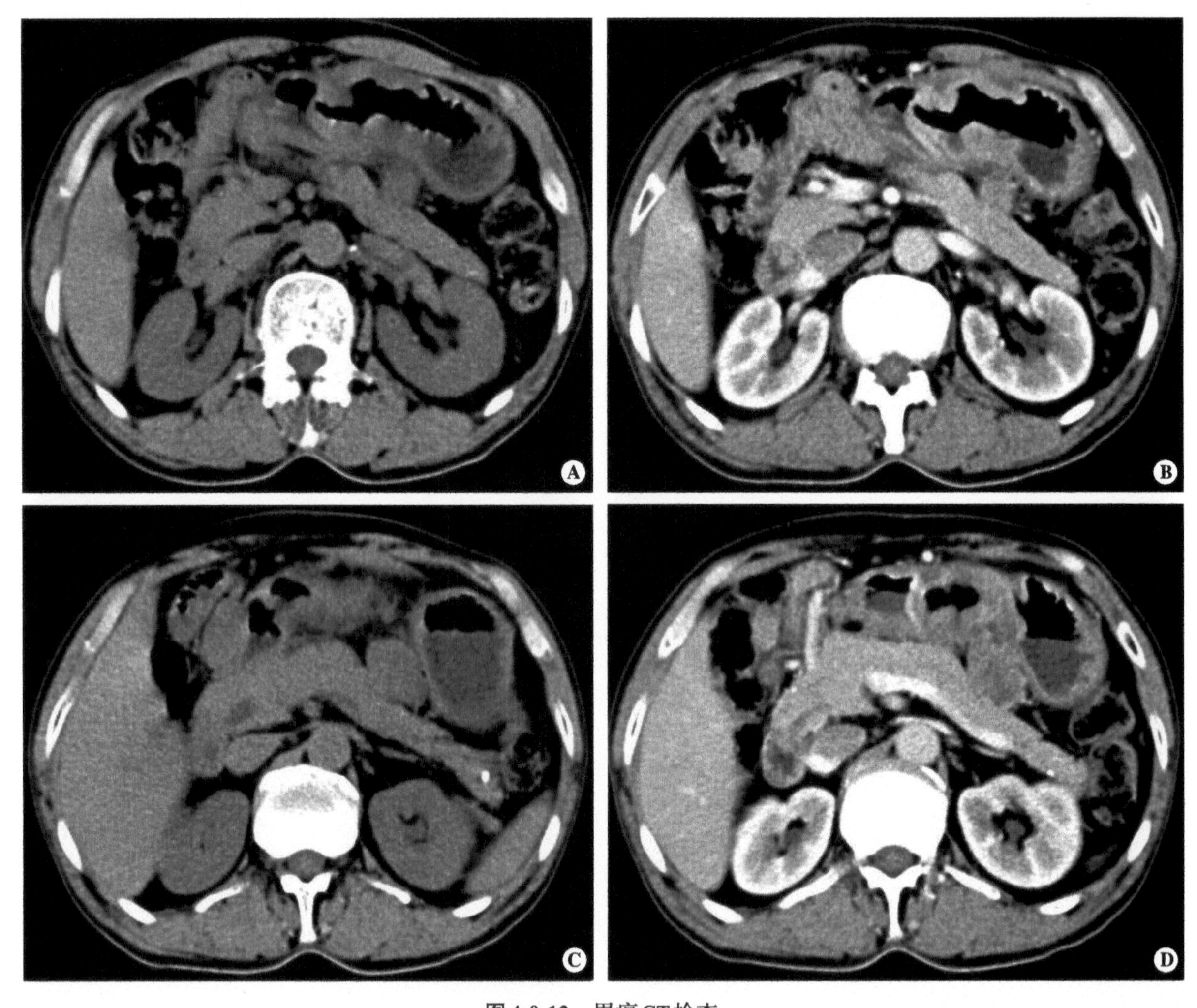

图4-0-13 胃癌CT检查

A. 胃窦壁不规则增厚；B. 增强扫描病灶可见强化；C. 胃周多发肿大淋巴结；D. 增强扫描见不均匀强化

3. X线检查 X线造影检查可发现胃内的溃疡及隆起性病变，分别表现为腔内龛影或充盈缺损。如出现黏膜皱襞破坏、消失或中断，邻近胃黏膜僵直，蠕动消失，常提示为胃癌（图4-0-14）。

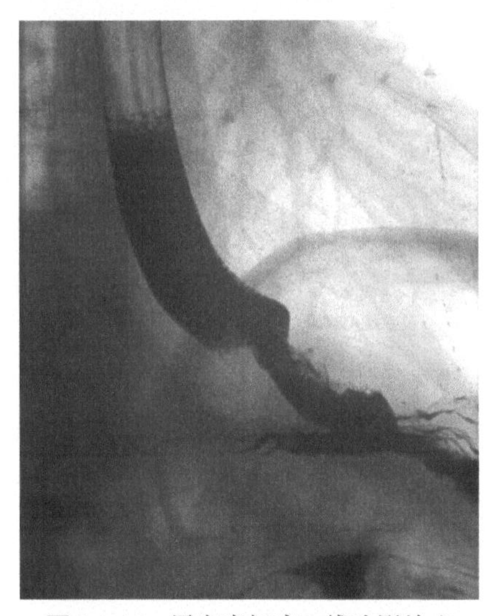

图4-0-14 胃底贲门癌X线造影检查

4. PET检查 表现为病灶部位异常放射性浓聚，明显高于周围正常组织。PET对胃癌原发灶敏感性较好，对区域淋巴结和远处转移敏感性较高，可作为胃癌治疗前补充检查（图4-0-15）。

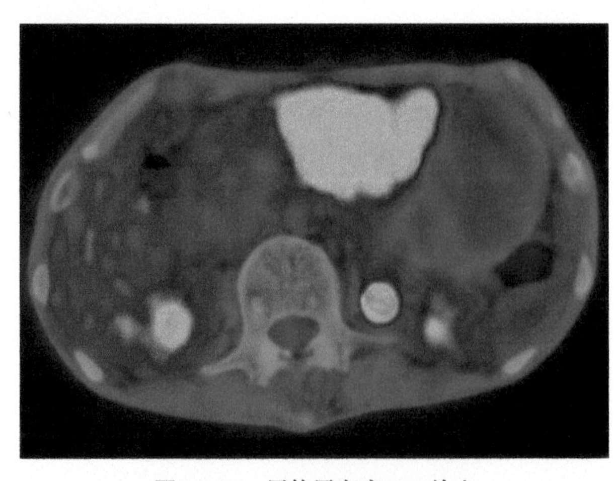

图4-0-15 胃体胃窦癌PET检查

七、鉴别诊断

1. 消化性溃疡 良、恶性胃溃疡的声像表现存在重叠，以下几方面可供参考：

（1）溃疡大小：良性溃疡直径常＜1.5cm，而恶性溃疡直径常＞2cm。

（2）溃疡口：良性溃疡常口大底小，而恶性溃疡可表现为口小底大。

（3）溃疡底：良性溃疡底浅而平坦，而恶性溃疡则深且高低不平。

（4）周缘胃壁厚度：良性通常＜1.5cm，而恶性通常＞1.5cm。

（5）周缘胃壁形态：良性周缘胃壁均匀对称，恶性则高低不平。

2. 胃淋巴瘤 常见于胃窦部，胃壁弥漫性或局限性增厚，呈低回声至极低回声，血供较丰富；局部胃壁层次不清，部分可见结节样改变；黏膜面可见大小不等溃疡；质地偏软，一般梗阻程度不严重；周围常可见肿大淋巴结。

3. 胃间质瘤 胃间质瘤呈结节样肿块，可凸入胃腔或凸出胃外生长，病灶较小时多呈偏低回声，病灶较大时回声不均，常发生囊性变，肿瘤多起源于胃壁肌层，较少发生淋巴结转移。

八、超声诊断注意事项

（1）经腹部胃超声检查容易受到患者体型、检查前准备情况及病灶等多种因素影响。对于肥胖、胸廓前后径大、病灶位置较深者，超声检查容易漏诊体积较小的胃癌，尤其是位于贲门及周围的病灶。

（2）超声检查前应做好准备，禁食8小时以上，检查前排空大便，可减少结肠气体的干扰；对于平素胃肠内气体较多者，检查前一两天可口服西甲基硅油乳剂，有助于消除胃肠内气体的干扰。

（3）检查前1～2小时可饮水，有助于清洗胃壁黏液、气泡及食物残渣，提高胃壁显示清晰度。饮水应饮用经煮沸脱气的温水，连续匀速饮入，尽量减少吞入空气。

（4）良、恶性胃溃疡的声像表现存在一定重叠，超声检查常难以准确区分，发现胃溃疡者，应进一步行内镜活组织病理检查。对于倾向于消化性溃疡，而患者不愿意或不适合内镜检查者，应内科规律治疗后定期复查随访。对于怀疑恶性溃疡，病灶较大者，可选择在超声引导下经皮穿刺活检取材进行病理检查。

（5）胃癌容易发生淋巴结转移，且胃周淋巴结分组众多，术前超声检查应系统扫查，可口服有回声型胃肠超声显像剂通过胃窗对胃周淋巴结进行扫查；对于较为消瘦的患者可选用高频探头进行扫查，并注意扫查左锁骨上，观察有无菲尔绍（Virchow）淋巴结转移。

（6）晚期胃癌容易转移到肝脏，超声检查具有一定诊断价值。而胃癌肝转移甲胎蛋白亦可以明显升高，对于单发病灶，超声检查即使是超声造影亦难以鉴别为原发性或转移性病灶，此时可通过超声引导穿刺活检行病理检查以确诊。

（7）当超声检查发现胃癌局部浆膜层连续性中断时，应注意排查有无腹腔腹膜种植，尤其是出现腹盆腔积液常提示肿瘤种植，应注意扫查肠系膜、网膜等组织，观察网膜有无增厚，网膜内有无结节。对于腹腔积液较明显者，可选用高频探头对腹膜进行扫查，在腹腔积液衬托下，可能发现一些较小的腹膜种植转移灶。

（8）晚期胃癌可出现盆腔种植，应注意排除有无库肯勃瘤。老年女性卵巢萎缩，诊断较困难，通过腔内超声检查有助于提高诊断准确率。

九、临床应用价值

（1）经腹部超声检查简便易行、灵活直观、无创无辐射，可重复多次检查，胃充盈后超声检查对胃癌术前评估、新辅助化疗后再评估，以及术后复查等方面均具有重要临床应用价值。

（2）2018年我国《胃癌诊疗规范》肯定了超声检查在胃癌检查中的价值，认为超声检查可作为胃癌患者的常规影像学检查。充盈胃腔之后常规超声检查可显示病变部位胃壁层次结构，判断浸润深度，是对胃癌T分期的有益补充；彩色多普勒血流成像可以观察病灶内血供；超声双重造影可在观察病灶形态特征的基础上观察病灶及周围组织的微循环灌注特点；此外，超声检查可发现腹盆腔重要器官及淋巴结有无转移，颈部、锁骨上淋巴结有无转移；超声引导下肝脏、淋巴结穿刺活检有助于肿瘤的诊断及分期。

（3）UICC《胃癌TNM分期》第8版推荐，内镜超声（EUS）是判断胃癌cT分期最准确的影像学检查方法。

（4）经腹部超声检查也存在一定局限性，如超声检查受干扰因素较多，对于早期胃癌诊断率不高，尤其容易漏诊浅表平坦型病灶；对于胸廓前后径大的患者，贲门常难以清晰显示。超声医师不可过度强调胃超声检查的临床价值，对于临床怀疑异常而超声检查阴性者，应建议进一步行内镜检查。

（张秀娟　吴丽足　陈志奎）

参考文献

曹海根，王金锐，2006. 实用腹部超声诊断学. 2版. 北京：人民卫生出版社.

陈灏珠，林果为，2009. 实用内科学. 13版. 北京：人民卫生出版社.

陈瑚，蒋逸婷，陈永钦，等，2017. 胃淋巴上皮瘤样癌27例临床病理分析. 临床与实验病理学杂志，33(9)：1016-1018.

陈孝平，汪建平，赵继宗，2018. 外科学. 9版. 北京：人民卫生出版社.

崔健，杨勇明，丁丽君，等，2010. 对比增强超声造影在胃癌术前T分期中的诊断价值. 中华胃肠外科杂志，13(2)：141-144.

郭万学，2011. 超声医学. 6版. 北京：人民军医出版社.

韩雪灵，李宁，2019. 原发性胃鳞状细胞癌研究进展. 胃肠病学和肝病学杂志，28(8)：947-950.

黄品同，李艳萍，薛念余，等，2009. 超声造影对进展期胃癌肝转移的评价. 中华超声影像学杂志，18(10)：840-842.

黄徐晨，张建锋，胡旭华，等，2018. 胃癌卵巢转移的诊疗进展. 中华临床医师杂志（电子版），12(4)：245-248.

李世岩，黄品同，徐海珊，等，2010. 超声双重造影评价胃癌淋巴结转移的应用价值. 中华超声影像学杂志，19(6)：498-502.

廖专，孙涛，吴浩，等，2014. 中国早期胃癌筛查及内镜诊治共识意见. 胃肠病学，19(7)：408-427.

陆文明，2004. 临床胃肠疾病超声诊断学. 西安：第四军医大学出版社.

梅郁，朱正纲，2021. 胃印戒细胞癌的临床病理特征与外科综合治疗. 外科理论与实践，26(1)：79-83.

莫剑忠，江石湖，萧树东，2014. 江绍基胃肠病学. 2版. 上海：上海科学技术出版社.

王凯瑞，赵多文，王嘉彤，等，2020. ^{18}F-FDG PET/CT在胃癌诊断中应用价值. 中华肿瘤防治杂志，27(7)：554-558.

王祥旭，潘伟，博伦，等，2021. 35例胃肝样腺癌的临床病理观察. 临床肿瘤学杂志，26(3)：243-247.

王玉艳，安彤同，杨鹭，等，2011. 原发性肺癌胃肠道转移2例报道并文献复习. 中国肺癌杂志，14(3)：278-280.

吴孟超，吴在德，2008. 黄家驷外科学. 北京：人民卫生出版社.

詹姆斯·D. 布瑞雷，玛丽·K. 高斯伯德罗维兹，克里斯坦·维特金德，2019. 恶性肿瘤TNM分期. 8版. 王平，梁寒，译. 天津：天津科技翻译出版有限公司.

张军，李哲，于继群，等，2017. MSCT对原发性胃癌患者T分期的评估效果. 中华普外科手术学杂志（电子版），11(6)：468-471.

张爽，王潇飞，罗丹，等，2020. 胃淋巴上皮瘤样癌5例报道. 诊断病理学杂志，27(7)：505-507.

赵荣飞，王鑫鑫，蓝忻，等，2017. 胃肝样腺癌临床病理特征及预后分析. 中华胃肠外科杂志，20(9)：1035-1039.

郑清友，狄桂萍，许先有，2010. 肾上腺转移癌45例报告. 临床泌尿外科杂志，25(9)：658-660.

Juan Rosai，2017. 罗塞-阿克曼外科病理学·消化系统分册. 10版. 郑杰，译. 北京：北京大学医学出版社.

Baek SK，Han S，Oh D，et al，2011. Clinicopathologic characteristics and treatment outcomes of hepatoid adenocarcinoma of the stomach，a rare but unique subtype of gastric cancer. BMC Gastroenterol，11：56.

Bray F，Ferlay J，Soerjomataram I，et al，2018. Global cancer statistics 2018：GLOBOCAN estimates of incidence and mortality worldwide for 36 cancers in 185 countries. CA Cancer J Clin，68(6)：394-424.

Chen W，Sun K，Zheng R，et al，2018. Cancer incidence and mortality in China，2014. Chin J Cancer Res，30(1)：1-12.

Chen WQ，Zheng RS，Baade PD，et al，2016. Cancer statisticsin China，2015. CA Cancer J Clin，66(2)：115-132.

Cho J，Kang MS，Kim KM，2016. Epstein-Barr virus-associated gastric carcinoma and specific features of the accompanying immune response. J Gastric Cancer，16(1)：1-7.

Flejou JF，2011. WHO classification of digestive tumors：the fourth edition. Ann Pathol，31(5 Suppl)：27-31.

Fujimoto M，Matsuzaki I，Nishino M，et al，2018. HER2 is frequently overexpressed in hepatoid adenocarcinoma and gastric carcinoma with enteroblastic differentiation：a comparison of 35 cases to 334 gastric carcinomas of other histological types. J Clin Pathol，71(7)：600-607.

Ribeiro J, Oliveira C, Malta M, et al, 2017. Epstein-Barr virus gene expression and latency pattern in gastric carcinomas: A systematic review. Future Oncol, 13(6): 567-579.

Rosa F, Marrelli D, Morgagni P, et al, 2016. Krukenberg tumors of gastric origin: the rationale of surgical resection and perioperative treatments in a Multicenter Western Experience. World J Surg, 40(4): 921-928.

Shen WT, Sturgeon C, Duh QY, 2005. From incidentaloma to adrenocortical carcinoma: the surgical management of adrenal tumors. J Surg Oncol, 89(3): 186-192.

Siegel RL, Miller KD, Jemal A, 2018. Cancer statistics, 2018. CA Cancer J Clin, 68(1): 7-30.

WHO Classification of Tumours Editorial Board, 2019. WHO classification of tumors: digestive system tumours. Lyon, France: International Agency for Research on Cancer.

第五章 小肠癌

小肠原发性恶性肿瘤的年发病率为（1.1～2.5）/100 000，远较胃肠道其他部位低，约占胃肠道恶性肿瘤的3%。根据2020版美国国家综合癌症网络（NCCN）指南中小肠癌的相关数据，近年来小肠癌的发病率逐年上升，主要是由于十二指肠癌的检出率逐年增高。

不同节段小肠恶性肿瘤的发病率不同，自上而下发病率逐段减低，十二指肠发病率最高，占55%～75%，大多起源于壶腹区，其次是空肠（15%～25%）与回肠（10%～15%）。常见的小肠恶性肿瘤包括腺癌、神经内分泌癌、间质瘤（高生物危险度）、淋巴瘤，其中腺癌最常见，占30%～40%，好发于十二指肠，常见于老年患者，性别差异不明显。

一、病　　因

小肠腺癌的危险因素主要包括生活习惯、克罗恩病及某些家族性综合征，如Lynch综合征、黑斑息肉病、家族性腺瘤性息肉病。有文献报道，酗酒、吸烟及低膳食纤维饮食、长期食用红肉、加工肉类及含糖饮料等不良饮食习惯可能会增加小肠腺癌的发病风险。克罗恩病患者小肠腺癌的个体终身发病率为27%～33%；Lynch综合征患者小肠腺癌的个体终身发病率约为4%；黑斑息肉病患者的小肠腺癌发病率是普通人群的520倍，其个体终身发病率为1.7%～13%。家族性腺瘤性息肉病患者的小肠腺癌发病率尚未完全明确，据估计其个体终身发病率为3%～5%。

二、病　　理

非壶腹区小肠腺癌是一种呈腺上皮分化的恶性上皮性小肠肿瘤，病理分型包括黏液腺癌、印戒细胞癌、管状腺癌、髓样癌。起源于空肠和回肠的肿瘤通常倾向于环状生长，并使肠腔呈收缩性狭窄，而起源于十二指肠的肿瘤多呈斑块样生长，约1/3的病例呈息肉样。镜下小肠腺癌与结肠腺癌相似，但低分化肿瘤的比例更高，含有腺癌、鳞状细胞癌和未分化癌成分。十二指肠腺癌与远段小肠腺癌不同，其免疫表型接近胃癌、胰癌、胆道癌，通常具有一系列的形态学模式。上消化道标志物（CK7、EMA、MUC1、MUC5AC和MUC6）　在1/2的病例中呈阳性，约1/3的病例存在肠分化标志物。

三、临床特征

与结直肠癌患者相比，小肠腺癌患者的发病年龄更小，并且具有更高的分期和分级。小肠腺癌起病隐匿，早期通常没有临床症状，由于缺乏有效可靠的筛查手段，疾病早期误诊、漏诊率较高，很多患者就诊时已处于肿瘤晚期阶段，预后较差，约1/3的患者手术后不久即发生转移，但手术是唯一可能治愈的方法。

小肠癌常见的临床表现主要包括：①腹痛，常位于上腹部正中或脐周，一般为持续性隐痛或胀痛；②消化道出血，表现为反复、间断性的黑便，出血量通常不大；③肠梗阻是患者就诊的常见原因之一，多表现为反复发作的慢性肠梗阻；④黄疸，十二指肠降部癌可引起胆道梗阻性黄疸；⑤其他常见临床表现主要有腹胀、腹部肿块、消瘦等。

四、实验室检查

（1）小肠癌常伴有消化道出血，患者常有不同程度贫血，粪便隐血试验阳性。

（2）小肠癌缺乏特异性的肿瘤标志物，CEA、CA19-9、CA12-5可有不同程度升高。

（3）壶腹区的小肠癌常引起胆道梗阻，出现血胆红素、碱性磷酸酶、γ-谷氨酰转肽酶、转氨酶升高。

五、超声表现

（1）小肠恶性肿瘤好发于十二指肠降部。

（2）根据超声表现常可分为局限性增厚型及肿块型。

（3）局限性增厚型表现为病变肠管壁局限性不规则增厚，肠壁僵硬，回声减低，层次结构不清，肠腔狭窄，蠕动减弱或消失，有时环形节段性增厚的肠壁与肠腔内的气体内容物可构成“假肾征”（图5-0-1，图5-0-2）。

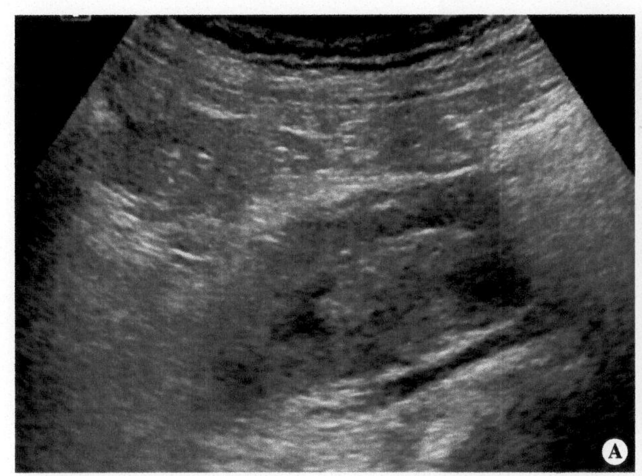

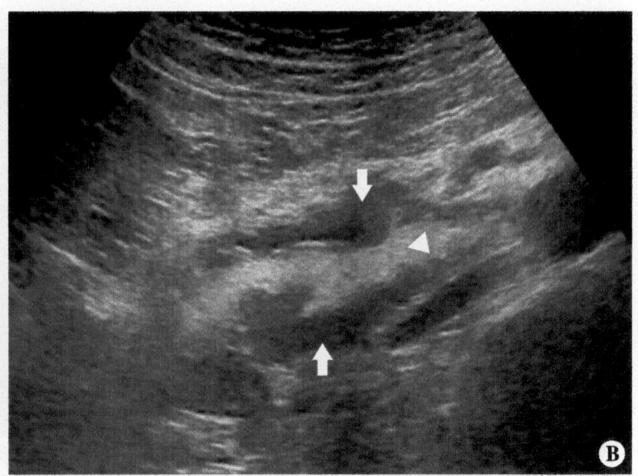

图5-0-1　十二指肠降部水平部癌超声表现

A. 上腹部低回声不均匀肿块，边界不清；B. 口服有回声型胃肠超声显像剂后，肿块（箭头）中间可见高回声显像剂（三角）通过

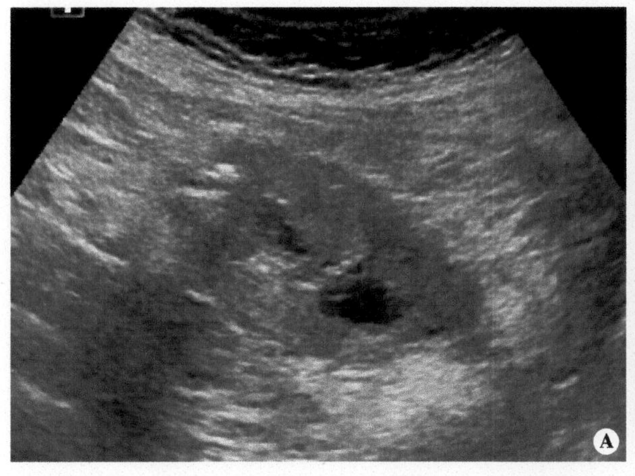

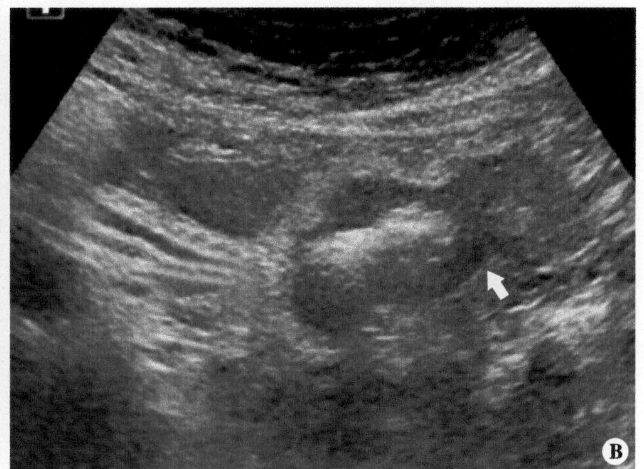

图5-0-2　空肠隆起型中分化管状腺癌超声表现

A. 空肠壁增厚，肠腔变窄；B. 口服有回声型胃肠超声显像剂后，显示肿瘤（箭头）不对称性增厚，肠腔内见造影剂及气体强回声

（4）肿块型小肠癌表现为腹部低回声肿块，形态不规则，呈菜花状向肠腔内突起，可伴有溃疡，呈“火山口状”，黏膜面不平整，常附着强回声。

（5）增厚的肠管壁可检测到较丰富的血流信号（图5-0-3）。

（6）伴有肠梗阻时上游肠腔扩张（图5-0-4）。

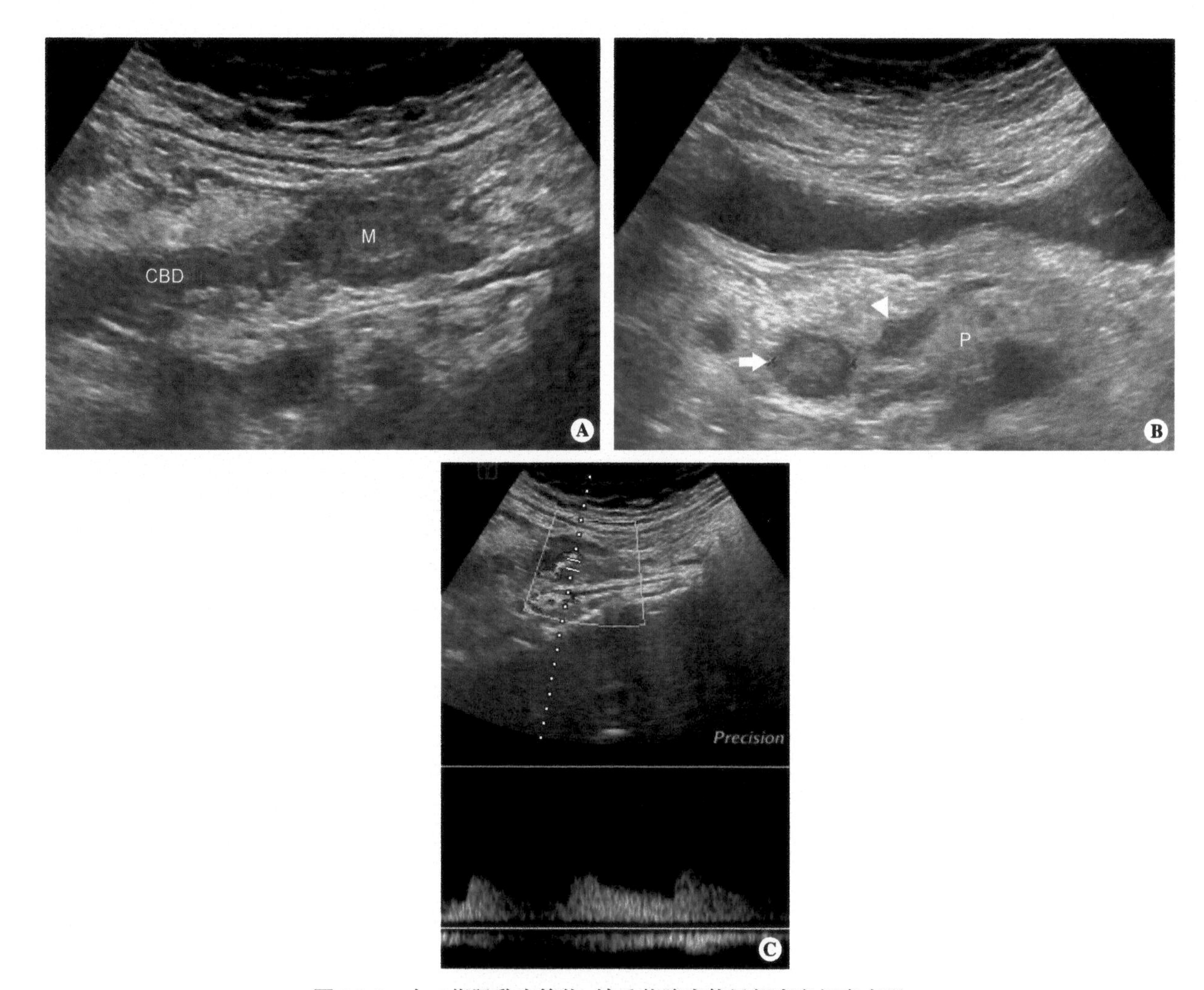

图5-0-3 十二指肠乳头管状-绒毛状腺瘤伴局部癌变超声表现

A. 胆总管扩张，内透声差，其远端十二指肠腔内见一低回声肿块；B. 短轴面显示十二指肠乳头肿块（箭头），胰头部胰管扩张（三角）；C. CDFI示肿瘤内有较丰富动脉血流信号

CBD. 胆总管；M. 肿块；P. 胰腺

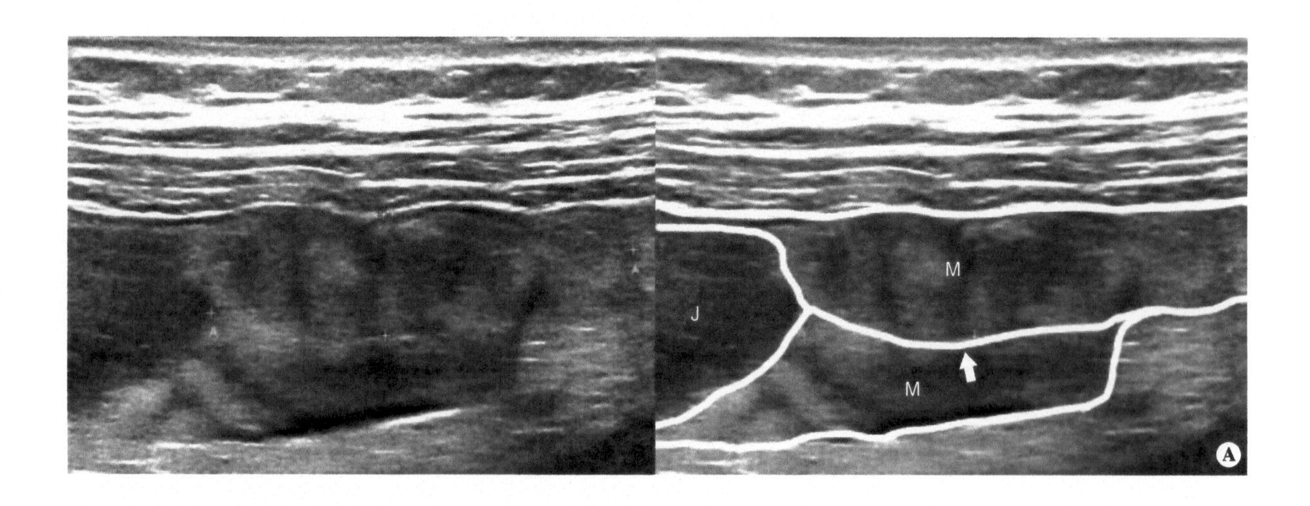

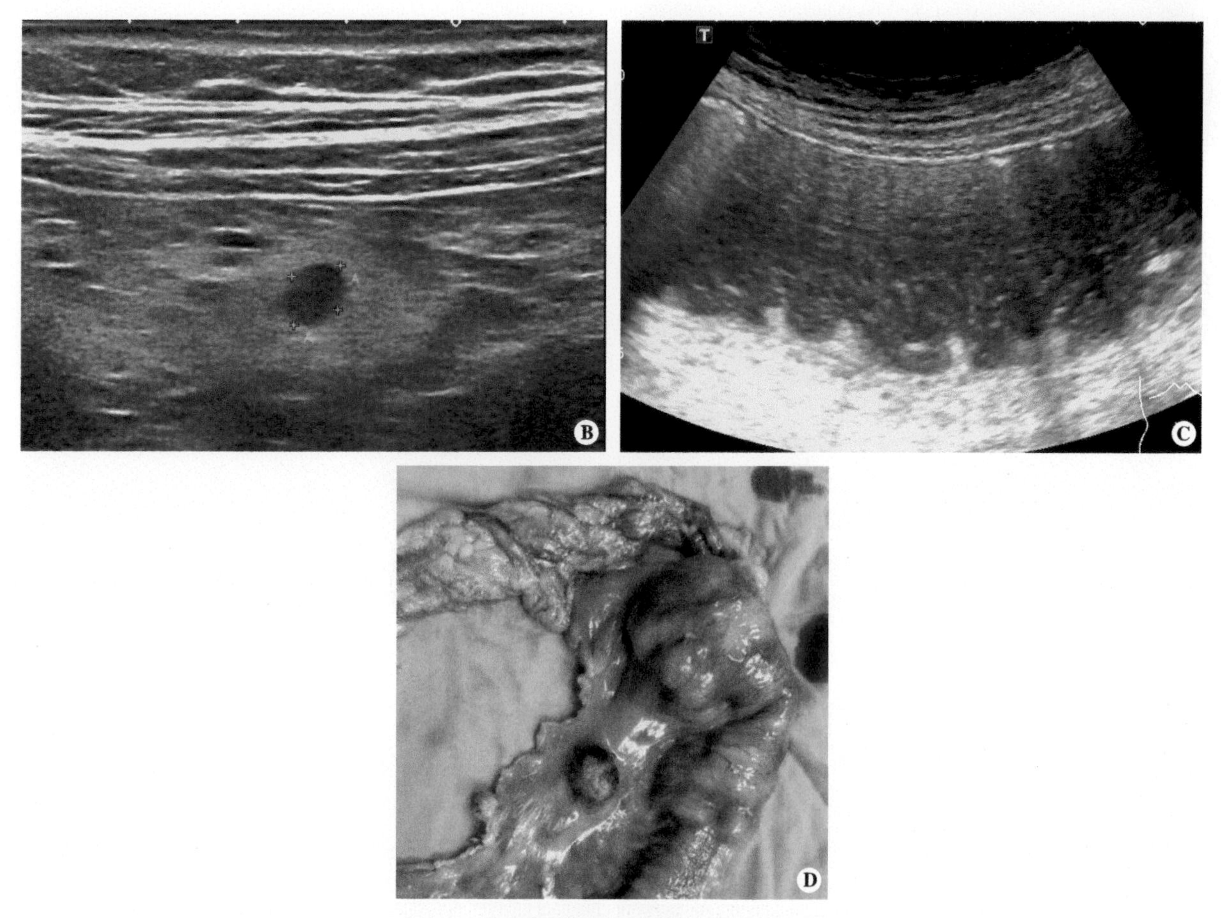

图5-0-4 空肠隆起型中分化管状腺癌超声表现

A. 左上腹空肠壁增厚，肠腔狭窄（箭头）；B. 肠周淋巴结肿大；C. 肿块上方肠管扩张；D. 术后大体标本

J. 空肠腔；M. 增厚肠壁

（7）壶腹区小肠癌可压迫胰胆管，引起胰管、肝内外胆管扩张及胆囊肿大（图5-0-5）。

（8）晚期可出现肝脏、肠系膜、腹膜后淋巴结转移（图5-0-6～图5-0-8）。

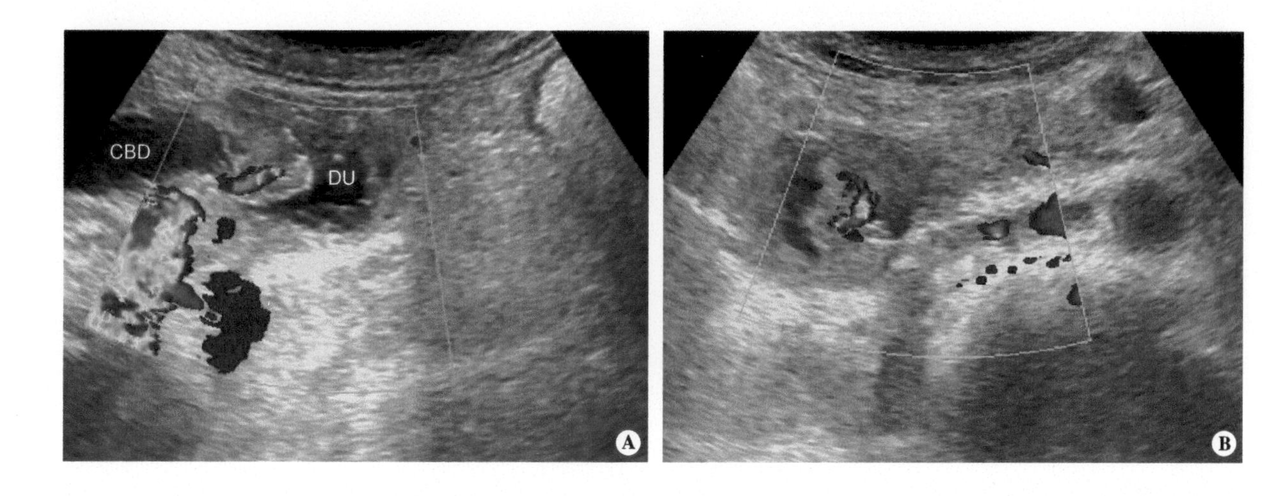

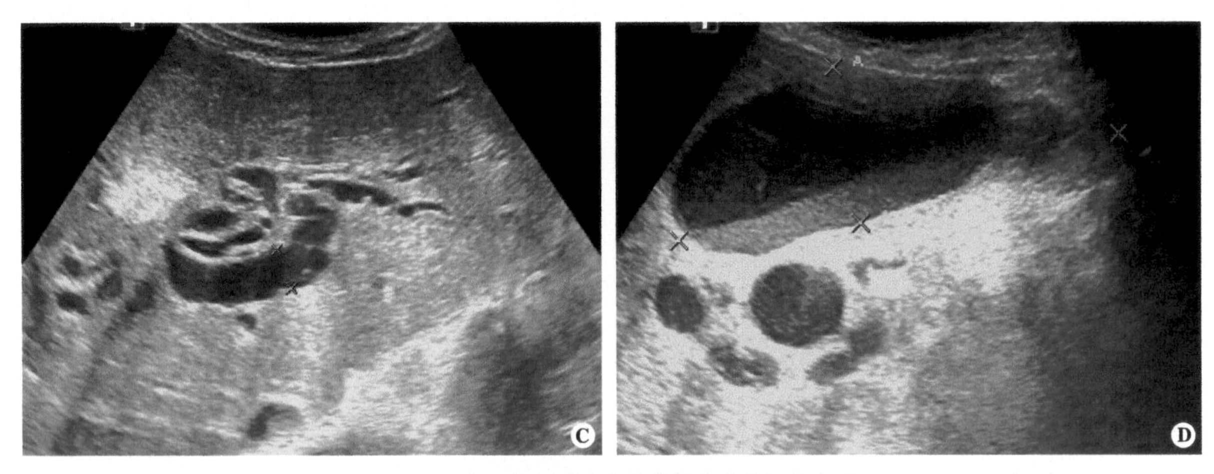

图5-0-5　十二指肠乳头中分化管状腺癌超声表现

A. 胆总管（CBD）长轴切面，显示十二指肠（DU）乳头增厚，血供增多；B. 十二指肠乳头水平短轴切面，显示乳头呈结节样增厚，可见较丰富的血流信号；C. 肝内肝管扩张；D. 胆囊肿大伴胆汁淤积

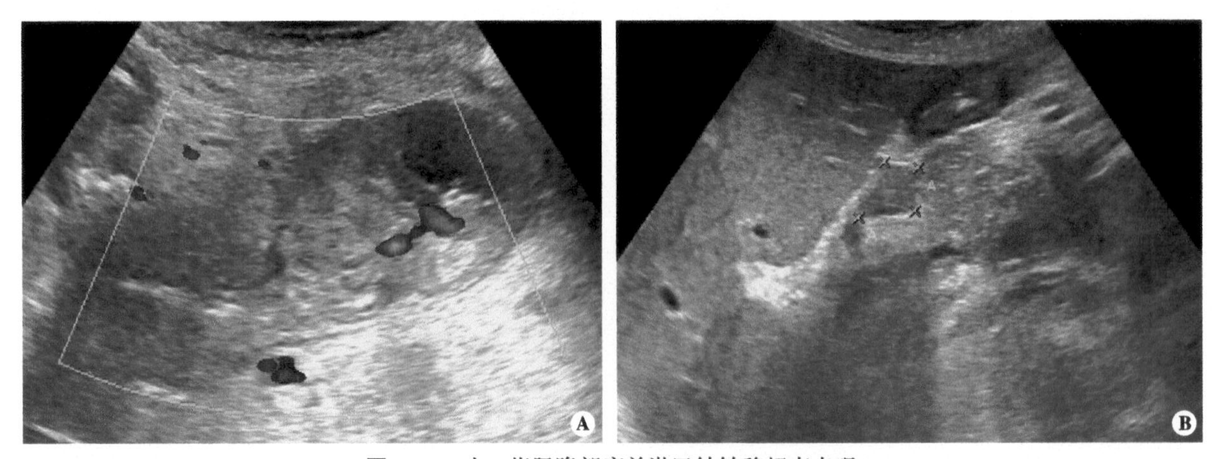

图5-0-6　十二指肠降部癌并淋巴结转移超声表现

A. 十二指肠降部长轴切面，显示肠壁明显增厚，肠腔狭窄；B. 肠周淋巴结肿大

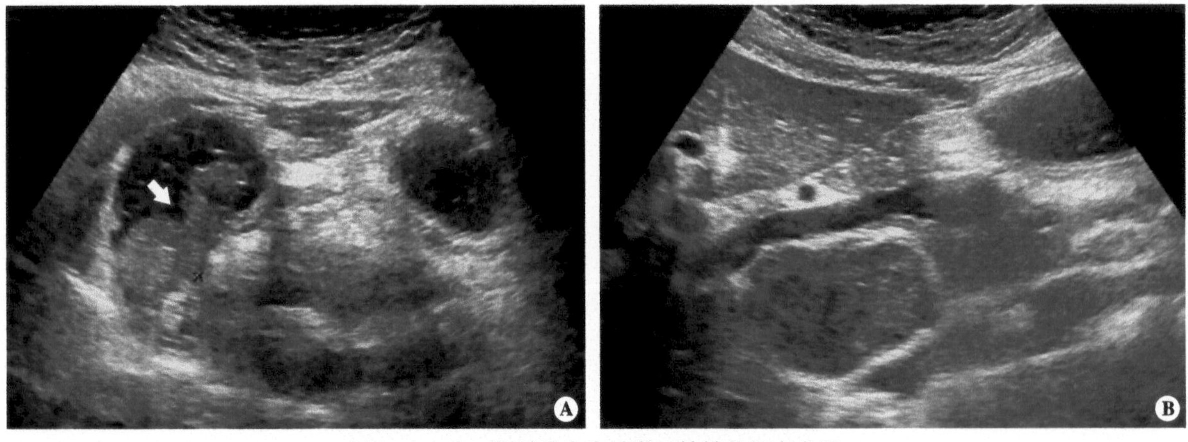

图5-0-7　十二指肠乳头癌并淋巴结转移超声表现

A. 十二指肠乳头部见一偏低回声肿块（箭头），形态不规则；B. 腹膜后淋巴结肿大

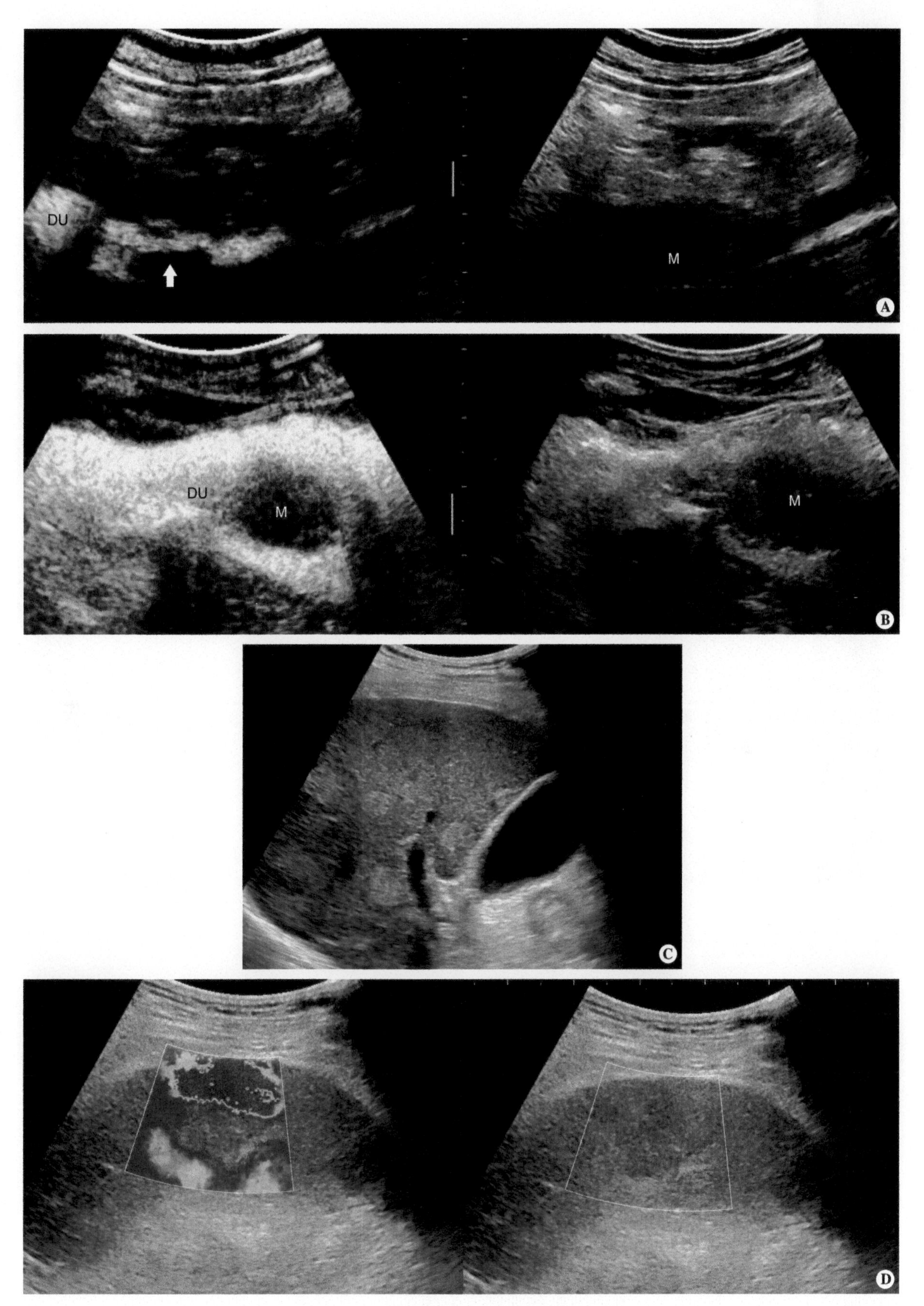

图5-0-8 十二指肠降部癌并肝转移超声表现

A. 十二指肠降部癌，口服微泡超声造影剂后，十二指肠内回声增强，肠壁局部充盈缺损（箭头），肠腔狭窄，右侧灰阶图肿瘤显示不清；B. 微泡超声造影剂大量进入十二指肠，十二指肠腔充盈增强良好，降部见一负性显影肿块；C. 肝脏多发高回声转移灶；D. 右肝前叶下段低回声转移灶，剪切波弹性成像检查显示肿块硬度大

DU. 十二指肠；M. 肿块

六、其他影像学检查

1. CT检查 CT平扫显示小肠壁局限性增厚，肠腔内可见软组织肿块影；肿瘤密度均匀，肠腔呈偏心性狭窄，可伴有肠梗阻；晚期可见周围肠系膜浸润或淋巴结肿大；增强扫描呈“快速上升-平台”模式，即动脉期呈明显强化，静脉期维持一定的强化程度，变化不明显（图5-0-9）。

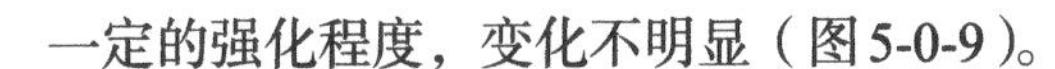

2. MRI检查 MRI平扫显示小肠壁局部增厚，肠腔内软组织肿块在T_1WI上呈低信号，在T_2WI上呈高信号，信号分布不均匀，扩散加权成像示病灶弥散受限，呈高信号，抑脂增强的SPGR或LAVA序列在周围低信号环境的对比下呈显著高信号（图5-0-10）。

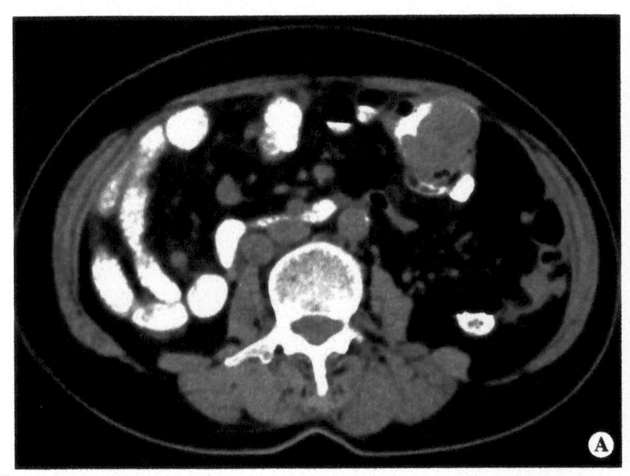

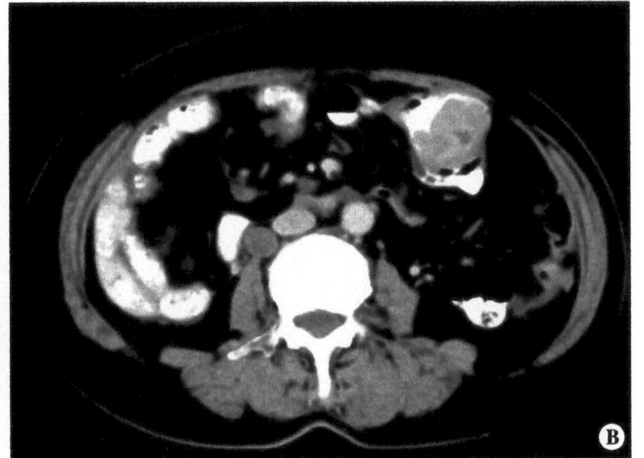

图5-0-9 小肠癌CT检查

A. CT平扫显示左上腹小肠壁结节样增厚；B. CT增强检查显示小肠肿块强化

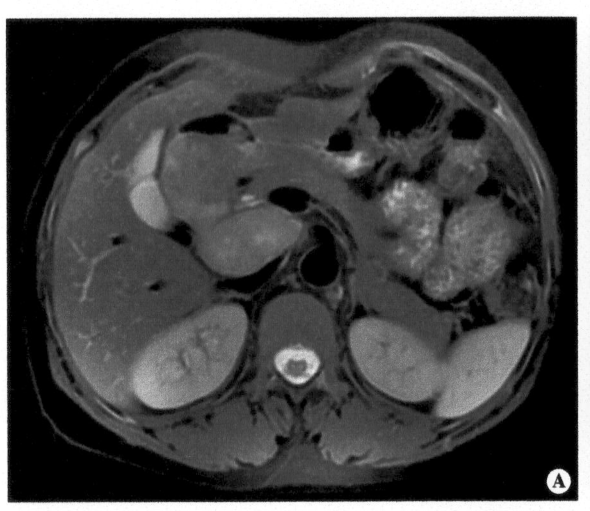

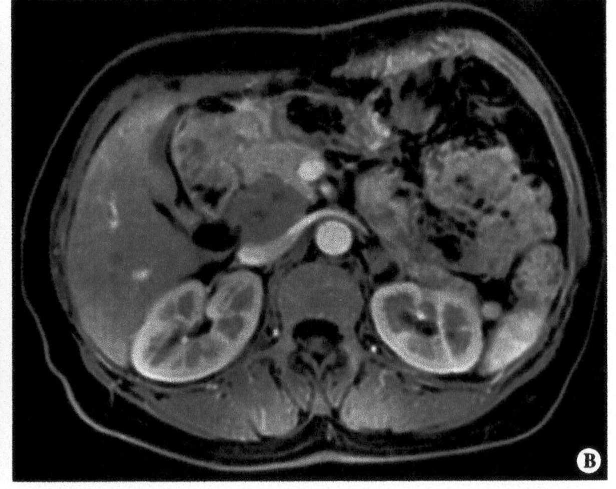

图5-0-10 十二指肠癌MRI检查

A. T_2加权序列显示十二指肠降部壁增厚，肠腔狭窄；B. T_1增强序列显示十二指肠肿块强化

七、鉴别诊断

1. 克罗恩病 好发于回盲部、末段回肠，肠壁呈节段性增厚，层次不清，黏膜面可见息肉样突起，肠系膜增厚、回声增强，肠周可见肿大淋巴结，可继发肠梗阻、肠瘘、脓肿形成等。

2. 肠结核 可分为溃疡型、增殖型、混合型，通常以回盲部为中心，累及邻近升结肠及末段回肠，呈连续性分布，肠壁多呈环形向心性增厚，黏膜层可伴有溃疡或结节状增生，回盲部挛缩变形，结肠旁可见淋巴结肿大伴钙化，腹腔可伴有腹腔积液。

3. 白塞病 可累及全消化道，好发于回盲部，表现为肠道溃疡，肠壁局限性增厚、僵硬，黏膜面见强回声斑，常发生于系膜对侧缘；白塞病常伴有反复发作的口腔溃疡、生殖器溃疡、皮肤结节性红斑、虹膜睫状体炎等一系列临床表现。

八、超声诊断注意事项

（1）有效的肠道准备是获得理想超声检查效果的基础。检查前一天清淡饮食，少食产气刺激性食物，检查前日晚口服聚乙二醇电解质散或甘露醇清洁肠道，检查前一小时再口服等渗甘露醇充盈肠管，可明显提高肠道超声检查效果。但临床怀疑肠梗阻、肠穿孔等疾病时需禁食禁水，或拟行内镜下治疗者，禁忌口服甘露醇等进行肠道准备。

（2）进行小肠超声检查时，应联合应用腹部低频超声探头及中高频探头，对于腹壁皮下脂肪较薄者，尽量选用频率高的探头，适当加压缩短探头与病灶距离，有助于提高病灶显示率。

（3）小肠癌比较少见，早期患者多无症状，行肠道超声检查时应系统全面扫查，尤其应重点检查患者主诉不适或疼痛的部位，避免漏诊。

（4）当超声检查发现小肠局部梗阻扩张时，应进一步扫查下游肠管有无占位病变，并注意与肠粘连、炎症性肠病、异物等进行鉴别。

（5）十二指肠降部位于腹膜后，特别对于肥胖患者，其位置深在，是超声检查较为困难的部位，同时也是小肠癌最好发的部位，超声检查容易漏诊较小体积的病灶。壶腹区小肠癌常阻塞胰胆管开口，当超声检查发现胰胆管扩张时，应建立胃十二指肠声窗，循着扩张管道向下寻找导致梗阻的病因，尽量避免漏诊。

九、临床应用价值

（1）由于常规内镜无法到达十二指肠远段及空回肠，其应用价值明显受限；胶囊内镜费用昂贵，操作烦琐，存在扫查盲区，无法活检，并且可能被堵塞在肠道狭窄段，目前尚难以普及。与其他影像学检查比较，小肠超声检查具有实时灵活、无辐射损伤、诊断准确性高等优势，但超声检查容易受患者腹壁厚度、肠道准备情况及检查医师水平等因素影响。

（2）通过充分的肠道准备及系统全面扫查，经腹部超声多可检出1cm以上小肠病灶；对于腹壁薄、超声穿透力好的患者，经验丰富的超声医师采用中高频超声甚至可以检出1cm以下的病灶，具有重要临床应用价值。

（3）经腹部超声检查不仅可以显示小肠癌病灶，采用中高频探头还可以观察小肠癌浸润肠壁层次及周围组织情况，肠周有无淋巴结转移，通过静脉通路超声造影可判断有无肝脏等远处转移，在小肠癌诊断、术前评估及术后复查中均具有实用价值。

（钱清富　陈志奎　罗晓雯）

参考文献

曹海根，王金锐，2006. 实用腹部超声诊断学. 2版. 北京：人民卫生出版社.

陈灏珠，林果为，2009. 实用内科学. 13版. 北京：人民卫生出版社.

陈孝平，汪建平，赵继宗，2018. 外科学. 9版. 北京：人民卫生出版社.

伏平友，刘淑珍，2012. 小肠腺癌的气钡双对比造影诊断. 医学影像学杂志，22（1）：134-145.

郜永顺，樊晓金，黄晶晶，等，2018. 原发性小肠肿瘤临床症状与病理类型相关性分析. 世界华人消化杂志，26（20）：1253-1258.

郭万学，2011. 超声医学. 6版. 北京：人民军医出版社.

李春，2016. 60例小肠肿瘤及肿瘤样病变患者的病理特征及其CT表现分析. 中国CT和MRI杂志，14（9）：83-85.

刘彤，张宝良，何小玲，等，2002. 116例原发性小肠肿瘤的临床病理分析. 中华胃肠外科杂志，5（4）：259-262.

陆文明，2004. 临床胃肠疾病超声诊断学. 西安：第四军医大学出版社.

莫剑忠，江石湖，萧树东，2014. 江绍基胃肠病学. 2版. 上海：上海科学技术出版社.

孙浩，郑慧，2018. 壶腹周围癌的MRI及MRCP诊断. 影像研究与医学应用，2（13）：105-106.

吴孟超，吴在德，2008. 黄家驷外科学. 北京：人民卫生出版社.

詹姆斯・D. 布瑞雷，玛丽・K. 高斯伯德罗维兹，克里斯坦・维特金德，2019. 恶性肿瘤TNM分期. 8版. 王平，梁寒，译. 天津：天津科技翻译出版有限公司.

张秀娟，钱清富，唐秀斌，等，2020. 超声结合血清学指标在壶腹癌与胰头癌鉴别诊断中应用. 生物医学工程与临床，24（1）：40-44.

Juan Rosai，2017. 罗塞-阿克曼外科病理学・消化系统分册. 10版. 郑杰，译. 北京：北京大学医学出版社.

Nagtegaal ID，Odze RD，Klimstra D，et al，2020. The 2019 WHO classification of tumours of the digestive system. Histopathology，76（2）：182-188.

National Comprehensive Cancer Network（NCCN），2023. Small Bowel Adenoca-rcinoma. https：//www. nccn. org/guidelines/category_1[2023-2-1].

WHO Classification of Tumours Editorial Board，2019. WHO classification of tumors：Digestive system tumours. Lyon，France：International Agency for Research on Cancer.

第六章　结　肠　癌

一、病　　因

结肠癌发病与多种危险因素有关：①饮食因素，如高脂肪饮食、摄入过多动物蛋白特别是红肉，饮食中缺乏膳食纤维；②遗传因素，研究表明结肠癌存在家族聚集现象，近亲中有1人患结肠癌，则患病危险度约为正常人的2倍，Lynch综合征、家族性腺瘤性息肉病、MYH相关息肉病、黑斑息肉病和青少年息肉病等与结肠癌的发生也存在相关性；③疾病因素，如肠道慢性炎症、克罗恩病、息肉、腺瘤等；④生活方式，如久坐、超重、肥胖等。

结肠癌发生发展过程是一系列明确基因组学和表观基因组学分子事件的多步骤动态过程，主要体现在基因组甲基化异常和组蛋白修饰导致染色质结构异常，腺瘤样结肠息肉基因（*APC*）、*K-ras*基因、*p53*基因、*CRC*缺失基因（*DCC*）和错配修复基因异常。

二、病　　理

（1）早期结肠癌指肿瘤穿透黏膜肌层但局限于肠壁黏膜下层，当肿瘤细胞穿过隐窝基底膜进入周围固有层，甚至黏膜肌层，但未穿透黏膜肌层时，称为黏膜内癌。

（2）进展期结肠癌的大体分型

1）溃疡型：占50%以上，溃疡深达甚至贯穿肠壁肌层，易出血，分化程度较低，转移较早。

2）隆起型：肿瘤向肠腔内生长，右侧结肠多见。

3）浸润型：肠壁增厚，肠腔狭窄，分化低，转移早，预后差。

（3）组织学分型

1）腺癌：其中管状腺癌和乳头状腺癌占75%～85%，其次为黏液腺癌，占10%～20%，肿瘤细胞分化程度越低，其恶性程度越高，预后越差。

2）腺鳞癌：多为中分化或低分化，既有鳞状细胞癌的特点，又有腺癌的特点，两者或是分开，或是混合，较为少见。

3）未分化癌：组织学变异非常大，缺乏形态学、免疫表型分子生物学证据上的分化，预后差。

结肠癌可以在一个肿瘤中出现两种或两种以上的组织类型，且分化程度不一致。

（4）扩散与转移

1）直接浸润：结肠癌可以向三个方向浸润扩散，即肠壁深层、环状浸润、沿纵轴浸润，肿瘤可穿透肠壁，侵犯邻近脏器组织，如肝脏、肾脏、膀胱等。

2）淋巴结转移：为主要转移途径，转移到结肠旁淋巴结，再到肠系膜血管周围及根部淋巴结。

3）血行转移：多见于肝脏、肺部、骨骼等。

4）种植转移：脱落的癌细胞可种植到腹膜、腹盆腔内壁、肝脏表面等形成粟粒样转移结节。

附：结直肠癌TNM分期

AJCC/UICC联合发布的TNM分期标准目前已经更新到第8版，具体分期标准如下：

T：原发肿瘤

Tx　　原发肿瘤无法评估

T0　　无原发肿瘤证据

Tis 原位癌：侵及黏膜固有层

T1 肿瘤侵犯黏膜下层

T2 肿瘤侵犯肌层

T3 肿瘤穿透肌层到达浆膜下层，或侵犯无腹膜覆盖的结直肠旁组织

T4a 肿瘤穿透脏腹膜

T4b 肿瘤直接侵犯或粘连于其他器官或结构

N：区域淋巴结

Nx 区域淋巴结转移无法确定

N0 无区域淋巴结转移

N1 有1～3个区域淋巴结转移

N1a 有1个区域淋巴结转移

N1b 有2个区域淋巴结转移

N1c 肿瘤种植，如卫星结节，于浆膜下或无腹膜覆盖的直肠周围软组织，并且无区域淋巴结转移

N2 有4个或更多的区域淋巴结转移

N2a 有4～6个区域淋巴结转移

N2b 有7个或更多的区域淋巴结转移

M：远处转移

M0 无远处转移

M1 有远处转移

M1a 转移仅局限于1个器官，无腹膜转移

M1b 1个以上器官有远处转移

M1c 转移到腹膜伴或不伴其他器官转移

三、临床特征

（1）我国结直肠癌的发病率居胃肠道肿瘤的第3位，近20年来我国结肠癌的发病率明显上升，尤其是大城市。

（2）结肠癌平均发病年龄为59.3岁，男女比例为1.34∶1。

（3）早期多无症状，随着病情发展逐渐出现症状。

1）共同症状：胃肠功能紊乱、肠梗阻、血便、腹部包块，以及贫血、营养不良等全身症状。

2）右半结肠癌：肠管粗大，内容物以液体为主，癌肿以隆起型病变多见，梗阻较少见。患者常有腹痛等不适，初为间歇性，后转为右下腹持续性疼痛；大便习惯改变，早期稀便，有脓血便，肿瘤增大时出现腹泻、便秘交替；半数以上患者可扪及腹部肿块，30%的患者出现便血、贫血、体重减轻等表现。

3）左半结肠癌：肠腔较细，粪便较干硬，癌肿多为浸润型，常发生狭窄梗阻，患者出现腹部绞痛、排便困难、粪便带血或黏液。

四、实验室检查

1. 粪便隐血试验 结肠癌破溃出血时阳性。

2. 肿瘤标志物 约45%、30%的结肠癌患者CEA和CA19-9升高，对于判断预后及术后复发有较好价值。

五、超声表现

1. 早期结肠癌 表现为肠壁稍增厚，肠腔无狭窄，但常规经腹部超声检查常漏诊，肠道准备后经肛门注入有回声型胃肠超声显像剂有助于提高病灶检出率。

2. 进展期结肠癌

（1）结肠壁不规则增厚，呈假肾征，可引起肠道梗阻扩张，肠壁层次结构不清，黏膜面不光整，可见破溃凹陷，深部可累及浆膜层，浆膜层连续性中断（图6-0-1）。

（2）癌肿呈肿块状时表现为低回声的不规则团块，边界不清楚，形态不规则，与肠壁分界不清。

（3）病灶内部血供较丰富，血管走行较杂乱。

（4）晚期可见病灶周围或远处淋巴结肿大，以及腹腔积液和腹膜、肝转移（图6-0-2）。

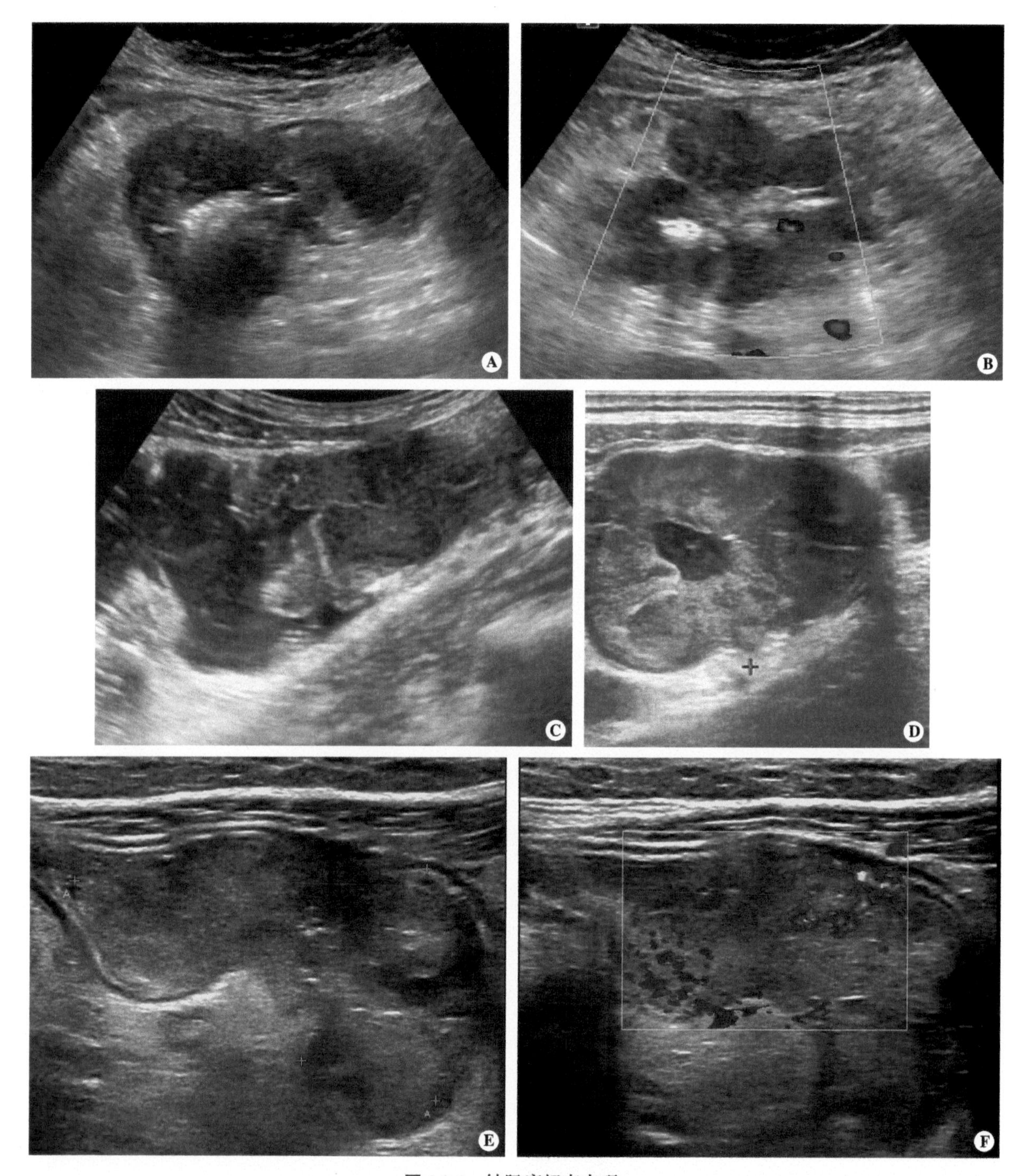

图6-0-1 结肠癌超声表现

A. 横结肠癌，肠壁增厚，层次不清，肠腔变窄；B. 横结肠癌，肿块形态不规则，呈假肾征，边界不清，累及浆膜层及系膜组织，CDFI可见血流信号；C. 升结肠癌，长轴面显示肠壁不均匀增厚，肠腔狭窄；D. 升结肠癌，短轴面显示肠壁增厚，层次消失，局部突破浆膜；E. 乙状结肠癌，长轴面显示肠壁明显增厚，肠腔狭窄；F. 乙状结肠癌，肿块可见较丰富血流信号

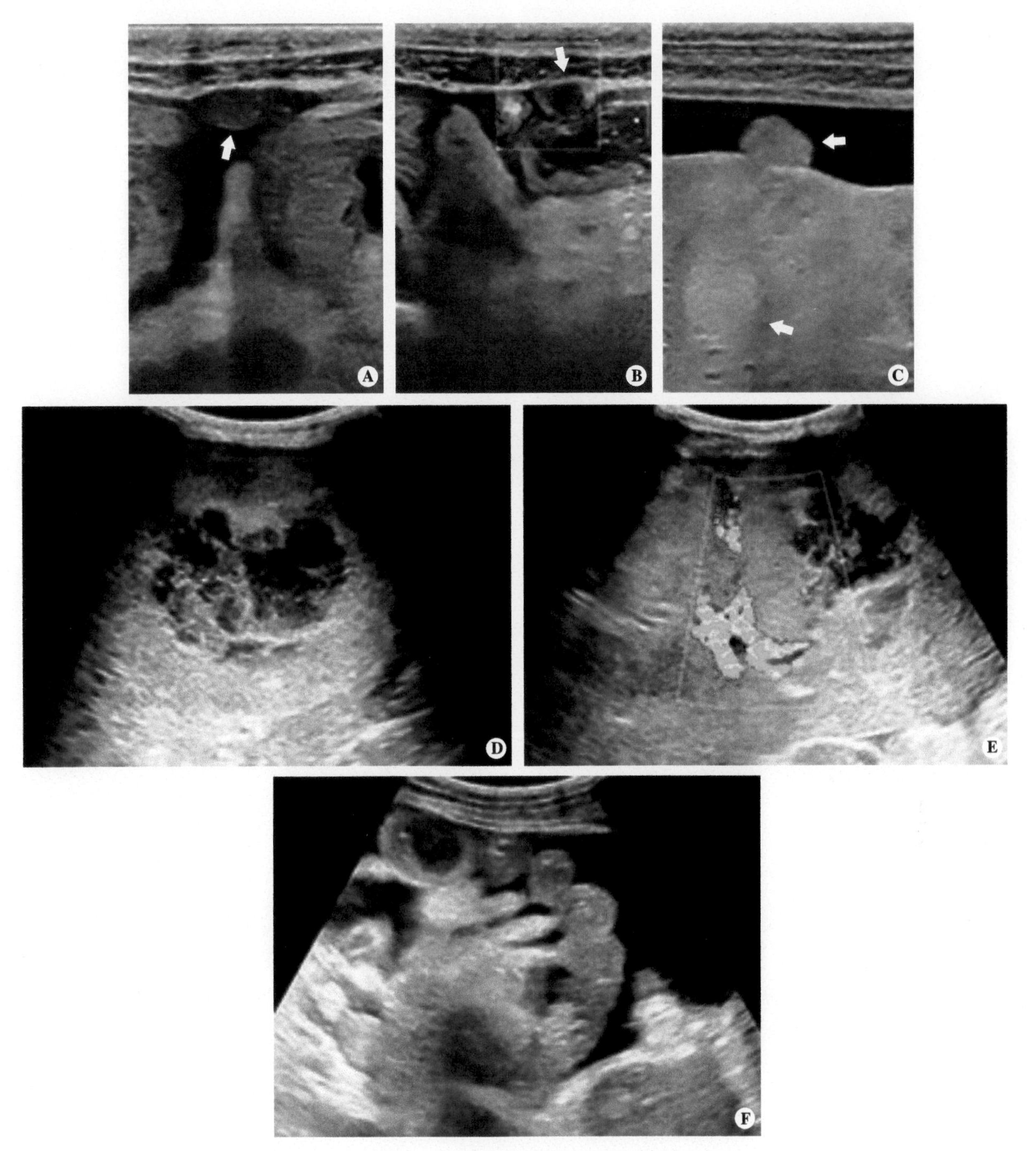

图6-0-2 结肠癌扩散转移超声表现

A. 壁腹膜结节（箭头）；B. 结节（箭头）内未见明显血流；C. 肝内及肝表面结节（箭头）；D. 肝内囊实性结节；E. 肝内结节可见血流信号；F. 腹腔积液，肠管漂浮其中

六、其他影像学检查

1. CT检查 早期结肠癌表现为局限性肠壁增厚，中晚期结肠癌则表现为肠腔内偏心性肿块影，肠壁呈环形或半环形增厚，肠腔狭窄，肿瘤穿透肠壁达浆膜层或向外扩展。该检查可评估淋巴结转移、周围组织浸润及远处转移情况，并能进行临床分期（图6-0-3）。

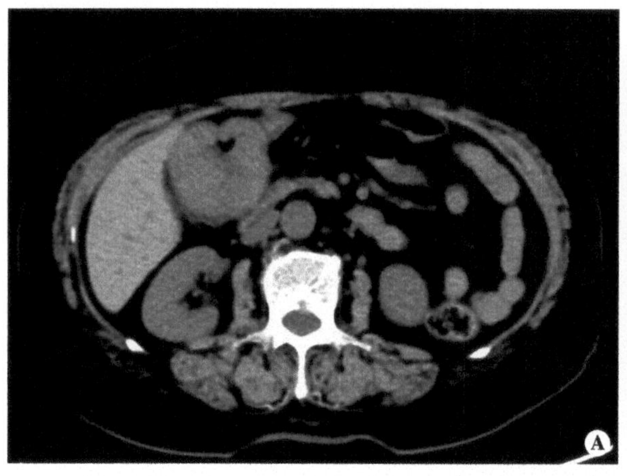
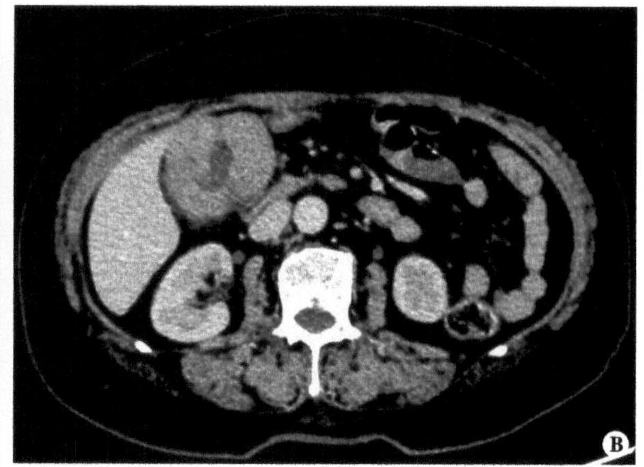

图6-0-3　结肠肝曲癌CT检查

A. CT平扫显示结肠右曲偏心性肿块；B. 增强扫描可见强化

2. 钡剂灌肠X线检查　结肠壁黏膜皱襞紊乱，可见充盈缺损，癌肿部位的肠壁僵硬，蠕动减弱或消失，肠腔狭窄，钡剂通过困难（图6-0-4）。

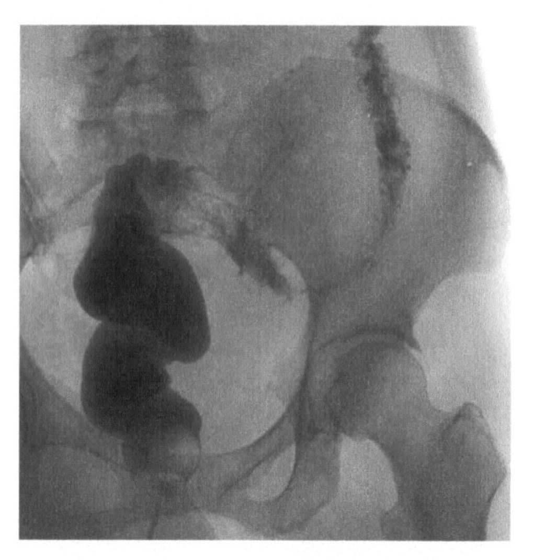

图6-0-4　乙状结肠癌钡剂灌肠X线检查

乙状结肠上段不规则变窄，局部黏膜中断破坏

3. 肠镜检查　肠镜检查结合活检病理检查是诊断结直肠癌较为可靠的方法，所有疑似结直肠癌的患者均推荐进行全结肠镜检查。进展期结直肠癌内镜下表现为隆起型、溃疡型和浸润型（图6-0-5）。

七、鉴别诊断

1. 结肠息肉　为结肠黏膜表面突入肠腔的结节，肠道准备后，经腹部超声检查可发现肠壁等回声或高回声结节，单发或多发，肠壁层次结构完整，基底部可见血流信号。部分腺瘤性息肉可发生癌变，尤其是较大体积者，其表面可发生溃疡，基底较宽，血供较为丰富。

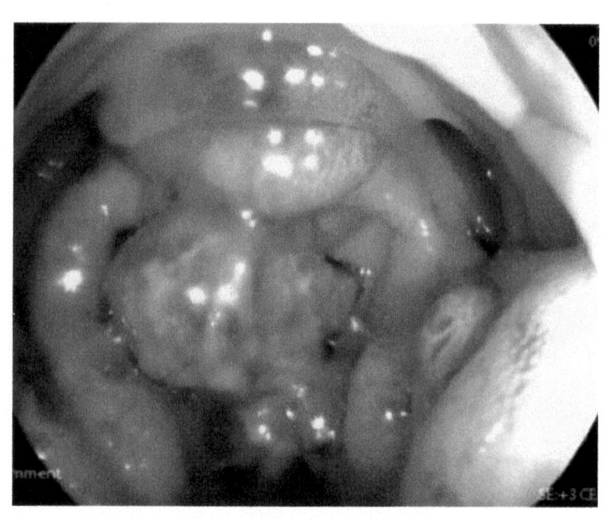

图6-0-5　降结肠癌肠镜检查

于降结肠可见新生物环腔生长，表面凹凸不平，管腔狭窄

2. 溃疡性结肠炎　病程长，反复发作，超声检查可见结肠壁连续性增厚，厚径为4～10mm，局部可见溃疡形成，多位于黏膜层或黏膜下层，浆膜层多完整，肠管较僵硬，结肠袋消失。

3. 肠结核　临床不多见，好发于回肠末段、盲肠及升结肠，患者全身症状较明显，如午后低热、盗汗、消瘦、乏力等。肠结核缺乏特异性声像表现，超声诊断应密切结合临床。

八、超声诊断注意事项

（1）肠道超声检查前应做好充分的肠道准备，

对于结肠空虚者，可注入有回声型胃肠超声显像剂进行示踪，以准确识别结肠，避免与小肠混淆，导致定位错误。

（2）体积较小的结肠癌，经腹部超声检查容易漏诊，应遵循肠道超声检查规范，系统扫查，尽量避免漏诊。

（3）体积较大的结肠癌，常阻塞肠管，侵犯周围组织，容易导致定位困难，此时应换用中高频探头，可显示病灶与正常段肠壁的关系，如果病灶与正常段结肠壁相延续，可判断肿瘤来源于结肠。此外，通过灌注有回声型胃肠超声显像剂或微泡超声造影剂进行超声造影检查也是准确定位结肠癌的重要方法之一。

（4）部分结肠癌原发病灶较小，但已经发生明显的远处转移。当常规超声检查发现肝脏具有典型转移征象的结节，此时应系统扫查容易转移到肝脏的组织器官，如胃肠道、胰腺等，经肛门灌注有回声型胃肠超声显像剂有助于提高结肠癌的检出率。

（5）结肠癌可能存在同时性或异时性多发癌，也可以与其他部位肿瘤同时存在，超声检查时应系统、全面，不能满足于已发现一处病灶就“草草收场”，避免出现“捡了芝麻，丢了西瓜”的遗憾。

九、临床应用价值

（1）结肠癌患者就诊时很多已经处于进展期，部分患者无症状，为常规超声检查首次发现，肠道超声检查可视为结肠癌内镜检查有效的补充手段。

（2）通过肠道清洁准备后，再经肛门注入温水或有回声型胃肠超声显像剂充盈结肠，常可获得较理想的超声检查效果，一般1cm以上的结肠癌可以被检出。

（3）联合应用中高频探头、肠道超声、超声造影等技术，超声检查可以对结肠癌术前TNM分期进行评估，并且在随访新辅助治疗效果、术后肿瘤有无复发等方面均具有临床应用价值。

（陈志奎 郭晶晶 唐 懿）

参考文献

曹海根，王金锐，2006. 实用腹部超声诊断学. 2版. 北京：人民卫生出版社.

陈灏珠，林果为，2009. 实用内科学. 13版. 北京：人民卫生出版社.

陈孝平，汪建平，赵继宗，2018. 外科学. 9版. 北京：人民卫生出版社.

杜昆，杜宁超，刘安文，等，2021. 术前癌胚抗原水平升高对Ⅰ～Ⅲ期结肠癌患者预后的影响：一项基于SEER数据库的回顾性队列研究. 汕头大学医学院学报，34(3)：136-142.

郭春光，刘骞，代敏，2015. 大肠癌筛查现况与展望. 中华预防医学杂志，49(5)：377-380.

郭万学，2011. 超声医学. 6版. 北京：人民军医出版社.

国家消化系统疾病临床医学研究中心（上海），国家消化道早癌防治中心联盟，中华医学会消化内镜学分会，等，2019. 中国早期结直肠癌筛查流程专家共识意见（2019，上海）. 中华消化内镜杂志，36(10)：709-719.

国家消化系统疾病临床医学研究中心（上海），中华医学会消化内镜学分会，中国抗癌协会肿瘤内镜专业委员会，等，2022. 中国结直肠癌癌前病变和癌前状态处理策略专家共识. 中华消化内镜杂志，39(1)：1-18.

梁小波，2017. 2016版中国局部进展期直肠癌诊疗专家共识解读. 临床外科杂志，25(4)：248-251.

陆文明，2004. 临床胃肠疾病超声诊断学. 西安：第四军医大学出版社.

莫剑忠，江石湖，萧树东，2014. 江绍基胃肠病学. 2版. 上海：上海科学技术出版社.

田剑波，温艳，杨卓煜，等，2021. 全球结直肠癌筛查指南及共识质量评价. 中华流行病学杂志，42(2)：248-257.

王智杰，柏愚，2022.《中国结直肠癌癌前病变和癌前状态处理策略专家共识》解读. 中华消化内镜杂志，39(1)：35-38.

吴孟超，吴在德，2008. 黄家驷外科学. 北京：人民卫生出版社.

吴宇辰，王胜，周云，等，2021. D-二聚体、癌胚抗原、糖类抗原242、糖类抗原50联合检测对结肠癌的诊断和鉴别诊断价值. 中国卫生检验杂志，31(1)：61-62，65.

詹姆斯·D. 布瑞雷，玛丽·K. 高斯伯德罗维兹，克里斯坦·维特金德，2019. 恶性肿瘤TNM分期. 8版. 王平，梁寒，译. 天津：天津科技翻译出版有限公司.

中国临床肿瘤学会结直肠癌专家委员会，2019. 可切除的进展期结直肠癌围手术期治疗专家共识（2019）. 中华胃肠外科杂志，22(8)：701-710.

中国医师协会结直肠肿瘤专业委员会腹膜肿瘤专业委员会，2019. 结直肠癌腹膜转移预防和治疗腹腔用药中国专家共识（V 2019）. 中华结直肠疾病电子杂志，8(4)：329-335.

中华医学会消化病学分会，中华医学会消化病学分会肿瘤协作组，2016. 中国结直肠癌预防共识意见（2016年，上海）. 胃肠病学，21(11)：668-686.
中华医学会肿瘤学分会早诊早治学组，2020. 中国结直肠癌早诊早治专家共识. 中华医学杂志，100(22)：1691-1698.
Juan Rosai，2017. 罗塞-阿克曼外科病理学·消化系统分册. 10版. 郑杰，译. 北京：北京大学医学出版社.
Shi JF，Wang L，Ran JC，et al，2021. Clinical characteristics，medical service utilization，and expenditure for colorectal cancer in China，2005 to 2014：Overall design and results from a multicenter retrospective epidemiologic survey. Cancer，127(11)：1880-1893.
Winkels RM，Kampman E，Wu M，2021. Learning from East to West and vice versa：Clinical epidemiology of colorectal cancer in China. Cancer，127(11)：1736-1738.
WHO Classification of Tumours Editorial Board，2019. WHO classification of tumors：Digestive system tumours. Lyon，France：International Agency for Research on Cancer.

第七章 直 肠 癌

随着人们生活方式的改变，我国结直肠癌的发病率逐年上升，居恶性肿瘤的第3位，其中直肠癌的发病率高于结肠癌，约占60%。直肠癌的好发年龄为50～70岁，40岁以下者发病率较低，但恶性程度较高。

一、病　　因

直肠癌的病因与结肠癌大致相同。

二、病　　理

1. 直肠癌的病理学改变与结肠癌大致相同　以腹膜反折为界，直肠癌可分为上段直肠癌和下段直肠癌；也可根据癌肿与肛缘距离，分为低位直肠癌（距肛缘5cm以内）、中位直肠癌（5～10cm）、高位直肠癌（10cm以上）。

2. 扩散与转移

（1）直接浸润：肿瘤直接向直肠壁深层浸润生长，向肠壁纵轴方向浸润发生较晚。上段直肠癌可突破浆膜层，侵入邻近脏器，如子宫、膀胱等。下段直肠癌缺乏浆膜层，肿瘤穿透肠周系膜脂肪组织后，可侵犯前列腺、精囊腺、阴道等。

（2）淋巴转移：为常见的扩散途径，上段直肠癌沿着直肠上动脉、肠系膜下动脉及腹主动脉周围淋巴结转移，下段直肠癌则向上方和侧方转移。

（3）血行转移：肿瘤可沿着门静脉转移到肝脏，沿着髂静脉转移到肺、脑和骨骼等部位。

三、临床特征

（1）我国直肠癌患者中低位直肠癌所占比例高，为60%～70%，大多数癌肿可在直肠指检时触及；此外，30岁以下青年人患直肠癌的比例为10%～15%。

（2）早期直肠癌无明显症状，当癌肿影响排便或破溃出血时才出现症状。常见临床症状：①直肠刺激症状；②癌肿破溃出血；③肠腔狭窄；④局部侵犯，侵犯前列腺、膀胱、阴道等出现相应症状。

（3）直肠癌早期症状隐匿，诊断时往往进入中晚期，预后不良。

四、实验室检查

实验室检查项目与结肠癌大致相同。

五、超声表现

1. 正常直肠超声表现　经直肠腔内超声检查可清晰显示直肠壁层次结构，由肠腔向肠外分别为高回声的界面层、低回声的黏膜层、高回声的黏膜下层、低回声的肌层、高回声的肠周系膜脂肪组织层或浆膜层（图7-0-1）。

2. 直肠癌超声表现

（1）肿瘤超声表现：直肠癌的超声T分期参照病理分期标准，具体如下。

1）uT1期：肿瘤侵犯直肠壁黏膜层、黏膜下层，表现为黏膜层或黏膜下层增厚，回声减低，但肌层完整性好（图7-0-2）。

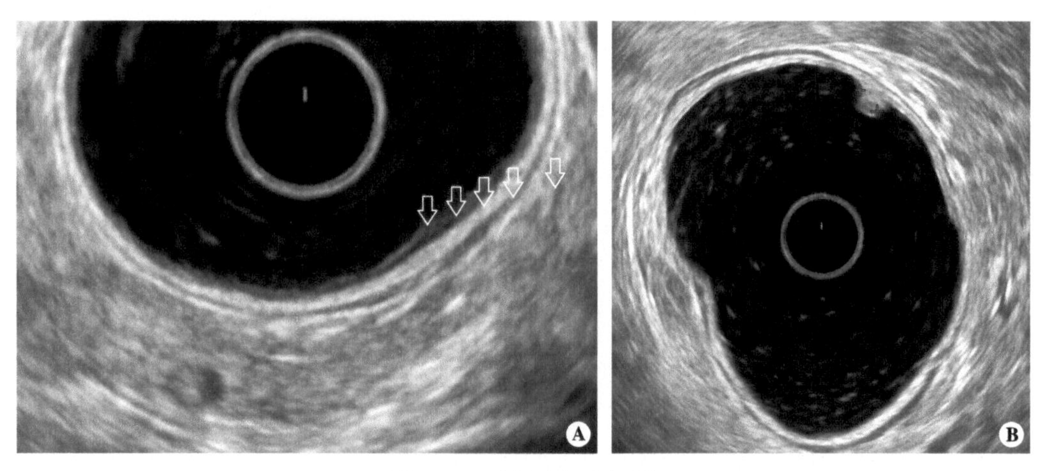

图7-0-1 直肠壁超声解剖

A. 箭头显示肠壁层次，从右到左依次为高回声界面层、低回声黏膜层、高回声黏膜下层、低回声肌层、高回声系膜组织层；B. 直肠壁层次结构清晰（左前壁见一高回声小息肉）

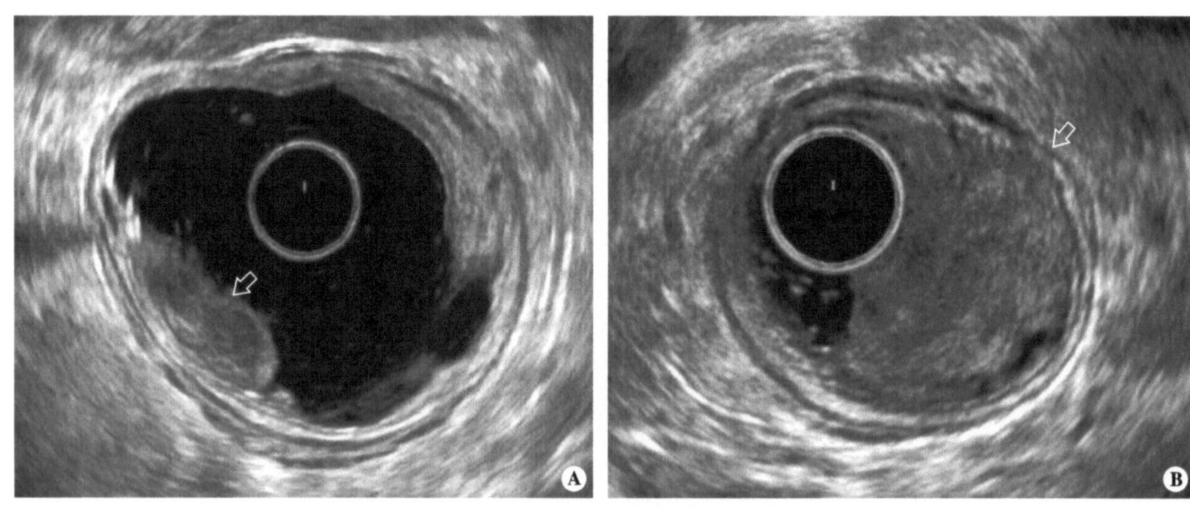

图7-0-2 T1期直肠癌腔内超声表现

A. 直肠壁局限性增厚（箭头），病灶位于黏膜层；B. 直肠壁偏低回声结节，基底部局部黏膜下层模糊变薄（箭头）

2）uT2期：肿瘤浸润肌层，表现为局部黏膜下层的高回声带消失，低回声肌层增厚（图7-0-3）。

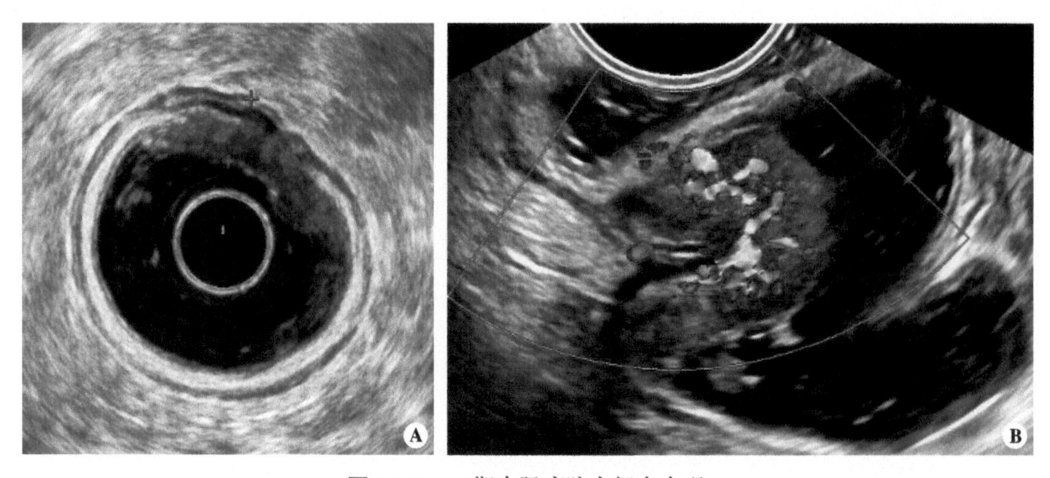

图7-0-3 T2期直肠癌腔内超声表现

A. 直肠壁片状增厚，局部肌层稍增厚，与肿块分界不清；B. 直肠壁结节样增厚，局部黏膜下层连续性中断，与肌层分界不清，血供丰富

3）uT3期：肿瘤突破肠壁肌层，累及肠周系膜脂肪组织，表现为肌层外高回声带中断、消失，低回声肿瘤向系膜脂肪组织生长，根据浸润直肠系膜深度不同，又分为uT3a（≤0.5cm）、uT3b（0.6～1cm）、uT3c（＞1cm）（图7-0-4）。

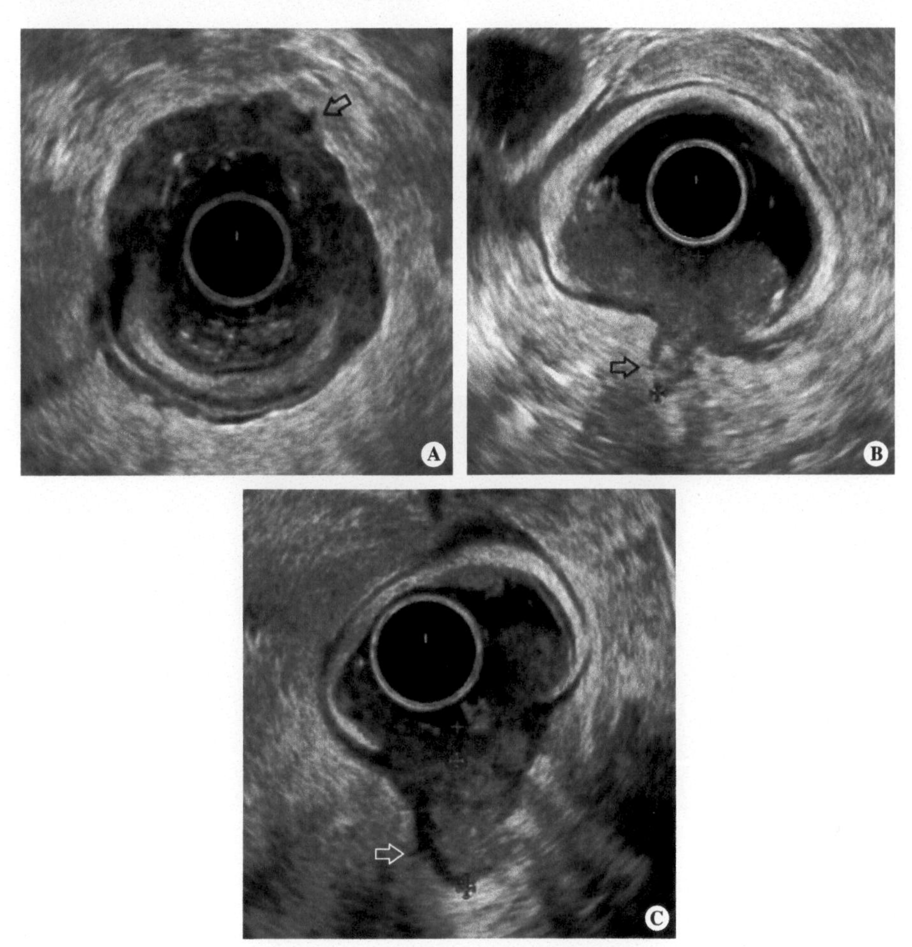

图7-0-4 T3期直肠癌腔内超声表现

A. T3a期，肿瘤呈针尖样向肠周系膜脂肪组织浸润生长（箭头）；B. T3b期，侵及系膜组织0.7cm（箭头）；C. T3c，侵及系膜组织1.3cm（箭头）

4）uT4期：又分为uT4a期和uT4b期，前者指肿瘤侵犯直肠壁浆膜层，后者侵犯邻近器官或组织，如前列腺、精囊腺、子宫附件等（图7-0-5～图7-0-7）。

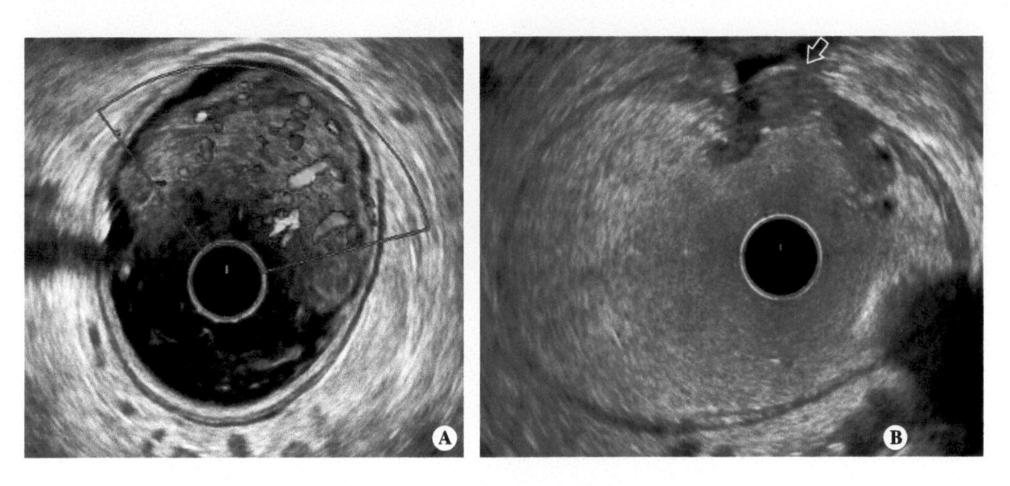

图7-0-5 T4a期直肠癌腔内超声表现

A. 直肠癌部分突入直肠腔内，血供丰富；B. 直肠癌黏膜面溃疡，局部累及前壁浆膜层（箭头）

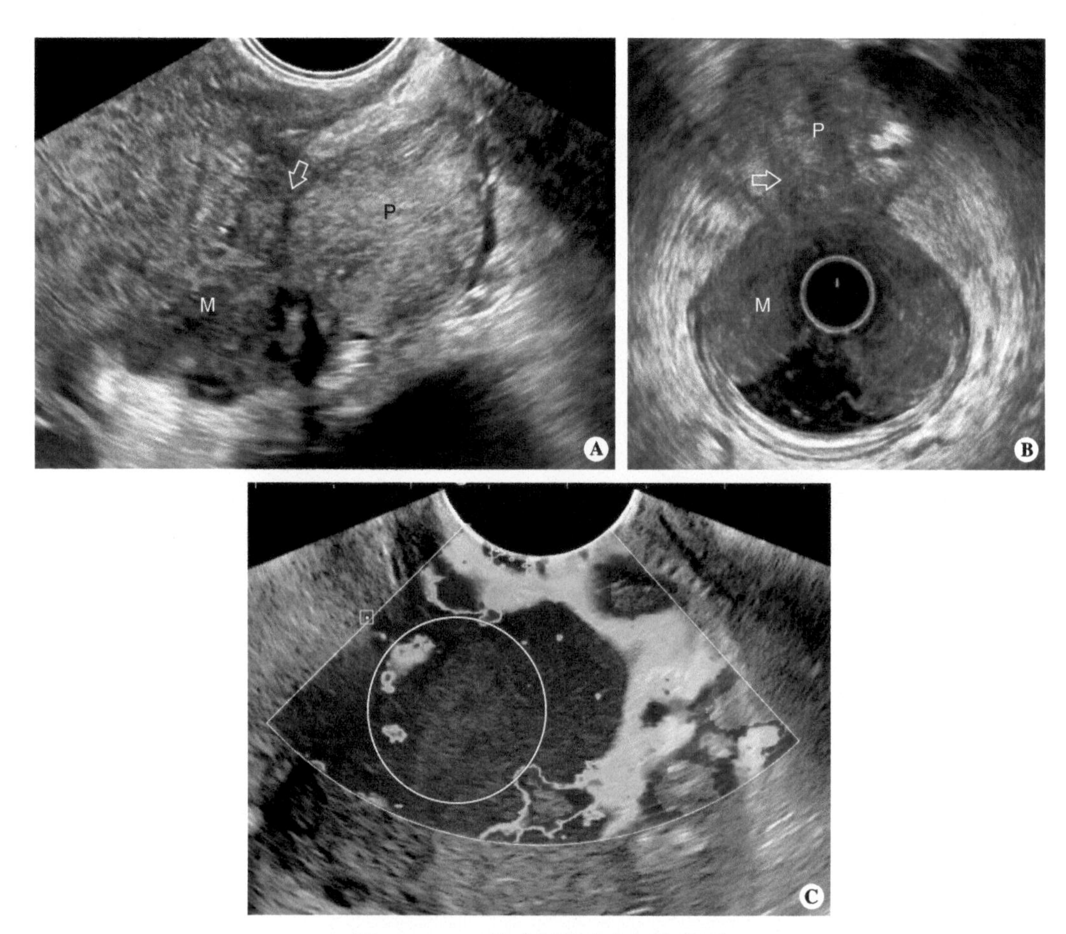

图7-0-6 T4b期直肠癌腔内超声表现

A. 端扫探头显示直肠壁低回声肿块，形态不规则，与前列腺分界不清（箭头）；B. 360°探头显示直肠壁增厚，约占肠壁3/4周，与前方前列腺分界不清（箭头）；C. SWE测得E_{max}=158.9kPa

M. 肿块；P. 前列腺

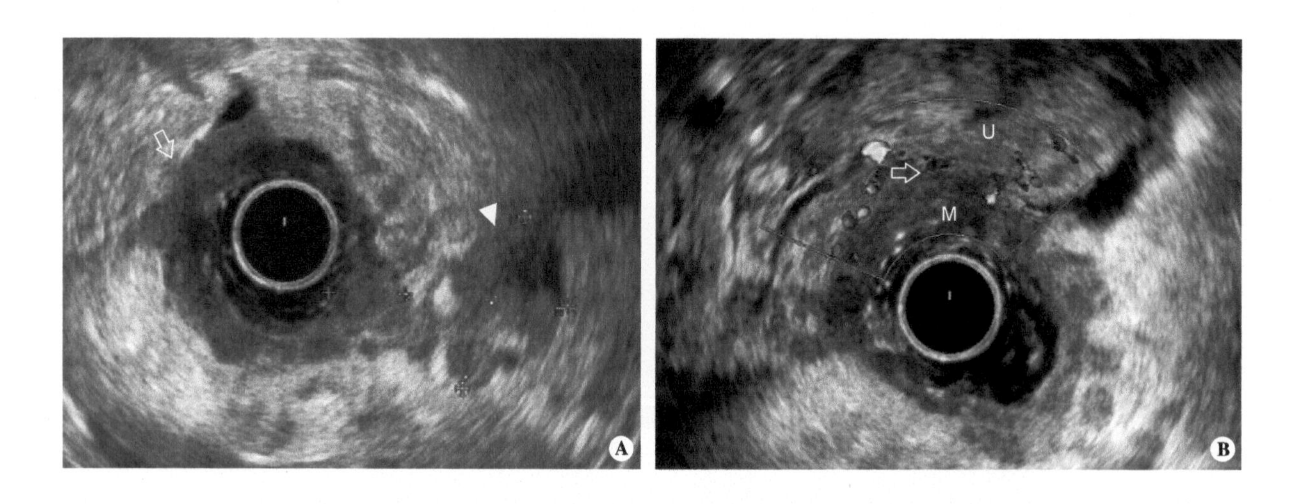

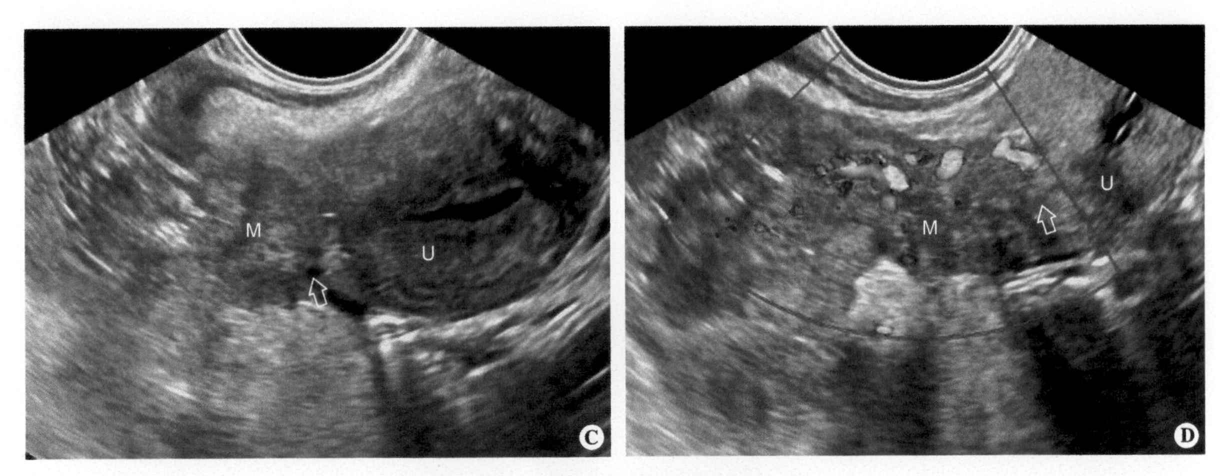

图7-0-7 T4b期直肠癌腔内超声表现

A. 直肠壁增厚，累及前壁浆膜层（箭头），向肠外浸润性生长（三角）；B. 肿瘤累及前方子宫壁，分界不清（箭头）；C. 端扫探头显示直肠癌与子宫壁分界不清（箭头）；D. 肿瘤血供较丰富

M. 肿块；U. 子宫

（2）淋巴结超声检查：经直肠超声检查容易显示直肠系膜的淋巴结，但对于位置较远者，如髂血管旁淋巴结常难以显示。转移性淋巴结或反应性增生淋巴结的超声表现存在一定重叠，超声鉴别诊断有一定难度。一般认为，转移性淋巴结多大于0.5cm，纵横比接近1，回声减低，淋巴门结构消失，可见血流信号（图7-0-8）。

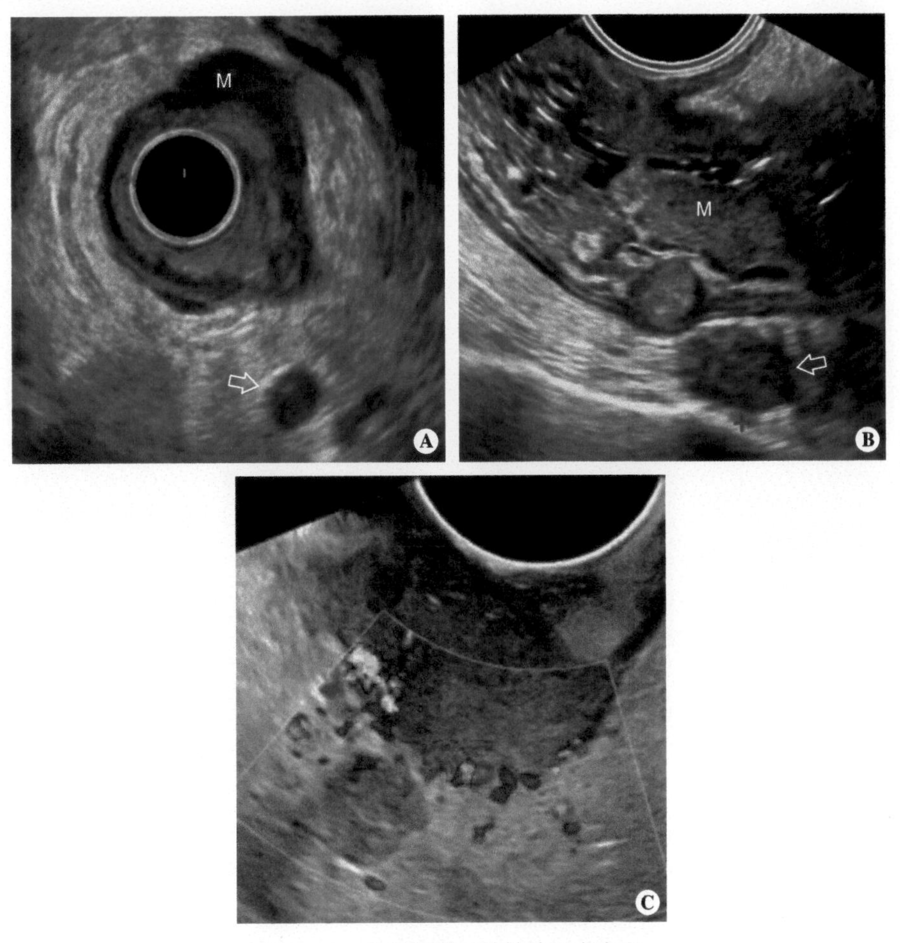

图7-0-8 直肠癌淋巴结转移超声表现

A、B. 直肠壁增厚（M），肠系膜见低回声结节（箭头），淋巴门消失；C. CDFI显示淋巴结有血流信号

六、其他影像学检查

1. MRI检查 可以从不同方位检查盆腔，使用小视野和直肠内线圈，可观察直肠癌侵犯黏膜层与黏膜下层情况，DWI有助于明确肿瘤范围及评估分化程度。MRI检查可较清晰显示直肠系膜筋膜，对T3/T4期直肠癌的分期准确性高，可较全面显示直肠周围淋巴结，但良、恶性淋巴结的影像学表现也存在一定重叠（图7-0-9）。

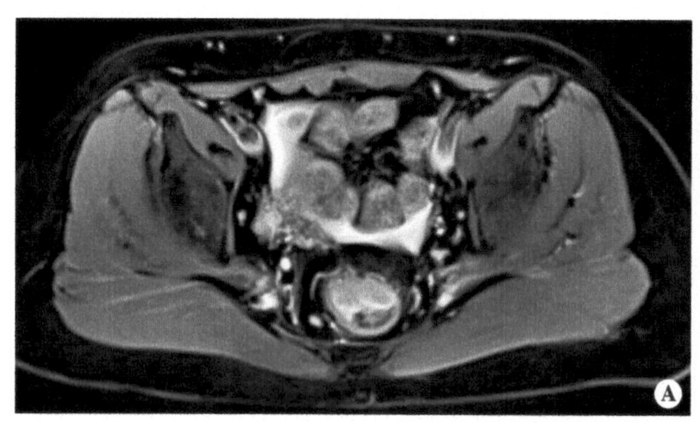
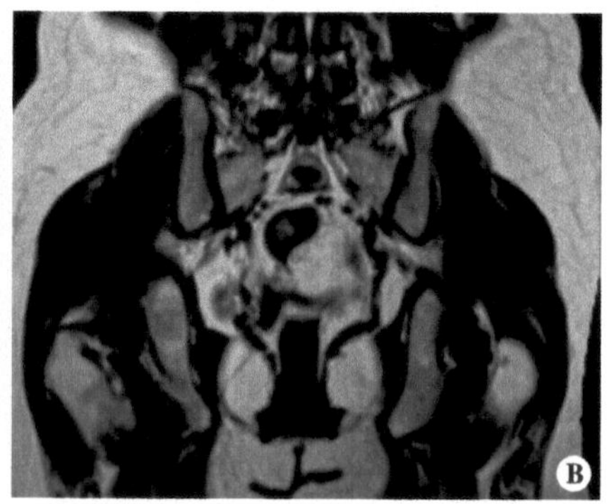

图7-0-9 进展期直肠癌MRI检查

A. T_2WI序列显示中位直肠癌，呈中稍高信号；B. T_1WI冠状位显示直肠癌

2. PET/CT检查 由于费用昂贵、辐射量大等原因，一般不推荐常规使用，目前主要应用于直肠癌晚期患者的病情评估及怀疑术后复发者。PET/CT检查诊断灵敏性高，对肿瘤M分期具有较高诊断价值，但对于T分期的诊断价值仍有待于进一步研究。此外，PET/CT检查对鉴别炎症与肿瘤复发的诊断特异性仍有待于提高（图7-0-10）。

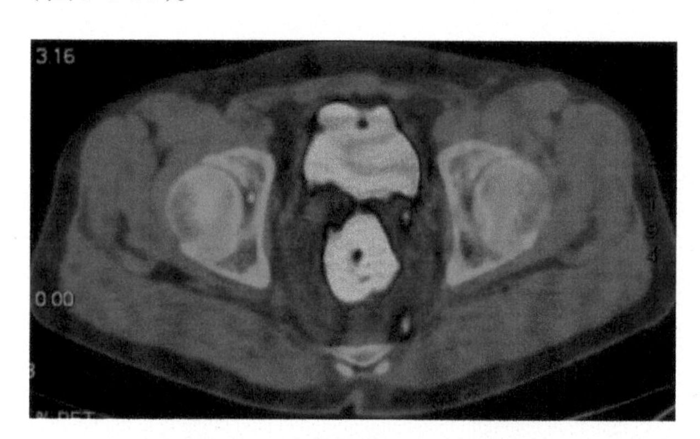

图7-0-10 直肠癌PET/CT检查

直肠上段肠壁增厚，代谢增高，SUV_{max}为15.8

3. 肠镜检查 肠镜检查结合活检病理检查是诊断结直肠癌的可靠方法，所有疑似结直肠癌患者均推荐行全结肠镜检查。进展期结直肠癌内镜下表现为隆起型、溃疡型和浸润型（图7-0-11）。

七、鉴别诊断

1. 直肠息肉 表现为直肠壁黏膜层等回声或偏高回声结节，向腔内生长，黏膜下层结构完整；腺瘤样息肉体积多较大，血供较丰富，可发生恶变。

2. 直肠间质瘤 多起源于直肠壁肌层，呈结节样，边界清楚，体积较大者形态不规则，常发生液化坏死，较少发生淋巴结转移。

3. 直肠神经内分泌肿瘤 多起源于直肠壁黏膜层、黏膜下层，高分化神经内分泌肿瘤多呈低回声病灶，形态规则，边界清楚，血供较丰富。病理分级为G3或神经内分泌癌的声像表现与直肠腺癌类似，超声检查难以鉴别。

八、超声诊断注意事项

（1）合格的肠道准备是经直肠腔内超声检查的前提，否则直肠内气体将严重影响视野，粪便会干扰病灶的显示与测量，甚至被误以为病灶。

（2）对于直肠下段及肛管的病变，超声检查前应常规行直肠指检，尤其是肛管部位小病灶，容易被腔内超声检查漏诊，应结合直肠指检结果重点扫查。

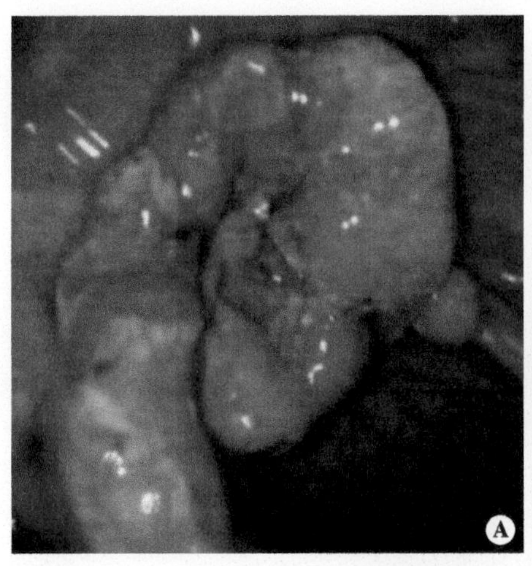

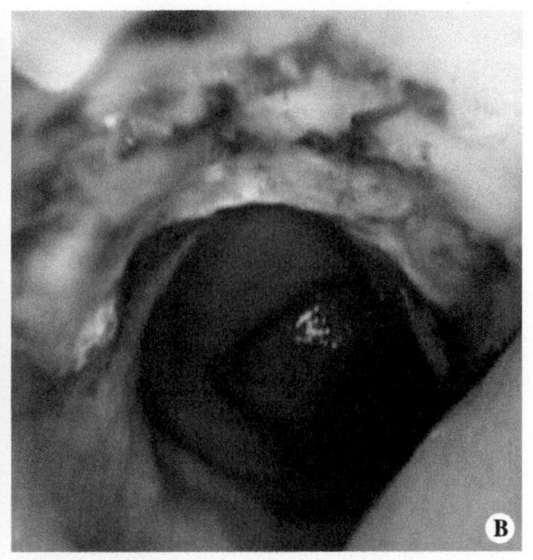

图7-0-11　直肠癌肠镜表现

A. 隆起型直肠癌；B. 直肠癌新辅助治疗后

（3）超声检查前注入温水作为透声窗，使直肠适度充盈。直肠下段或肛管病变患者常无法控制肛门括约肌，导致灌注液外流，此时可灌注耦合剂或黏度较大的水溶液，有利于存留于病灶段直肠腔，方便检查。有回声型胃肠超声显像剂也可以灌肠做透声窗，但当病灶回声不均匀，部分呈中高回声时，容易与病灶混淆，因此，大多数情况下，对于直肠腔内超声检查，无回声灌注液是比较理想的选择。

（4）经直肠腔内超声检查时，应尽量选择声束与直肠壁垂直的探头，如360°或双平面探头，360°环阵探头外径细、头端呈锥状，容易通过狭窄肠腔，可显示18cm长的肠管，在直肠腔内超声检查时具有极为重要的价值。但对于肠腔拐弯处或肿瘤较大，尤其是突入肠腔的肿瘤，环阵探头声束有时难以与病变完全垂直，可能导致误判，故超声检查时应多种探头联合应用，取长补短，争取获得最佳检查效果。

（5）直肠解剖有其特殊性，下1/3段直肠无浆膜覆盖，中1/3段直肠前壁有浆膜覆盖，而上1/3段直肠有环状浆膜覆盖，因此对直肠癌进行超声检查分期时，在判断肿瘤是否累及浆膜时，应注意此解剖特点，避免分期错误。

（6）对于腔内超声检查发现肿瘤侵出肌层外时，应注意扫查病灶与周围组织，如前列腺、精囊腺、子宫附件等的关系，避免低估肿瘤分期。

九、临床应用价值

（1）随着高分辨率超声仪器及各种腔内探头的研发与应用，经直肠腔内超声检查在直肠癌T分期中具有极为重要的价值，尤其对T1/T2期，以及部分浸润深度较浅的T3期直肠癌的分期准确率高，优于MRI检查。

（2）经直肠腔内超声检查具有方便、快捷、费用低、实时动态成像的优点，对直肠癌术前评估、新辅助化疗后再评估，以及术后复查等多方面均具有重要临床应用价值。

（3）由于受声束深度及周围小肠等干扰，腔内超声检查对于T4期直肠癌的分期效果不如MRI检查。

（4）经直肠腔内超声检查容易发现直肠系膜淋巴结，但对于较远处者，如髂血管旁淋巴结，其显示能力不如MRI检查，在直肠癌N分期中的价值有限。

（叶　琴　林晓东　朱忆凡）

参考文献

曹海根，王金锐，2006. 实用腹部超声诊断学. 2版. 北京：人民卫生出版社.

陈灏珠，林果为，2009. 实用内科学. 13版. 北京：人民卫生出版社.

陈晓琼，王月爱，李波，2022. 经直肠腔内超声与剪切波弹性成像在直肠癌诊断中的对比研究. 临床超声医学杂志，

24（3）：235-238.
陈孝平，汪建平，赵继宗，2018. 外科学. 9版. 北京：人民卫生出版社.
邓小红，唐丽娜，沈友洪，等，2017. 超声双重造影对直肠癌术前T分期的诊断价值. 中华医学杂志，97（9）：684-686.
郭万学，2011. 超声医学. 6版. 北京：人民军医出版社.
黄炫彰，黄健源，利锡贵，等，2021. 经直肠腔内超声在直肠癌术前分期及新辅助治疗效果评价的研究进展. 广西医科大学学报，38（6）：1213-1217.
李韶林，2020. 经直肠三维超声与MRI在中低位直肠癌TN分期中的应用价值. 中国肛肠病杂志，40（10）：7-9.
林礼务，叶真，薛恩生，等，1999. 直肠腔内超声对直肠及其周围疾病的诊断价值. 中国超声医学杂志，15（5）：381-383.
林晓东，林礼务，吴丽足，等，2006. 端扫式直肠探头探测直肠癌的诊断价值. 中华超声影像学杂志，15（11）：820-823.
林晓东，林礼务，吴丽足，等，2007. 端扫式直肠探头对高位直肠癌的诊断价值. 中华医学超声杂志（电子版），4（2）：111-113.
林晓东，林礼务，吴丽足，等，2008. 端扫式直肠探头在直肠肿瘤诊断中的应用. 中华医学超声杂志（电子版），5（1）：47-52.
刘波，张雪梅，王珍芳，等，2021. 经阴道超声联合360°直肠腔内超声在女性直肠肿瘤分期中的应用价值. 医学影像学杂志，31（3）：477-480.
陆文明，2004. 临床胃肠疾病超声诊断学. 西安：第四军医大学出版社.
莫剑忠，江石湖，萧树东，2014. 江绍基胃肠病学. 2版. 上海：上海科学技术出版社.
王宾，王爱珠，文宠佩，等，2022. 直肠超声评估直肠癌术前T分期的准确性研究. 中国CT和MRI杂志，20（3）：153-155.
吴国柱，高艳伟，红华，等，2020. 360°腔内超声辅以耦合剂灌注对直肠肿瘤的诊断价值. 中国超声医学杂志，36（11）：1028-1031.
吴丽足，林礼务，林晓东，等，2007. 直肠癌腔内超声分期与血清癌胚抗原的关系. 中华超声影像学杂志，16（5）：416-419.
吴孟超，吴在德，2008. 黄家驷外科学. 北京：人民卫生出版社.
叶琴，薛恩生，梁荣喜，等，2012. 经直肠彩色多普勒超声评价中低位直肠癌新辅助治疗效果的价值. 中华超声影像学杂志，21（1）：27-30.
詹姆斯·D. 布瑞雷，玛丽·K. 高斯伯德罗维兹，克里斯坦·维特金德，2019. 恶性肿瘤TNM分期. 8版. 王平，梁寒，译. 天津：天津科技翻译出版有限公司.
Juan Rosai，2017. 罗塞-阿克曼外科病理学·消化系统分册. 10版. 郑杰，译. 北京：北京大学医学出版社.
WHO Classification of Tumours Editorial Board，2019. WHO classification of tumors：Digestive system tumours. Lyon，France：International Agency for Research on Cancer.

第八章　阑尾肿瘤

阑尾肿瘤少见，在阑尾手术切除病理标本中占比不足1%，术前诊断符合率低。2019年WHO消化系统肿瘤分类（第五版）将阑尾肿瘤分为上皮性肿瘤及罕见的间叶源性肿瘤和淋巴造血系统肿瘤，阑尾上皮性肿瘤主要包括息肉和锯齿状病变、黏液性肿瘤、腺癌及神经内分泌肿瘤（表8-0-1）。

表8-0-1　2019年WHO阑尾上皮性肿瘤分类

增生性息肉	神经内分泌肿瘤，非特殊型
锯齿状病变	神经内分泌肿瘤，G1
无蒂锯齿状病变不伴异型增生	神经内分泌肿瘤，G2
锯齿状异型增生，低级别	神经内分泌肿瘤，G3
锯齿状异型增生，高级别	L细胞肿瘤
黏液性肿瘤	胰高血糖素样肽生成性肿瘤
低级别阑尾黏液性肿瘤	PP/PYY生成性肿瘤
高级别阑尾黏液性肿瘤	EC细胞（肠嗜铬细胞）类癌
腺癌，非特殊型	5-羟色胺生成性类癌
黏液性腺癌	神经内分泌癌，非特殊型
印戒细胞癌	大细胞性神经内分泌癌
未分化癌，非特殊型	小细胞性神经内分泌癌
杯状细胞腺癌	混合性神经内分泌-非神经内分泌肿瘤

第一节　阑尾神经内分泌肿瘤

一、病　　理

阑尾神经内分泌肿瘤（appendix neuroendocrine tumor，aNET）为阑尾上皮性肿瘤伴有神经内分泌分化。2019年WHO消化系统肿瘤分类（第五版）包括高分化神经内分泌肿瘤、低分化神经内分泌癌（neuroendocrine cancer，NEC）、混合性神经内分泌-非神经内分泌肿瘤及部位特异性和功能性神经内分泌肿瘤。美国NCCN根据肿瘤核分裂象计数和Ki-67增殖指数将阑尾神经内分泌肿瘤又分为G1级（核分裂象＜2个/10HPF，Ki-67增殖指数≤2%）、G2级（核分裂象2～20个/10HPF，Ki-67增殖指数为3%～20%）、G3级（核分裂象＞20个/10HPF，Ki-67增殖指数＞20%，一般不超过60%）。不同分类及其亚型的aNET因组织学来源不同，临床病理学特征有所差异。

二、临床特征

aNET好发于中青年人，女性较男性常见，也可见于儿童。临床表现无特异性，多数病例表现为阑尾增粗、管壁增厚，当阑尾管腔阻塞时可出现右下腹痛等类似阑尾炎的表现，几乎不合并类癌综合征，临床上难以鉴别，多在术后病理检查时发现。肿瘤的大小与预后密切相关，一般认为肿瘤≤1cm，且浸润深度在浆膜下或浸润阑尾系膜＜3mm者预后较好，而肿瘤直径＞2cm者发生远处转移的概率高达80%～90%。

三、实验室检查

肿瘤标志物嗜铬粒蛋白A（CgA）的浓度与预后相关，CgA浓度明显升高时（＞1000ng/ml）提示预后不良。

四、超声表现

（1）主要累及阑尾远端（约占75%），早期不易检出。

（2）瘤体较小时表现为孤立的圆形或类圆形

低回声小结节，内部回声均匀，境界清晰。

（3）多数患者就诊时有类似阑尾炎表现，超声检查可见阑尾增粗、管壁增厚，伴有回声减低（图8-1-1）。

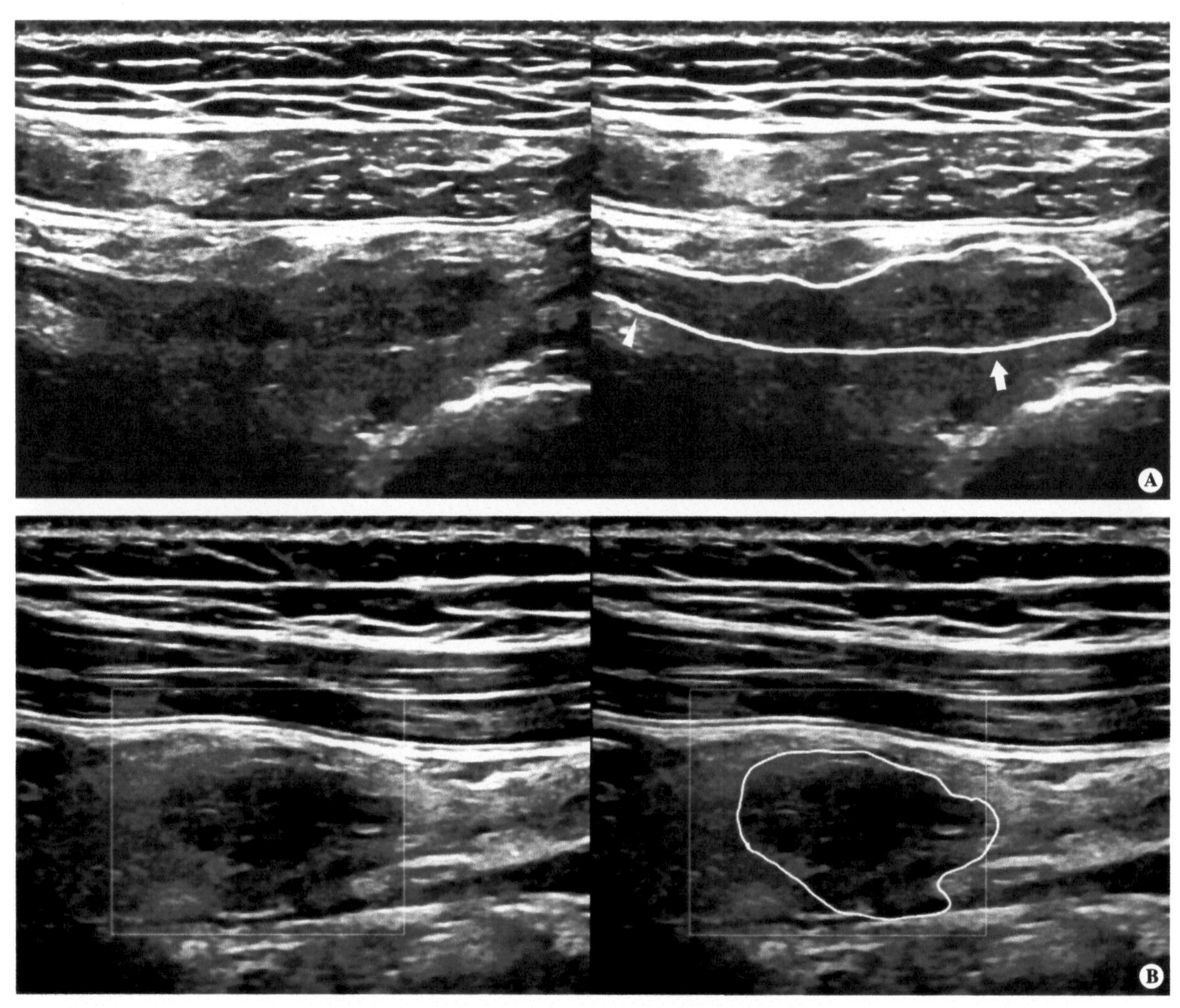

图8-1-1 阑尾高分化神经内分泌肿瘤伴炎症超声表现

A. 阑尾远端增粗（箭头），层次欠清晰，近端正常（三角）；B. 阑尾增粗呈结节样，边界不清，未见明显血流信号

（4）侵犯周围组织时，阑尾轮廓模糊、界限不清，血供少，阑尾周围组织水肿增厚，回声增强。

（5）可发生局部或远处转移，如肠系膜淋巴结肿大，腹膜、卵巢、肝脏转移。

五、其他影像学检查

CT检查：aNET早期不易检出，表现为管壁弥漫性增厚时与阑尾炎相似，典型者表现为黏膜下小肿块或阑尾壁结节状增厚，增强扫描动脉期可见明显强化，也可含有钙化物，与阑尾粪石相似。

六、鉴别诊断

1. 与阑尾腺癌鉴别 阑尾腺癌是阑尾原发性恶性肿瘤，好发于阑尾根部，表现为阑尾基底部管壁明显增厚，与远端未增厚管壁之间有明显界限，当管腔阻塞合并阑尾炎时，与单纯性阑尾炎声像图表现相似。肿瘤标志物CEA、CA12-5和CA19-9升高对阑尾恶性肿瘤的诊断有提示作用。

2. 与阑尾黏液性肿瘤鉴别 阑尾黏液性肿瘤主要表现为右下腹位置相对固定的囊性或囊实性包块，紧贴盲肠，与阑尾相通，呈椭圆形或腊肠形，境界清晰，囊性部分透声差，内为胶样黏液物质，无血供或乏血供。随着病变进展，黏液可穿透浆膜层形成腹膜假性黏液瘤。

3. 与急性阑尾炎鉴别 急性阑尾炎的典型症状为转移性右下腹痛，麦氏点压痛及反跳痛，实验室检查白细胞计数升高。超声表现为阑尾增粗，直径＞0.6cm，但一般不超过2cm，不易被压缩，管腔内可见液性区或者强回声粪石。当发生急性坏疽时，与周围组织界限不清，易发生穿孔而形成阑尾周围脓肿。

七、超声诊断注意事项

（1）阑尾神经内分泌肿瘤的发病率不高，且肿瘤大多较小，常位于阑尾远端，阑尾超声检查时应尽量完整显示整条阑尾，避免漏诊。

（2）阑尾神经内分泌肿瘤常在合并阑尾炎外科切除后病理检查时发现，超声检查时，如果发现肿胀阑尾末端呈结节样增粗，应注意考虑本病的可能。

八、临床应用价值

高频超声由于分辨率高，结合良好的阑尾超声扫查技巧，常可显示正常阑尾结构，异常阑尾的超声显示率则更高，超声检查对阑尾神经内分泌肿瘤诊断具有一定的提示作用。

第二节 阑尾黏液性肿瘤

一、病 理

阑尾黏液性肿瘤（appendiceal mucinous neoplasm，AMN）的命名和分类过去并不统一，广义的AMN可分为低级别阑尾黏液性肿瘤（low grade appendiceal mucinous neoplasm，LAMN）、高级别阑尾黏液性肿瘤（high grade appendiceal mucinous neoplasm，HAMN）和阑尾黏液性腺癌（appendiceal mucinous adenocarcinoma，AMC），前两者具有恶性潜能。LAMN的肿瘤上皮主要为绒毛状黏液性上皮，具有低级别细胞形态，表现为“推挤性”浸润的生长方式，肿瘤黏液可渗透至阑尾壁表面或通过阑尾壁破裂穿孔处外溢至腹腔内播散引起腹膜假性黏液瘤（pseudomyxoma peritoneum，PMP）。HAMN与LAMN的区别是肿瘤上皮具有高级别细胞学特征，AMC除了表现为局灶性高级别细胞学形态，特征性表现为“侵袭性”浸润生长，伴有阑尾壁的破坏性间质性浸润。

二、临床特征

AMN好发于中老年女性，临床表现无特异性，早期病变可表现为类似急性阑尾炎的症状，出现右下腹疼痛，其主要原因为AMN分泌黏液导致阑尾管腔内压不断升高，一旦引起阑尾壁破裂穿孔将产生急性症状。晚期表现多由腹腔内黏液性腹腔积液增多蓄积导致腹胀、腹围增加，其他临床表现还有慢性腹痛、体重下降、贫血和肠梗阻等。

三、实验室检查

少数病例出现CEA增高，但缺乏特异性。

四、超声表现

（1）肿块位于右下腹，短径常≥2cm。

（2）根据内部结构不同可分为囊肿型、盲管型和囊实性肿块型。

1）囊肿型：呈类圆形无回声，边界清晰，壁稍厚（图8-2-1）；部分肿块内部透声差，因黏蛋白层状分布可表现为“洋葱皮”样改变（图8-2-2）。

2）盲管型：阑尾不规则增粗、肿胀，呈腊肠样，壁稍厚、毛糙，管腔内积液、黏蛋白积聚，透声欠佳（图8-2-3）。

3）囊实性肿块型：边缘规则或欠规则，内部以囊实性或实性为主，可伴有营养不良性钙化，多位于囊壁（图8-2-4）。

（3）高级别阑尾黏液性肿瘤和阑尾黏液性腺癌常伴腹膜假性黏液瘤形成。

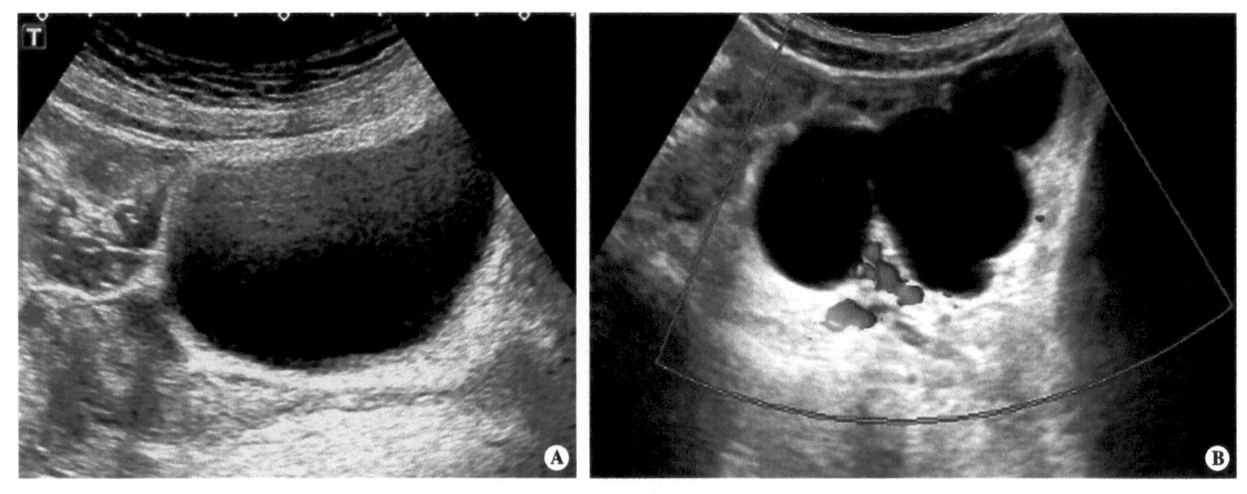

图 8-2-1　阑尾黏液性肿瘤超声表现（1）

A. 囊肿型，肿块形态较规则，内透声好；B. 囊肿型，形态不规则，呈分叶状，周边见血流信号

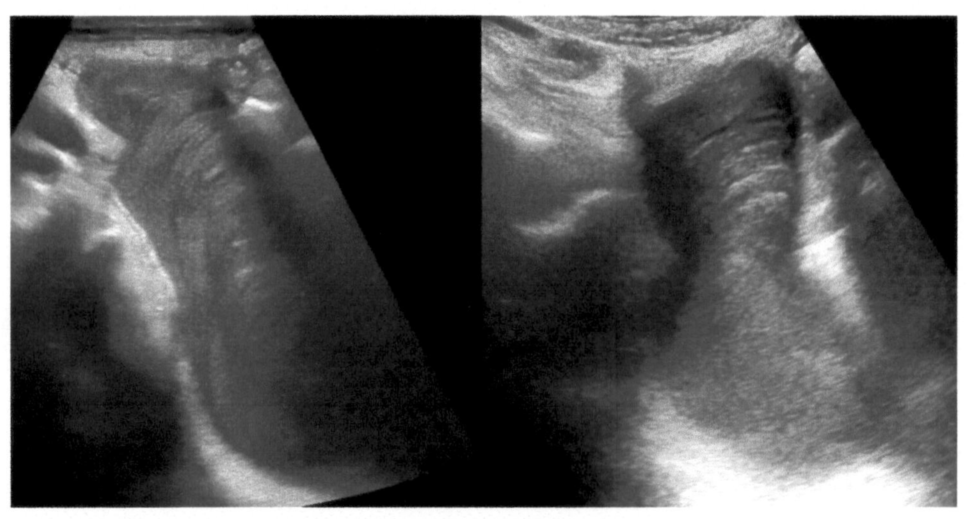

图 8-2-2　阑尾黏液性肿瘤超声表现（2）

囊肿型，内部透声差，呈“洋葱皮”样改变

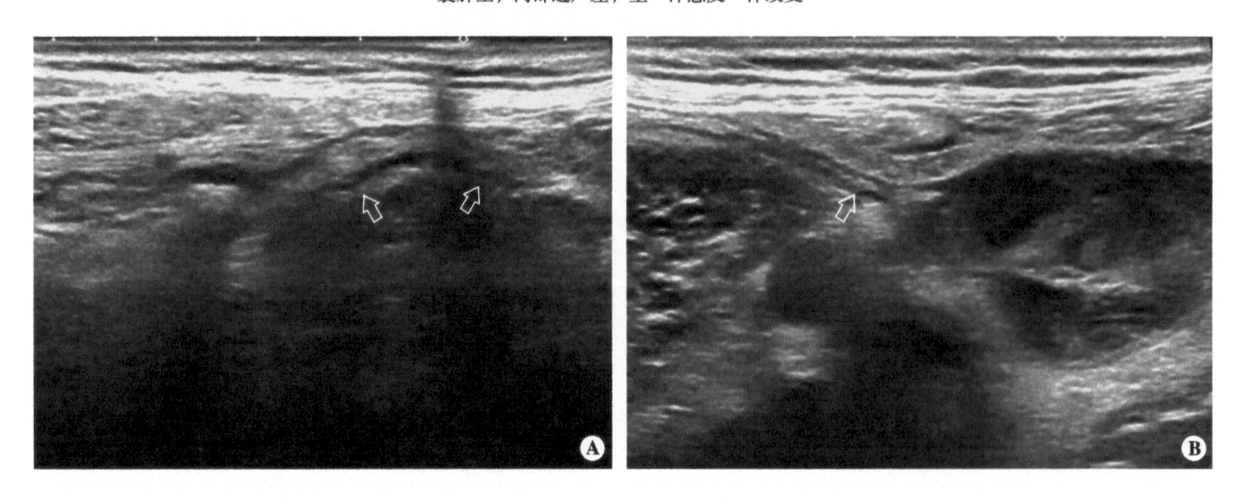

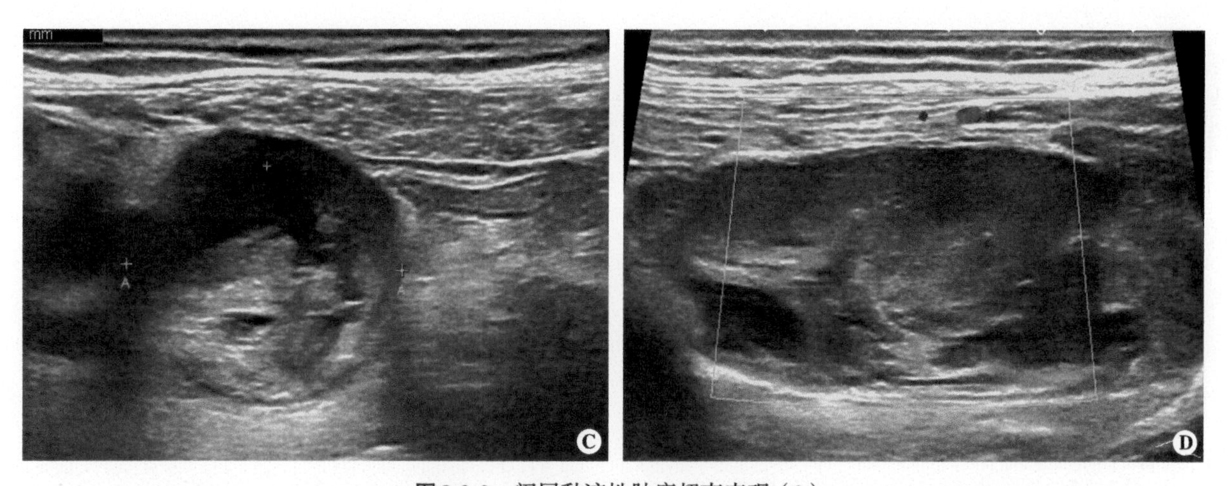

图8-2-3 阑尾黏液性肿瘤超声表现（3）

A. 阑尾近端（箭头）形态结构正常；B. 阑尾远端（箭头）与一囊实性团块相连；C. 短轴面显示肿块形态尚规则，边界清楚；D. 肿块内未见血流信号

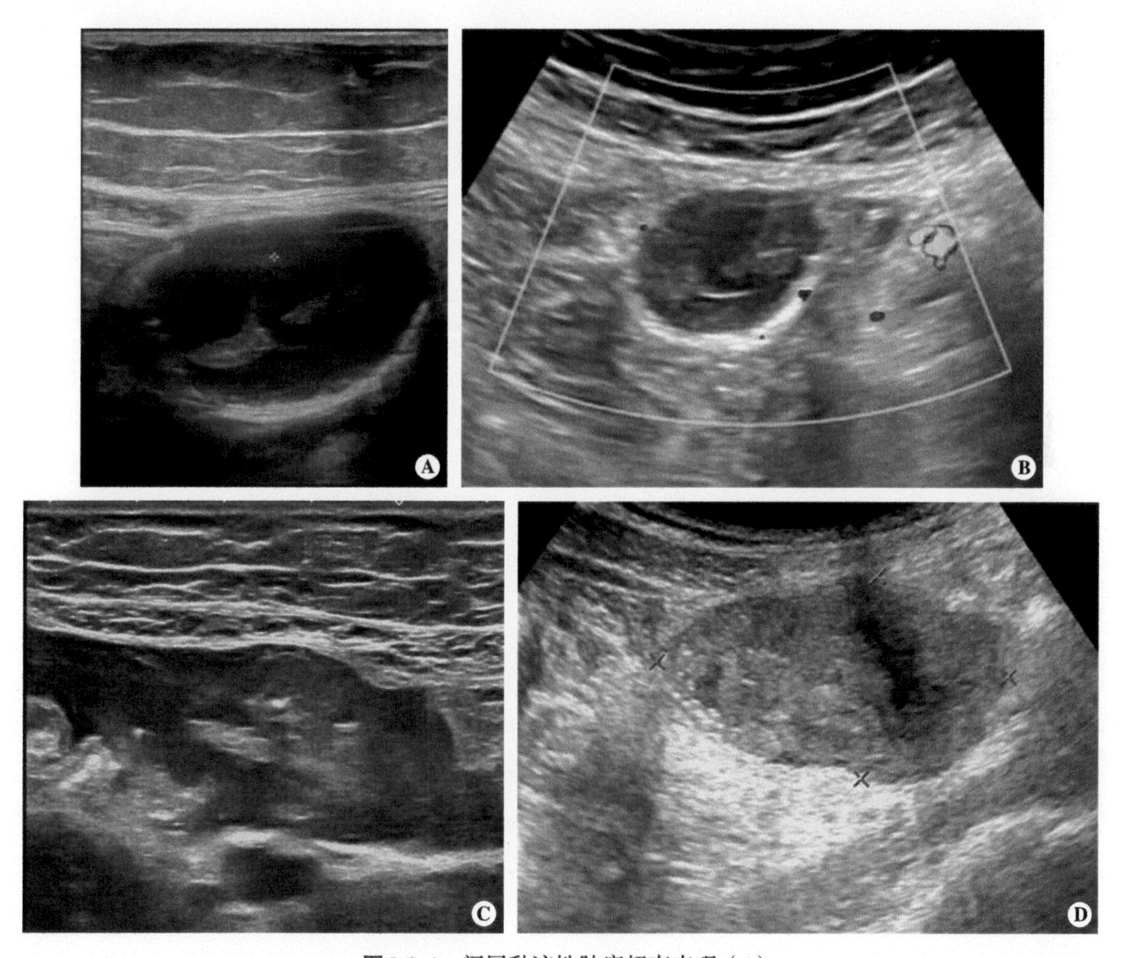

图8-2-4 阑尾黏液性肿瘤超声表现（4）

A. 囊实性肿块型，内见条状或片状高回声；B. 囊实性肿块型，无血流信号；C. 囊实性肿块型，形态不规则，边界不清；D. 实性为主型，形态尚规则，边界尚清晰

五、其他影像学检查

CT检查表现为右下腹囊性或囊实性肿块，囊壁厚伴强化，囊性区域密度多不均匀，实性区域不均匀性强化，内部可见钙化，周围可伴渗出性改变或肿大淋巴结（图8-2-5）。

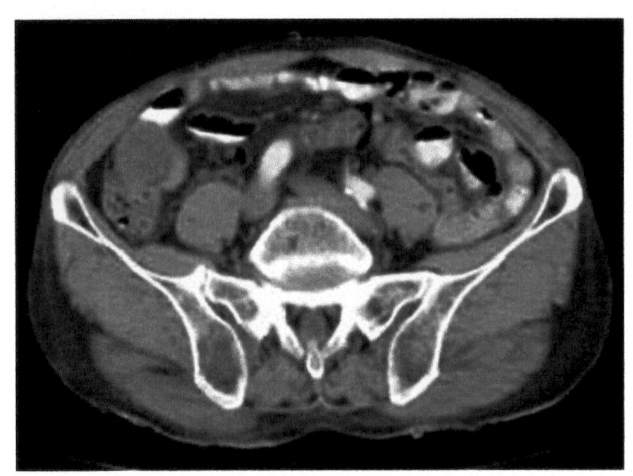

图8-2-5 阑尾低级别黏液性肿瘤CT检查

回盲部囊状低密度灶，大小约3.0cm×2.7cm，边界清晰，增强未见异常强化

六、鉴别诊断

（1）盲管型阑尾黏液性肿瘤易被误诊为阑尾炎，二者均有阑尾肿大、增粗改变，但炎症时阑尾外径极少超过2cm，有研究表明以外径1.5cm为阈值诊断黏液性肿瘤的特异度达92%，敏感度达83%，肿瘤周围也可伴有炎症改变，但程度较急性阑尾炎轻，多无网膜包裹性改变。

（2）囊实性肿块型需与阑尾周围脓肿相鉴别，后者多有阑尾炎发作的典型表现，如右下腹压痛、反跳痛，抗炎治疗有效，内部回声呈囊实混合性，其周边有肠管、网膜包裹。

（3）阑尾黏液性肿瘤的好发人群为老年女性，且位于右下腹区，需注意与右卵巢来源肿瘤相鉴别，尤其卵巢上皮性黏液性肿瘤，后者也可并发腹膜假性黏液瘤。鉴别要点首先是定位病变来源，必要时结合阴道超声检查，若右侧卵巢正常则可排除病变来源于卵巢的可能性。

七、超声诊断注意事项

（1）阑尾肿瘤种类不多，并且发病率较低，超声医师应加强相关知识学习，提高对阑尾肿瘤的认识，并且掌握好阑尾的扫查方法与技巧，这是超声正确诊断阑尾肿瘤的关键。

（2）阑尾黏液性肿瘤广义上包括低级别、高级别黏液性肿瘤及黏液性腺癌，2019年WHO阑尾上皮性肿瘤分类将黏液性腺癌另外归入阑尾腺癌。超声医师应与时俱进，不断学习，更新知识，出报告下诊断时应注意准确用词，避免混淆乱用。

（3）诊断阑尾黏液性肿瘤的关键是准确查找到阑尾，正确判断肿瘤与阑尾的关系。当怀疑阑尾黏液性肿瘤时，应循着肿瘤近阑尾根部一端追踪查找阑尾，正确的定位诊断是定性诊断的前提。

（4）阑尾黏液性肿瘤声像图表现具有一定特征性，当肿瘤定位于阑尾后，其定性诊断多不难。低级别、高级别阑尾黏液性肿瘤是病理诊断的范畴，超声检查难以区别，也无须去鉴别，超声诊断结论提示为阑尾黏液性肿瘤即可。

（5）阑尾黏液性肿瘤大多呈囊实性，囊性成分多为黏液，透声较差，有时难以准确区分为囊性或实性结构，此时静脉通路超声造影是有效区分囊实性成分的可靠手段。对于实性成分较多，肿瘤血供较丰富，边界不清者，应注意排除阑尾黏液性腺癌（广义上属于阑尾黏液性肿瘤）的可能。

（6）阑尾黏液性肿瘤的发病率低，超声诊断时应注意与阑尾周围脓肿、右下腹占位，尤其是女性患者右侧附件区病变相鉴别，同时密切结合临床，准确定位阑尾，必要时行阴道超声等检查有助于提高超声鉴别诊断水平。

八、临床应用价值

（1）超声医师通过规范培训掌握阑尾扫查方法与技巧后，采用中高频探头可以扫查到大部分正常阑尾。超声检查是阑尾疾病影像学诊断的有效手段，但对检查医师的依赖性是其主要不足之处。

（2）阑尾黏液性肿瘤具有比较典型的超声征象，准确定位肿瘤与阑尾的关系后，大多数超声检查可以给出比较准确的诊断结果，具有重要的临床应用价值。

（3）阑尾黏液性肿瘤可能发生破裂导致腹膜假性黏液瘤，或者癌变为阑尾黏液性腺癌，常规超声检查联合超声造影等新技术均可以做出比较准确的诊断，可视为临床首选的影像学检查手段。

附：腹膜假性黏液瘤

腹膜假性黏液瘤（pseudomyxoma peritoneum，PMP）又称为腹膜胶质瘤或假性腹腔积液，发病率仅约1/100万，具有低度恶性。

一、病　　因

PMP是一种腹膜继发性恶性病变，约20%来源于阑尾黏液性肿瘤破裂后种植，卵巢黏液性肿瘤也是比较常见的病因，其他还见于胃肠道、乳腺等组织器官黏液性病变。

二、病　　理

肿瘤细胞分泌的大量胶质状黏液在腹腔内聚积、再分布，由于肿瘤细胞及黏液黏附性较差，容易受重力等因素影响，多分布于腹腔积液吸收部位（如大小网膜、膈下）、腹腔内低垂部位（如直肠前凹、盆腔脏器、结肠周围、肝后间隙等）和腹腔相对固定的部位，而胃肠道蠕动相对活跃部位的表面则不易种植。

三、临床特征

本病好发于中年以上女性，起病隐匿，早期无特异表现，晚期由于大量腹腔积液可引起腹胀、腹痛等症状，或触及盆腹腔包块而就诊。治疗后易复发，预后差，5年生存率为40%～50%。

四、实验室检查

实验室检查无特殊，少数病例伴随肿瘤标志物轻度升高，如CEA、CA12-5、CA19-9等。

五、超声表现

（1）腹盆腔积液增多，改变体位流动缓慢，典型者可见大量条状分隔呈大小不等的多房囊性结构，积液分布范围广泛，主要位于肝周、脾周、胃前大网膜及盆腔，多在肝脾周围形成压迹，腹腔肠管无漂浮感，多向腹中央聚拢（图8-2-6A～图8-2-6E）。

（2）网膜增厚，呈片状或结节状，长病程者网膜显著增厚，可形成网膜饼（图8-2-6F）。

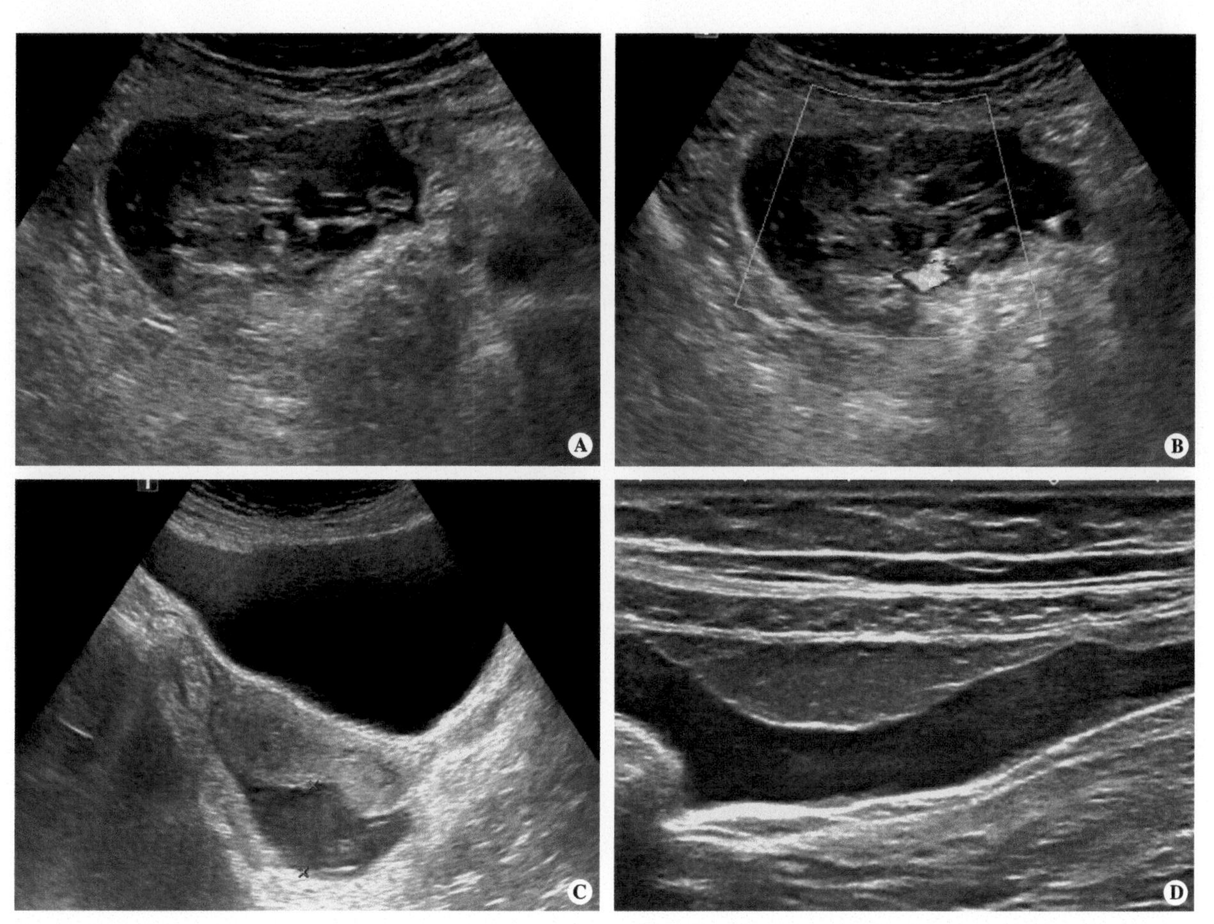

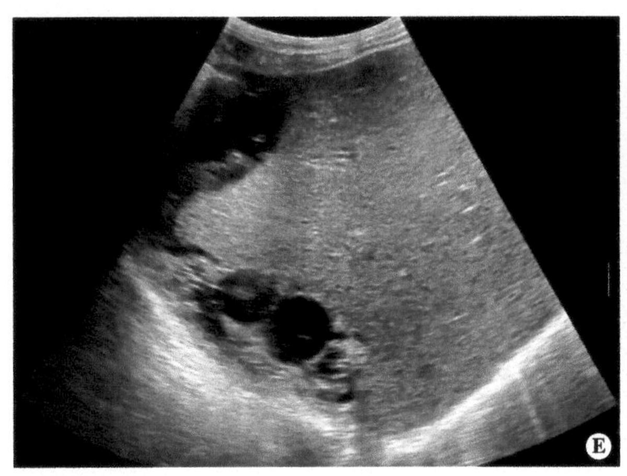

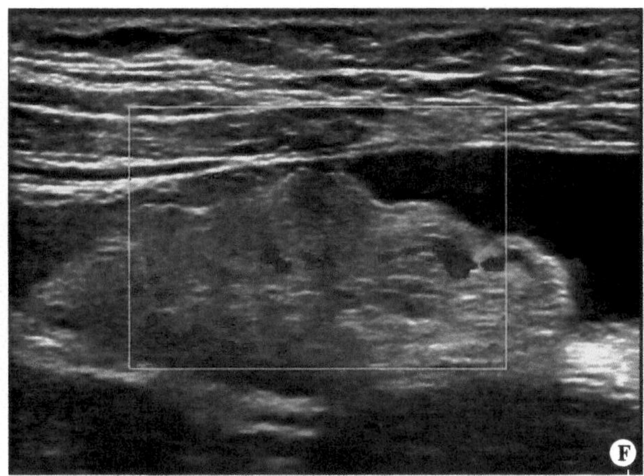

图8-2-6 阑尾黏液性肿瘤并腹膜假性黏液瘤超声表现

A.阑尾黏液性肿瘤破裂，周围见液性区；B.病灶乏血供；C.盆腔积液，透声差；D.壁腹膜小片状增厚；E.膈下积液，肝脏受压；F.网膜增厚，可见血流信号

六、其他影像学检查

CT检查：腹盆腔脏器“扇贝样”压迹、腹盆腔多房性黏液性团块及网膜增厚、网膜饼改变是PMP的典型影像学表现，伴有大量黏液形成时形似大量腹腔积液，CT值略高，多分布于膈下及网膜前方（图8-2-7）。

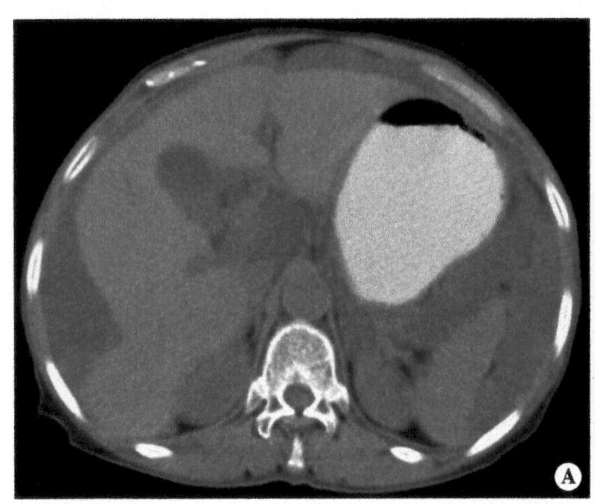

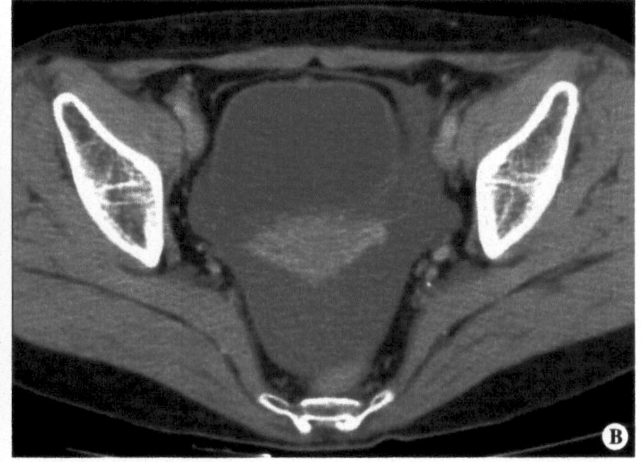

图8-2-7 腹膜假性黏液瘤CT检查

A.CT平扫显示肝周、脾周积液，肝脾变形；B.CT增强检查显示盆腔积液

七、鉴别诊断

1.结核性腹膜炎 多有结核病史，低热、盗汗、腹部“揉面征”是典型的临床表现，腹腔内积液透声相对较好，对腹腔内脏器无压迫效应。

2.肝硬化腹腔积液 患者有慢性肝病史，失代偿阶段常伴大量腹腔积液，超声检查肝脏有典型硬化改变，腹腔积液透声性较好，流动性好。

3.肿瘤腹膜转移 可同时发现原发灶与转移瘤，转移灶多位于腹膜表面，呈低回声，腹腔积液量多少不等，透声及流动性较好。

八、超声诊断注意事项

（1）腹膜假性黏液瘤的声像表现如分布范围较为广泛的腹腔积液、壁腹膜片状增厚、肝脾压迹、网膜饼等，具有明显特征性，超声医师如提高对本病的认识，诊断并不困难。

（2）超声检查发现腹腔积液较多，怀疑腹膜假性黏液瘤时，应选用中高频探头详细扫查壁腹膜，尽量让壁腹膜与腹腔内容物分开，这样可清晰显示“浸泡”于腹腔积液中的腹膜结节。

（3）超声怀疑腹膜假性黏液瘤时，应进一步探查可能的原发病灶，如有无阑尾黏液性肿瘤、卵巢黏液性肿瘤等，对于老年女性卵巢萎缩者，换用腔内超声检查有助于鉴别诊断。

（4）腹膜假性黏液瘤术后容易复发，超声检查时应密切结合病史。

九、临床应用价值

（1）高频超声可较好显示腹膜病变，尤其是腹腔积液衬托下的腹膜结节，对腹膜假性黏液瘤的诊断具有良好的灵敏度与特异度，也是腹膜假性黏液瘤复查随访的重要影像学手段。

（2）高频超声多可显示阑尾黏液性肿瘤，而经阴道超声可较清晰显示卵巢黏液性肿瘤，超声检查在腹膜假性黏液瘤病因诊断中具有重要应用价值。

（陈 聪 陈志奎）

参考文献

曹海根，王金锐，2006. 实用腹部超声诊断学. 2版. 北京：人民卫生出版社.

陈灏珠，林果为，2009. 实用内科学. 13版. 北京：人民卫生出版社.

陈孝平，汪建平，赵继宗，2018. 外科学. 9版. 北京：人民卫生出版社.

程羽青，赵家璧，邵素英，等，2015. 阑尾神经内分泌肿瘤11例临床病理学分析. 临床与实验病理学杂志，31(12)：1419-1421.

高爽，张万蕾，李建国，等，2016. 阑尾黏液性肿瘤的超声诊断分析. 中国超声医学杂志，32(8)：721-723.

关佩珊，袁海霞，蔡宋琪，等，2018. 阑尾低级别黏液性肿瘤的超声及CT表现初探. 肿瘤影像学，27(5)：360-364.

郭万学，2011. 超声医学. 6版. 北京：人民军医出版社.

刘琦，折占飞，王怀明，等，2020. 阑尾肿瘤的诊治及预后分析. 中华普通外科杂志，35(4)：296-299.

刘怡，何丽娉，胡福长，等，2018. 原发性阑尾恶性肿瘤35例超声表现及临床分析. 肿瘤预防与治疗，31(6)：428-432.

陆文明，2004. 临床胃肠疾病超声诊断学. 西安：第四军医大学出版社.

马晓龙，王锡山，2020. 阑尾黏液性肿瘤的诊断和治疗进展. 中国肿瘤外科杂志，12(6)：600-604.

莫剑忠，江石湖，萧树东，2014. 江绍基胃肠病学. 2版. 上海：上海科学技术出版社.

王鲁平，2020. 阑尾肿瘤分类的更新和进展——2019年第五版消化系统肿瘤WHO关于阑尾肿瘤分类. 诊断病理学杂志，27(5)：289-294.

吴孟超，吴在德，2008. 黄家驷外科学. 北京：人民卫生出版社.

徐建明，梁后杰，秦叔逵，等，2016. 中国胃肠胰神经内分泌肿瘤专家共识（2016年版）. 临床肿瘤学杂志，21(10)：927-946.

詹姆斯·D. 布瑞雷，玛丽·K. 高斯伯德罗维兹，克里斯坦·维特金德，2019. 恶性肿瘤TNM分期. 8版. 王平，梁寒，译. 天津：天津科技翻译出版有限公司

Juan Rosai，2017. 罗塞-阿克曼外科病理学·消化系统分册. 10版. 郑杰，译. 北京：北京大学医学出版社.

Hirabayashi K，Zamboni G，Nishi T，et al，2013. Histopathology of gastrointestinal neuroendocrine neoplasms. Front Oncol，3：2.

Kunduz E，Bektasoglu HK，Unver N，et al，2018. Analysis of appendiceal neoplasms on 3544 appendectomy specimens for acute appendicitis：Retrospective cohort study of a single institution. Med Sci Monit，24：4421-4426.

Leonards LM，Pahwa A，Patel MK，et al，2017. Neoplasms of the appendix：Pictorial review with clinical and pathologic correlation. Radiographics，37(4)：1059-1083.

Valasek MA，Pai RK，2018. An update on the diagnosis，grading，and staging of appendiceal mucinous neoplasms. Adv Anat Pathol，25(1)：38-60.

WHO Classification of Tumours Editorial Board，2019. WHO classification of tumors：Digestive system tumours. Lyon，France：International Agency for Research on Cancer.

第九章 胃肠间质瘤

胃肠间质瘤（gastrointestinal stromal tumor，GIST）为一组独立起源于胃肠道原始间叶组织的肿瘤，是消化道最常见的间叶性肿瘤。GIST多发生于成人，发病无性别差异，中位诊断年龄为60～65岁，极少数发生于儿童。90%的GIST原发于胃肠道，最常见的部位是胃（54%），其次是小肠（30%）、结直肠（5%）、食管（1%），而发生于胃肠道外的GIST主要位于肠系膜、网膜和腹膜后。

第一节 胃间质瘤

一、病　因

GIST由位于4号染色体原癌基因*C-KIT*受体或血小板来源的生长因子受体α（PDGFRA）突变所引起。目前较为公认的GIST组织来源为胃肠壁肌层内的卡哈尔（Cajal）间质细胞，也有报道认为GIST可能起源于间质的多能干细胞。

二、病　理

GIST的临床和病理学谱系跨度很大，可从惰性的肿瘤到肉瘤。目前根据肿瘤发生部位、肿瘤大小及核分裂象计数对GIST生物学行为危险度进行评价，其中胃GIST的生物学行为相对惰性。胃GIST镜下多为梭形细胞型（图9-1-1），免疫组化指标CD117及DOG-1阳性，20%～25%为上皮细胞型，少部分为混合型。肿瘤大小不定，小者1～2cm，大者可达20cm以上，病灶边界清楚、光滑，无包膜，肿瘤巨大压迫周围组织时可见假包膜形成。瘤体呈椭圆形或分叶状，切面均匀一致，呈螺纹样表现，可出现显著的纤维玻璃样变，并发生钙化。病灶多为实性，较大者常有不同程度的坏死、囊变，甚至可能合并感染。病灶坏死、出血则可在肿瘤表面形成溃疡。

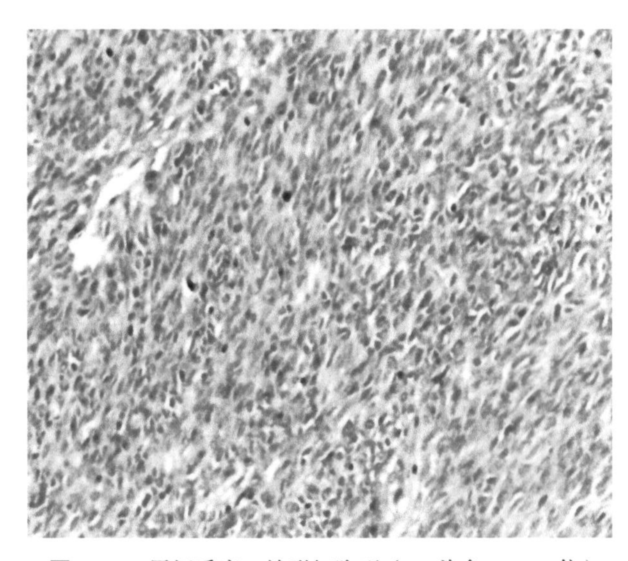

图9-1-1　胃间质瘤，梭形细胞型（HE染色，×40倍）

三、临床特征

胃间质瘤在胃间叶源性肿瘤中的发生率最高，发病年龄多超过50岁，单发病灶多见，40%发生于胃体，25%发生于胃窦。临床表现无特异性，症状主要与肿瘤的发生部位、大小、生长方式和生物学特性密切相关。患者多表现为腹部不适、隐痛，梗阻较为罕见，部分肿瘤表面发生破溃出血时可引起呕血、黑便及贫血。肿瘤较大时体格检查可于上腹部触及包块，边界清楚。本病的主要转移途径是血行转移和直接浸润，极少发生淋巴转移。最常见的转移部位是肝、腹膜和腹膜后。

2001年美国国立卫生研究院（NIH）推荐使用危险度来评价GIST的侵袭性，根据肿瘤直径、镜下核分裂数及肿瘤生长部位将原发性GIST分为极低危险度、低危险度、中危险度和高危险度四级，目前危险度分级方法被广泛应用（表9-1-1）。

表9-1-1 原发性GIST的危险度分级

危险度	肿瘤直径(cm)	核分裂数/50HPF	肿瘤来源
极低	＜2.0	≤5	任意部位
低	2.1～5.0	≤5	任意部位
中	2.1～5.0	＞5	胃
	＜5.0	6～10	任意部位
	5.1～10.0	≤5	胃
高	2.1～5.0	＞5	除胃以外任意部位
	5.1～10.0	≤5	除胃以外任意部位
	＞5.0	＞5	任意部位
	＞10.0	任意个数	任意部位
	任意大小	＞10	任意部位
	任意大小	任意个数	肿瘤破裂

小于2cm的间质瘤可随访观察，大于2cm的间质瘤首选手术切除。苯氨基嘧啶衍生物伊马替尼（商品名格列卫）是酪氨酸激酶抑制剂，是目前不能接受手术的间质瘤患者的一线用药。

四、实验室检查

肿瘤标志物AFP、CEA、CA19-9、CA12-5、CA153均正常，当部分患者肿瘤表面破溃形成溃疡时粪便隐血试验阳性。

五、超声表现

1. 位置 胃间质瘤多起源于胃壁肌层，以胃体部最为多见，其次为胃窦部。另外，根据瘤体生长方向不同可分为局限于胃壁内的壁内型、凸向胃腔内生长的腔内型、凸向浆膜侧生长的腔外型和同时向胃腔、浆膜侧生长的跨壁型四型（图9-1-2）。

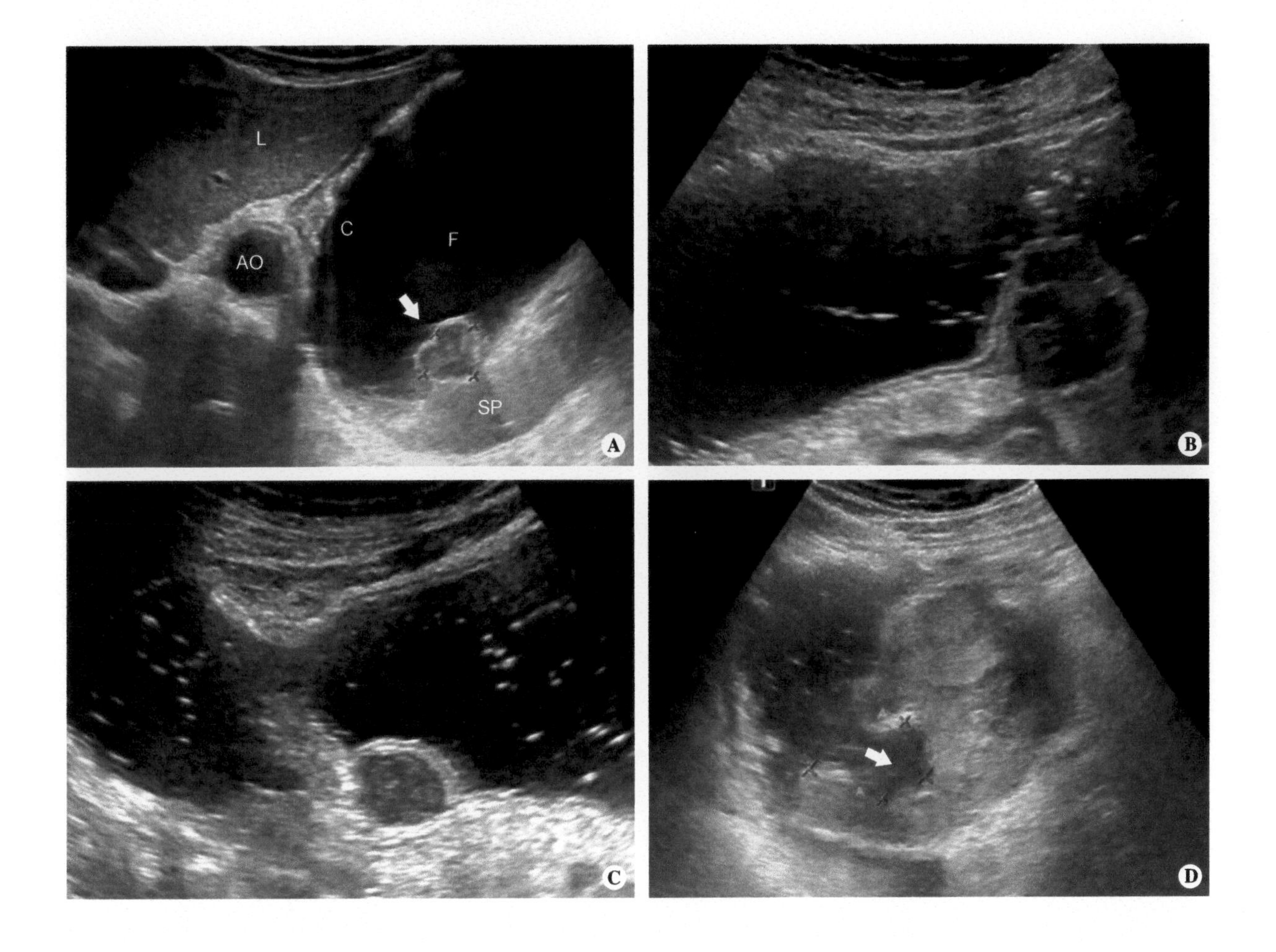

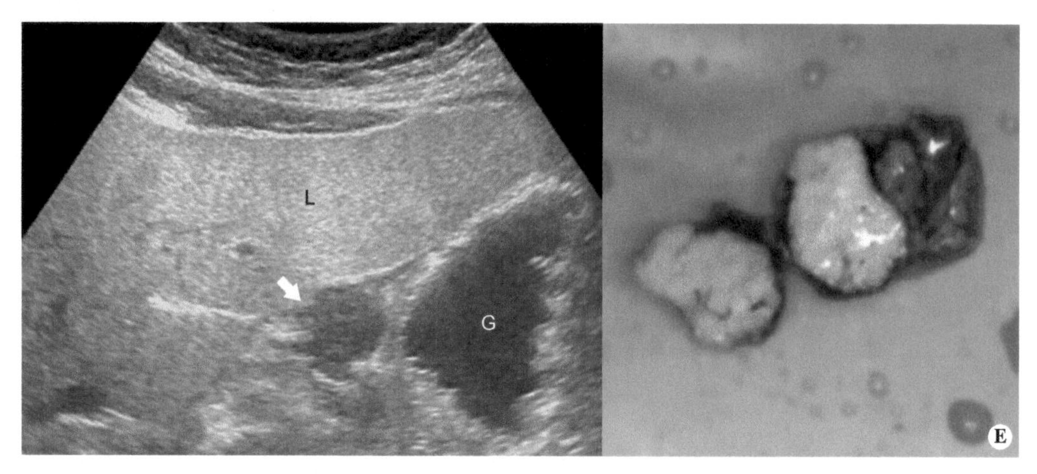

图9-1-2 胃GIST超声表现

A. 胃底GIST（箭头），呈“心形”突入胃腔；B. 胃体GIST，病灶起源于胃壁肌层；C. 胃窦GIST，病灶表面可见“明-暗-明”三层结构；D. 胃体跨壁生长型GIST，表面可见溃疡凹陷（箭头）；E. 胃体GIST，向腔外生长（箭头）（右图为术后大体标本）

AO. 腹主动脉；C. 贲门；F. 胃底；G. 胃；L. 肝脏；SP. 脾脏

2. 数量 单发多见，少数多发。应注意胃癌和胃间质瘤可同时存在。

3. 大小 肿瘤大小不一，壁内型间质瘤体积常较小，直径为1～2cm，腔内型、腔外型和跨壁型间质瘤体积较大，尤其腔外型，间质瘤直径甚至可以超过20cm。

4. 形态 胃间质瘤形态较为规则，多为圆形、椭圆形或浅分叶状，跨壁型肿瘤可呈哑铃样改变，肿瘤表面出现溃疡时可于形态规则的病灶局部见不规则凹陷。体积较大的胃间质瘤形态多不规则。

5. 回声 体积较小的病灶内部为均匀的低回声；当瘤体增大，内部可出现出血、坏死囊变，瘤体内部夹杂小的无回声或点状、短线状高回声，出血、坏死囊变显著者肿瘤呈现混合回声，瘤内可见大小不等的不规则液性区（图9-1-3）。胃间质瘤钙化少见。

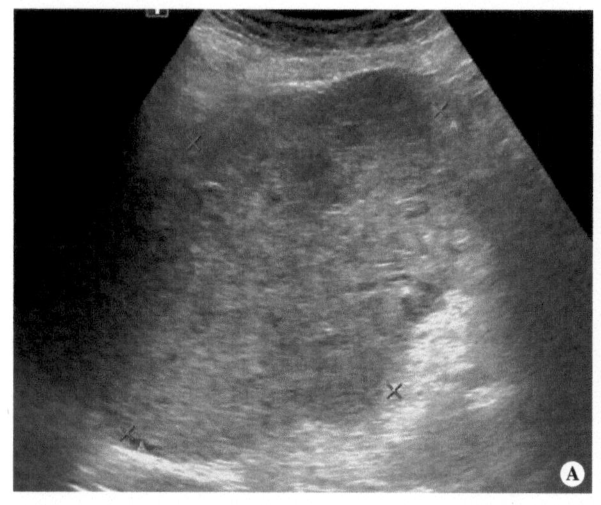

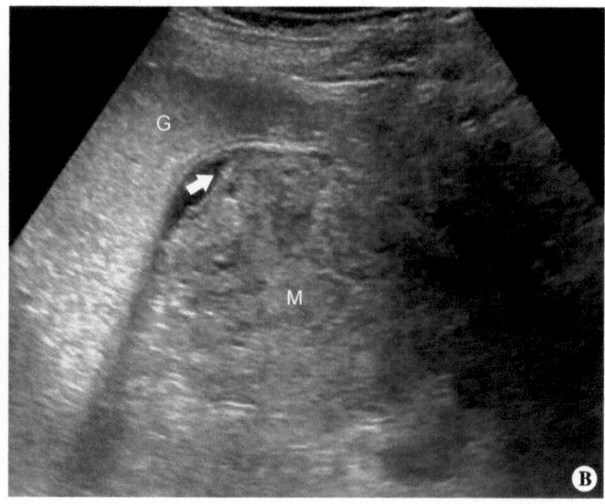

图9-1-3 胃体GIST超声表现

A. 上腹部见一巨大低回声肿块，回声不均，可见多发微小液性区，肿瘤与胃壁、胰腺、脾脏分界不清；B. 口服有回声型胃肠超声显像剂（G），显示肿瘤（M）起源于胃体壁肌层（箭头），向外生长

6. 边界 病灶较小时边界清楚，饮水后可较清晰显示胃壁结构层次关系，病灶较大时边界欠清晰。

7. 血流信号 体积较小的病灶可无明显血流信号，随着病灶增大，瘤体内可见少量或较丰富的血流信号，尤其高危险度胃间质瘤内部可见丰富血流信号。

8. 超声造影 肿瘤呈等增强，增强强度低于肝、脾、肾实质，表现为“快进慢出”的增强模式，肿瘤体积较大时瘤内常见坏死液化的无增强区域。中、高危险度GIST的增强强度高于极低和低危险度GIST，且不均匀增强也更多见。超声造影能发现囊实性病灶血供丰富的实性区域，有助于提高穿刺活检取材成功率（图9-1-4）。

9. 其他 瘤周淋巴结多无转移性肿大，但高危险度间质瘤可侵犯周围组织，发生粘连。部分高危险度胃间质瘤发现时已有肝、腹腔、腹膜转移（图9-1-5）。

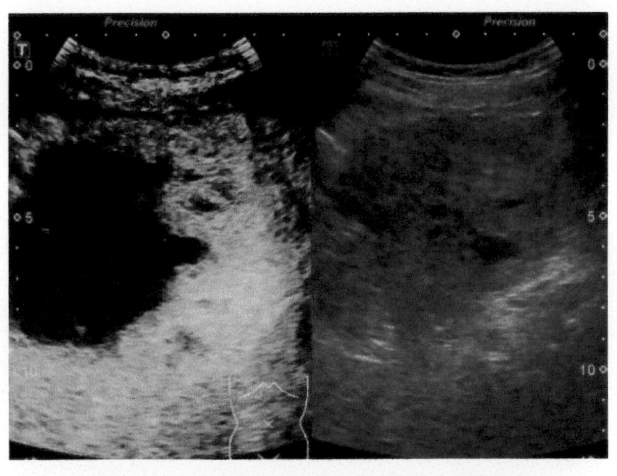

图9-1-4 胃底体部巨大GIST超声造影表现

超声造影显示肿瘤中央大片坏死液化无增强

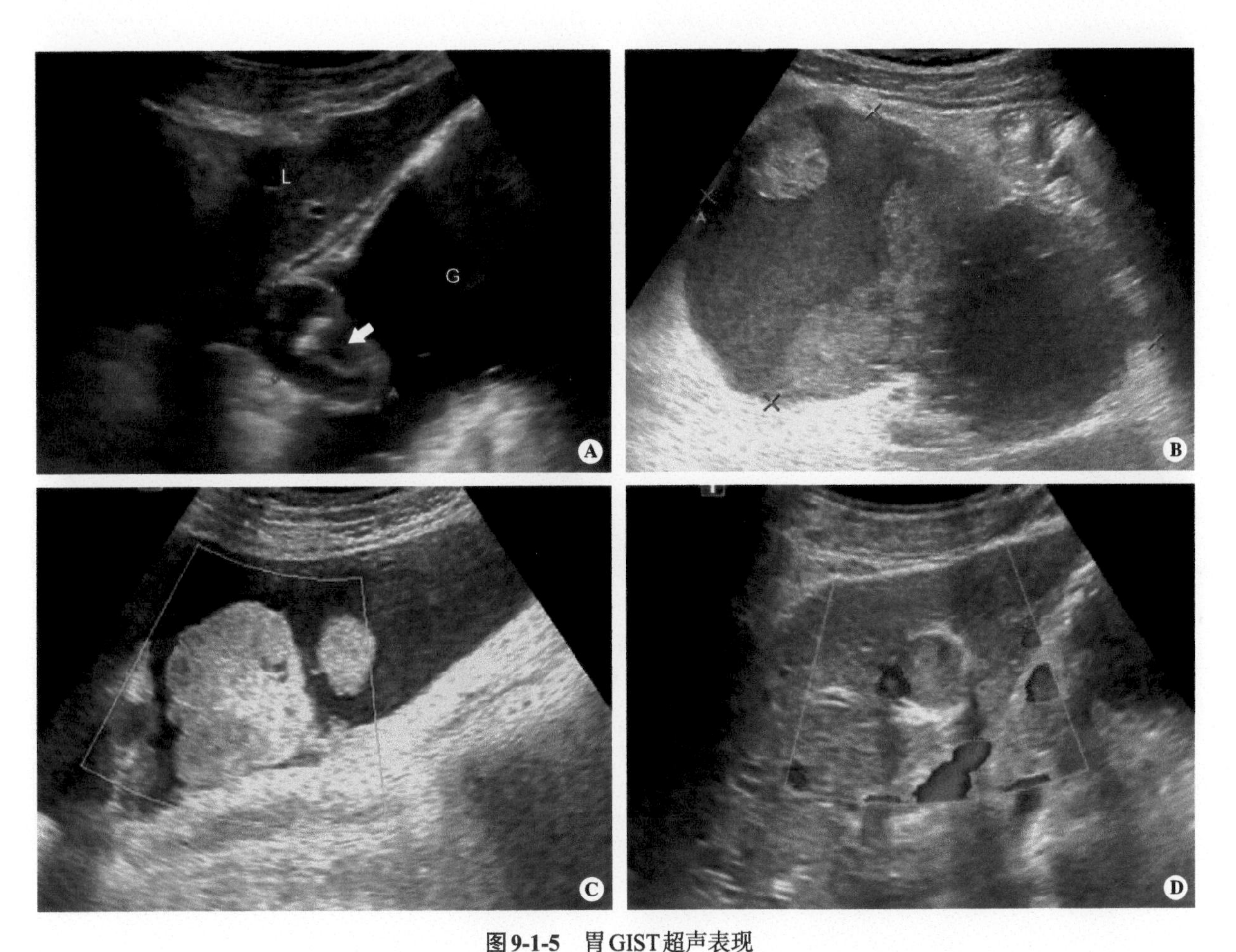

图9-1-5 胃GIST超声表现

A. 胃体GIST，表面溃疡凹陷（箭头）；B. 胃体部GIST，肿瘤出血囊性变；C. 贲门GIST术后，腹腔种植；D. 胃GIST肝转移

G. 胃；L. 左肝

六、其他影像学检查

1. CT检查 瘤体体积较小时，平扫多为圆形或类圆形，密度均匀，边界清晰，增强动脉期显著均匀强化，实质期持续性强化。当瘤体体积较大时，呈分叶状，形态不规则，密度不均，内可见低密度坏死、囊性变，增强扫描实性部分呈持续性强化，坏死区不强化（图9-1-6）。

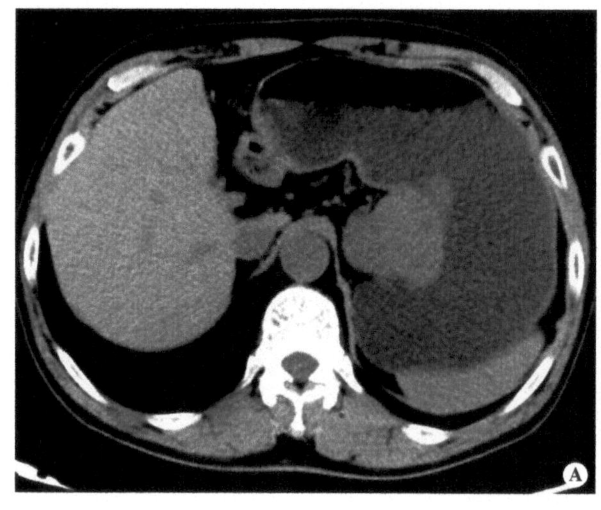

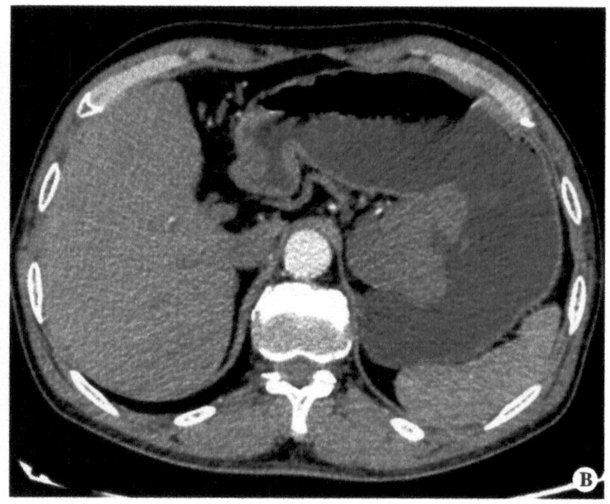

图9-1-6　胃小弯间质CT检查

A. CT平扫显示胃小弯肿块；B. CT增强扫描显示肿块形态不规则，轻度强化

2. MRI检查　间质瘤肿块信号不均匀，T_1WI以低信号为主，T_2WI以高信号为主，内部液化坏死区T_1WI呈低信号，T_2WI呈高信号，增强扫描肿块呈中度不均匀强化，坏死区无强化（图9-1-7）。

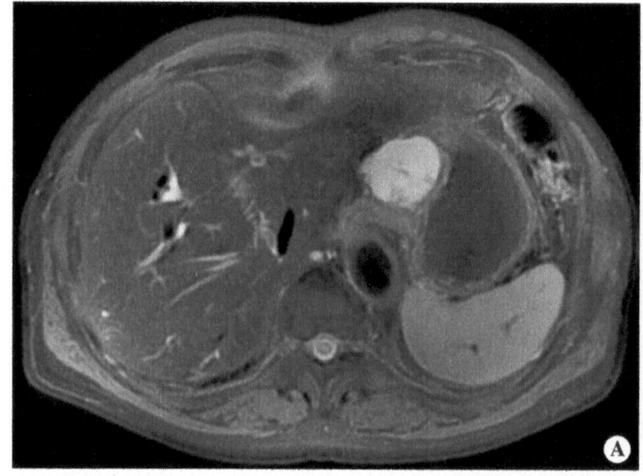

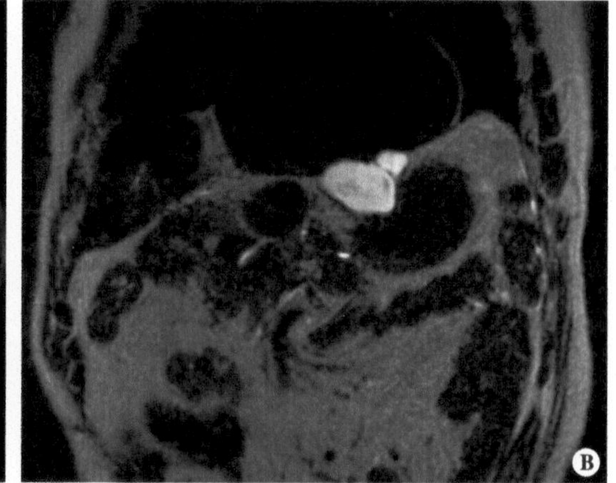

图9-1-7　胃间质瘤MRI检查

A. T_2序列显示胃小弯高信号肿块；B. T_1增强冠状位显示胃小弯间质瘤

3. 内镜检查　表现为突入胃腔的隆起性病变，呈类圆形、半球形或不规则形，表面黏膜色泽与周围黏膜一样，当肿块较大时可伴有溃疡坏死（图9-1-8）。

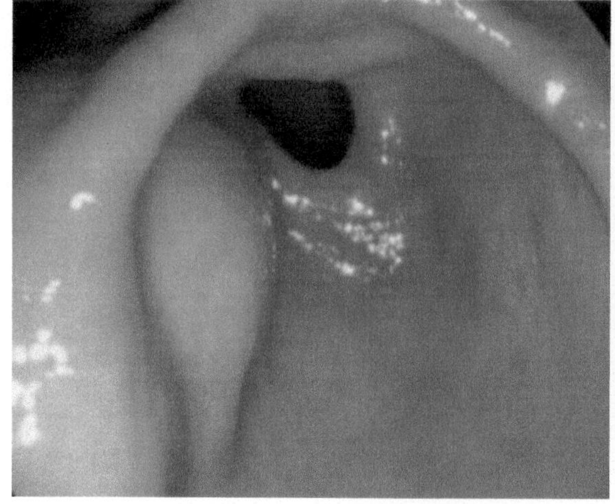
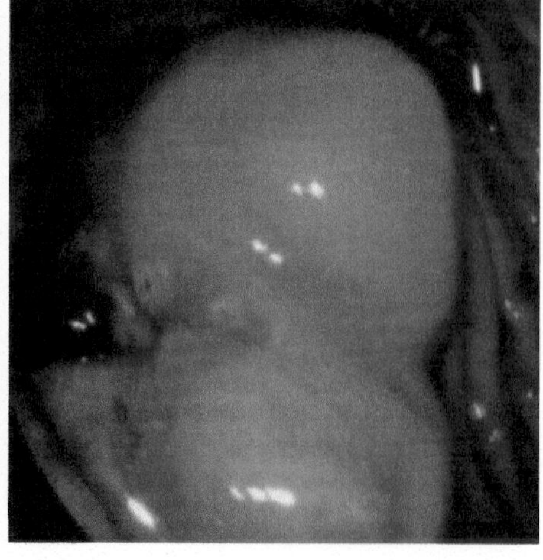

图9-1-8　胃间质瘤内镜检查

七、鉴别诊断

1. 胃癌　起源于黏膜层，胃壁增厚，早期局限于黏膜层、黏膜下层，随着病情发展，肿瘤向胃壁深层次浸润生长，层次结构不清，胃周常可见肿大淋巴结。而胃间质瘤多呈结节状，常起源于肌层，多呈低回声类圆形，病灶较大时瘤体内可见坏死，极少出现淋巴结转移。

2. 胃淋巴瘤　胃淋巴瘤累及胃壁范围较广泛，呈均匀低回声或极低回声，胃壁增厚明显，血供较丰富，可出现胃腔局部变窄，但发生梗阻较少见，常伴胃周淋巴结肿大。

3. 胃神经鞘瘤　体积较大的胃间质瘤可呈分叶状，并常伴囊性变，胃神经鞘瘤少见分叶及囊性变；体积较小的胃间质瘤与胃神经鞘瘤不易鉴别，往往需要病理及免疫组化检查支持。

八、超声诊断注意事项

（1）胃间质瘤可呈腔内生长、跨壁生长或向腔外生长，对于腔外生长型，超声定位诊断常比较困难，尤其是肿块巨大，与周围组织明显粘连时更难定位。

（2）显示病灶与胃壁的层次关系是胃间质瘤定性诊断的关键。胃间质瘤大多起源于胃壁肌层，通过饮水或口服有回声型胃肠超声显像剂可较清晰显示间质瘤与胃壁的层次关系，进而初步判断肿瘤的病理性质。

（3）经腹部超声检查时，对于病灶体积较小的胃间质瘤，尤其是胃底部的胃间质瘤可能发生漏诊，扫查时应系统全面，多切面多声窗进行扫查，尽量避免漏诊。

（4）位于贲门胃底的胃间质瘤应与胃平滑肌瘤相鉴别，前者常呈扁圆形，长短径比值为（1.5～2.0）：1，体积常较小，多呈较均匀的低回声。

九、临床应用价值

（1）经腹部超声检查多能显示1cm以上的胃间质瘤，具有较好的肿瘤定位与定性诊断价值，并且可以观察肿块有无破溃坏死，初步判断肿瘤的生物危险度。

（2）超声检查安全无创，患者依从性好，可用于体积较小、不愿意手术切除治疗的胃间质瘤患者的复查随访。

（3）超声检查可显示胃间质瘤有无液化囊性变，肿瘤血供情况，随访肿瘤大小变化，可用于体积较大的胃间质瘤靶向治疗后随访。

（4）超声引导下穿刺活检可为胃间质瘤的诊断与治疗提供重要的病理学依据。

第二节　小肠间质瘤

一、病　　理

镜下见到“丝球状纤维”是小肠间质瘤的特征，尤其是在十二指肠病变中。肿瘤主要为梭形细胞型，肿瘤细胞呈弥漫性片状或模糊的层状排列，病灶边界清楚，多为外生性，较大者可发生坏死或黏液样变性。小肠间质瘤的侵袭性高于胃间质瘤，可直接侵犯邻近器官，如胰腺，也容易发生血行转移。

二、临床特征

小肠来源的胃肠道间质瘤最常见于空肠和回肠，发生于十二指肠的间质瘤一般位于降部和水平部。小肠间质瘤的临床表现取决于肿瘤发生部位、大小、是否引起梗阻及肿瘤危险度，患者多表现为腹痛、恶心、呕吐等非特异性症状。肿瘤表面破溃形成溃疡时可出现黑便，肿瘤较大时可压迫胃肠道引起肠梗阻相关表现。约60%的十二指肠间质瘤可引起Vater壶腹梗阻，造成梗阻性黄疸。

三、超声表现

1. 十二指肠间质瘤

（1）多位于十二指肠降部或水平部。

（2）超声检查前可通过饮水或有回声型胃肠超声显像剂或微泡超声造影剂建立十二指肠声窗，提高病灶显示率。

（3）体积小的肿瘤容易漏诊，经腹部超声检查发现病灶时，也常难以显示肿瘤与十二指肠肠壁的层次关系。一般肿块形态较规则，内部回声较均匀，坏死囊性变较少见，乏血供。

（4）肿瘤体积较大时，形态不规则，边界不清楚，经腹部超声检查常难以准确区分肿瘤来源，肿块回声不均匀，内部常有坏死囊变，实性区域血流信号较为丰富，瘤周、腹膜后多无淋巴结肿大（图9-2-1）。

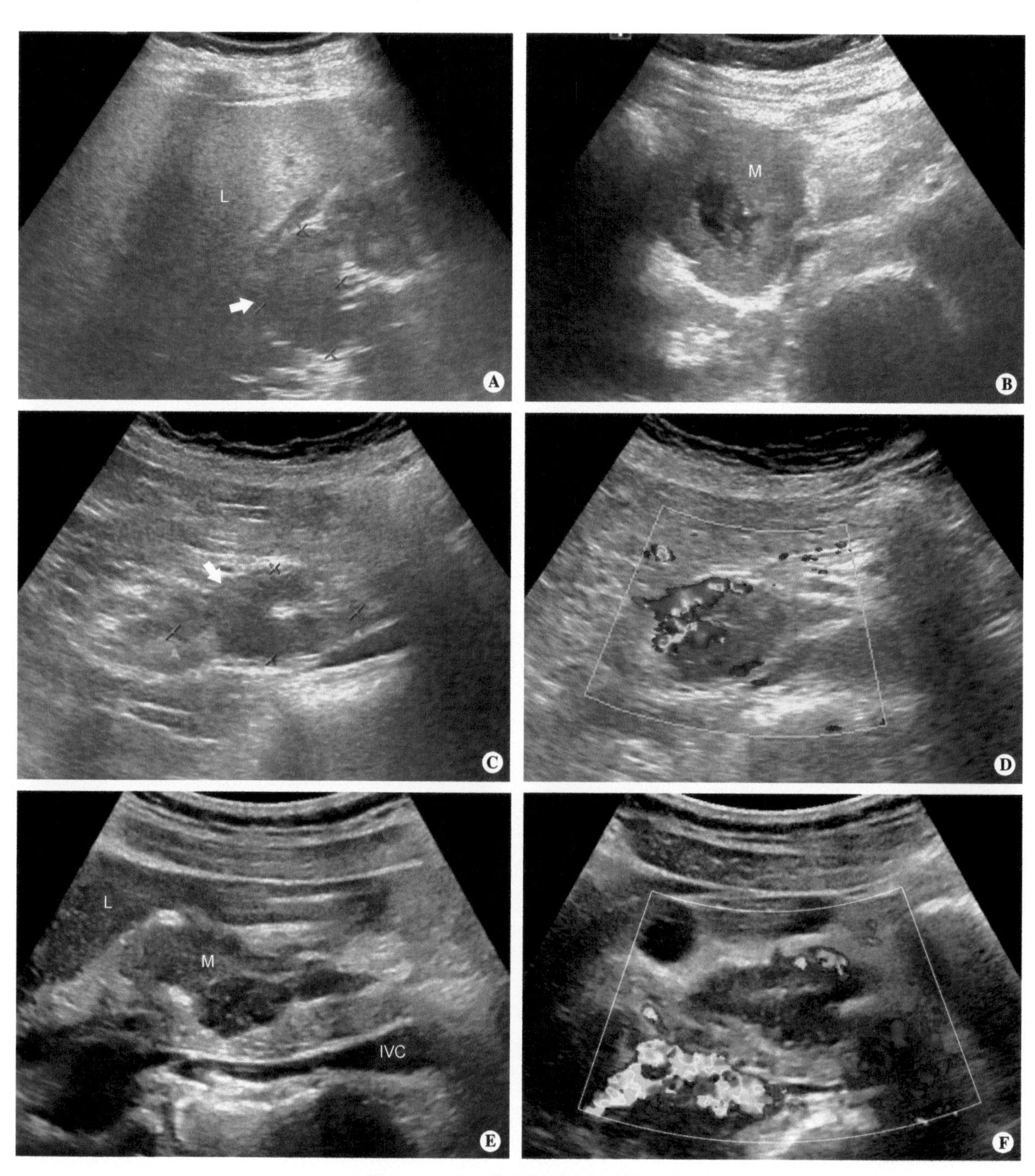

图9-2-1　十二指肠间质瘤超声表现

A. 十二指肠球降部低回声结节（箭头），呈椭圆形，边缘光整；B. 十二指肠降部GIST，肿瘤（M）中央液化坏死；C、D. 十二指肠降部GIST（箭头），呈外生性，血供丰富；E、F. 十二指肠降部GIST，形态不规则，周边可见血流信号

IVC. 下腔静脉；L. 肝脏；M. 肿瘤

2. 空肠回肠间质瘤

（1）超声检查前行胃肠道准备，清洁肠道，系统扫查肠道可提高病灶检出率。

（2）肿瘤声像改变同十二指肠间质瘤（图9-2-2）。

（3）空肠间质瘤多位于左侧腹，回肠间质瘤多位于右中下腹，但肿瘤位置变化较大。

（4）当肿瘤较大，尤其是外生性生长时，常难以确定肿瘤来源。

（5）肿瘤可能诱发肠梗阻等并发症，出现相应超声表现。

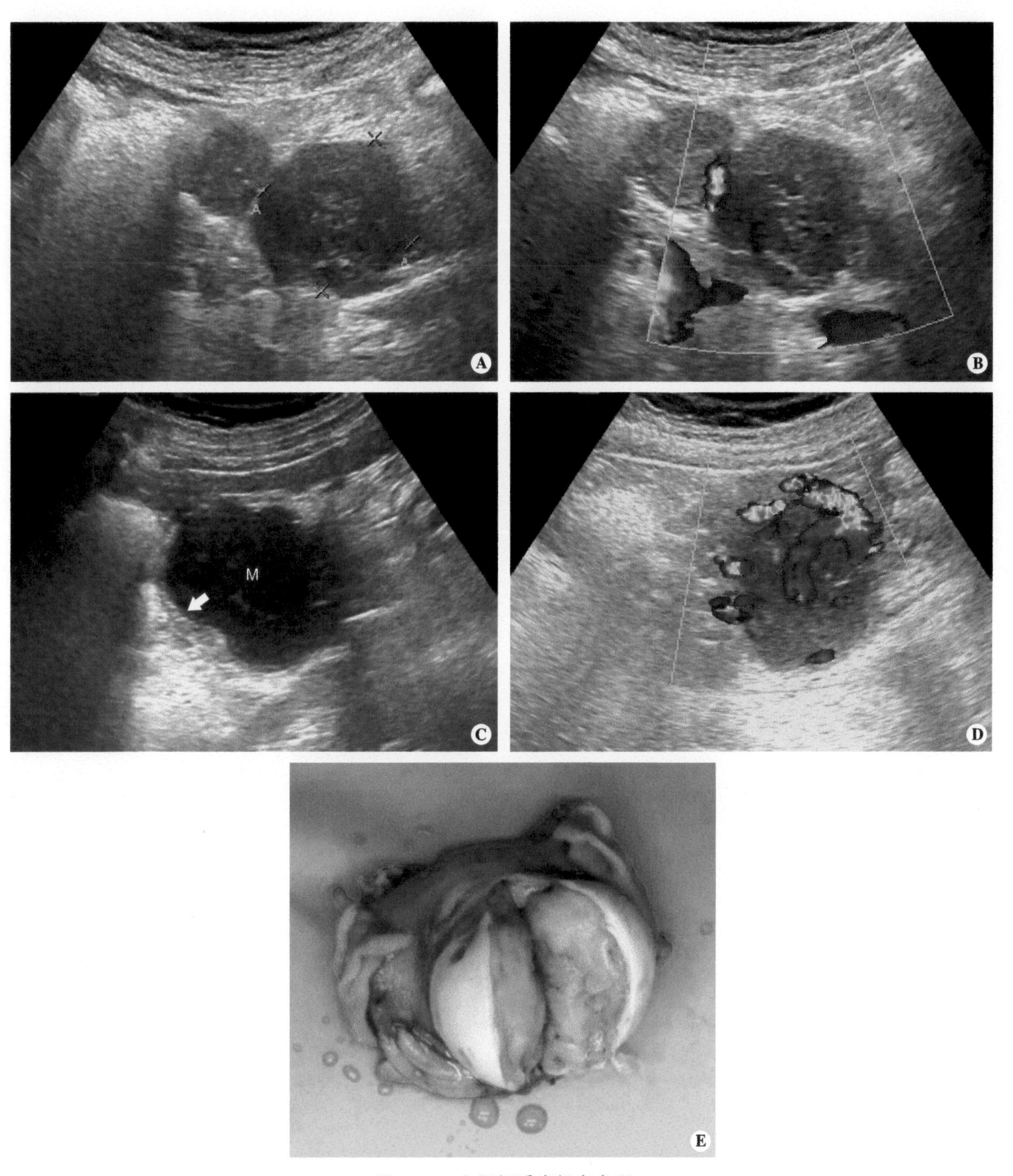

图9-2-2 空肠间质瘤超声表现

A. 左上腹低回声结节，形态规则；B. 周边可见血流信号；C. 空肠壁（箭头）见一极低回声结节（M）；D. 肿瘤血流信号丰富；E. 术后大体标本

四、鉴别诊断

1. 小肠癌 表现为肠壁局限性增厚，呈靶环征或假肾征，边界不清，多可见较丰富的血流信号；容易引起肠腔狭窄造成继发性肠梗阻；病灶周围常见转移性淋巴结肿大。

2. 小肠淋巴瘤 多表现为肠壁增厚、回声减低，腔外生长型较少见，多不伴肠梗阻征象，利用彩色多普勒超声检查时，于病变段肠壁内可见较丰富的血流信号。病灶周围及腹膜后淋巴结肿大多见。

五、超声诊断注意事项

（1）小肠移动性大，肠壁薄，并且不容易获得良好充盈，超声常难以清晰显示肠壁与间质瘤的关系。适当的肠道准备，口服等渗甘露醇使肠腔充盈有利于小肠间质瘤的定位诊断。

（2）十二指肠间质瘤常位于十二指肠降部、水平部，经腹部超声检查显示十二指肠降部比较困难，通过口服有回声型胃肠超声显像剂有助于显示病灶。

（3）胃肠道间质瘤，尤其是体积较大时，可出现破溃、消化道出血，因此当超声检查定位诊断困难时，应密切结合临床，根据病史有助于准确定位诊断。

六、临床应用价值

（1）通过肠道准备，选用中高频探头系统扫查，经腹部超声检查常可以显示1cm以上的肠道间质瘤。

（2）小肠，尤其是空回肠是常规内镜检查的盲区，经腹部超声检查是内镜检查的重要补充手段。

（3）超声引导下穿刺活检可获取有效的病理组织进行病理学检查，对于病灶较大、发生出血囊性变时，超声检查可显示病灶实性部分及血供情况，超声造影可识别病灶的活性部位，引导穿刺活检，获取有效病理检查组织。

第三节　大肠间质瘤

一、病　　理

结直肠间质瘤病理镜下主要为梭形细胞型，肿瘤表现为类圆形或分叶状，无包膜，质地坚硬，肿瘤较大者可压迫周围组织形成假包膜，肿瘤内部可出现坏死囊变。生物危险度高的间质瘤切面质地细腻，可呈鱼肉样，病灶与周围组织脏器发生粘连而活动度差，可发生血行转移和直接浸润，淋巴转移少见。

二、临床特征

结直肠间质瘤多发生于直肠，具有侵袭性生物学行为，具有核分裂活性的结直肠间质瘤即使直径小于2cm也会发生转移复发。症状有无与轻重取决于肿瘤的大小、生长部位及是否出现瘤体破溃，多数患者无明显症状，部分可出现腹痛、腹胀、便血、肛门坠胀感等。

直肠间质瘤占原发性直肠肿瘤的0.1%，发病年龄以40～60岁多见，好发于直肠中下段。2018年美国癌症联合委员会提出直肠间质瘤的分期参照小肠间质瘤。因经直肠穿刺活检可能造成间质瘤破溃，增加血行播散和局部转移的风险，故对于术前评估能够完整切除肿瘤、不影响肛门功能的直肠间质瘤不推荐术前常规穿刺活检术。

三、超声表现

（1）结肠间质瘤采用经腹部超声检查，声像表现与空肠、回肠间质瘤类似（图9-3-1）。

（2）直肠间质瘤主要采用直肠腔内超声检查，根据病灶的生长方式可分为腔内型、壁内型、跨壁型和腔外型四种。

1）腔内型病灶多起自直肠壁肌层，呈类圆形或浅分叶状突向肠腔内，内部为均匀低回声，边界清楚，内部坏死囊变较为少见，可见少-中等量血流信号。

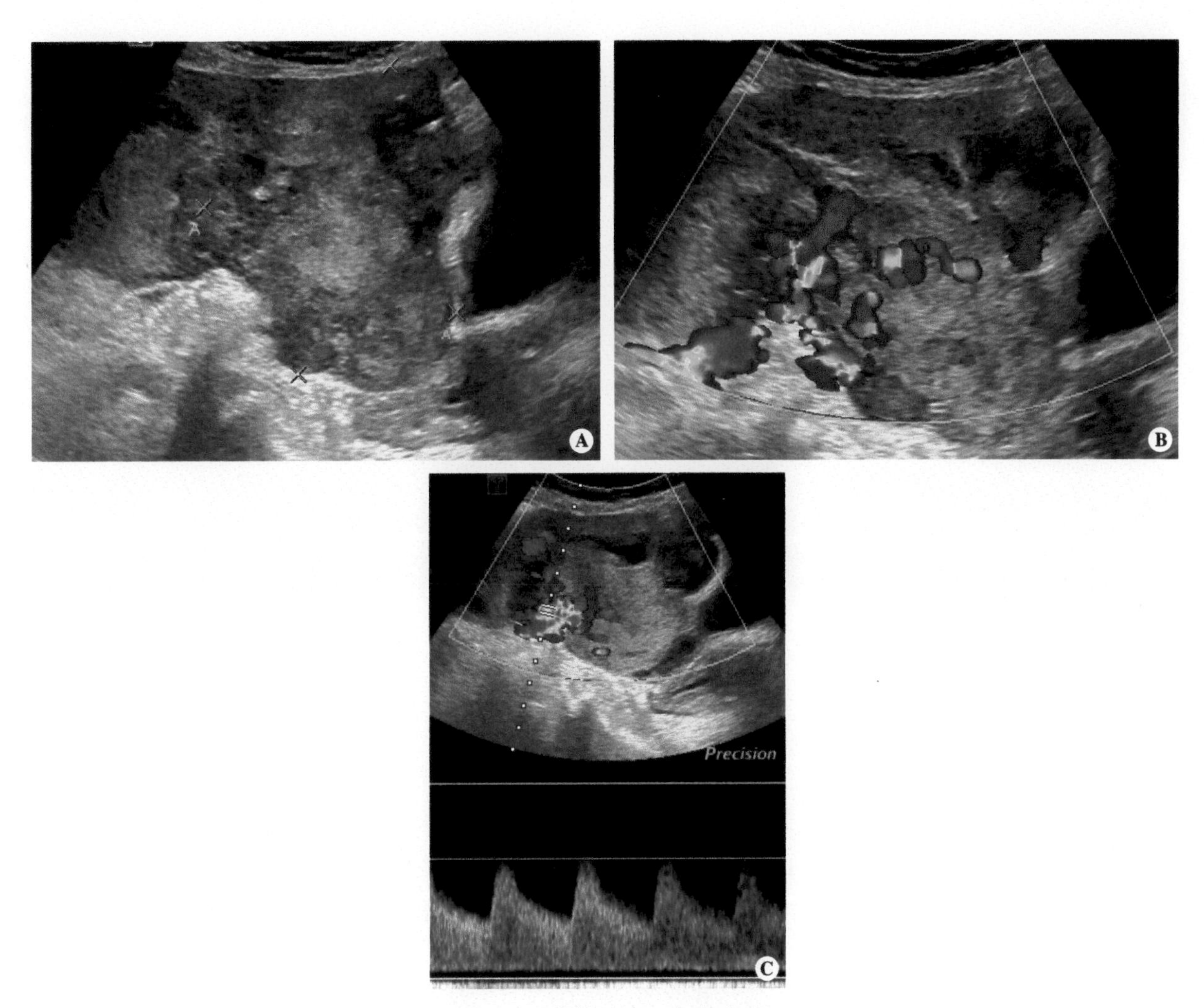

图9-3-1　降结肠GIST超声表现

A. 左下腹腔见一低回声团块，形态不规则，局部边界欠清晰，内部回声不均匀；B. 病灶内见丰富血流信号；C. 病灶内侧及中等阻力的动脉血流频谱

2）壁内型多表现为局部肠壁类圆形结节样增厚，形态规则，边界清楚，结节表面肠壁黏膜光滑，外膜完整。

3）跨壁型肿瘤同时向腔内、腔外生长，边界清楚，形态欠规则，呈分叶状或哑铃型，直肠腔内肿瘤表面黏膜光整，外膜层连续，病灶较大时内部可出现坏死囊变（图9-3-2）。

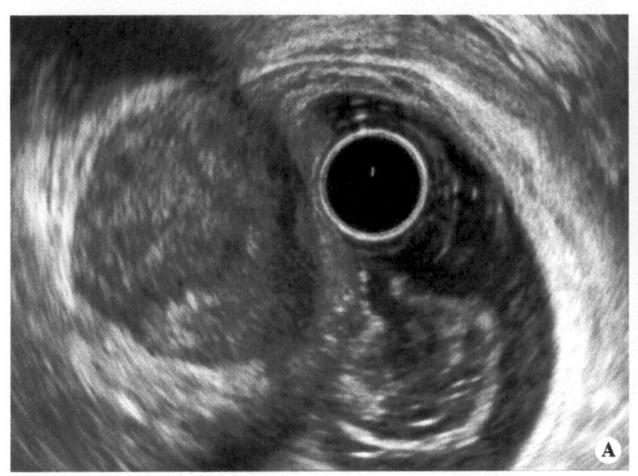

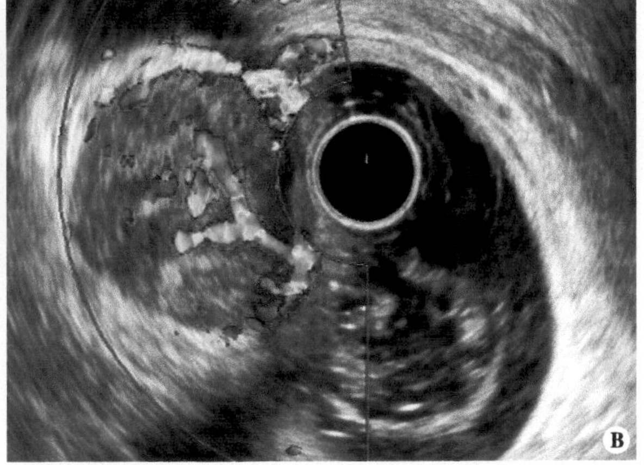

图9-3-2　直肠GIST腔内超声表现

A. 经直肠超声显示直肠壁内一低回声结节，形态规则，边界清楚，病灶来源于肠壁肌层；B. 病灶内见丰富血流信号

4）腔外型肿瘤体积多较大，呈类圆形或不规则形，边界清楚，内部为不均匀低回声，可见坏死囊变，实性部分可见较丰富血流信号。部分具有恶性潜能的间质瘤可侵犯周围组织脏器（图9-3-3）。

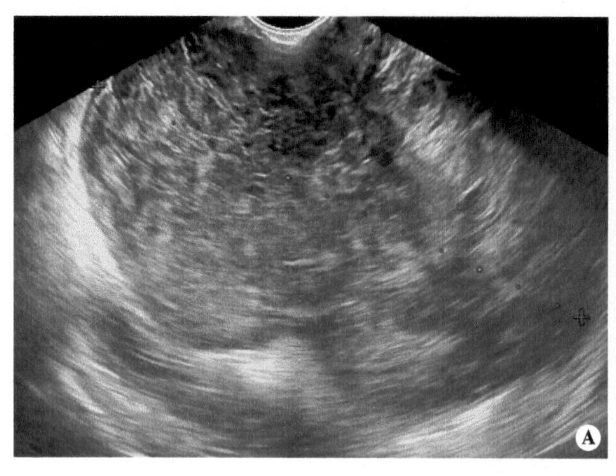

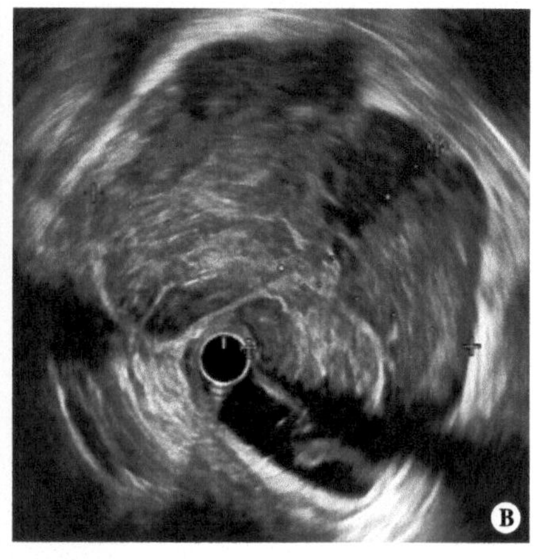

图9-3-3 直肠GIST腔内超声表现

A.端扫式探头经直肠扫查见一低回声团块，病灶形态欠规则，呈分叶状，边缘尚清晰；B.360°环阵探头扫查见病灶来源于直肠壁

四、其他影像学检查

1. X线检查 气钡双重造影可显示突向肠腔的肿物，表现为充盈缺损，但无法判断肿瘤与肠壁关系，以及充盈缺损是由肠外肿瘤压迫还是肠腔内生性肿瘤所致。

2. CT检查 能够观察病灶位置及其与肠壁关系，尤其对于结肠间质瘤和高位直肠间质瘤有一定优势。

3. MRI检查 能够清楚显示肿瘤边界、形态、对周围组织脏器的侵犯情况，T_1WI呈低或等信号，T_2WI呈等到高信号，T_2WI-FS显著高信号为间质瘤较特征的表现。增强MRI还能反映病灶血供信息，病灶强化明显，静脉期较动脉期强化更加显著。

五、鉴别诊断

（1）腔内型间质瘤需与腺瘤、腔内生长型腺癌相鉴别。腺瘤经直肠超声可见直肠黏膜层向腔内突起的乳头状肿物，形态规则，回声中等或偏高，表面光滑；而腺癌向肠壁深层浸润性生长，基底较宽，表面可形成溃疡，血流信号丰富而杂乱，淋巴结转移较常见。

（2）壁内型和跨壁型间质瘤需与神经内分泌肿瘤、脓肿相鉴别。分化好的神经内分泌肿瘤大小、形态与壁内型间质瘤相似，但多起源于黏膜层、黏膜下层，肌层完整，瘤内血流信号较丰富；小脓肿形态多不规则，脓肿周边组织因炎症反应回声增高，炎性区域血流信号增多，脓肿液化坏死区域透声差，探头挤压可见脓液漂浮，无血流信号。

（3）腔外型间质瘤需与腺癌肠外浸润相鉴别。结直肠癌进展期可向肠外浸润，累及周围组织器官，但肿瘤起自黏膜层，形态不规则，血流信号丰富，瘤周淋巴结肿大常见。位于直肠后壁的腔外型间质瘤还需与骶尾部畸胎瘤相鉴别，骶尾部畸胎瘤内部回声不均匀，其内常可见不规则液性区或强回声斑，肿瘤的发生与肠壁无关，肠壁层次结构存在。

六、超声诊断注意事项

（1）经腹部超声检查结肠间质瘤时，对外生性间质瘤定位较困难，可通过经肛门灌注有回声型胃肠超声显像剂充盈结肠帮助病灶定位。

（2）经直肠腔内超声检查直肠间质瘤前，通过肛门注水或其他无回声型胃肠超声显像剂建立直肠声窗，检查时注意观察肿块与直肠壁的层次关系，此对于判断肿瘤来源及定性诊断具有重要参考意义。

七、临床应用价值

（1）大肠间质瘤更多位于直肠，尤其是下段直肠，经直肠腔内超声检查是重要的影像学检查手段，可清晰显示约0.5cm的病灶，准确判断肿块与直肠壁的关系。

（2）低位直肠间质瘤手术时对盆底组织损伤较大，临床多采用靶向治疗后使肿瘤缩小再手术，腔内超声检查可测量肿瘤大小、血供情况，超声造影可评估肿瘤微循环灌注等指标，判断靶向治疗的疗效。

（3）在直肠腔内超声引导下对直肠间质瘤进行穿刺活检也是获取有效标本的重要途径。

第四节 其他部位胃肠间质瘤

GIST除来源于胃、小肠、结直肠外，还有极少数来源于腹膜后、大网膜、肠系膜等部位，称为胃肠外GIST，术前影像学检查常难以定位，诊断困难。

一、临床特征

腹膜后肿瘤主要来自腹膜后间隙的脂肪、疏松结缔组织、筋膜、肌肉、血管、神经、淋巴组织及胚胎残留组织，来源于腹膜后的间质瘤罕见。原发于大网膜和肠系膜的实体肿瘤同样十分罕见，良性肠系膜实体瘤中间质瘤仅占5%。

网膜、肠系膜和腹膜后间质瘤多无典型症状，当肿瘤体积较大时，常压迫周围脏器出现腹痛、腹胀等表现，部分压迫肠道可出现肠梗阻。体格检查可触及腹部质硬肿物，部分肿物活动度较大。

二、超声表现

（1）表现为腹盆腔低回声肿块，呈类圆形或分叶状。

（2）肿瘤体积多较大，边界尚清楚。

（3）肿瘤内部回声不均匀，采用中高频探头检查可见散在小液性区，当病灶较大时可见多发片状液性区，透声较差。

（4）肿瘤实性部分可见血流信号（图9-4-1）。

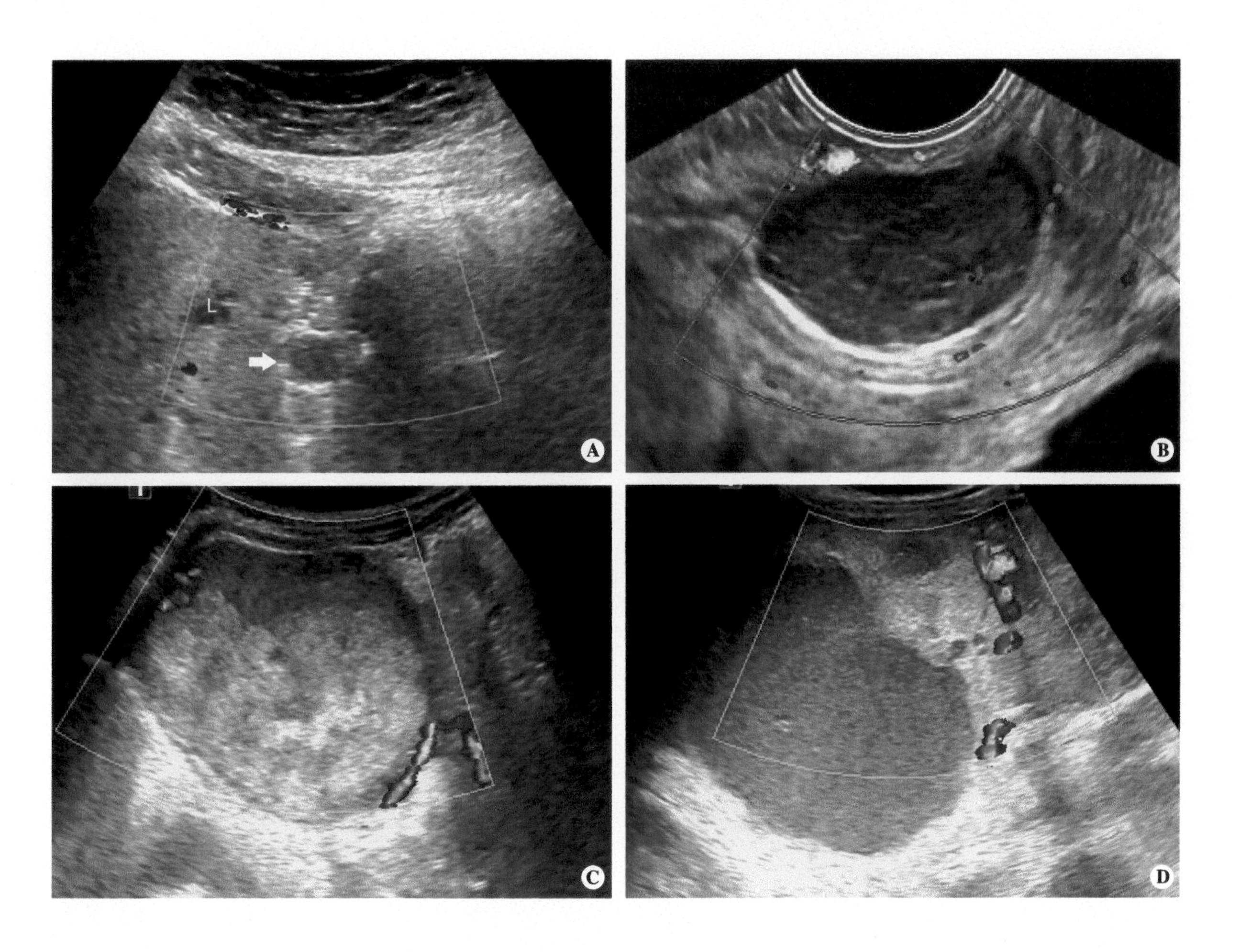

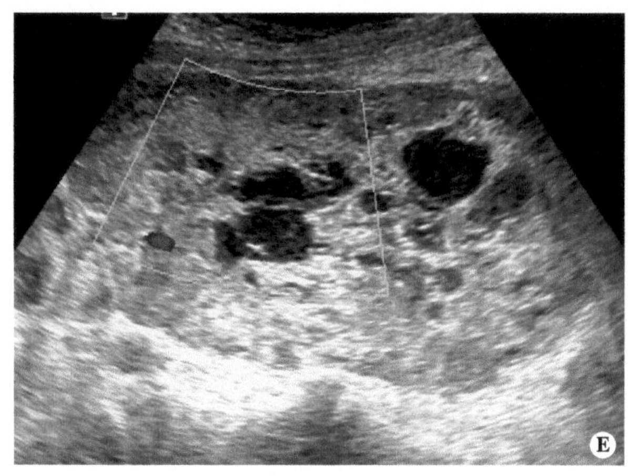

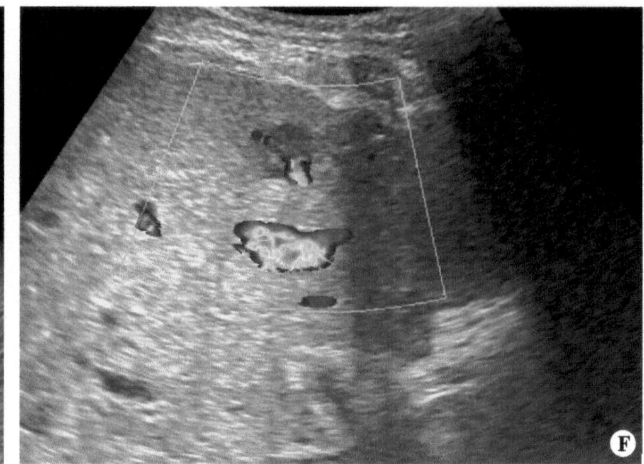

图9-4-1 胃肠外GIST超声表现

A. 上腹部肝脏（L）周围腹腔间质瘤（箭头）；B. 经阴道超声检查显示直肠阴道隔间质瘤；C. 小肠系膜间质瘤，周边可见血流信号；D. 小肠系膜间质瘤，中央囊性变，周边血供较丰富；E. 盆腔GIST，呈蜂窝状；F. GIST肝转移

三、鉴别诊断

肠系膜、网膜和腹膜后间质瘤主要与转移瘤、淋巴瘤相鉴别。

（1）转移瘤常呈多发性、低回声，大小不等，体积较大者形态不规则，部分结节融合成团，血供较丰富，常有原发灶的相应表现。

（2）淋巴瘤常表现为腹腔腹膜后多发结节样低回声，融合成片，可包绕腹主动脉、下腔静脉，压迫输尿管，血流信号较丰富。

四、超声诊断注意事项

（1）胃肠外间质瘤的发病率较低，可位于肠系膜、网膜、腹膜后，定位定性诊断多比较困难。

（2）胃肠外间质瘤，尤其是腹膜后间质瘤，肿瘤体积多较大，常发生坏死囊性变，注意识别该病的声像图特征有助于鉴别诊断。

（3）超声引导穿刺活检时，应注意穿刺有效组织，减少穿刺次数，穿刺后局部压迫等，避免穿刺并发症，如出血、肿瘤腹腔种植等发生。

五、临床应用价值

（1）胃肠外间质瘤就诊时体积常较大，超声检查容易发现病灶，具有较高的诊断灵敏性，并且可用于靶向治疗后疗效评估，具有重要临床价值。

（2）超声引导下穿刺活检是临床诊断胃肠间质瘤的重要手段，尤其对于胃肠外间质瘤（内镜检查无法活检），更具有临床价值。

（郭晶晶　唐秀斌　杨映红　李小燕）

参考文献

曹海根，王金锐，2006. 实用腹部超声诊断学. 2版. 北京：人民卫生出版社.

陈灏珠，林果为，2009. 实用内科学. 13版. 北京：人民卫生出版社.

高美莹，苗立英，葛辉玉，等，2017. 胃间质瘤超声造影表现与良恶性的相关性分析. 中国超声医学杂志，33(2)：184-186.

龚均，董蕾，王进海，2017. 实用胃镜学. 3版. 西安：世界图书出版西安有限公司.

郭晶晶，唐秀斌，陈蕾，等，2022. 基于超声征象的决策树模型在预测胃肠道间质瘤危险度中的应用价值. 中国癌症杂志，32(1)：41-46.

郭万学，2011. 超声医学. 6版. 北京：人民军医出版社.

焦彤，2012. 肛管直肠疾病超声诊断. 北京：人民卫生出版社.

陆文明，2004. 临床胃肠疾病超声诊断学. 西安：第四军医大学出版社.

莫剑忠，江石湖，萧树东，2014. 江绍基胃肠病学. 2版. 上海：上海科学技术出版社.

吴孟超，吴在德，2008. 黄家驷外科学. 北京：人民卫生出版社.

徐宏伟，刘庆猛，朱秀益，等，2014. 胃肠道间质瘤的CT

表现与免疫组化分型的关系. 中华肿瘤杂志，36(6)：440-445.

杨伯霖，祝新，陈玉根，2017. 肛管直肠周围疾病MRI图谱. 南京：江苏凤凰科学技术出版社.

岳林先，蔡志清，2014. 腹壁、腹膜、腹腔和腹膜后超声诊断. 北京：人民卫生出版社.

詹姆斯・D. 布瑞雷，玛丽・K. 高斯伯德罗维兹，克里斯坦・维特金德，2019. 恶性肿瘤TNM分期. 8版. 王平，梁寒，译. 天津：天津科技翻译出版有限公司.

赵刚，汪明，2018. NCCN《软组织肉瘤临床实践指南(2018年第1版)》胃肠间质瘤内容更新介绍与解读. 中国实用外科杂志，38(5)：515-519.

中国胃肠道间质瘤病理共识意见专家组，2018. 中国胃肠道间质瘤诊断治疗专家共识(2017年版)病理解读. 中华病理学杂志，47(1)：2-6.

Juan Rosai，2017. 罗塞-阿克曼外科病理学・消化系统分册. 10版. 郑杰，译. 北京：北京大学医学出版社.

Edge SB，Byrd DR，Compton CC，et al，2002. AJCC cancer staging manual. New York：Springer.

Fukuta N，Kitano M，Maekawa K，et al，2005. Estimation of the malignant potential of gastrointestinal stromal tumors：The value of contrast-enhanced coded phase-inversion harmonics U. J Gastroenterol，40(3)：247-255.

Guo JJ，Tang XB，Qian QF，et al，2022. Application of ultrasonography in predicting the biological risk of gastrointestinal stromal tumors. Scand J Gastroenterol，57(3)：352-358.

Lewin KJ，Riddell RH，Weinstein WM，et al，1992. Gastrointestinal pathology and its clinical implications. New York：Igaku Shoin.

Margaret von Mehren，Heikki Joensuu，2018. Gastrointestinal stromal tumors. Journal of Clinical Oncology，36(2)：136-143.

WHO Classification of Tumours Editorial Board，2019. WHO classification of tumors：Digestive system tumours. Lyon，France：International Agency for Research on Cancer.

Zhenshan Shi，Qian Zhuang，2015. Computed tomography imaging characteristics of synchronous gastrointestinal stromal tumors in patients with gastric cancer and correlation with clinicopathological findings. Mol Clin Oncol，3(6)：1311-1314.

第十章　胃肠淋巴瘤

按照是否伴有胃肠道以外部位侵犯，胃肠淋巴瘤可分为原发性胃肠淋巴瘤和继发性胃肠淋巴瘤。原发性胃肠淋巴瘤（primary gastrointestinal lymphoma，PGIL）为最常见的淋巴结外淋巴瘤，占结外淋巴瘤的30%～40%，是一种起源于胃肠道黏膜固有层及黏膜下层淋巴组织的非上皮源性恶性肿瘤，以胃部较多（约占40%）。PGIL好发于中老年男性，占胃肠道恶性肿瘤的1%～8%，近年来发病率有逐年升高的趋势。

一、病　因

PGIL的病因与发病机制尚未完全阐明，目前认为可能与病毒、细菌感染相关，如EB病毒、幽门螺杆菌感染等，已证实胃黏膜相关淋巴样组织淋巴瘤与幽门螺杆菌感染密切相关，早期胃黏膜相关淋巴样组织淋巴瘤患者抗幽门螺杆菌治疗后病情可得到缓解。PGIL的发病也可能与机体免疫功能低下、环境或职业暴露因素、遗传因素等相关。

二、病　理

胃淋巴瘤最常累及的部位是胃窦，其次是胃体、胃角，而胃底和贲门较少见，常呈现出广泛的多形性、多中心性病灶。原发性肠道淋巴瘤较少见，最常见于回盲部，可能与其富含淋巴组织相关。PGIL的病理分型分为霍奇金淋巴瘤（Hodgkin lymphoma，HL）和非霍奇金淋巴瘤（non-Hodgkin lymphoma，NHL），其中NHL占98%。NHL分为B细胞来源、T细胞来源或NK细胞来源，大多是B细胞来源，T细胞起源极少。胃淋巴瘤较常见的是黏膜相关淋巴样组织（mucosa-associated lymphoid tissue，MALT）结外边缘区淋巴瘤和弥漫大B细胞淋巴瘤。

三、临床特征

PGIL的临床表现缺乏特异性，以消化道症状为主，其中腹痛最常见，可出现消化道出血、腹部包块、肠梗阻或肠穿孔等表现。全身症状包括体重减轻、发热等，部分病例可无症状。目前临床多采用1961年Dawson等提出的原发性胃肠淋巴瘤诊断标准：①首次就诊无浅表淋巴结肿大；②胸部X线片无纵隔淋巴结肿大；③白细胞总数及分类正常；④病变局限于胃肠及其区域淋巴结；⑤肝脾未受累。

至今为止，尚无统一的分期标准用于PGIL的诊疗及预后判断。较为常用的有Lugano分期、Ann Arbor分期及TNM分期。Lugano分期：当肿瘤未穿透浆膜层前，无论侵犯黏膜层、黏膜下层、肌层或浆膜层均划为Ⅰ期，如穿透浆膜层，侵犯周围组织或器官则为ⅡE期。Ann Arbor分期：Ⅰ期，侵及一个淋巴结区（Ⅰ），或侵及一个单一的结外器官或部位（ⅠE）；Ⅱ期，受侵犯的淋巴结区在横膈的一侧，侵及2个或更多的淋巴结区（Ⅱ）或外加局限侵犯一个结外器官或部位（ⅡE）；Ⅲ期，受侵犯的淋巴结区在横膈的两侧（Ⅲ）或外加局限侵犯一个结外器官或部位（ⅢE），或脾（ⅢS）或二者（ⅢES）；Ⅳ期，弥漫性或播散性侵犯一个或更多的结外器官，同时伴或不伴淋巴结侵犯。

PGIL因实验室及影像学检查缺乏特异性，临床误诊率较高，确诊主要依靠内镜下活检或手术切除病变部位的病理诊断。PGIL对放化疗敏感，根据不同临床分期，治疗以化疗为主，辅以抗幽门螺杆菌治疗、放射治疗等综合治疗。

四、实验室检查

1. 血生化检查 可出现血白蛋白降低、乳酸脱氢酶升高、β_2微球蛋白升高，这些可能是影响PGIL的预后因素，但尚存在争议。

2. 肿瘤标志物 缺乏特异性肿瘤标志物。

五、超声表现

1. 原发性胃淋巴瘤

（1）通常根据病变的形态和范围进行分型，包括弥漫性增厚型、肿块型、溃疡型、混合型。

（2）病变范围广泛，多累及胃部2个区域，以胃体及胃窦均受累多见（图10-0-1）。

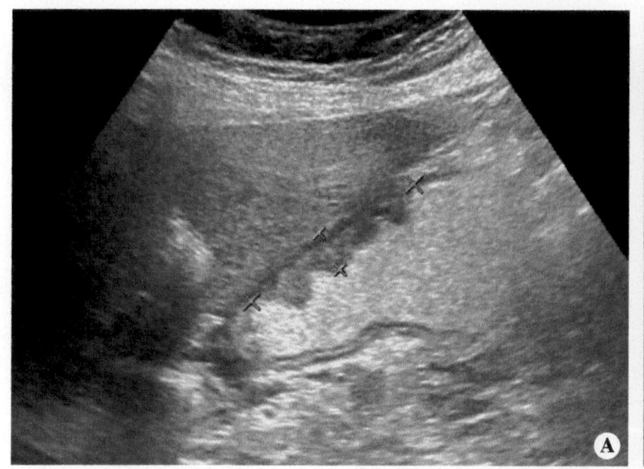
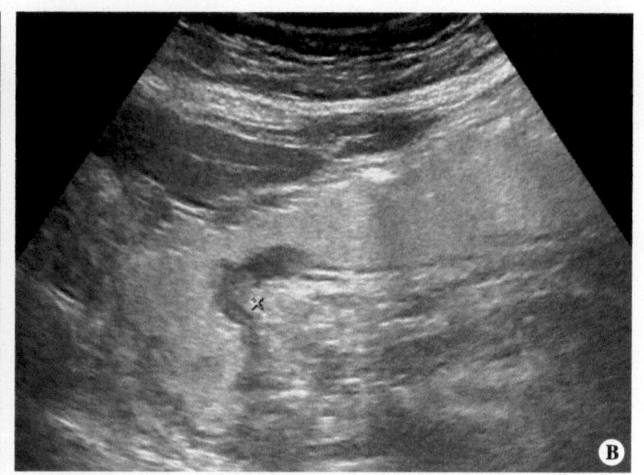

图10-0-1 胃角胃窦弥漫大B细胞淋巴瘤超声表现

A. 胃角胃窦壁增厚，长约4.8cm，厚约1.0cm，黏膜面凹凸不平；B. 肿块呈低回声，黏膜下层连续性中断，与肌层分界不清

（3）病变发生在胃黏膜下层并浸润生长，胃壁局限性或弥漫性增厚，与胃长轴一致，呈梭形。

（4）若病变局限于黏膜下，则黏膜完整，可表现为“拱桥”样或“波浪”样改变；如病变破坏黏膜层，则黏膜面连续性中断，可形成溃疡。

（5）病灶呈低至无回声，较少出现液化及钙化，故肿块内部回声多均匀，后方回声可增强（图10-0-2）。

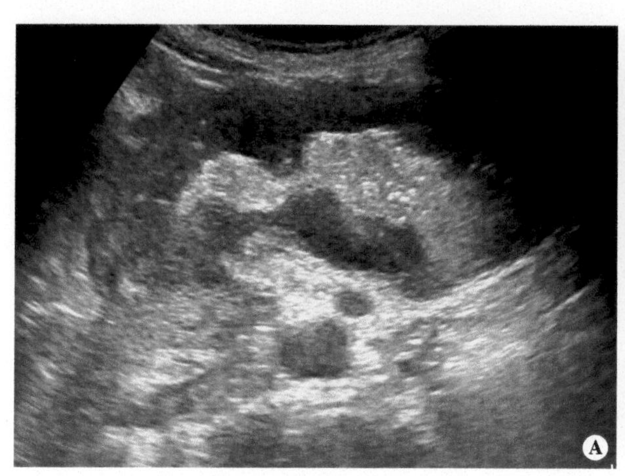
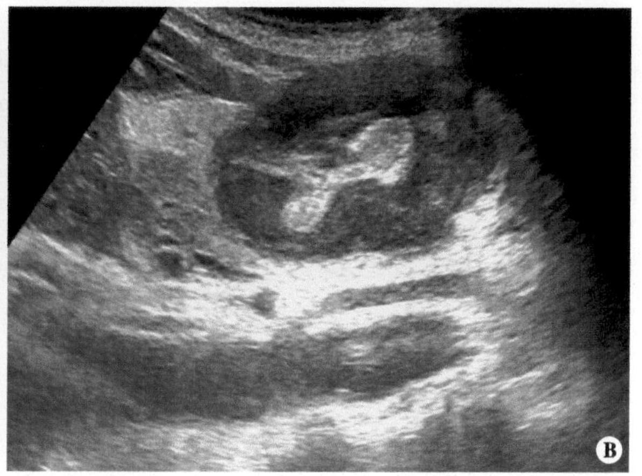

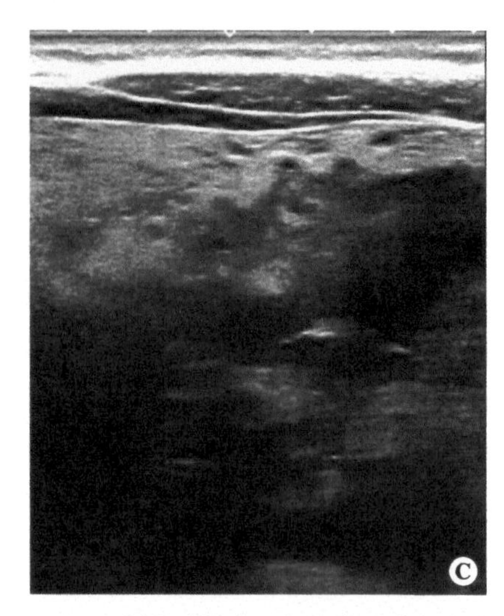

图10-0-2　胃窦弥漫大B细胞淋巴瘤超声表现

A. 长轴面显示胃窦部弥漫性不均匀性增厚，回声减低，胃周淋巴结肿大；B. 短轴面显示胃窦腔变窄，后方回声增强；C. 高频超声检查显示胃壁增厚，回声减低，层次不清

（6）病变胃壁蠕动减弱，当侵犯胃壁全层时蠕动消失，仍有一定的扩张性，一般不引起梗阻。

（7）病灶血流信号以中等或较丰富居多。

（8）胃周可见肿大淋巴结。

（9）超声造影可表现为动脉早期快速强化，静脉期逐渐退出，表现为无方向弥漫性增强。

2. 原发性肠道淋巴瘤

（1）病变主要位于黏膜固有层或黏膜下层，范围较为广泛（图10-0-3）。

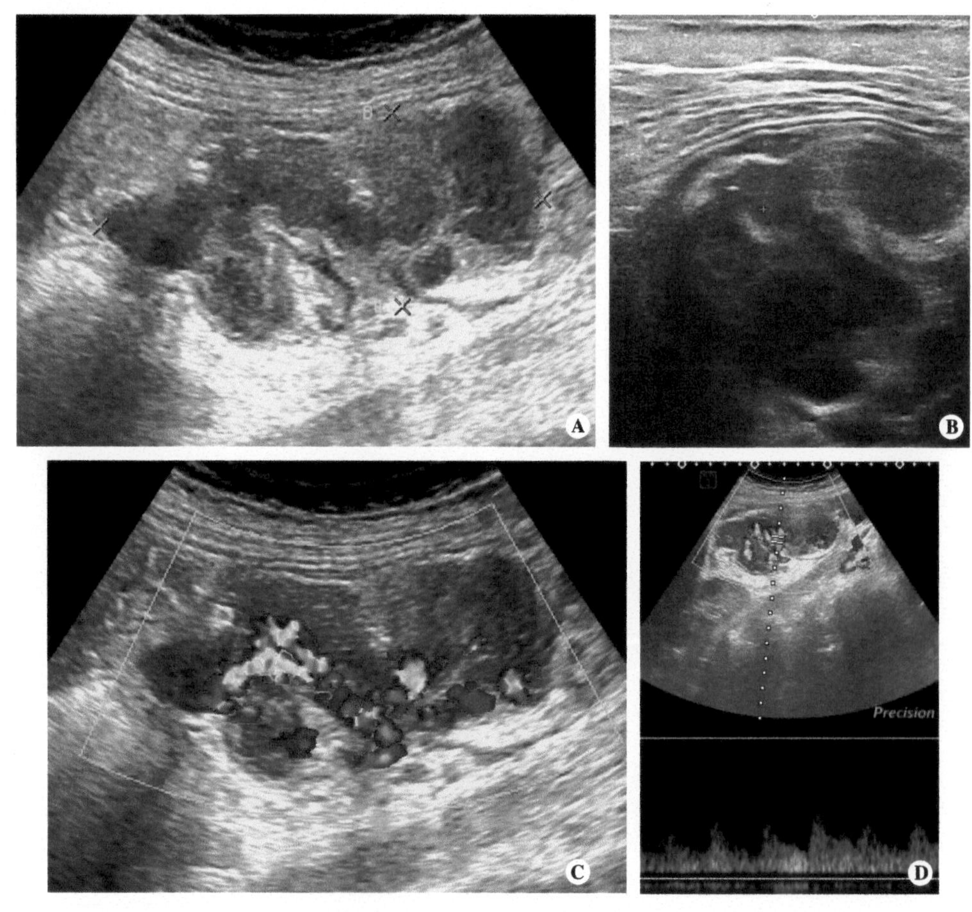

图10-0-3　回肠淋巴瘤超声表现

A. 右下腹回肠壁明显增厚，回声减低，层次不清，肠腔狭窄；B. 高频超声检查显示肿瘤位于肠壁黏膜下层；C、D. CDFI显示肿瘤处有丰富的动脉血流信号

（2）肠壁局限性或弥漫性增厚，肿瘤沿肠壁长轴生长，肠壁条状增厚，中心可见长条形强回声气体，为特征性表现之一（图10-0-4）。

（3）当发现较长的肠壁增厚而肠管仍有一定伸展性及柔韧性，不伴有肠梗阻征象，应考虑到本病的可能（图10-0-5）。

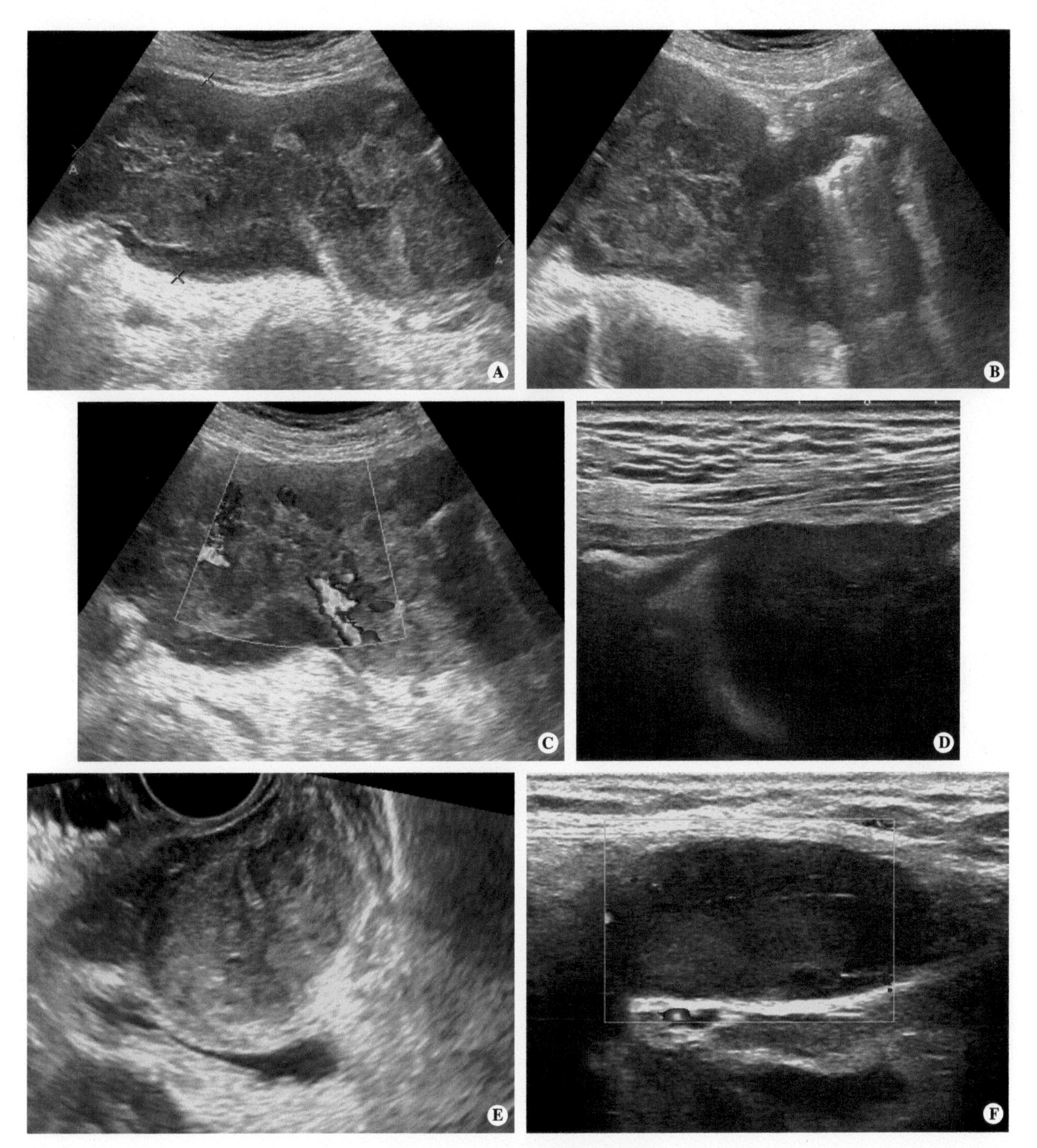

图10-0-4 小肠淋巴瘤超声表现

A. 盆腔小肠壁增厚，呈肿块样；B. 小肠内可见气体强回声；C. CDFI可见较丰富的血流信号；D. 高频超声检查显示肿块处肠壁层次消失；E. 经直肠腔内超声检查显示小肠肿块回声不均；F. 右侧腹股沟区淋巴结肿大

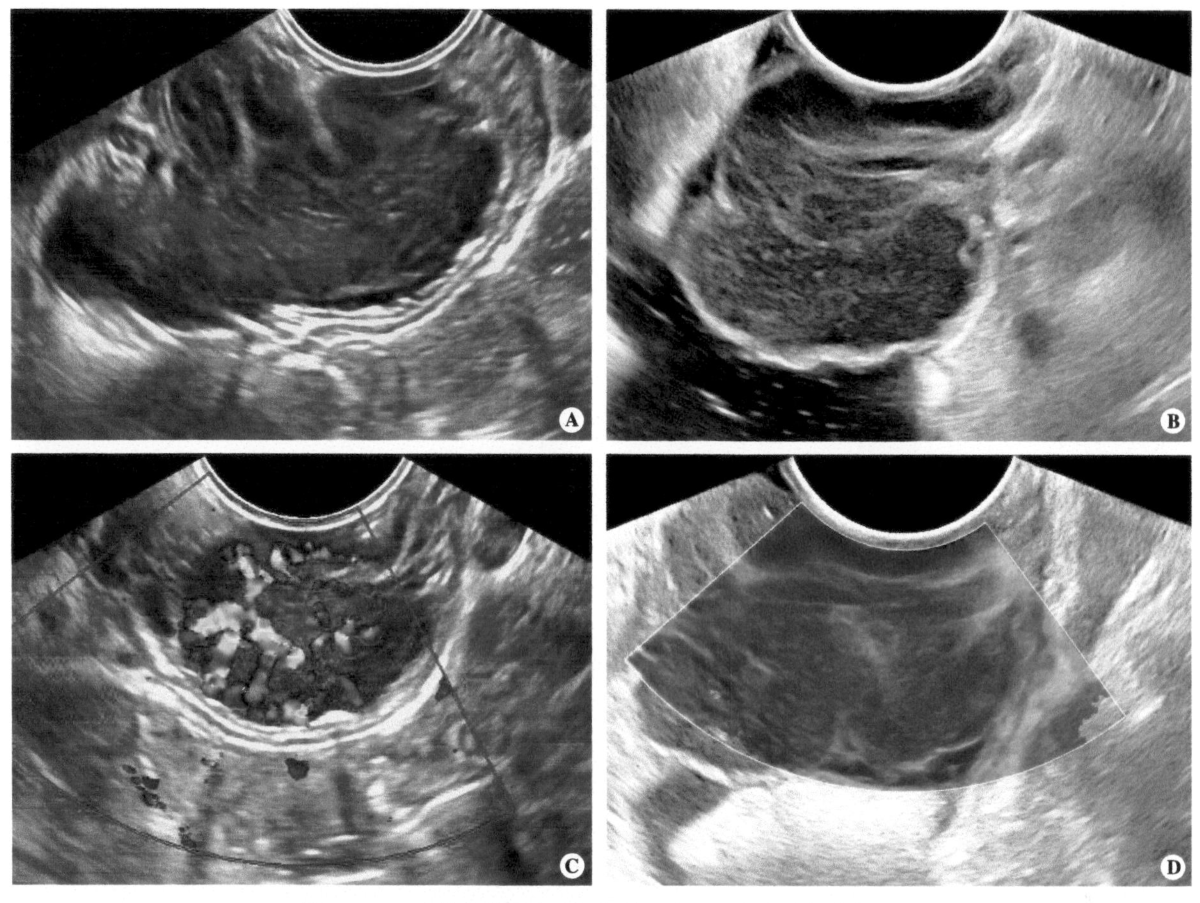

图10-0-5 直肠非霍奇金B细胞淋巴瘤经直肠腔内超声检查

A、B. 距肛缘约6cm处直肠壁局限性增厚，一低回声团块突入腔内，范围约2.6cm×2.8cm×3.6cm，边界尚清，形态欠规则；C. 肿瘤内可见丰富的血流信号；D. SWE显示肿块质地较软，E_{max}=18.9kPa

（4）随着病变发展，可侵犯肠系膜或腹膜、大网膜，形成外生性肿物，同时可伴有周围淋巴结肿大。

六、其他影像学检查

1. CT检查 大多数胃淋巴瘤表现为胃壁增厚，密度相对较均匀，未见明显梗阻征象，增强扫描部分病灶可见黏膜白线征。肠道淋巴瘤可表现为肠腔扩张，呈“动脉瘤样”、病灶内积气及“夹心面包征”（图10-0-6）。

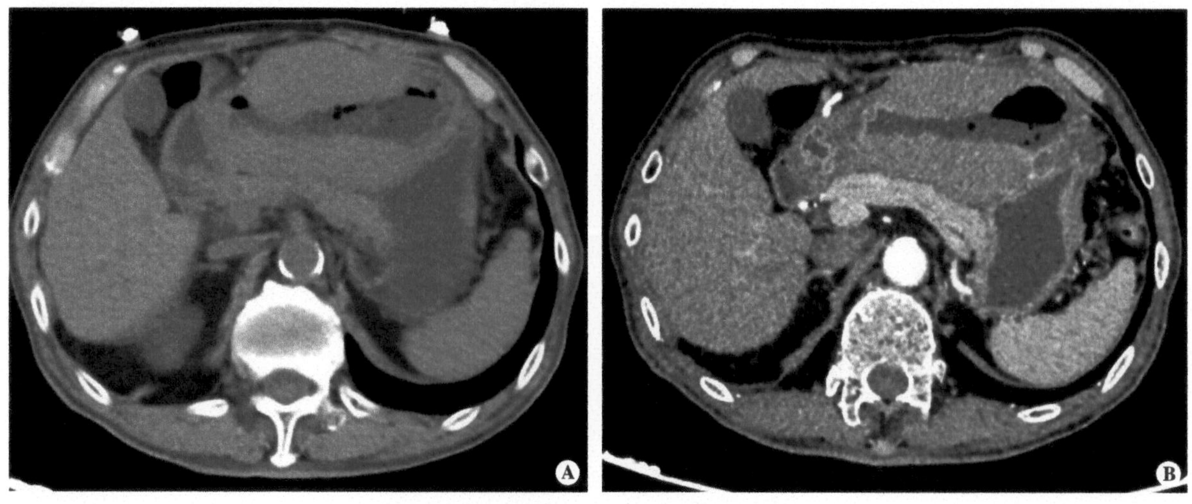

图10-0-6 胃弥漫大B细胞淋巴瘤CT检查

A. CT平扫显示胃体胃窦壁大片增厚；B. CT增强扫描显示病灶强化

2. MRI检查 胃淋巴瘤胃黏膜T_1WI呈稍高信号，T_2WI呈明显高信号，肿瘤组织T_1WI多呈等或稍低信号，T_2WI呈等或稍高信号，LAVA增强扫描可观察到“三轨征”。肠道淋巴瘤增厚肠壁与肌肉相比T_1WI呈等或稍低信号，T_2WI呈等或稍高信号，信号较均匀，增强后呈轻中度强化（图10-0-7）。

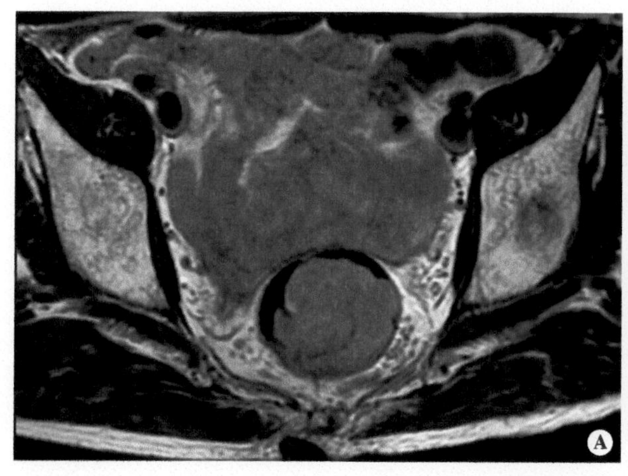
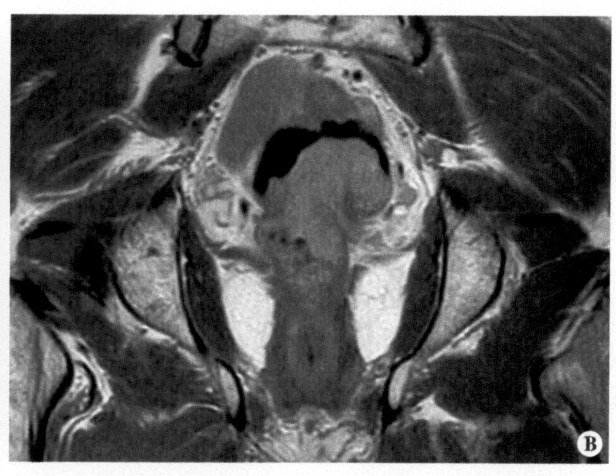

图10-0-7 直肠非霍奇金B细胞淋巴瘤MRI检查

T_2WI序列轴位（A）及冠状位（B）：肛缘向上5.0cm，直肠壁向腔内形成软组织信号灶，最大层面大小约4.4cm×3.9cm，长度约4.3cm，T_2WI呈稍高信号，增强扫描呈明显强化；病灶浸润系膜脂肪深度约0.4cm；未见肠壁外血管侵犯

3. 内镜检查 原发性胃肠淋巴瘤的内镜下表现多样，多种病损可同时出现，包括溃疡性病变、隆起性病变及浸润生长性病变等，其中溃疡型较为多见，溃疡巨大，病灶脆性增高（图10-0-8）。

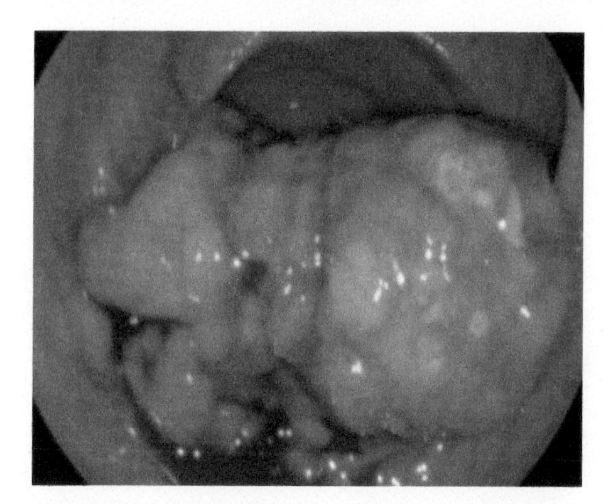

图10-0-8 直肠非霍奇金B细胞淋巴瘤肠镜检查

直肠距肛缘5cm处见菜花样新生物生长，大小约5cm×4cm，基底鸡皮征明显

七、鉴别诊断

1. 胃癌 早期原发性胃淋巴瘤黏膜完整时，极易漏诊。当淋巴瘤破坏黏膜层时，与胃癌鉴别较困难，二者主要鉴别点如下：①胃癌累及范围相对较小；②胃癌起源于黏膜上皮层，可侵犯胃壁全层，而PGIL起源于黏膜下层，未突破黏膜时，可见黏膜“波浪”样和“拱桥”样等特征性改变；③胃癌病灶多呈低回声，而淋巴瘤回声明显减低；④胃癌局部胃腔狭窄，而淋巴瘤仍有一定可扩张性，梗阻少见。

2. 胃肠间质瘤 二者均属于胃肠道非上皮来源肿瘤，鉴别要点如下：①GIST多表现为肿块型，PGIL更多表现为胃肠壁增厚；②GIST多表现为偏低回声或等回声肿块，而淋巴瘤多呈低回声甚至极低回声；③GIST肿块体积较大时常出现坏死、囊变。

3. 克罗恩病 鉴别要点如下：①克罗恩病可发生于全消化道，呈节段性分布，更多发生于回肠末段、回盲部；②克罗恩病常伴有肠系膜增厚，回声增强；③克罗恩病可发生肠瘘、腹腔脓肿、肠梗阻等并发症。

八、超声诊断注意事项

（1）胃肠淋巴瘤病灶回声较低，尤其是肠道淋巴瘤，当患者腹腔气体干扰大，腹壁厚透声不好时，应注意与腹腔积液、脓肿或囊性占位等相鉴别。一般胃肠道淋巴瘤血供多较丰富，CDFI有助于鉴别诊断，CEUS可以更清晰地显示肿块微循环灌注情况。

（2）胃肠淋巴瘤起源于胃肠壁黏膜固有层与黏膜下层，当病灶体积较大时常难以分清胃肠壁层次，难以与胃癌相鉴别。牢记胃肠淋巴瘤的超声特征，结合病史及实验室检查，有助于鉴别诊断，必要时行超声引导下穿刺活检可明确诊断。

（3）当超声检查怀疑胃肠淋巴瘤时，应注意扫查胃肠周围及腹膜后淋巴结情况，甚至包括颈部、锁骨上、腹股沟等部位淋巴结。

九、临床应用价值

（1）胃肠淋巴瘤多发于胃部，病灶多呈较均匀的低回声或极低回声，通过口服有回声型胃肠超声显像剂可清晰衬托出病灶，并且可以判断肿瘤累及范围大小、侵犯胃壁层次，通过胃窗可以扫查胃周淋巴结，具有较好的应用价值。

（2）对于回盲部淋巴瘤，通过肠道准备，必要时经肛门灌注有回声型胃肠超声显像剂也可以获得较好的超声诊断效果。

（3）对于直肠淋巴瘤，通过经直肠腔内超声检查可清晰显示病灶，并对病灶侵犯情况进行较准确的评估。

（林文荣 王瑶琴 陈志奎）

参考文献

曹海根，王金锐，2006. 实用腹部超声诊断学. 2版. 北京：人民卫生出版社.

陈灏珠，林果为，2009. 实用内科学. 13版. 北京：人民卫生出版社.

陈孝平，汪建平，赵继宗，2018. 外科学. 9版. 北京：人民卫生出版社.

崔宁宜，王勇，郝玉芝，等，2015. 原发性小肠淋巴瘤的超声诊断价值. 中国超声医学杂志，31（2）：150-153.

郭万学，2011. 超声医学. 6版. 北京：人民军医出版社.

李敬东，杨翠，陈小双，2018. 超声、MRI与CT在胃肠道淋巴瘤诊断中的应用. 中国CT和MRI杂志，16（5）：114-116.

李少玲，付骞千，张甜甜，等，2017. 原发性胃肠道非霍奇金淋巴瘤的临床特征及预后因素分析. 肿瘤防治研究，44（1）：28-33.

廖斐，詹娜，田山，等，2017. 75例原发性胃肠道淋巴瘤的临床病理分析. 临床与病理杂志，37（4）：784-790.

陆文明，2004. 临床胃肠疾病超声诊断学. 西安：第四军医大学出版社.

莫剑忠，江石湖，萧树东，2014. 江绍基胃肠病学. 2版. 上海：上海科学技术出版社.

邵琳琳，朱思莹，邢洁，等，2022. 原发性胃肠道淋巴瘤的临床特征和内镜特点分析. 首都医科大学学报，43（2）：205-209.

吴俊铠，陈燕萍，罗淑仪，等，2016. 原发性胃肠道淋巴瘤的多层螺旋CT诊断及鉴别诊断. 中山大学学报（医学科学版），37（3）：469-474.

吴孟超，吴在德，2008. 黄家驷外科学. 北京：人民卫生出版社.

徐宏刚，陈阿梅，江新青，2008. 胃淋巴瘤的多层螺旋CT诊断. 医学影像学杂志，18（11）：1288-1291.

袁阿彩，吕国兴，1998. 胃恶性淋巴瘤的超声诊断价值. 临床医学影像杂志，9（1）：51-52.

詹姆斯·D. 布瑞雷，玛丽·K. 高斯伯德罗维兹，克里斯坦·维特金德，2019. 恶性肿瘤TNM分期. 8版. 王平，梁寒，译. 天津：天津科技翻译出版有限公司.

赵志华，王海霞，2010. 原发性胃淋巴瘤的超声诊断价值. 临床超声医学杂志，12（1）：49-51.

朱晓丽，王峥，韩增辉，等，2013. 原发性结外淋巴瘤的超声诊断价值. 中华医学超声杂志（电子版），10（12）：994-998.

Juan Rosai，2017. 罗塞-阿克曼外科病理学·消化系统分册. 10版. 郑杰，译. 北京：北京大学医学出版社.

AlShemmari SH，Ameen RM，Sajnani KP，2008. Extranodal lymphoma：A comparative study. Hematology，13（3）：163-169.

Haddad I，El Kurdi B，El Iskandarani M，et al，2019. Primary diffuse large B-cell lymphoma of the sigmoid colon. Cureus，11（6）：e5048.

Sugizaki K，Tari A，Kitadai Y，et al，2018. Anti - Helicobacter pylori therapy in localized gastric mucosa - associated lymphoid tissue lymphoma：A prospective, nationwide，multicenter study in Japan. Helicobacter，23（2）：e12474.

Wang W，Lin P，Yao H，et al，2017. Clinical analysis of Primary gastrointestinal non-Hodgkin's lymphoma. Pak J Med Sci，33（6）：1406-1411.

Wang YG，Zhao LY，Liu CQ，et al，2016. Clinical characteristics and prognostic factors of primary gastric lymphoma：A retrospective study with 165 cases. Medicine（Baltimore），95（31）：e4250.

WHO Classification of Tumours Editorial Board，2019. WHO classification of tumors：Digestive system tumours. Lyon，France：International Agency for Research on Cancer.

Yaranal PJ，Harish SG，Purushotham B，2014. Primary intestinal lymphoma：A clinicopathological study. Indianjournai Ofcancer，51（3）：306-308.

第十一章　胃肠神经内分泌肿瘤

神经内分泌肿瘤（neuroendocrine neoplasm，NEN）可出现于大多数上皮器官，其中来源于消化系统者占55%～70%，包括分化好的神经内分泌瘤（NET）和分化差的神经内分泌癌（NEC）。表11-0-1为2019年WHO消化系统肿瘤分类中胃肠神经内分泌肿瘤的分类及分级标准。

表11-0-1　胃肠道神经内分泌肿瘤的分类与分级标准

术语	分化	分级	核分裂象（/10HPF）	Ki-67阳性指数（%）
NET，G1	分化好	低	＜2	＜3
NET，G2		中	2～20	3～20
NET，G3		高	＞20	＞20
NEC，小细胞型	分化差	高	＞20	＞20
NEC，大细胞型			＞20	＞20
MiNEN	分化好/差*	可变*	可变*	可变*

注：MiNEN，混合性神经内分泌-非神经内分泌肿瘤。

*在大多数MiNEN中，神经内分泌成分和非神经内分泌成分均分化不良，神经内分泌成分的增殖指数与其他NEC相同，但这一概念范畴允许其中一种或两种成分可能分化良好；因此，在条件允许的情况下，每种成分应单独分级。

一、病　　理

1. 胃神经内分泌肿瘤　来自产组胺肠嗜铬样细胞（enterochromaffin like cell，ECL细胞）的胃NET是最常见的胃高分化神经内分泌肿瘤，通常多发，呈息肉状，可分布于整个胃底。产胃泌素G细胞NET一般体积较小，常见于靠近幽门的胃窦部黏膜层或黏膜下层。NEC大体常表现为胃壁较大的肿块，可浸润肌层，甚至穿透浆膜层。MiNEN的大体表现与胃腺癌类似，体积较大，直径常＞5cm，常表现为息肉状或溃疡状占位，可伴有胃腔狭窄。

镜下，分化好的神经内分泌肿瘤常见呈微腺型或小梁状。细胞核形态规则，染色质分布较均匀，核分裂象少见（图11-0-1）。

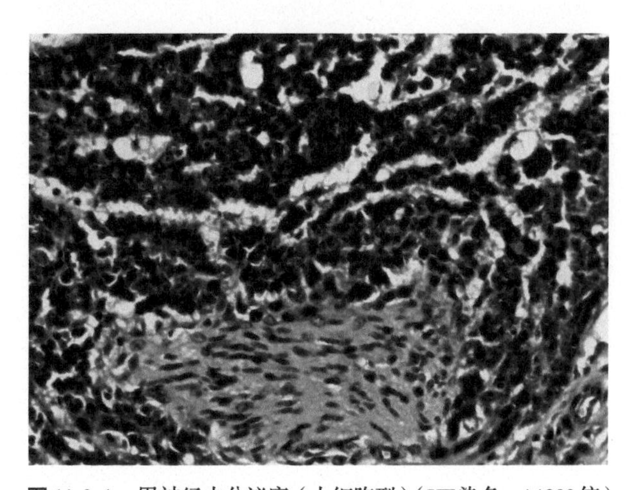

图11-0-1　胃神经内分泌癌（大细胞型）（HE染色，×200倍）

2. 小肠与壶腹神经内分泌肿瘤　肿瘤亚型包括神经内分泌瘤（G1、G2、G3级）、胃泌素瘤非特殊类型（NOS）、生长抑素瘤NOS、肠嗜铬细胞类癌、肾上腺外副神经节瘤NOS、大细胞神经内分泌癌、小细胞神经内分泌癌。超过95%的十二指肠NET位于十二指肠球降部，其中降部主要位于壶腹区。绝大多数空回肠NET位于回肠末端，仅约11%来自空肠。小肠NEC几乎都位于壶腹区。

十二指肠和壶腹周围NEN通常是位于黏膜下层的息肉样病变，多小于2cm。空回肠NEN至少1/3病例为多灶性，肿瘤数量可达2～100个。上段空肠NEN病灶可较大，或伴有局部浸润。下段空肠和回肠NEN表现为黏膜或黏膜下结节，黏膜完整或受到轻度侵蚀，而肌层和浆膜下浸润较为常见。

小肠NET由较一致的肿瘤细胞组成，核呈圆形至椭圆形，常显示少许多形性（图11-0-2）。分化差的NEC呈片状或形成不良的小梁或巢状生长的高级别癌，肿瘤细胞具有多形性，可显示为大细胞或小细胞模式，部分合并有腺癌成分。

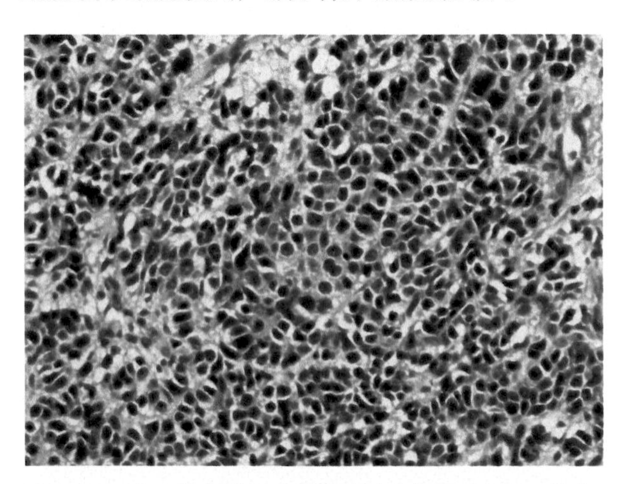

图11-0-2 十二指肠神经内分泌癌（小细胞型）（HE染色，×200倍）

3. 结直肠神经内分泌肿瘤 肿瘤亚型包括神经内分泌瘤（G1、G2、G3级）、L细胞肿瘤、产胰高血糖素样肽肿瘤、产PP/PYY肿瘤、肠嗜铬细胞类癌、产血清素肿瘤、大细胞神经内分泌癌、小细胞神经内分泌癌。所有肿瘤亚型均可见于结直肠，但位于直肠者更为常见。

大体上，结肠NEN比小肠、阑尾和直肠NEN大，平均直径约4.9cm。较小的直肠NEN通常在内镜检查时发现，为黏膜下小息肉样隆起结节，超半数肿瘤直径小于1cm，仅约7%直径大于2cm。结直肠NEC与传统腺癌有时非常相似。镜下NEN细胞表现出温和的特征，具有轻至中度的异型性、丰富的细胞质和具有"胡椒盐样"染色质的单形细胞核，坏死罕见（图11-0-3）。NET通常是G1或G2级，G3级NET较少见。NEC细胞表现出明显的异型、高增殖指数和小细胞特征（细胞质稀少）或大/中细胞特征（丰富的细胞质和突出的核仁）。

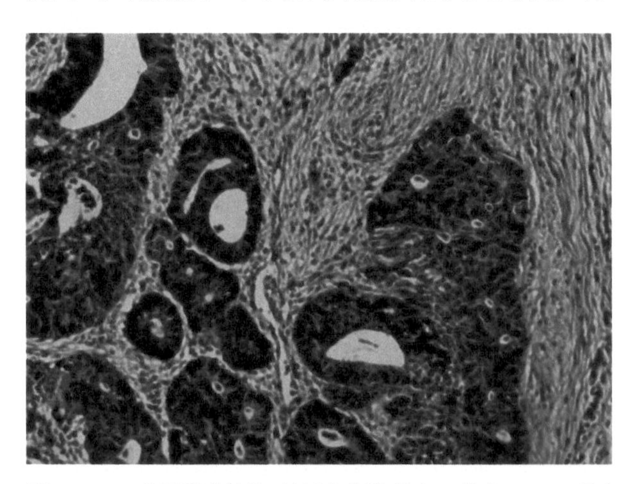

图11-0-3 直肠混合性腺-神经内分泌癌（HE染色，×100倍）

二、临床特征

（一）胃神经内分泌肿瘤

胃神经内分泌肿瘤好发于60岁以上人群，近年来发病率增加了约15倍，这可能与内镜检查的广泛使用有关。大部分胃NEN并不引起特定的临床症状，多在检查胃的其他疾病时无意发现。在极少数情况下，如佐林格-埃利森综合征等内分泌综合征会出现特征性表现。

1. ECL细胞NET

（1）Ⅰ型ECL细胞NEN最为常见，占80%～90%，女性更为常见，常伴有高胃泌素血症。少数患者可伴有巨幼红细胞贫血。该型多为G1级，少数为G2级，发展相对缓慢，预后很好。

（2）Ⅱ型ECL细胞NEN发生率最低，占5%～7%，男女性别比例无明显差别，该型多为G1级，少数为G2级，常伴有高胃泌素血症，转移率为10%～30%，具有中等预后特征。

（3）Ⅲ型NEN占10%～15%，男性多见，转移率约为50%，预后较差。胃酸、胃泌素分泌均正常，无特异性的临床症状，大多由于原发灶肿瘤压迫邻近器官或转移灶的症状所致，病理分级以G2级多见，胃镜下常表现为体积较大的单发性隆起性或溃疡性病变。

2. NEC和MiNEN　恶性程度高，肿瘤进展迅速，患者生存时间短，临床症状不具备明显的特异性，多为原发灶肿瘤生长所致的症状或转移灶的症状，主要为消化不良、体重减轻。表现为溃疡型病灶的肿瘤可伴有腹痛、胃出血、贫血。发生于幽门区的肿瘤可伴有幽门梗阻。

（二）小肠与壶腹区神经内分泌肿瘤

在过去30年中，小肠NEN发病率稳步上升，临床年发病率为1.2/10万，但尸检得出的发病率要高得多。大多数NEN为非功能性，临床上常因为肿瘤占位效应如肠梗阻、黄疸等被发现。壶腹区NEN会导致阻塞性黄疸，但很少引起急性胰腺炎。大多数十二指肠NEN无临床症状，为内镜检查偶然发现。少部分NEN为功能性，临床上出现与激素分泌相关的症状，如胃泌素瘤导致佐林格-埃利森综合征。空回肠NEN可能出现间歇性梗阻或小肠缺血引起的间歇性腹痛，其仅在发生肝转移时才会出现伴有腹泻、支气管痉挛、潮红和三尖瓣纤维化的类癌综合征，但发生率低于10%。

小肠NEN常出现局部淋巴结和肝脏转移，但大多数患者的生存期仍较长。局部病变患者的5年总生存率为70%～100%；远处转移患者的5年总生存率为35%～60%。小肠NEN的长期复发率约为50%，而伴有淋巴结转移、肠系膜受累、淋巴血管侵犯或神经周围侵犯的患者，其复发风险较高。

（三）结直肠神经内分泌肿瘤

大多数NEN无临床症状，部分患者存在非特异性肿块相关症状、出血和疼痛等。功能性产血清素肠嗜铬细胞及具有典型类癌综合征的NEN病例，通常会发生肝转移，而NEC与混合性NEN可能出现广泛转移。世界范围内，直肠与结肠新发NEN年发病率分别约为1.2/10万与0.2/10万，而亚洲人群的发病率要高。直肠NEN发病中位年龄为56岁，而结肠NEN为65岁，男性发病率略高，尤其是神经内分泌癌与混合性神经内分泌癌。

结直肠NEN的预后在很大限度上取决于肿瘤的分级和分期，低分期直肠NEN中位总生存期为24.6年，结肠NEN约为21年；低级别直肠NEN的中位总生存期为30年，结肠NEN仅约为12年。结直肠NET G3级的总生存期低于消化系统其他部位的NET。

三、实验室检查

（1）临床常用的肿瘤标志物项目，如CEA、CA12-5、CA19-9多不升高。嗜铬粒蛋白CgA可用于胃肠神经内分泌肿瘤的筛查、诊断与病情监测。

（2）部分功能性神经内分泌肿瘤释放一些激素及生物活性物质，如血清胃泌素、胰高血糖素等，可用于分型诊断及病情监测。

（3）功能性神经内分泌肿瘤分泌的活性物质在体内代谢后，可通过尿液排泄，如5-羟吲哚乙酸。

四、超声表现

1. 胃小肠结肠NEN经腹部超声检查

（1）G1、G2级肿块多呈局限性低回声肿块，体积较小、形态规则、边界清晰；当肿瘤较大时，表现为形态不规则、边界不清、回声不均匀，可出现囊性变（图11-0-4，图11-0-5）。

（2）G3级NET及NEC多表现为胃肠壁局灶性或弥漫性不规则增厚，范围较大，回声减低，胃肠壁层次消失，蠕动减少或消失，黏膜面可伴有溃疡，可伴有胃肠腔狭窄（图11-0-6）。

（3）肿块较小时，血流信号多不丰富；当肿瘤体积较大时，血供常比较丰富。

（4）可发生肝脏、周围淋巴结转移。

2. 直肠NEN经直肠腔内超声检查　可较清晰显示直肠NEN。

（1）体积较小的G1、G2级肿块常呈形态规则、边缘光整的低回声结节，大多起源于黏膜下层，少数起源于黏膜层，血供较丰富（图11-0-7）。

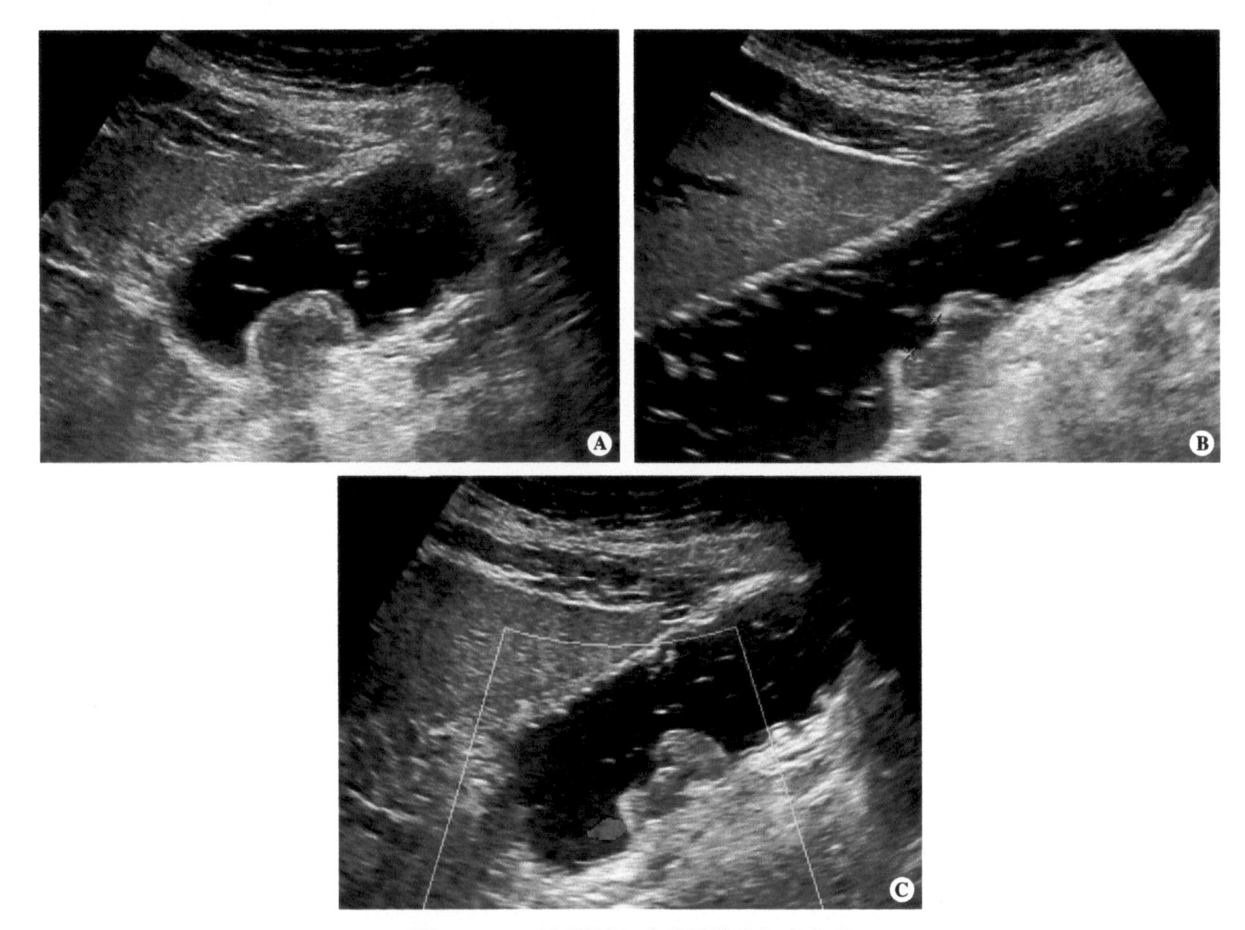

图 11-0-4　G1级胃神经内分泌肿瘤超声表现

A. 胃体后壁结节状增厚，呈低回声；B. 黏膜面不规则，可见溃疡凹陷；C. 病灶内未见血流信号

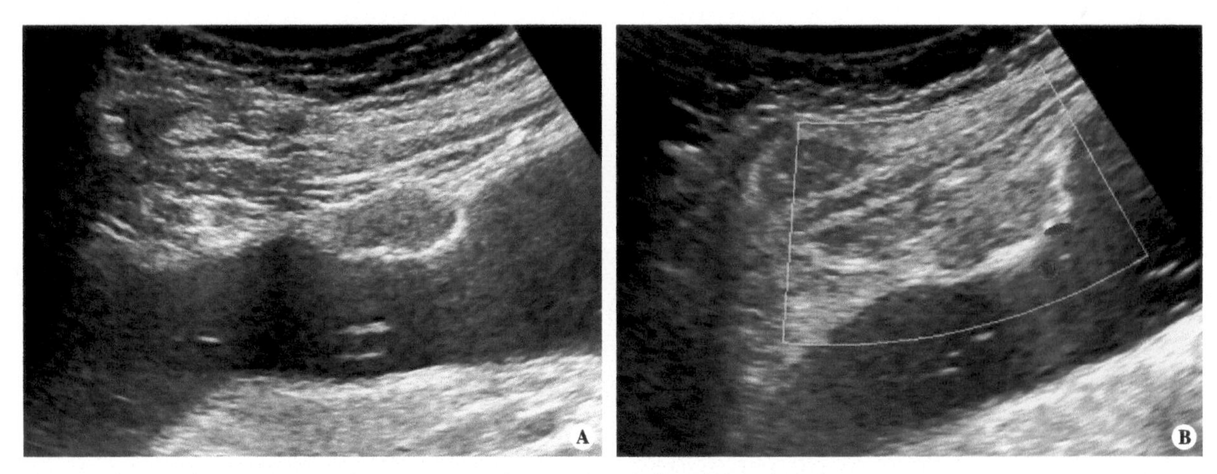

图 11-0-5　G2级胃神经内分泌肿瘤超声表现

A. 胃体前壁低回声结节，位于黏膜层、黏膜下层，形态尚规则；B. 病灶内未见血流信号

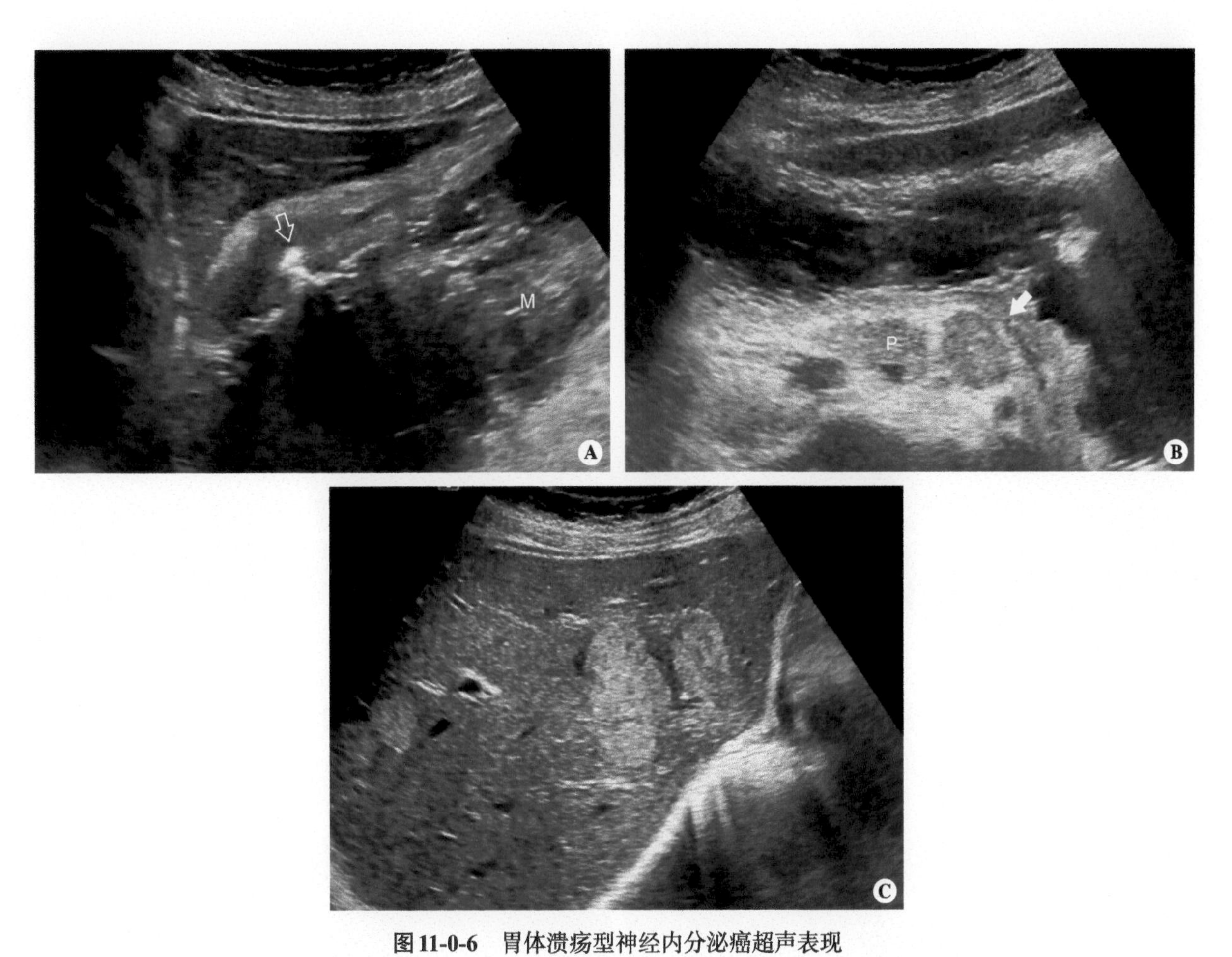

图11-0-6 胃体溃疡型神经内分泌癌超声表现

A. 胃体回声不均匀肿块（M），形态不规则，突入胃腔，贲门小弯侧壁增厚，中央溃疡凹陷（箭头）；B. 胰腺（P）旁淋巴结（箭头）转移；C. 肝多发转移瘤

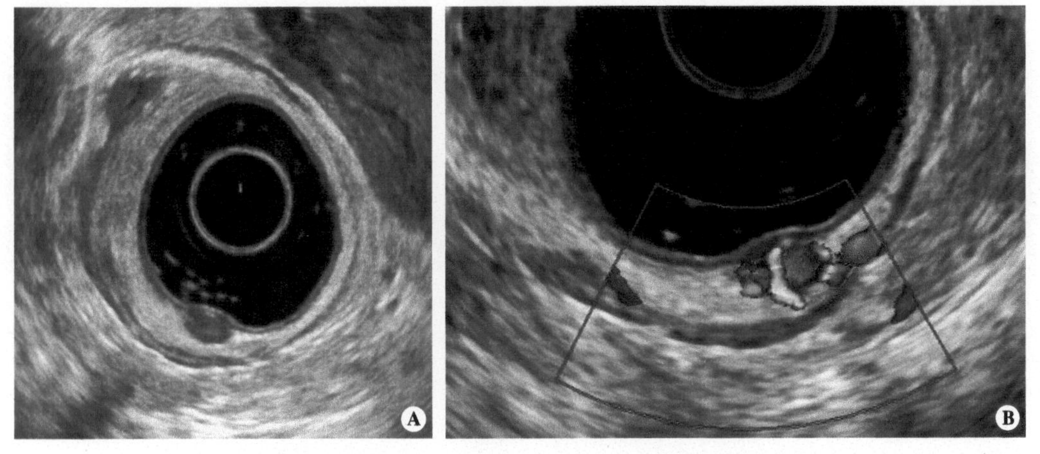

图11-0-7 G1级直肠神经内分泌肿瘤超声表现

A. 直肠后壁黏膜下层见一低回声小结节，呈椭圆形；B. 病灶内部及周边血流信号丰富

（2）G3级NET及NEC与直肠腺癌声像表现相似，表现为直肠壁增厚，范围较大，肠壁层次不清，可侵及直肠周围系膜脂肪组织，甚至直肠周围组织器官，血供丰富，直肠周围常可见肿大的转移性淋巴结（图11-0-8）。

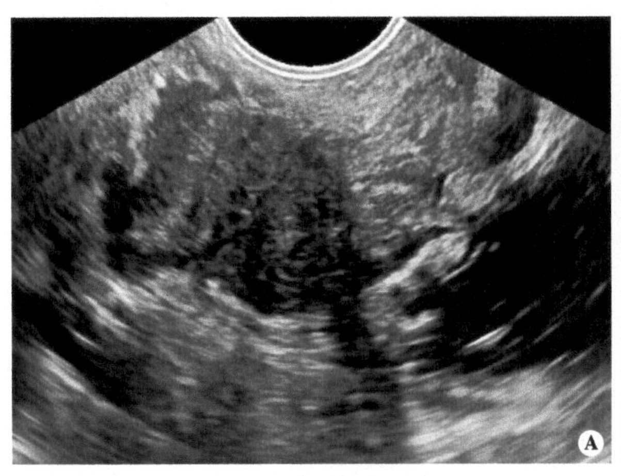

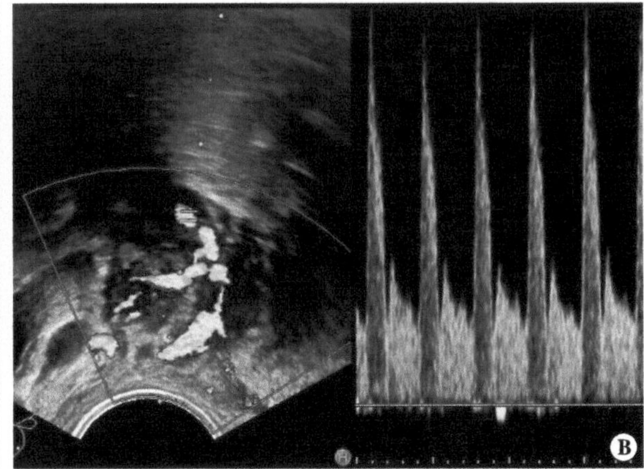

图11-0-8　G3级直肠神经内分泌肿瘤超声表现

A. 直肠壁见一低回声不均匀团块，形态不规则，回声不均匀；B. 病灶内血流信号丰富，RI=0.73

五、其他影像学检查

1. CT检查　G1级肿瘤平扫多表现为胃肠壁局灶性低密度小结节，呈类圆形或不规则形，增强扫描呈轻、中度不均匀强化；G2级可表现为胃肠壁局灶性增厚，增强扫描多呈中度强化；G3级与腺癌的CT表现类似，多表现为菜花状或溃疡状的肿物或浸润性胃壁增厚，病灶强化方式不一，以中度延迟强化多见，多数在门静脉期达到强化峰值（图11-0-9）。

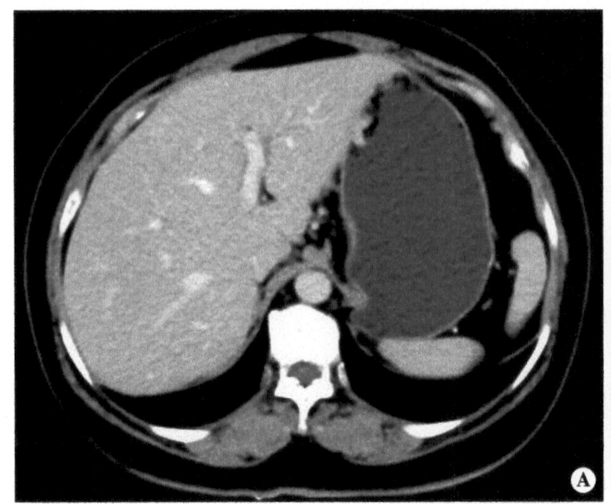

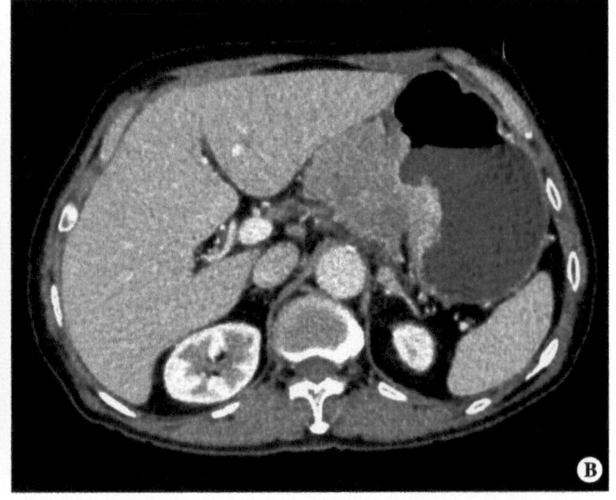

图11-0-9　胃神经内分泌肿瘤CT表现

A. 胃小弯G1级NEN，肿块中央溃疡凹陷，可见强化；B. 贲门小弯大细胞NEC，肿块形态不规则，可见强化

2. MRI检查　G1级肿瘤常表现为胃肠壁局部息肉样隆起，其ADC值及强化强度常高于G2、G3级；G3级肿瘤体积常较大，T_1WI多呈稍低信号或等信号，T_2WI呈等或稍高信号，形态不规则，信号不均匀，肿瘤内部可伴不规则的无强化灶；G2级介于G1和G3级之间，MRI表现与两者间存在一定重叠（图11-0-10）。

3. 内镜检查　内镜表现形式多样，可呈息肉样或平滑肌瘤样，G3级肿块较大，可伴有溃疡坏死，与胃腺癌表现相似（图11-0-11）。

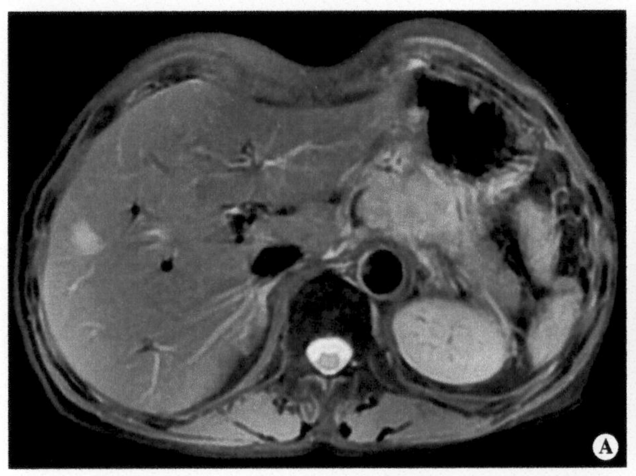
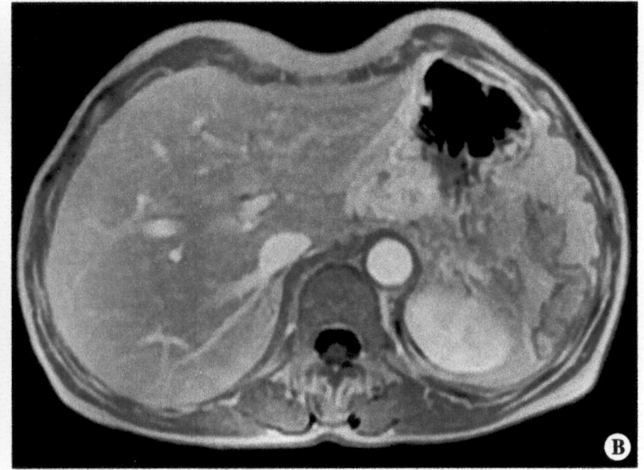

图11-0-10　贲门及胃体小弯G3级NEN MRI表现

A. T_2序列显示贲门小弯壁肿块，信号不均匀；B. T_1增强检查显示肿块不均匀强化

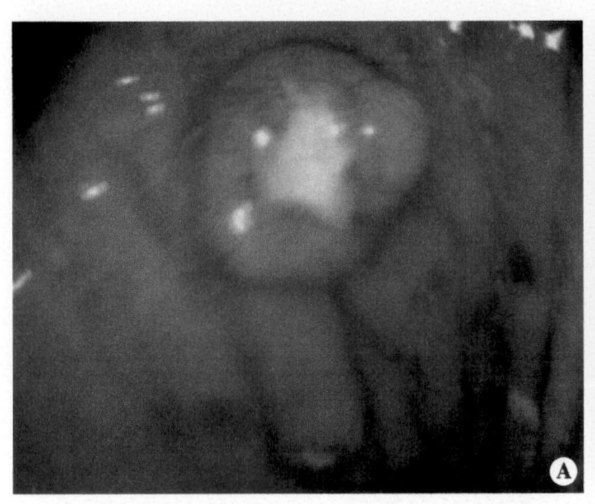
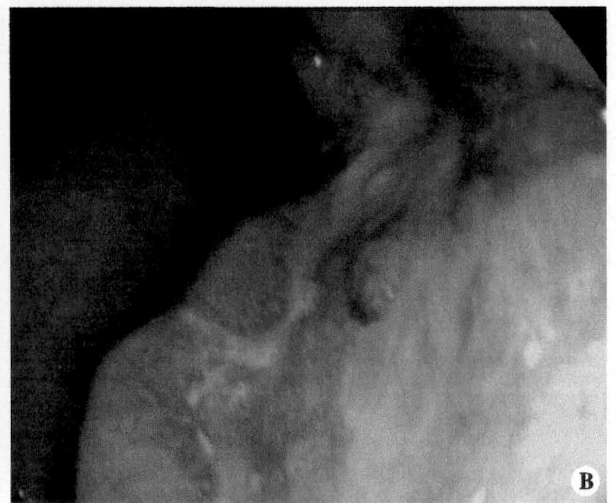

图11-0-11　胃肠神经内分泌肿瘤内镜表现

A. 胃小弯G1级NEN，中央伴溃疡凹陷；B. 贲门小弯G3级NEN，肿块形态不规则，表面凹凸不平，伴溃疡

六、鉴别诊断

1. 胃肠间质瘤　主要鉴别点如下：①间质瘤多起源于胃肠壁肌层，而NEN多位于黏膜层或黏膜下层；②间质瘤大小差别较大，从数毫米到数十厘米不等，体积较大的间质瘤内部回声多不均匀，常发生坏死囊性变；③分化较差的NEN多表现为胃肠壁不规则增厚，类似胃肠癌表现。

2. 胃肠淋巴瘤　常表现为胃肠壁弥漫性或局部增厚，病灶呈低回声或极低回声，血供较丰富；部分黏膜面可见溃疡凹陷；肿瘤质地偏软，有一定扩张性，较少发生梗阻。

3. 胃肠腺癌　常表现为胃肠壁局限性增厚，自黏膜层向外浸润生长，边界不清，表面常可见溃疡。进展期胃肠腺癌常伴有淋巴结、肝脏等远处转移。然而G3级NET及NEC与腺癌生物学行为表现相似，通过影像学检查多难以鉴别。

七、超声诊断注意事项

（1）分化较好的胃肠神经内分泌肿瘤体积多较小，应注意与胃肠黏膜下占位，如间质瘤、淋巴瘤等相鉴别，采用中高频探头辨认病灶与胃肠壁层次结构关系有助于鉴别诊断。

（2）即使是分化较好的胃肠神经内分泌肿瘤也可以发生远处转移，特别是肝脏转移，应注意扫查，避免漏诊。

（3）空回肠神经内分泌肿瘤中至少1/3的病例为多灶性，超声检查时不能满足于已经发现某个病灶，应系统扫查，避免遗漏。

八、临床应用价值

（1）胃肠超声检查可较清晰显示胃肠神经内分泌肿瘤，尤其是小肠神经内分泌肿瘤，是内镜检查的重要补充。

（2）经直肠腔内超声检查可清晰显示直肠神经内分泌肿瘤与肠壁层次结构关系，具有重要诊断价值。

（3）G3级神经内分泌肿瘤与神经内分泌癌的声像表现与胃肠癌存在较大重叠，胃肠超声检查尚难以准确区分，鉴别诊断能力有限。

（钱清富　张秀娟）

参考文献

曹海根，王金锐，2006. 实用腹部超声诊断学. 2版. 北京：人民卫生出版社.

陈灏珠，林果为，2009. 实用内科学. 13版. 北京：人民卫生出版社.

陈孝平，汪建平，赵继宗，2018. 外科学. 9版. 北京：人民卫生出版社.

方成，王玮，张雨，等，2016. 中国南方多中心胃神经内分泌癌临床病理特征及预后分析. 中华胃肠外科杂志，19（11）：1230-1234.

郭万学，2011. 超声医学. 6版. 北京：人民军医出版社.

李荷，唐碧玉，曹丹，2016. 胃肠胰-神经内分泌肿瘤的研究进展. 肿瘤预防与治疗，29（6）：332-338.

梁文全，张旺，乔屾，等，2020. 240例胃神经内分泌肿瘤的临床病理特征及预后分析. 中华胃肠外科杂志，23（1）：38-43.

陆文明，2004. 临床胃肠疾病超声诊断学. 西安：第四军医大学出版社.

莫剑忠，江石湖，萧树东，2014. 江绍基胃肠病学. 2版. 上海：上海科学技术出版社.

王春赛尔，徐天铭，李景南，等，2017. 36例胃神经内分泌肿瘤临床、内镜和病理分析. 中国医学科学院学报，39（2）：211-214.

吴孟超，吴在德，2008. 黄家驷外科学. 北京：人民卫生出版社.

夏盛伟，余捷，林细州，等，2020. 胃神经内分泌肿瘤CT检查影像学特征. 中华消化外科杂志，19（9）：995-1000.

詹姆斯・D. 布瑞雷，玛丽・K. 高斯伯德罗维兹，克里斯坦・维特金德，2019. 恶性肿瘤TNM分期. 8版. 王平，梁寒，译. 天津：天津科技翻译出版有限公司.

中华医学会病理学分会消化疾病学组，2020年中国胃肠胰神经内分泌肿瘤病理诊断共识专家组，2021. 中国胃肠胰神经内分泌肿瘤病理诊断共识（2020版）. 中华病理学杂志，50（1）：14-20.

中华医学会消化病学分会胃肠激素与神经内分泌肿瘤学组，2021. 胃肠胰神经内分泌肿瘤诊治专家共识（2020・广州）. 中华消化杂志，41（2）：76-87.

Juan Rosai，2017. 罗塞-阿克曼外科病理学・消化系统分册. 10版. 郑杰，译. 北京：北京大学医学出版社.

Kim BS，Oh ST，Yook JH，et al，2010. Typical carcinoids and neuroendocrine carcinomas of the stomach：differing clinical courses and prognoses. Am J Surg，200（3）：328-333.

Lawrence B，Gustafsson BI，Chan A，et al，2011. The epidemiology of gastroenteropancreatic neuroendocrine tumors. Endocrinol Metab Clin North Am，40（1）：1-18.

Ramage JK，Ahmed A，Ardill J，et al，2012. Guidelines for the management of gastroenteropancreatic neuroendocrine（including carcinoid）tumours（NETs）. Gut，61（1）：6-32.

WHO Classification of Tumours Editorial Board，2019. WHO classification of tumors：Digestive system tumours. Lyon，France：International Agency for Research on Cancer.

第十二章 胃肠息肉与息肉病综合征

第一节 胃 息 肉

一、病 理

胃息肉来源于黏膜上皮，在胃内各部位均可发生，以胃窦与胃肠吻合处较多见。息肉可单发或多发，大小不等，中位数是5mm，大者可达十几厘米。75%的胃息肉为良性的增生性息肉，单发多见，为腺体增殖的结果，组织学表现为胃小凹延长、囊性扩张及迂曲，有可能进展成腺癌。此外还有胃底腺息肉、腺瘤、炎性纤维性息肉。

二、临床特征

胃息肉发病中位年龄约为50岁，无明显性别差异。患者可出现消化不良症状，如腹胀不适、恶心、厌食等，部分患者有贫血，幽门旁的息肉可能引起梗阻。息肉的诊断主要依靠胃镜活检，少数病灶可能存在原位癌。腺瘤性息肉体积较大，平均4cm，有癌变倾向，应手术切除。

三、超声表现

（1）肿块位于胃壁黏膜层，突向胃腔内，大小不等，经腹部超声检查对于直径0.5cm以下的息肉常难以诊断。

（2）息肉呈圆形、类圆形或桑葚样低回声或中等回声，基底窄，可带蒂，部分息肉可随胃蠕动在胃腔内漂浮，其深方胃壁层次结构清晰（图12-1-1～图12-1-4）。

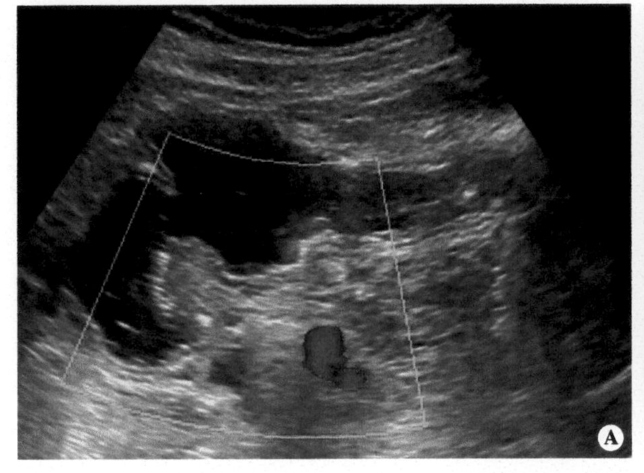

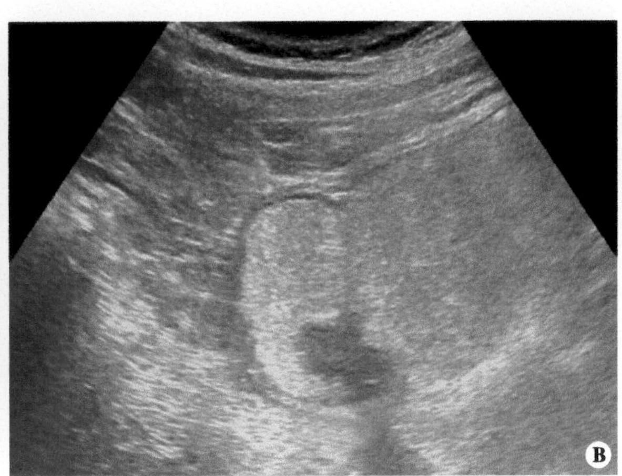

图12-1-1 胃窦息肉超声表现

A. 胃窦壁黏膜层见一偏低回声结节，大小约2.3cm×2.0cm，未见血流信号；B. 口服有回声型胃肠超声显像剂后，结节呈低回声，形态不规则，突入胃腔

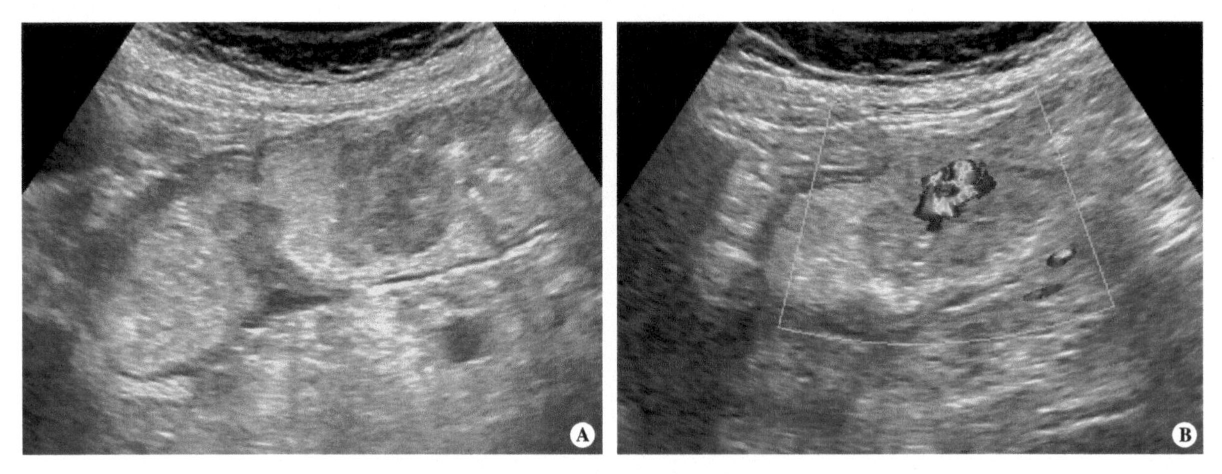

图12-1-2　胃潴留性息肉超声表现

A. 胃内多发低回声结节，大小不等，大者位于胃窦部，约4.5cm×2.9cm，形态不规则，回声不均匀；B. 基底部可见较丰富的血流信号。术后病理诊断为潴留性息肉伴低级别上皮内瘤变，局灶呈高级别上皮内瘤变

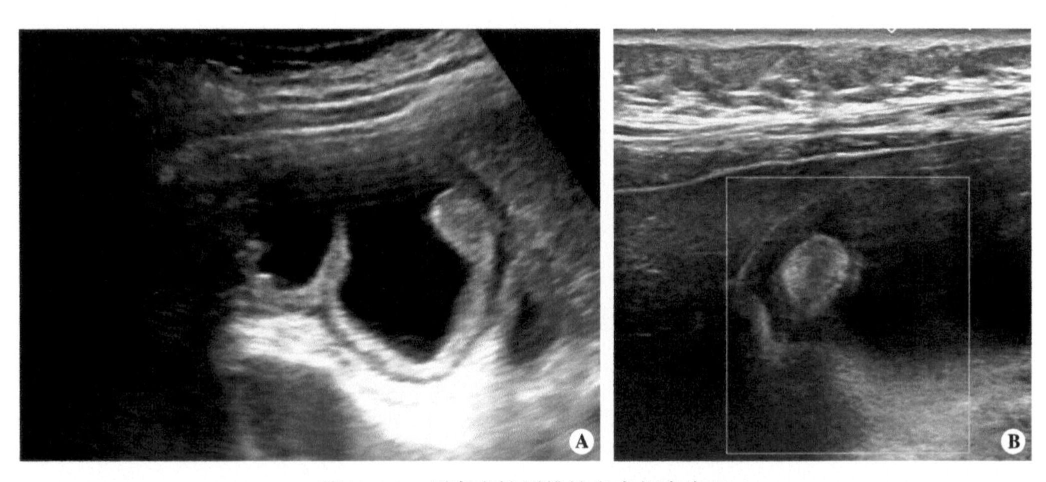

图12-1-3　胃窦炎性纤维性息肉超声表现

A. 胃窦部黏膜层高回声结节，形态规则，呈椭圆形；B. CDFI未见血流信号

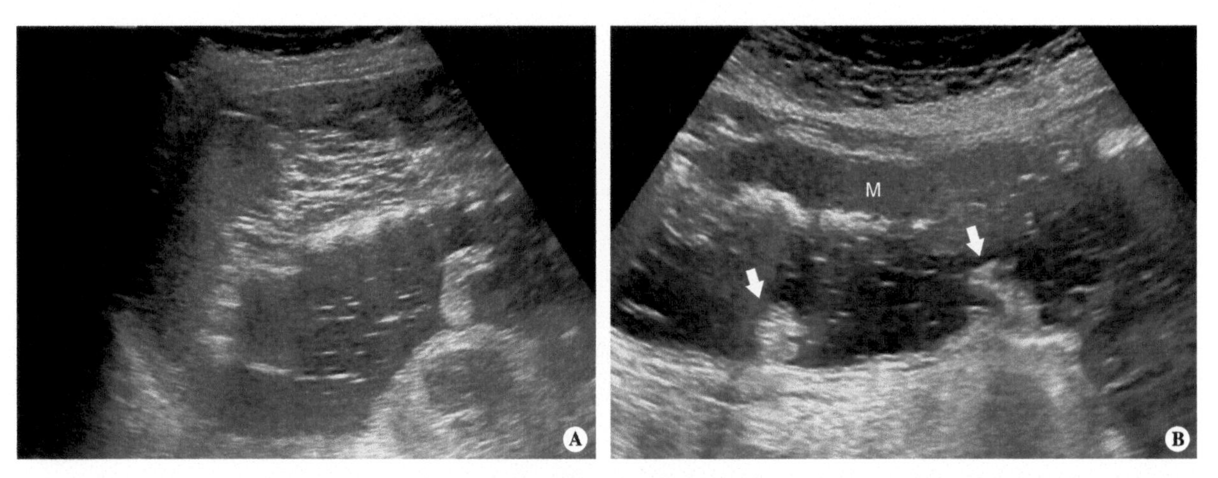

图12-1-4　胃多发息肉超声表现

A. 胃体部息肉，呈带状高回声漂浮于胃腔；B. 胃多发息肉，呈结节状或条带状（箭头），另于胃体大弯侧见胃壁呈片状增厚（M），术后病理诊断为溃疡型乳头状癌

（3）腺瘤性息肉多位于胃窦部，无蒂，直径多大于2cm，常可见较丰富的血流信号。

（4）部分息肉体积较大者表面可发生糜烂、溃疡，或堵塞幽门部。

四、鉴别诊断

1. 胃癌　起源于黏膜层，随着疾病进展逐渐向胃壁深部浸润，病灶多呈低回声，形态不规则，表面可见溃疡，多可见较丰富的血流信号。经腹部超声检查对胃息肉与早期隆起型胃癌鉴别存在一定难度，且胃腺瘤性息肉可发生恶变，明确诊断依赖病理检查。

2. 胃间质瘤　为间叶源性肿瘤，可突向胃腔内，跨壁生长，或向胃外生长，但肿瘤多起源于胃壁肌层，体积较大者常发生坏死囊性变，与息肉不同。

五、超声诊断注意事项

（1）胃息肉常呈中等回声，经腹部超声检查时，宜饮水充盈后进行检查，在无回声背景下更容易衬托出等回声的胃息肉病灶。

（2）口服有回声型胃肠超声显像剂可能与等回声胃息肉病灶混杂在一起，从而导致漏诊。口服有回声型胃肠超声显像剂后，超声检查怀疑存在胃息肉而显示不清时，可采用彩色多普勒辅助诊断，或者等待有回声型胃肠超声显像剂排空后，再饮水充盈胃腔检查，多可获得比较清晰的声像图。

（3）超声检查时，应注意识别胃皱襞，尤其是胃大弯、小弯侧的胃黏膜皱襞，通过不同切面印证，避免将黏膜皱襞误认为胃息肉。

（4）超声诊断胃息肉时，应注意息肉基底部情况，如基底宽度，基底部所在胃壁层次，病灶有无累及黏膜下层，血供情况如何，尤其是对于体积较大的胃息肉，注意评估病灶有无发生恶变。

六、临床应用价值

超声检查通常可发现直径1cm以上的息肉，对于体积较大的息肉，超声可评估息肉基底部宽度、息肉与胃壁层次关系、息肉血流等情况，被视为内镜检查的重要补充。

第二节　十二指肠息肉

一、病　　理

十二指肠息肉分为炎性息肉、增生性息肉及腺瘤性息肉，后者又可分为绒毛状、管状和管状-绒毛状腺瘤，此外还有Peutz-Jehgers息肉和Brunner腺腺瘤等。炎性息肉最为多见，主要分布于十二指肠球部，而腺瘤性息肉主要分布于十二指肠降部。

Brunner腺为十二指肠的正常腺体，位于黏膜层与黏膜下层，腺体分布密度最高的部位为十二指肠球部，十二指肠降部、水平部的腺体密度依次降低。Brunner腺腺瘤单发，呈息肉状，有蒂，大小不等，直径为0.5～6cm。

二、临床特征

十二指肠息肉发病率较胃息肉少见，多见于中老年人，男女发病率相近。患者常无症状，部分患者出现腹痛、腹胀、上腹不适、恶心、呕吐等表现，缺乏特异性；当息肉较大时可出现胃肠梗阻症状；当息肉位于十二指肠乳头时，可能导致胰胆管梗阻。小于0.5cm的十二指肠息肉可定期随访，大于0.5cm的病灶可行内镜下切除或外科手术切除。

三、超声表现

（1）十二指肠炎性息肉多位于十二指肠球部，饮水建立十二指肠声窗后，经腹部超声检查常可以显示病灶，呈结节样突入十二指肠腔内，形态较规则，呈中等回声，可带蒂或无蒂，CDFI可见少量血流信号。

（2）十二指肠腺瘤多位于十二指肠降部，经腹部超声检查常难以显示病灶，尤其是体积较小的病灶更难以显示，常由于超声检查时发现胰胆管扩张，进一步检查发现乳头部腺瘤。口服有回声型胃肠超声显像剂可提高病灶显示率（图12-2-1，图12-2-2），口服微泡超声造影剂可通过负性显影，有助于间接诊断。

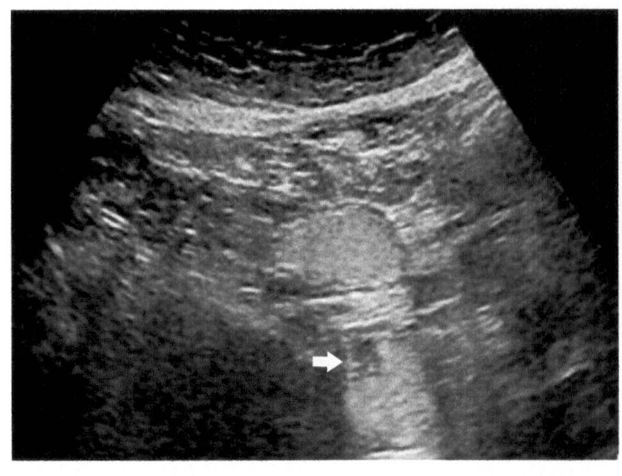
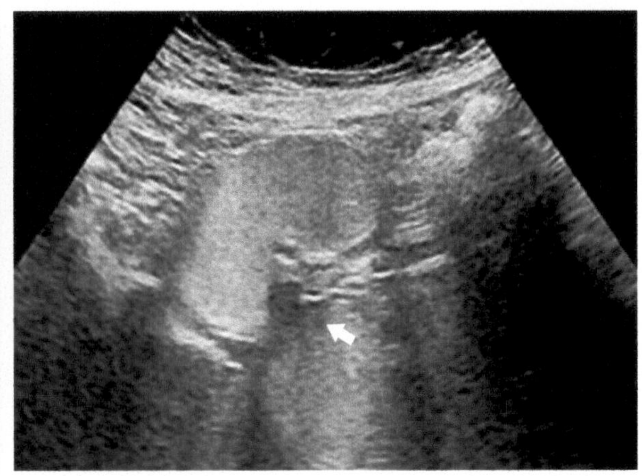

图12-2-1　十二指肠球部Brunner腺腺瘤超声表现

口服有回声型胃肠超声显像剂，显示十二指肠球部低回声小结节（箭头）

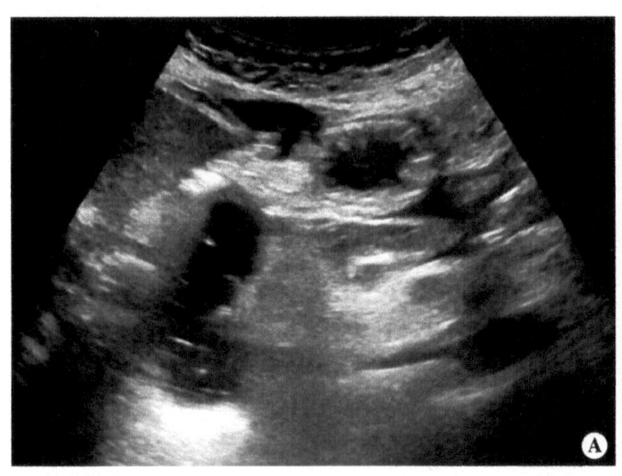

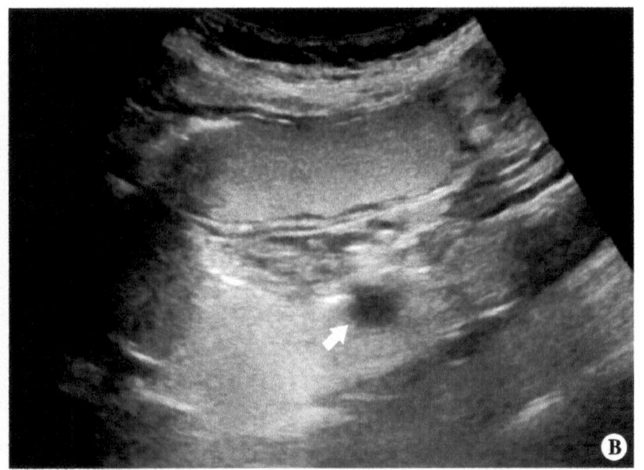

图12-2-2　十二指肠降部腺瘤性息肉超声表现

A. 饮水后十二指肠降部适度充盈，未见明确占位；B. 口服有回声型胃肠超声显像剂后，在高回声背景下清晰显示降部低回声小结节（箭头）

四、鉴别诊断

1. 十二指肠癌　多见于中老年人，多位于十二指肠降部，表现为消化道梗阻或胰胆管梗阻，患者出现腹痛、消化道梗阻、出血、黄疸、消瘦、贫血等症状。超声检查表现为十二指肠降部壁结节状或片状或环周增厚，呈低回声，边界不清，血流信号较丰富，可出现肠周淋巴结及肝脏等远处转移。

2. 胃肠间质瘤　十二指肠间质瘤相对少见，肿瘤多起源于肠壁肌层，可突入十二指肠腔内，或跨壁生长，或向腔外生长，肿瘤较大时常发生出血囊性变。

五、超声诊断注意事项

（1）超声检查十二指肠息肉时，需要充盈十二指肠，否则容易漏诊，尤其是体积较小的息肉。

（2）十二指肠息肉回声呈中等或偏低回声，原则上应根据息肉回声高低来选择胃肠显像剂，等回声息肉可选用无回声型胃肠超声显像剂，低回声息肉可选用有回声型胃肠超声显像剂，而口服微泡超声造影剂通过超声造影负性显影不受息肉回声高低影响。

六、临床应用价值

由于十二指肠位置深，肠腔充盈效果常欠佳，很多病灶都是在内镜检查发现后，超声参照内镜检查结果才扫查到病灶，并且经常需要换用不同的胃肠显像剂进行检查，操作比较费时，总体而言，经腹部超声检查对十二指肠息肉的诊断价值有限。

第三节　结直肠息肉

一、病　　理

任何结直肠黏膜上的隆起性病变均可称为息肉样病变，但病理分型却有多种，包括腺瘤性息肉（即腺瘤）、幼年性息肉（潴留性息肉）、黑斑息肉病、炎性息肉、增生性（化生性）息肉等。组织学上，腺瘤可分为管状腺瘤、绒毛状腺瘤和管状-绒毛状腺瘤，以管状腺体结构与绒毛状结构的比例不同来区分，绒毛成分小于20%者为管状腺瘤，大于80%者为绒毛状腺瘤，介于二者为管状-绒毛状腺瘤，其中管状腺瘤最为常见。在大体形态学上，息肉可分为有蒂和广基；在数目上又分为单发与多发，息肉数目达到100枚以上称为家族性腺瘤性息肉病。

二、临床特征

（1）结直肠息肉多无明显临床表现，大多在肠镜检查时发现，部分患者可出现腹痛、排便习惯改变，甚至便血等症状。

（2）结直肠息肉多位于乙状结肠与直肠，成人大多为腺瘤，腺瘤体积较大，直径大于2cm者，约半数发生癌变，而绒毛状腺瘤的癌变率更高。

（3）炎性息肉可继发于任何一种炎症或感染性疾病，多无恶变倾向。

（4）增生性息肉是结直肠中最常见的非肿瘤性息肉，常多发，但体积多较小，直径多小于5mm。

（5）儿童息肉以错构瘤性幼年性息肉多见。

三、超声表现

（1）经腹部超声检查常难以发现结直肠息肉，尤其是体积较小的息肉。肠道准备后，经肛门注入温水或有回声型胃肠超声显像剂可提高息肉的检出率。选用中高频率的超声探头，适当加压缩短探头与病灶间距离有助于提高息肉检出率。

（2）超声显示肿物位于肠壁黏膜层，突入肠腔，呈低回声或中等回声，呈类圆形或乳头状，大小不等，基底宽窄不一（图12-3-1）。

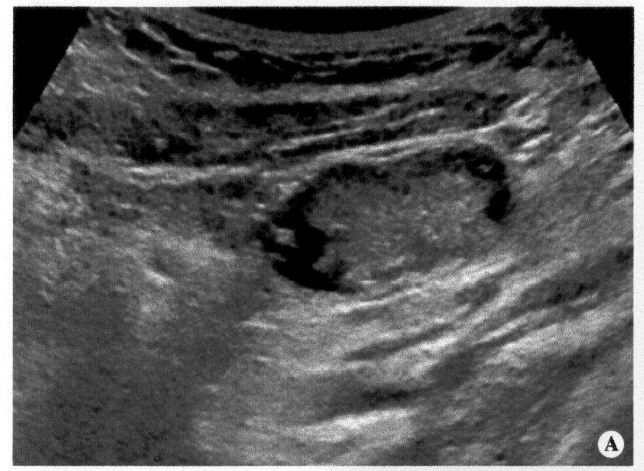

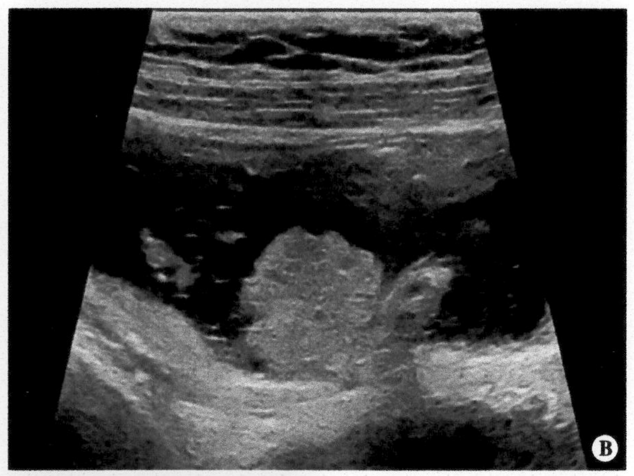

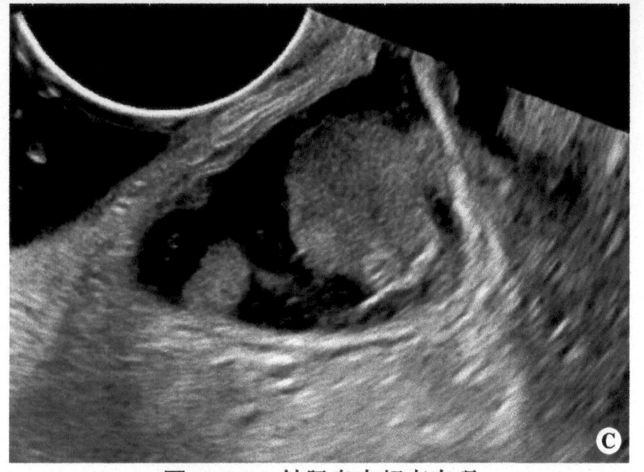

图12-3-1　结肠息肉超声表现

A. 降结肠息肉，呈中等回声，突入肠腔；B. 升结肠息肉，形态不规则；C. 乙状结肠多发息肉，窄基底

（3）经直肠腔内超声检查可显示直肠壁及直肠乙状结肠交界处息肉，高分辨率超声检查可显示直径2～3mm息肉，多呈中等回声，常可见血流自基底部伸入结节内（图12-3-2）。体积较大的腺瘤性息肉的回声偏低，根据息肉所在肠壁层次有助于判断腺瘤是否发生恶变。

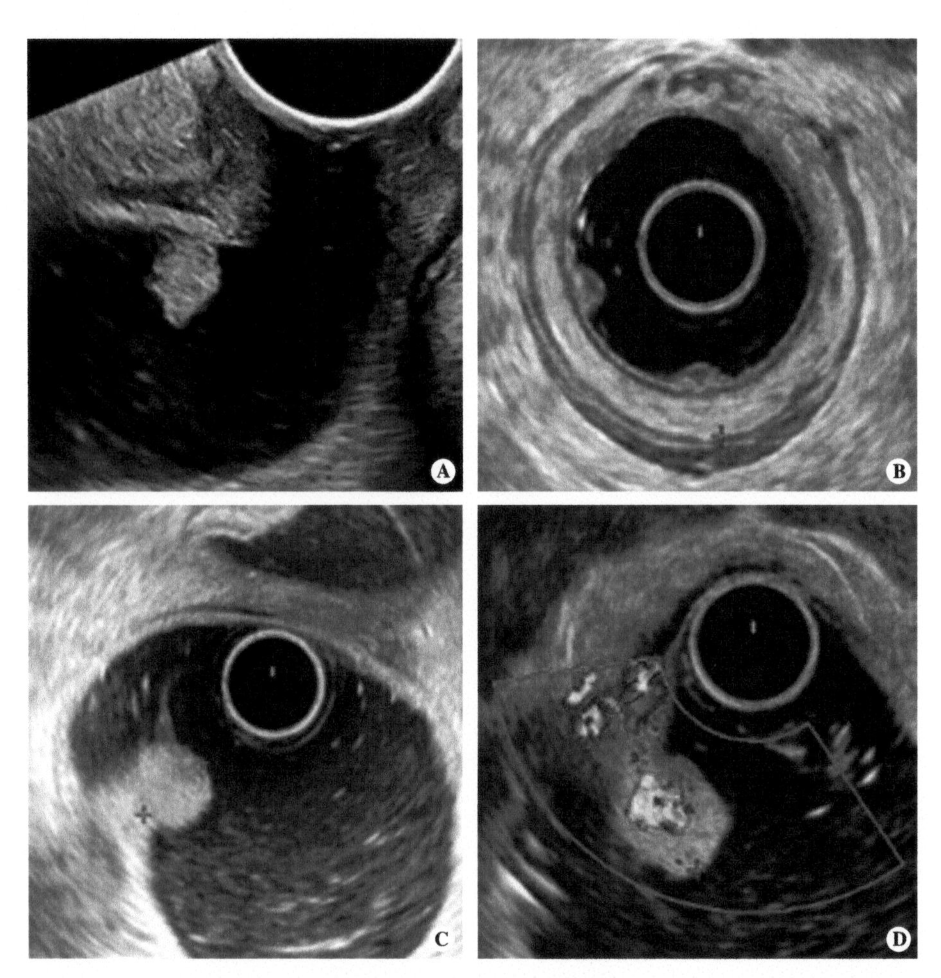

图12-3-2 直肠息肉超声表现

A.端扫式探头显示直肠壁黏膜层等回声结节突入肠腔；B. 360°探头显示直肠壁黏膜层微小息肉；C、D.直肠息肉，可见较丰富的血流信号

四、超声诊断注意事项

（1）结直肠息肉大多呈中等回声或偏低回声，经腹部超声检查时经肛门灌注温水后，无回声的水溶液与等回声的息肉反衬良好，常可以获得较清晰的声像图，而有回声型胃肠超声显像剂反而可能与病灶混在一起，容易漏诊或误诊。

（2）息肉常多发，应注意全面扫查，避免“捡了芝麻，丢了西瓜”，遗漏恶变病灶，尤其体积较大、基底部比较宽、血供较丰富的病灶，应注意观察。

五、临床应用价值

（1）经腹部超声检查结肠息肉的价值同胃息肉，容易漏诊小息肉。

（2）经直肠腔内超声检查多可发现直径0.3cm以上的直肠息肉，对直肠息肉的诊断敏感度高，并且可评估息肉是否发生恶变，具有较高的临床应用价值。

第四节 家族性腺瘤性息肉病

肠息肉病为肠道出现数目多于100枚息肉，

并且具有特殊的临床表现，具有遗传特性，包括家族性腺瘤性息肉病（familial adenomatous polyposis）、Gardner综合征、Turcot综合征、黑斑息肉病、家族性幼年性结肠息肉病等。

一、病　　因

家族性腺瘤性息肉病又称家族性结肠息肉病，是遗传性结肠息肉病中最常见的一种，为5号染色体长臂上的*APC*基因突变所致，每7000～10 000名新生儿中有1人发病。

二、病　　理

本病大部分为管状腺瘤，少部分为绒毛状腺瘤和混合性腺瘤。息肉发生恶变后，病理学改变同结直肠癌。

三、临床特征

本病的发病年龄在20岁左右，结肠息肉进行性增多，可出现便血、慢性腹泻、腹痛等不适。结肠及直肠黏膜可见密集分布的息肉，数目在100～5000枚，大小不一，大多小于1cm，大多数息肉无蒂，少部分有蒂，呈乳头状，极少累及小肠。本病一经确诊，宜尽早手术切除，如不治疗，几乎所有患者都将发展为结直肠癌，癌变平均年龄为39岁。

四、超声表现

（1）结直肠黏膜层见弥漫性分布的肿物，以肛侧为多，向上逐渐减少，经直肠腔内超声检查可清晰显示直肠段及部分乙状结肠息肉。

（2）息肉多小于1cm，呈中等回声或偏低回声，呈半球形或类圆形，可见少许血流信号（图12-4-1）。

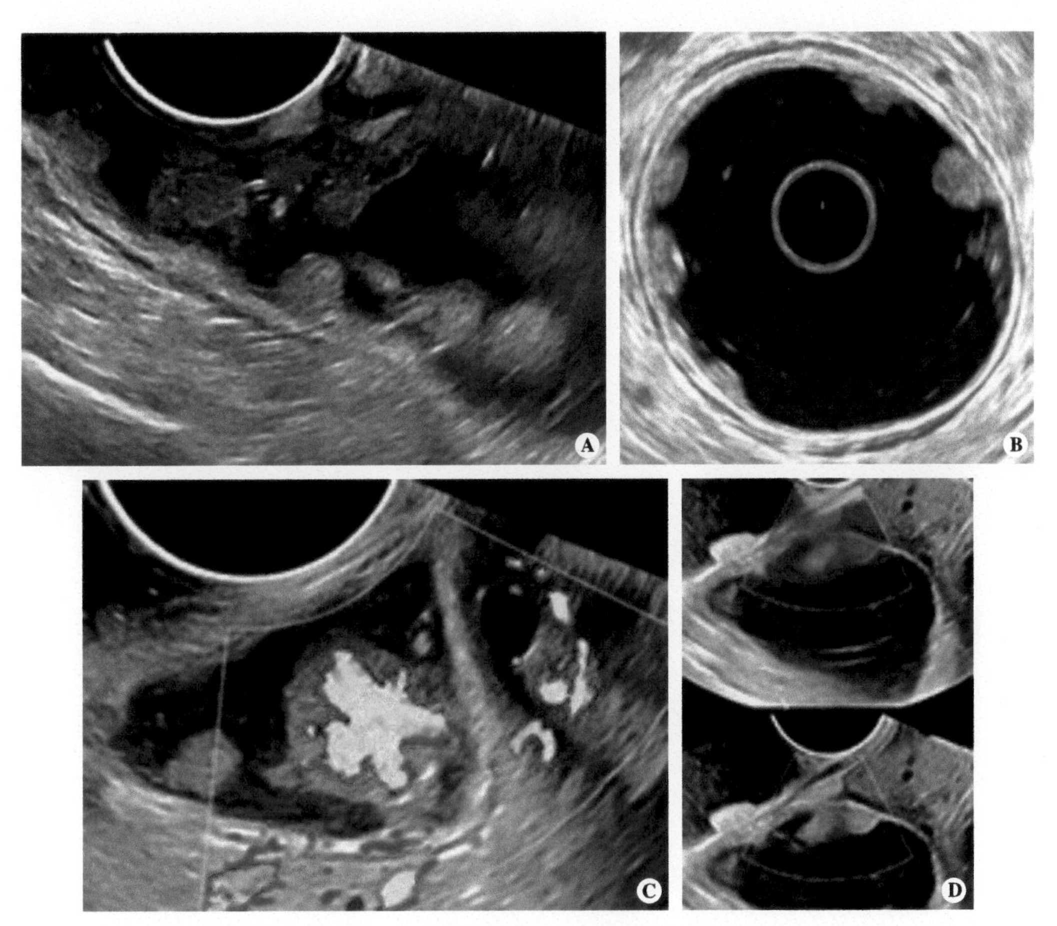

图12-4-1　家族性腺瘤性息肉病超声表现（1）

A. 乙状结肠弥漫性分布、大小不等的等回声、低回声结节；B. 高位直肠壁多发息肉；C. 直肠息肉可见丰富血供；D. 直肠息肉质地较软，SWE测得E_{max}=14.1kPa

（3）清洁肠道后，经肛门灌注温水有助于经腹部超声检查结肠息肉，但对于体积较小的息肉常难以显示。

（4）当息肉体积增大，尤其大于2cm，伴有溃疡，甚至向黏膜下层浸润，血供丰富，常提示腺瘤恶变（图12-4-2）。

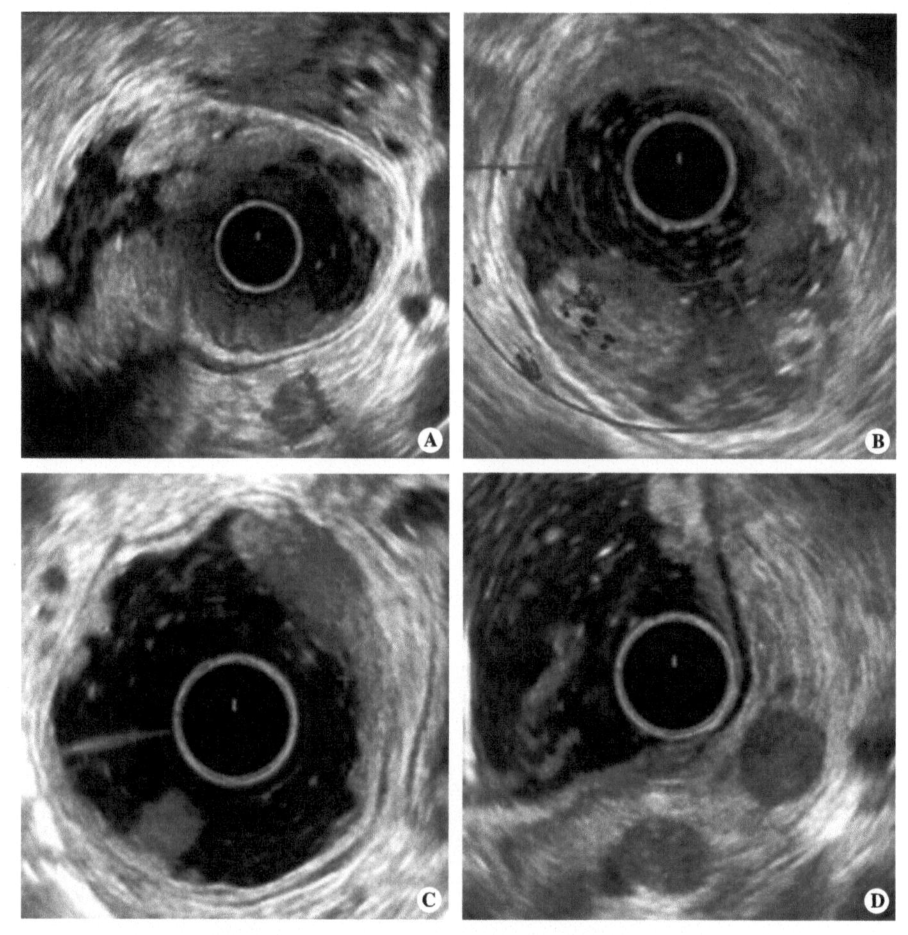

图12-4-2　家族性腺瘤性息肉病超声表现（2）

A. 直肠乙状结肠交界肠壁多发息肉，部分恶变，基底宽，形态不规则，回声减低；B. 可见较丰富的血流信号；C. 直肠壁增厚、癌变，累及肌层；D. 肠周淋巴结肿大

五、其他影像学检查

1. MRI检查　经肠道准备及肠道充盈后，MRI检查可发现结直肠息肉，并可评估息肉是否发生恶变，以及恶变病灶对肠壁浸润深度、周围淋巴结转移情况等（图12-4-3）。

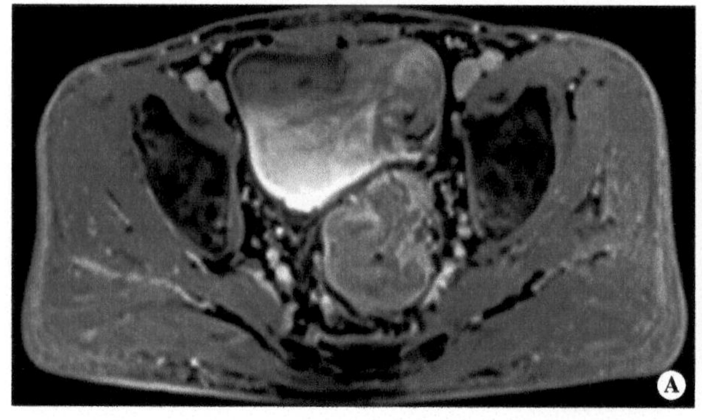

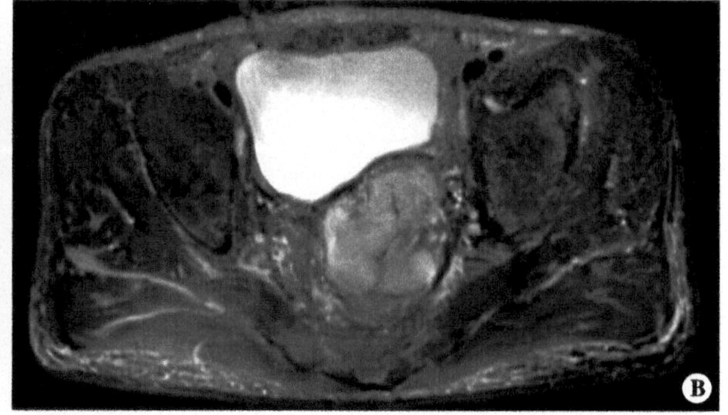

图12-4-3　家族性腺瘤性息肉病合并直肠癌MRI表现

A. T_1WI直肠壁环状增厚；B. T_2WI呈中等信号，增强扫描呈轻度强化，病变与膀胱后壁粘连

2. 内镜检查　肠镜检查可观察息肉数目、大小、形态，并且进行活检病理检查（图12-4-4）。

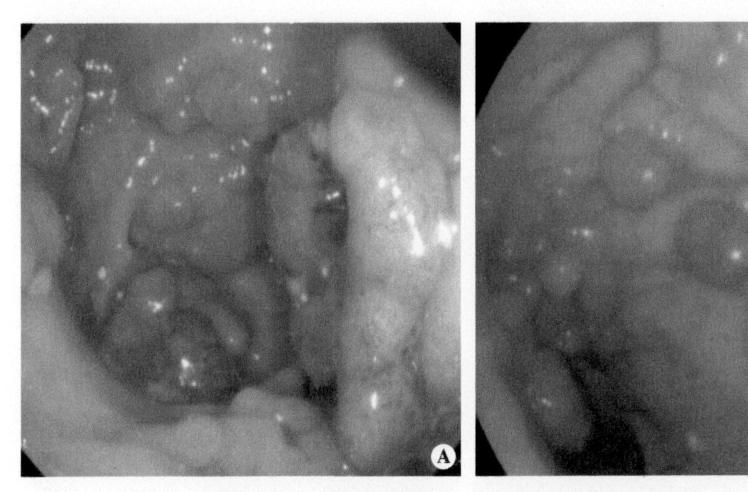

图12-4-4　家族性结肠息肉病合并结肠癌肠镜检查
A. 乙状结肠腺癌；B. 乙状结肠多发息肉

六、鉴别诊断

1. Gardner综合征　本综合征的结肠息肉性质、分布与家族性腺瘤性息肉病相似，但息肉较大、数目较少，发病年龄较迟，癌变年龄亦较迟。患者伴有骨和（或）软组织肿瘤，多为良性，90%的患者伴有眼底色素性病变。

2. Turcot综合征　为家族性腺瘤性息肉病合并脑瘤（胶质细胞瘤），较为少见，脑瘤较大部分为恶性，结肠腺瘤的恶变率高，癌变时间早，预后差。

七、超声诊断注意事项

（1）家族性腺瘤性息肉病的息肉数目众多，在100枚以上，容易并发结直肠癌，尤其随着年龄的增长，恶变率增高，超声检查时应系统全面，注意病灶基底部、血供，避免漏诊。

（2）当怀疑恶变时，应注意观察病灶与结直肠壁的层次结构关系，浸润肠壁深度，肠周有无淋巴结转移。

八、临床应用价值

经直肠腔内超声检查对诊断家族性腺瘤性息肉病的灵敏度高，并且可评估息肉是否发生恶变，在疾病诊断、病情评估及随访等方面均具有重要价值。

第五节　黑斑息肉病

黑斑息肉病又称Peutz-Jeghers综合征（PJS），是一种罕见的常染色体显性遗传病，发病率约为1/20万，约50%的患者伴有家族史。

一、病　　因

研究表明位于人体19号染色体短臂13.3的丝氨酸/苏氨酸蛋白激酶11（*LKB1*/*STK11*）基因突变是主要的致病原因。

二、病　　理

大多数息肉包括被树状分支的平滑肌所分隔的长短不一的隐窝和绒毛。与幼年性息肉不同，黑斑息肉病的息肉黏膜固有层是正常的。一些腺隐窝呈囊性扩张，而另一些腺隐窝上皮则呈乳头状向腔内突起，形成锯齿状结构，颇似增生性息肉或锯齿状腺瘤。

三、临床特征

黑斑息肉病以广泛分布的皮肤黏膜黑斑、胃肠道多发错构瘤息肉、肿瘤易感性为临床特征。绝大部分黑斑息肉病患者在幼年时即出现皮肤黏膜色素斑，除影响美观外，无须医学处理，但对于早期诊断该病具有极大意义。黑斑息肉病的主要临床危害是遍布胃肠道的错构瘤性息肉所继发的肠梗阻、肠套叠、破溃出血、恶变等一系列并发症。黑斑息肉病息肉分布于全消化道，最常见于小肠，特别是近段小肠（十二指肠和空肠上段），其次为结直肠、胃。该病病程迁延反复，需终身随诊治疗。

四、超声表现

典型表现为消化道多发息肉，伴或不伴肠套叠。

（1）胃肠壁“车轮样”“放射状”分布或高低回声相间的肿块回声。

（2）可见蒂样结构由肠壁发出包绕息肉，息肉内部可见起自蒂样结构的血流信号，部分血供丰富（图12-5-1，图12-5-2）。

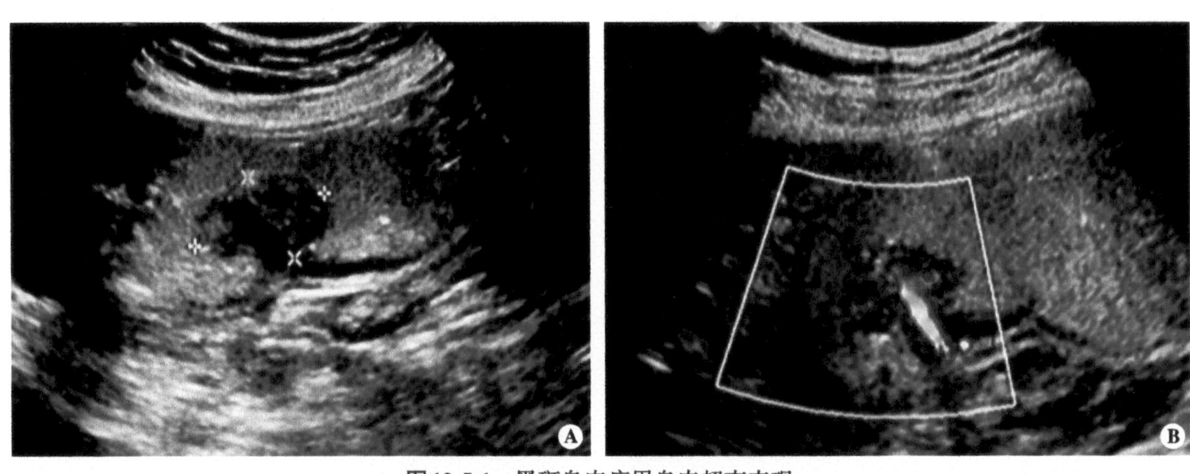

图12-5-1 黑斑息肉病胃息肉超声表现

A. 胃窦部低回声结节，突入胃腔；B. 结节内血供丰富

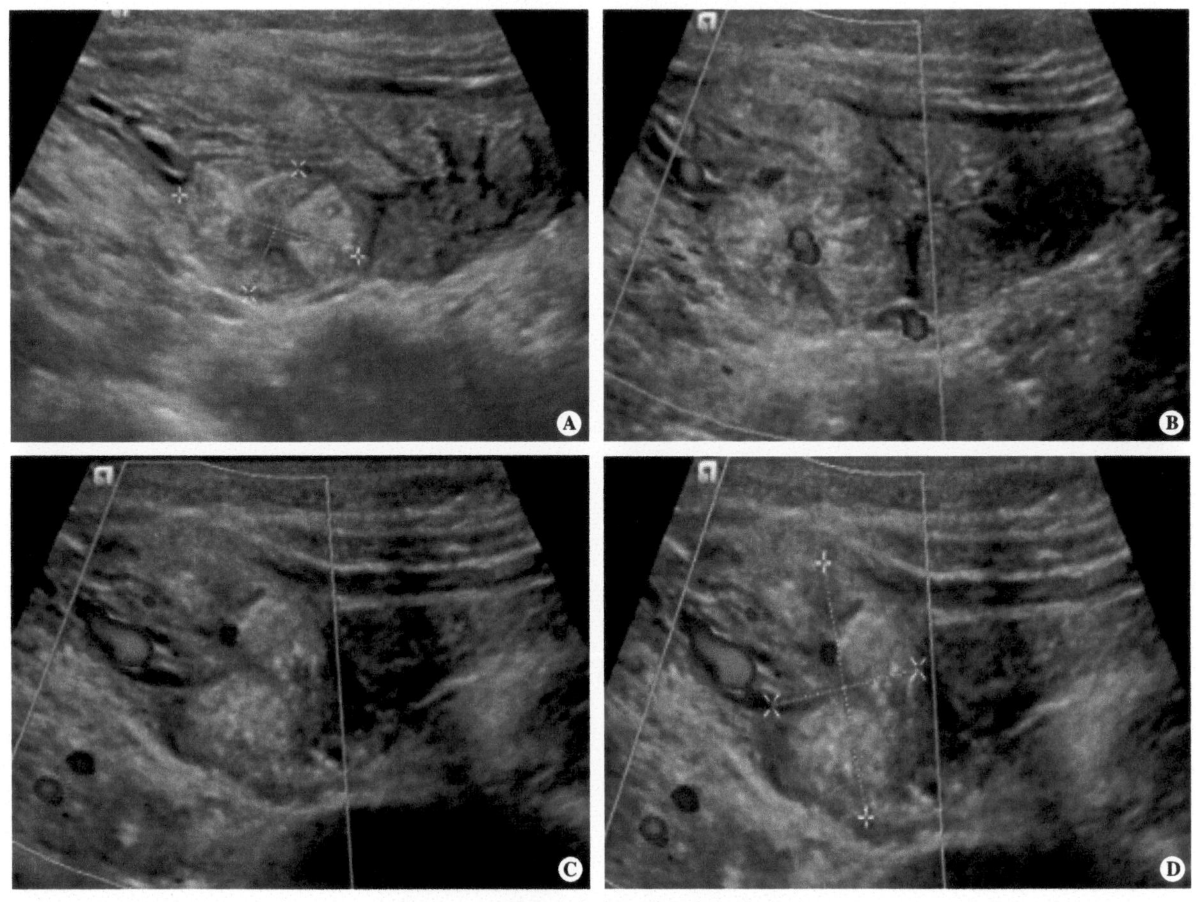

图12-5-2 黑斑息肉病肠道息肉超声表现

A. 右侧腹小肠壁见1.6cm×1.3cm的带蒂高回声结节；B. 中心及蒂部可见血流信号；C、D. 下腹部小肠壁见1.8cm×1.1cm的带蒂高回声结节，中心及蒂部可见血流信号

（3）引起肠套叠的息肉大多位于肠套叠头部，套入部呈“同心圆”征，内可见系膜及血管，在同心圆与息肉之间往往可探及蒂样结构被牵拉（图12-5-3）。

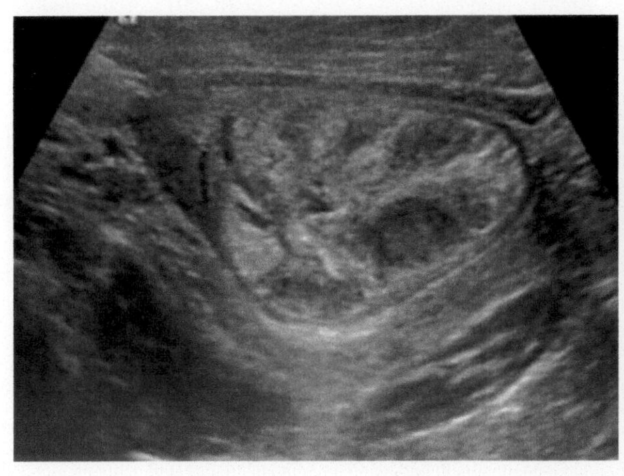
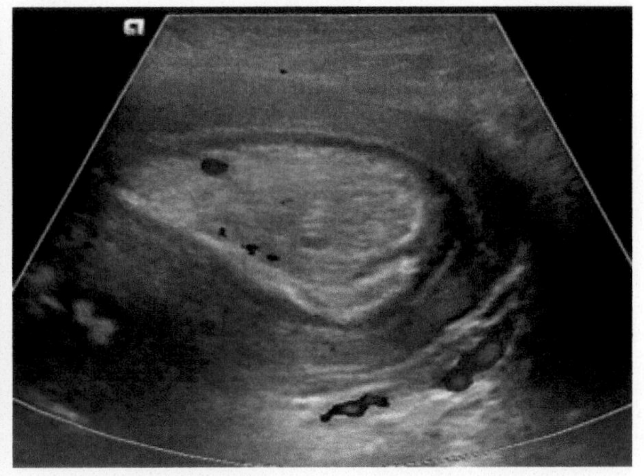

图12-5-3　黑斑息肉病肠息肉套叠超声表现

十二指肠至空肠近端可探及“同心圆”征象，套入部见一个2.9cm×2.1cm的带蒂高回声团块，可见少量血流信号

五、鉴别诊断

1. 幼年性息肉　好发于结肠，多单发，超声检查表现为肠套叠套入部头端肠腔内回声不均匀肿块，呈球形、椭圆形或分叶状，内部可见散在或丰富的小片状或类圆形无回声区，血供丰富，部分可显示蒂样结构。

2. 家族性腺瘤性息肉病　是一种常染色体显性遗传性疾病，主要病理变化是大肠内广泛出现100枚以上大小不一的息肉。有家族史，但没有皮肤黏膜黑斑。

3. 胃肠间质瘤　常来源于胃肠壁肌层，少数来源于黏膜肌层，超声检查表现为边界清楚、边缘规则的球形或椭圆形低回声肿物，向腔内外突起。

4. 胃肠癌　胃肠壁不规则增厚，边界不清，内部回声不均匀，黏膜面常可见溃疡灶，胃肠壁僵硬，可见狭窄及梗阻，可出现淋巴结转移及远处转移。

六、超声诊断注意事项

（1）黑斑息肉病诊断需要结合临床，尤其是皮肤黏膜色素斑和染色体检查，单纯胃肠超声检查发现胃肠道息肉不能诊断为黑斑息肉病。

（2）黑斑息肉病容易并发肠梗阻、肠套叠、破溃出血、恶变等，应注意扫查，及时发现并发症，避免延误病情。

七、临床应用价值

超声检查多可发现胃肠道息肉，尤其是多发性息肉，结合皮肤黏膜色素斑或染色体检查可诊断黑斑息肉病，并且在评价胃肠道息肉是否发生并发症方面具有重要应用价值。

（陈志奎　黄丹凤）

参考文献

曹海根，王金锐，2006. 实用腹部超声诊断学. 2版. 北京：人民卫生出版社.

陈灏珠，林果为，2009. 实用内科学. 13版. 北京：人民卫生出版社.

陈孝平，汪建平，赵继宗，2018. 外科学. 8版. 北京：人民卫生出版社.

陈志祥，孟立娜，2019. Peutz-Jeghers综合征研究进展. 胃肠病学，24(6)：377-380.

郭万学，2011. 超声医学. 6版. 北京：人民军医出版社.

黎娜，张亚飞，毛高平，2015. Peutz-Jeghers综合征的影像及内镜诊疗进展. 华南国防医学杂志，29(6)：485-487+490.

陆文明，2004. 临床胃肠疾病超声诊断学. 西安：第四军医大学出版社.

莫剑忠，江石湖，萧树东，2014. 江绍基胃肠病学. 2版. 上海：上海科学技术出版社.

田青，朱好辉，袁建军，等，2017. 超声在黑斑息肉综合征临床诊疗中的应用价值. 中国临床医学影像杂志，28(12)：858-860.

吴孟超，吴在德，2008. 黄家驷外科学. 北京：人民卫生出版社.

詹姆斯·D. 布瑞雷，玛丽·K. 高斯伯德罗维兹，克里斯坦·维特金德，2019. 恶性肿瘤TNM分期. 8版. 王平，梁寒，译. 天津：天津科技翻译出版有限公司.

中华医学会病理学分会消化疾病学组，2020. 胃肠道腺瘤和良性上皮性息肉的病理诊断共识. 中华病理学杂志，49(1)：3-11.

Juan Rosai，2017. 罗塞-阿克曼外科病理学·消化系统分册. 10版. 郑杰，译. 北京：北京大学医学出版社.

Duan SX，Wang GH，Zhong J，et al，2017. Peutz-Jeghers syndrome with intermittent upper intestinal obstruction：A case report and review of the literature. Medicine (Baltimore)，96(17)：e6538.

Eren T，Bayraktar B，Celik Y，et al，2012. Acute malignant intestinal obstruction accompanied by synchronous multifocal intestinal cancer in Peutz-Jeghers syndrome：report of a case. Surgery today，42(11)：1125-1129.

Hearle N，Schumacher V，Menko FH，et al，2006. STK11 status and intussusception risk in Peutz-Jeghers syndrome. Journal of medical genetics，43(8)：e41.

Jeghers H，McKusick VA，Katz KH，1949. Generalized intestinal polyposis and melanin spots of the oral mucosa，lips and digits；a syndrome of diagnostic significance. The New England Journal of Medicine，241(26)：1031-1036.

WHO Classification of Tumours Editorial Board，2019. WHO classification of tumors：Digestive system tumours. Lyon，France：International Agency for Research on Cancer.

第十三章　胃肠其他肿瘤

第一节　平滑肌瘤与平滑肌肉瘤

一、病　　理

平滑肌瘤起源于消化道黏膜肌层或肌层，大部分位于食管，约占食管良性肿瘤的2/3。胃平滑肌瘤多起源于肌层，可以发生于胃的任何部位，好发于贲门部，且易累及胃食管连接部。病灶呈边界清楚的黏膜下或肌间肿块，切面灰白色，呈编织状，质地韧。镜下瘤细胞呈类圆形（上皮细胞样）、梭形或多角形，交叉束状排列，胞核呈圆形或卵圆形，胞质丰富，嗜伊红，无病理性核分裂象，无坏死、浸润等恶性征象，间质可有钙化。

既往常常将胃肠道间质瘤诊断为平滑肌瘤或神经鞘瘤，随着分子病理学的发展，现在鉴别诊断比较明确。当肿瘤免疫组化指标CD117和DOG-1阳性，诊断为胃肠道间质瘤；当CD117和DOG-1阴性，而Desmin和SMA阳性，则诊断为平滑肌瘤。

少数平滑肌瘤发生恶变为平滑肌肉瘤，其直径常大于5cm，细胞形态不规则，异型明显，病理性核分裂象明显增多。

二、临床特征

平滑肌瘤主要发生于中老年人，男女发病率无明显差异。临床表现缺乏特异性，主要与肿瘤的大小和部位有关。当病变较小时多无症状，常在内镜或影像学检查时发现。随着病灶不断增大，可出现一些非特异性的消化道症状，如腹痛、呕血、黑便、腹部肿块等，慢性少量出血可引起贫血。当病灶位于贲门部，堵塞食管下段时，可出现吞咽阻塞感。本病对化疗和放疗无效，应手术切除。

三、超声表现

1. 平滑肌瘤

（1）食管平滑肌瘤好发于食管中下段，经腹部超声大多只能显示腹段食管平滑肌瘤（图13-1-1）。

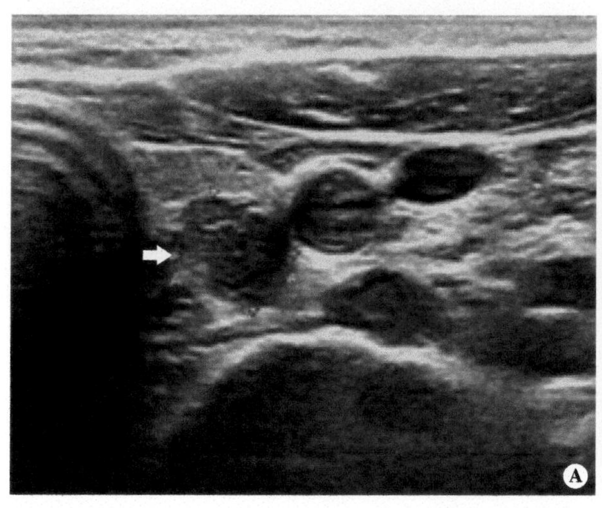

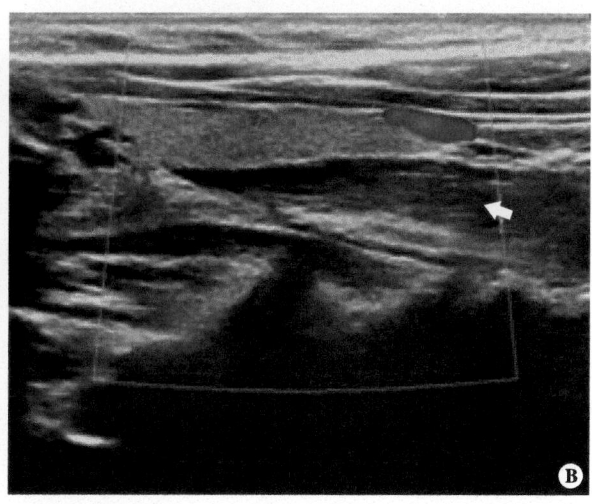

图13-1-1　食管平滑肌瘤超声表现

A. 颈段食管横切，病灶呈低回声结节（箭头）；B. 食管长轴切面，病灶呈梭形（箭头）

（2）胃平滑肌瘤好发于贲门部或胃体上段，多为单发。

（3）病灶呈低回声，边界清晰，表面多光滑，内部回声较均匀，很少出现囊变、钙化或溃疡（图13-1-2）。

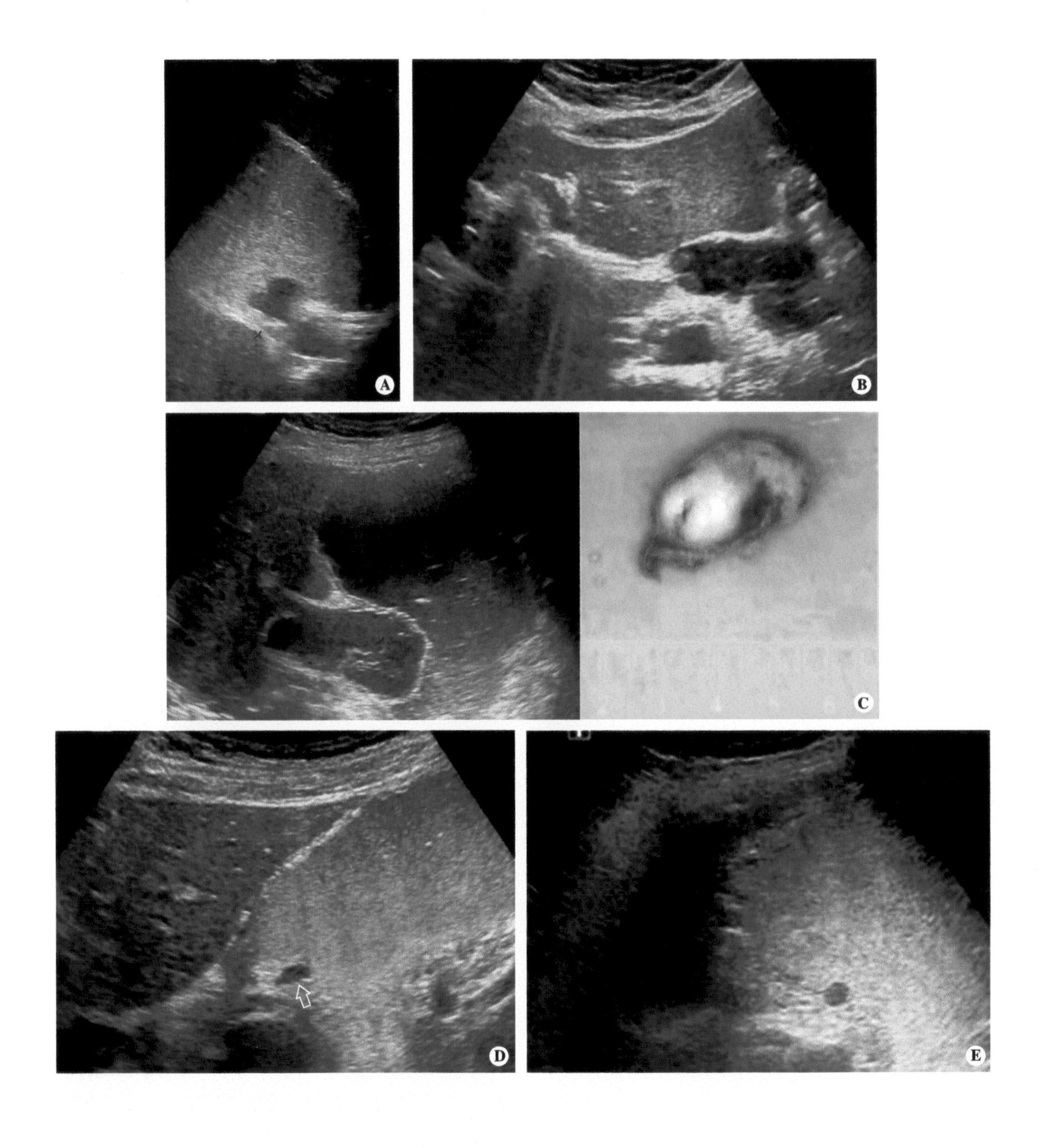

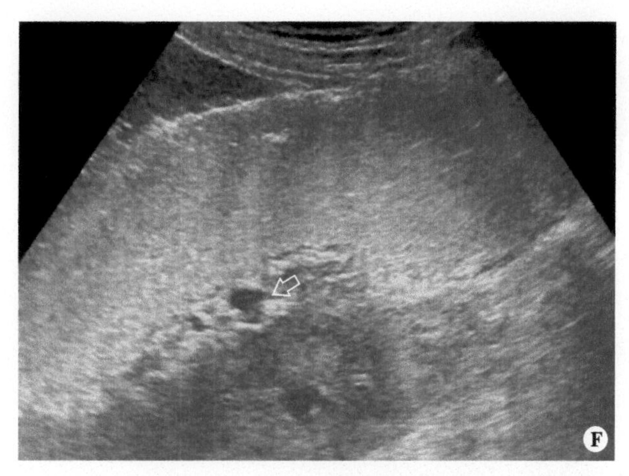

图13-1-2 胃平滑肌瘤超声表现

A. 经左季肋区肋间斜切，显示贲门"心形"平滑肌瘤；B. 空腹扫查显示贲门平滑肌瘤；C. 饮水后清晰显示病灶，长短径比值为1.8（右图为术后标本）；D. 剑突下斜切，显示胃底部小平滑肌瘤（箭头），形态较扁长；E. 胃体部小平滑肌瘤，呈椭圆形；F. 胃窦部平滑肌瘤（箭头），位于肌层

（4）病灶形态规则，多呈椭圆形，最大径多与胃壁平行，有学者认为肿瘤长/短径比值＞1.2可作为平滑肌瘤与间质瘤/神经鞘瘤的鉴别指标之一。

（5）病灶呈膨胀性生长，不侵犯胃肠壁及周围组织。

（6）彩色多普勒超声检查多无血流信号，或可见少量血流信号。

2. 平滑肌肉瘤 体积较大，常大于5cm，肿瘤形态不规则，边界不清，回声不均匀，血供丰富等恶性表现（图13-1-3）。

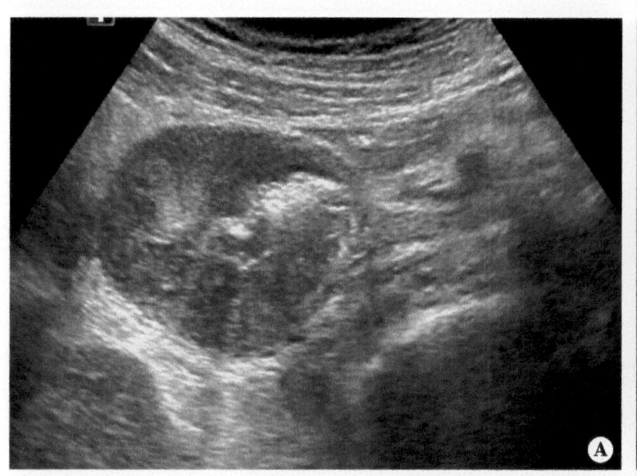

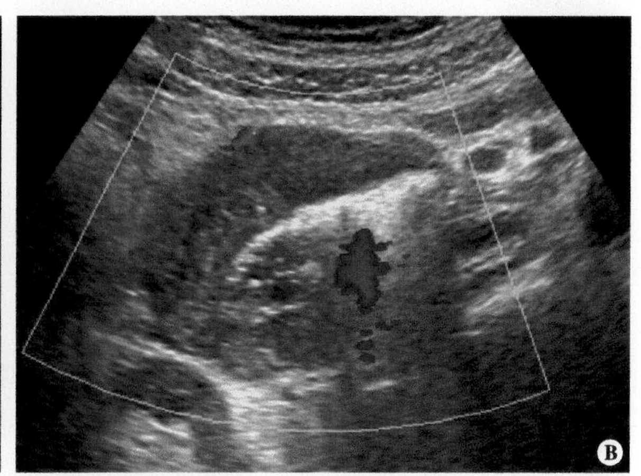

图13-1-3 十二指肠平滑肌肉瘤超声表现

A. 十二指肠壁偏心增厚，肠腔狭窄；B. 病灶可见血流信号

四、鉴别诊断

1. 胃肠道间质瘤 二者主要鉴别点如下：①间质瘤大多起源于胃肠壁肌层，好发于胃底和胃体部。②胃肠道间质瘤多呈类圆形，病灶较大时形态不规则；而胃平滑肌瘤多呈椭圆形，最大径多与胃壁平行。③间质瘤内部容易出现出血坏死，黏膜面可见溃疡形成。

2. 异位胰腺 二者主要鉴别点如下：①异位胰腺多位于黏膜下层；②异位胰腺多为中等回声；③异位胰腺可见管道样无回声，病灶较大时可出现囊性变。

第二节 胃肠道神经鞘瘤

胃肠道神经鞘瘤（gastrointestinal schwannoma，

GIS）大多数起源于胃肠壁平滑肌间Auerbach神经丛的神经鞘施万细胞，男女发病比例约为1：1.4，发病年龄为40～60岁，临床上较为少见，文献报道良恶性比例为（22～23）：1。

一、病　理

胃肠道神经鞘瘤多为单发，膨胀性生长，呈圆形或椭圆形肿块，切面呈灰白色或灰黄色，偶可见出血或钙化。镜下梭形细胞呈致密的束状结构，有时可见排列成行或模糊的栅栏状，肿块内淋巴细胞及浆细胞浸润、外周淋巴细胞套形成，部分可伴淋巴滤泡生发中心形成。细胞核轻度异型，部分区域细胞间隙较大，排列稀疏，呈水肿样或黏液样，间隙内可见大量胶原蛋白沉积。免疫组化指标S-100和Vimentin 强阳性，GFAP和Leu7阳性，CD117、DOG-1、SMA和Desmin阴性。

二、临床特征

胃肠道神经鞘瘤生长缓慢，临床表现多无特异性，患者常表现为腹部闷胀不适，当肿瘤表面溃疡出血时可出现呕血、便血等症状，外生型肿瘤较大时可引起压迫症状。术前诊断较为困难，误诊率高。神经鞘瘤对放疗、化疗效果差，一旦确诊，无论良恶性均应首先考虑手术切除，术后患者预后一般较好。恶性神经鞘瘤较为罕见，较少发生区域淋巴结转移，部分患者术后可达到根治效果。

三、超声表现

（1）胃肠道神经鞘瘤好发于胃，以胃体、胃窦部更为多见，起源于肌层，单发为主，肿瘤生长方式分为腔内、腔外及跨壁型，以跨壁型多见（图13-2-1～图13-2-3）。

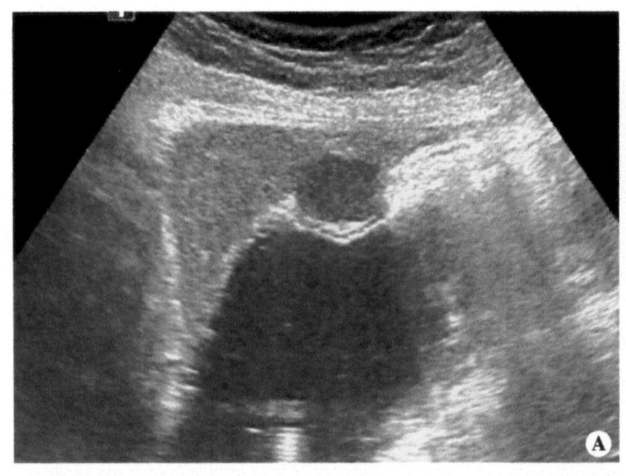
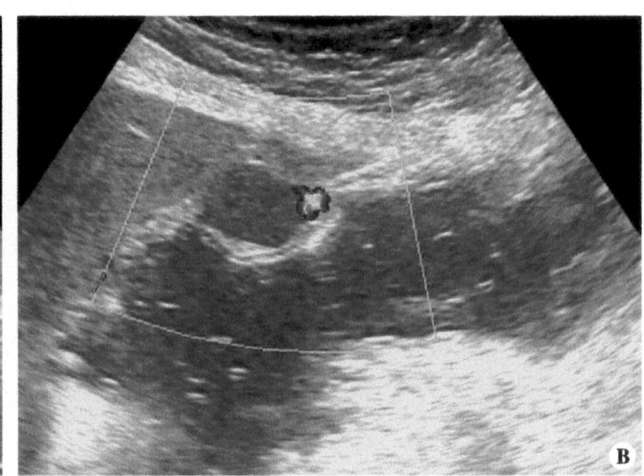

图13-2-1　胃体部神经鞘瘤超声表现

A. 胃体壁见一极低回声结节，呈类圆形，跨壁生长，胃腔面可见黏膜层与黏膜下层，外侧与左肝分界欠清；B. CDFI显示结节周边有少量血流信号

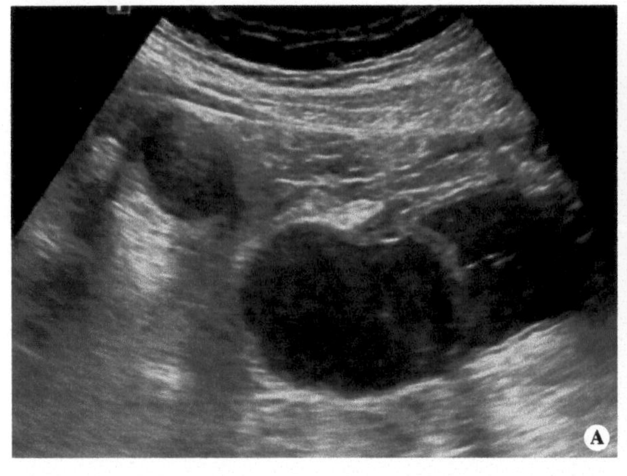
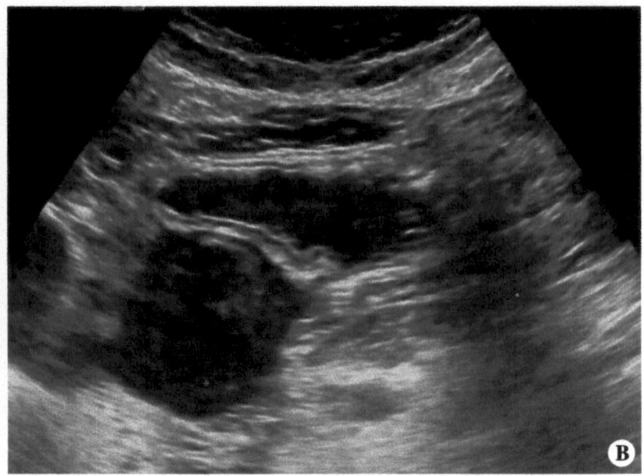

图13-2-2　胃窦部神经鞘瘤超声表现

A. 胃窦壁见一极低回声结节，形态规则，边缘尚光整；B. 结节向胃外生长，胃腔面可见完整的黏膜层与黏膜下层

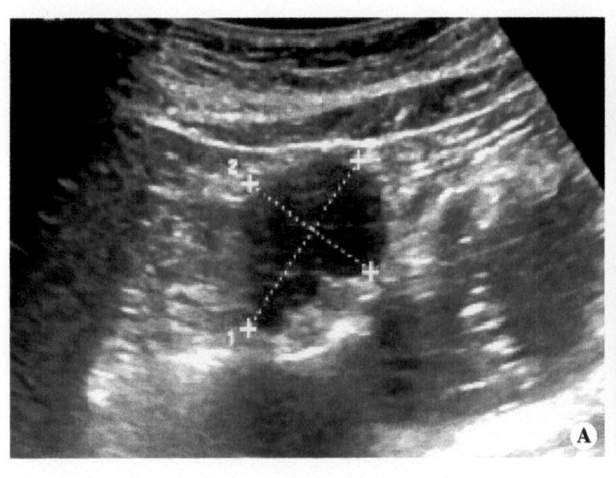

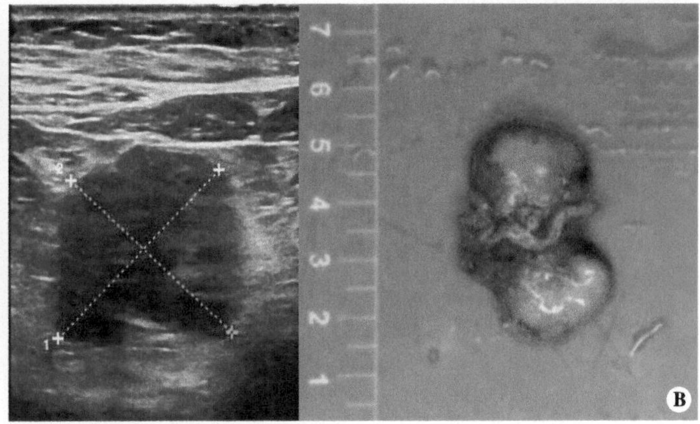

图13-2-3　胃窦神经鞘瘤超声表现

A. 上腹部见一极低回声结节，边缘尚光整，与胃壁关系不清；B. 高频超声显示结节内部回声欠均匀，右侧图为术后大体标本

（2）病灶形态较规则，呈圆形或椭圆形，边界较清楚。

（3）病灶内部多呈均匀低回声，液化、出血坏死少见。

（4）肿瘤血供多不丰富。

四、鉴别诊断

1. 胃肠间质瘤　是最常见的胃肠间叶源性肿瘤，亦好发于胃肠壁肌层，当病灶较小时与神经鞘瘤鉴别诊断困难；病灶较大时常发生出血囊性变，可发生肝脏等远处转移，而淋巴结转移较为少见。明确诊断需要行病理免疫组化检查。

2. 异位胰腺　多发于胃，常起源于胃黏膜下层，呈中等或偏低回声，部分病灶回声不均匀，可见管道样无回声，病灶较大时可出现囊性变。

第三节　血　管　瘤

胃肠道可以发生各种类型的血管病变，主要包括血管瘤与血管畸形，其中血管瘤是一种良性肿瘤，具有内皮细胞程序性生长或增殖的构象，临床上较为少见。

一、病　　理

有关血管畸形与血管瘤的分类与命名方法较多，目前临床使用较多的是Boyle和Lack于1993年提出的修订分类法（表13-3-1）。部分国内文献将动-静脉畸形称为“蔓状血管瘤”，归为血管瘤一类。血管瘤病程的第一年为快速生长期，然后进入稳定的静止期，肿瘤不会随着儿童发育成比例生长。血管畸形是一种血管形态发生上的错误，在出生时即存在，一般随儿童生长发育成比例长大，没有增殖期，也不会自发消退。

表13-3-1　Boyle修订分类法

血管畸形及肿瘤样血管病变
血管扩张和毛细血管扩张
血管发育不良
血管瘤病
血管曲张
血管瘤
毛细血管瘤
海绵状血管瘤
混合型血管瘤

胃肠道血管瘤倾向于多发，以海绵状血管瘤最多见，其次为毛细血管瘤及混合型血管瘤各占一半。海绵状血管瘤起源于黏膜下血管，大小差异很大，多数呈弥漫型，极少数为孤立型，呈息肉样突向胃肠腔。镜下可见薄壁的海绵状血管腔，管腔内衬一层扁平的内皮细胞，肌层及弹力层极少或缺乏，血管间质很少。毛细血管瘤起源于黏膜下血管，可侵犯肌层，但几乎不穿破浆膜，呈散在分布的息肉样病变，镜下可见毛细血管瘤样增生，相互之间没有吻合的血管腔，边界欠清楚，

常有薄的纤维性包膜。

二、临床特征

胃肠道血管瘤可见于儿童或成人，小的肿瘤位于胃肠壁黏膜下，呈无蒂息肉样结节，可多发。大的肿瘤可沿着胃肠壁蔓延弥漫性生长，或形成肿块。肿瘤多突入肠腔，可侵入黏膜层，引起溃疡、消化道出血。大的肿瘤可压迫胃肠道，引起梗阻或肠套叠。临床上对于大量出血或出现明显梗阻症状者，需要手术切除病灶。

三、超声表现

（1）胃肠道血管瘤可分为结节型与弥漫型。

（2）结节型血管瘤多起源于胃肠壁黏膜下层，当病灶较大时，可侵入黏膜层或肌层，超声常难以识别病灶起源层次（图13-3-1）。

（3）结节多为单发，部分为多发性病灶，直径为1～3cm，结节形态尚规则，边界清晰，内部呈中等或偏低回声，多乏血供（图13-3-2）。

（4）弥漫型血管瘤沿着胃肠壁弥漫性生长，体积较大，可占胃肠壁全层，呈低回声，CDFI可见较丰富的血流信号（图13-3-3）。

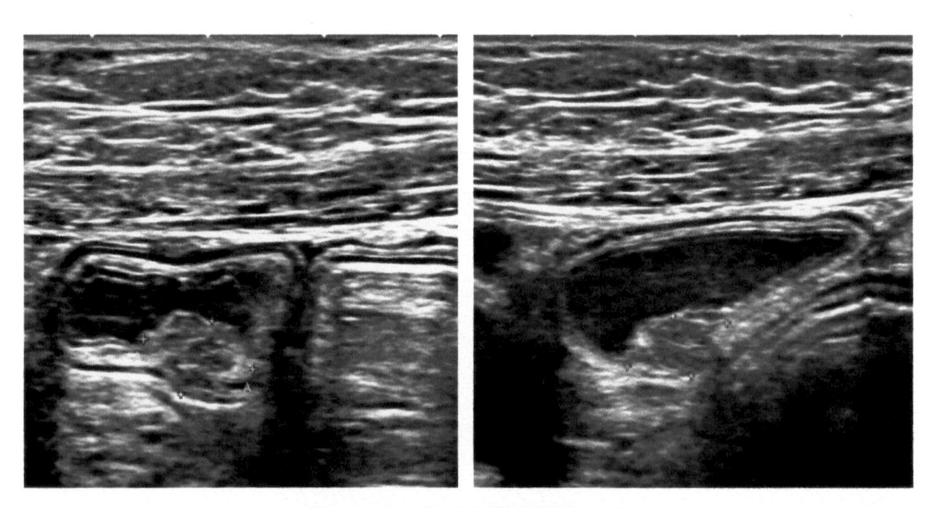

图13-3-1　小肠血管瘤超声表现

病灶位于小肠壁黏膜下层，回声不均匀

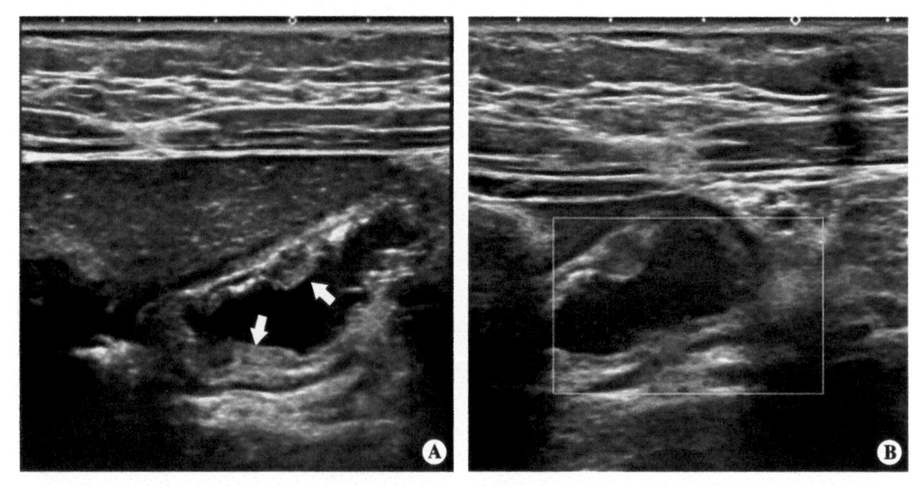

图13-3-2　胃血管瘤超声表现

A. 胃窦壁多发等回声不均匀结节（箭头），位于黏膜层及黏膜下层；B. 病灶未见血流信号

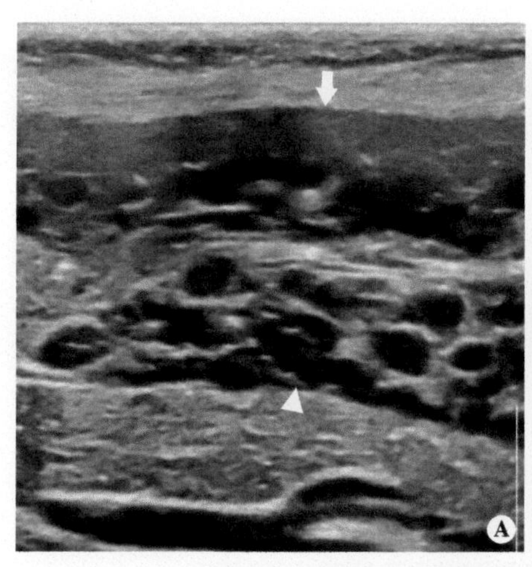

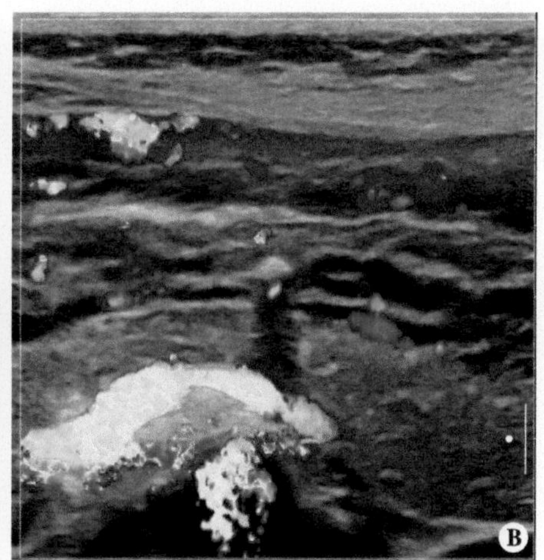

图13-3-3 胃弥漫型血管瘤超声表现

A. 胃体前壁（箭头）、后壁（三角）增厚呈蜂窝状，胃腔呈贴合状态；B. 病灶处可见较丰富的血流信号

四、鉴别诊断

1. 脂肪瘤 胃肠道脂肪瘤多见于中老年人，女性更为多见，肿瘤多位于胃肠壁黏膜下层，大小不等，病灶形态较规则，边界清晰，呈高回声，多乏血供。

2. 间质瘤 胃肠间质瘤较为常见，发生于胃部更为常见，肿瘤多位于肌层，病灶较大时常发生出血囊性变，CDFI可见较丰富的血流信号，可发生肝脏等远处转移。

第四节 胃肠道脂肪瘤

胃肠道脂肪瘤是一种比较少见的良性肿瘤，大多为单发病灶，生长缓慢，最常见于结肠，占60%～75%，好发于40～60岁的中老年患者和糖尿病患者，女性的发病率稍高于男性。

一、病 理

大体观肿瘤呈分叶状或结节状，有完整包膜；光镜下显示由分化成熟的脂肪细胞构成，胞质内充满脂滴，部分细胞互相挤压呈多角形空泡状；免疫组化指标S-100和Vimentin阳性。

二、临床特征

胃肠道脂肪瘤的临床表现缺乏特异性，具体与瘤体的大小及部位有关。肿瘤直径＜2cm的患者几乎无症状，肿块逐渐增大时可出现相应的症状，如上腹痛、腹胀、呕吐、腹泻、大便习惯及形状改变等。巨大脂肪瘤（直径＞4cm）压迫可导致消化道表面黏膜坏死和溃疡形成，继而引起消化道出血、贫血等症状；巨大脂肪瘤，尤其是带蒂的脂肪瘤可导致肠套叠或肠梗阻。

三、超声表现

（1）胃肠道脂肪瘤多位于黏膜下层，大小不等，当病灶较大时难以区分胃肠壁层次。

（2）肿瘤呈高回声，部分肿瘤呈低回声，内部回声较均匀，表面光滑，边界清楚，形态规则，呈圆形或椭圆形，有包膜，血流信号不丰富（图13-4-1～图13-4-3）。

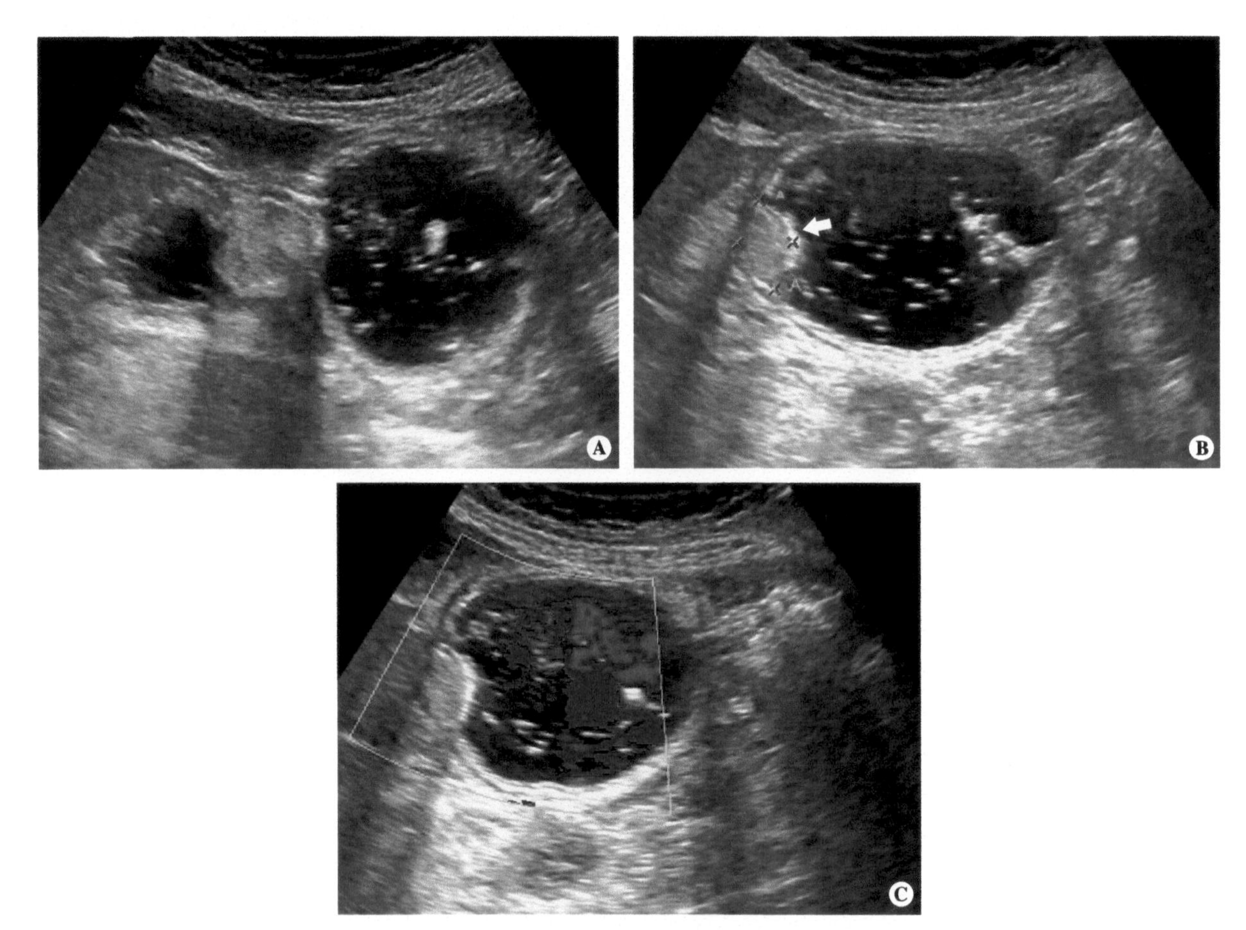

图 13-4-1　胃窦脂肪瘤超声表现

A. 胃窦脂肪瘤，位于黏膜下层，呈高回声；B. 胃窦脂肪瘤（箭头），形态规则；C. 肿瘤内未见血流信号

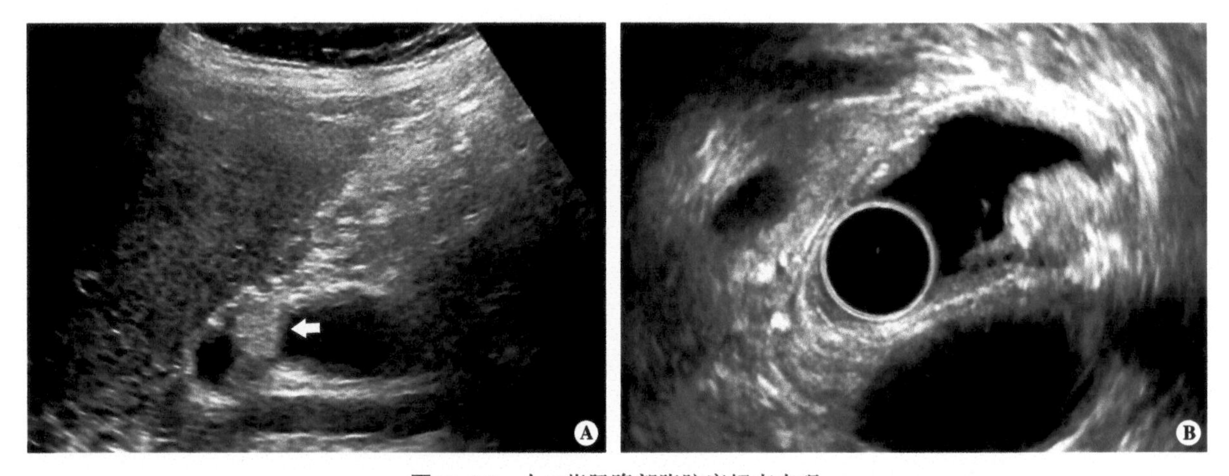

图 13-4-2　十二指肠降部脂肪瘤超声表现

A. 经腹部超声检查，饮水建立十二指肠声窗显示降部高回声结节（箭头）；B. 内镜超声显示脂肪瘤

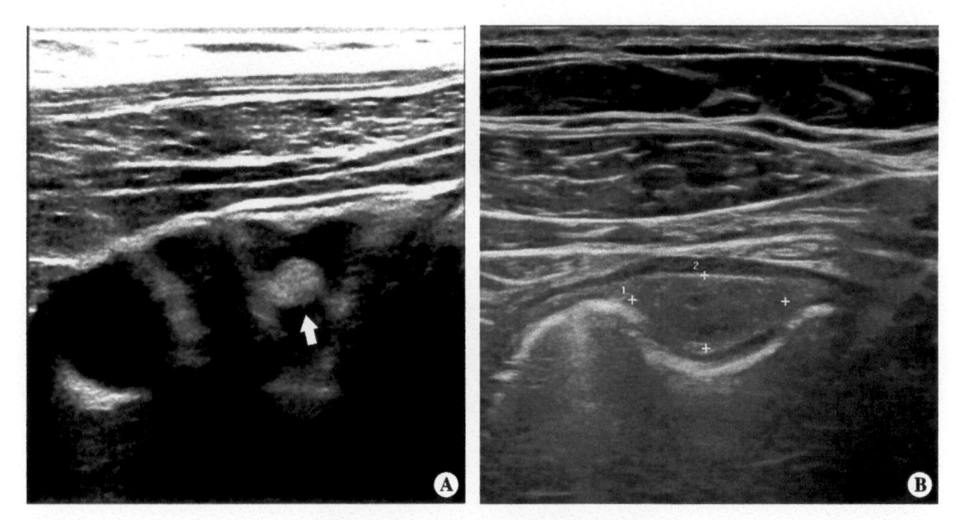

图13-4-3　结肠脂肪瘤超声表现

A. 升结肠壁高回声脂肪瘤（箭头）；B. 乙状结肠壁低回声脂肪瘤，位于黏膜下层

第五节　肛管直肠恶性黑色素瘤

恶性黑色素瘤是起源于神经嵴的弥散神经内分泌细胞的恶性肿瘤，常发生于皮肤和眼。肛管直肠恶性黑色素瘤（anorectal malignant melanoma，ARMM）是原发于直肠、肛管及交界区，起源于黏膜上皮黑色素细胞的恶性肿瘤，其发病率低，恶性程度高，预后差。

一、病　　因

ARMM的病因尚不明确，目前比较被认可的可能病因有肛管直肠黑色素痣经过长期反复刺激恶变，直肠黏膜基底层的黑色素母细胞受到反复刺激后恶变，与人体自身免疫功能缺陷相关，人乳头瘤病毒16及HIV感染会增加该病的发生率。

二、病　　理

肿块大体标本呈结节状、菜花状或伴溃疡，切面呈灰白色或暗红色。ARMM与皮肤恶性黑色素瘤的组织学相似，以梭形细胞和上皮样细胞为主，细胞形态多样，上皮样细胞排列成腺管样、巢团样；胞质内含有数量不等的黑色素颗粒。免疫表型方面，S-100与Vimentin均能在多种形态的恶性黑色素瘤中表达，敏感性较强，但特异度较低，HMB45是恶性黑色素瘤较为特异性的一种标志物，但敏感性稍差，联合运用这3种抗体对鉴别恶性黑色素瘤具有一定的价值（图13-5-1）。

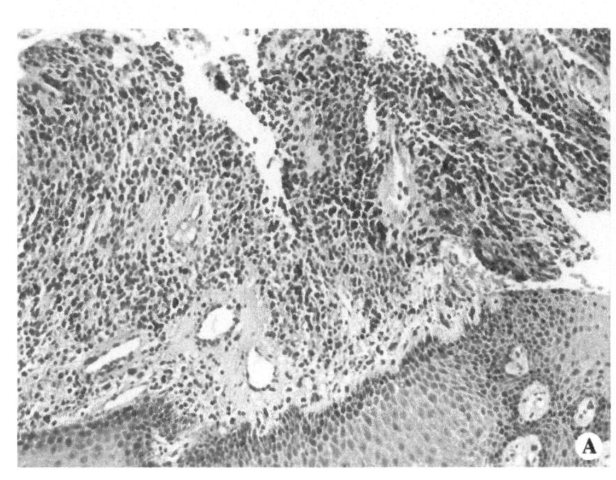

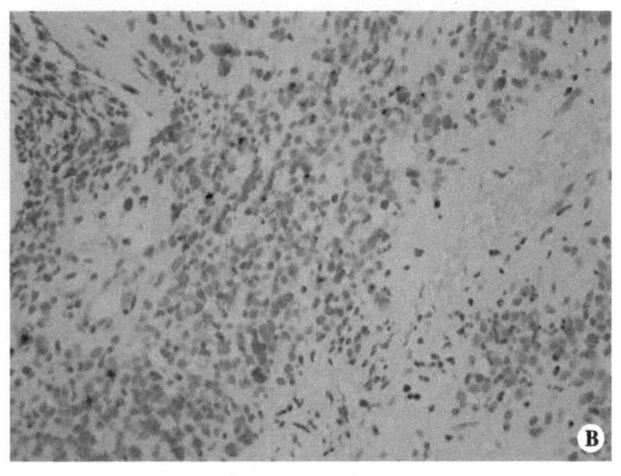

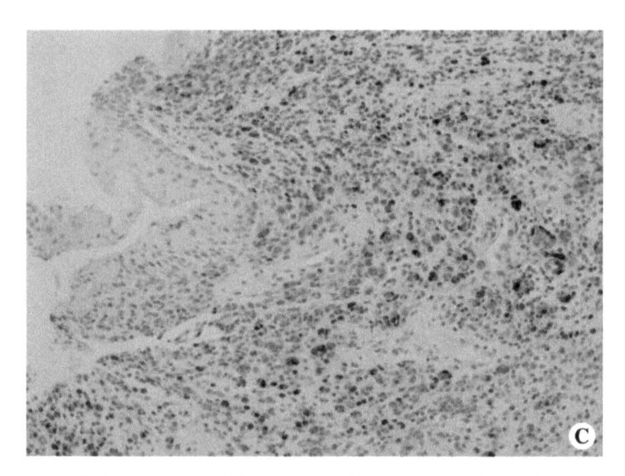

图13-5-1 肛管直肠恶性黑色素瘤病理检查

A. 瘤细胞胞质丰富，内充满黑色素颗粒（×200倍）；B. 肿瘤细胞HMB45阳性（×400倍）；C. 肿瘤细胞S-100强阳性（×200倍）

三、临床特征

ARMM可发生于任何年龄，但多见于60岁以上女性，男女比例约为1∶1.5。ARMM缺乏特异性临床表现，主要症状有便血、肛门不适、疼痛及肛周肿块等。肿块多为息肉状，伴或不伴有色素沉着，也有部分肿瘤表现为溃疡。部分患者表现为消化道症状如腹泻、排便习惯改变、里急后重感等。肿瘤转移出现乏力、贫血、消瘦等症状。因ARMM发病部位隐匿及早期无明显症状，约1/3的患者在确诊时已出现淋巴结转移或远处转移，好发部位为骨、肺、肝、脑。

四、超声表现

由于ARMM发病率低，相关报道较少。笔者分析了本单位19例ARMM患者资料，其中18例为单发病灶，1例为4个病灶，共计22个病灶。22个病灶均呈较均质低回声，内部未见明显液化或钙化，68.18%（15/22）病灶形态较规则，81.82%（18/22）边界尚清晰，63.64%（14/22）Adler血流分级为Ⅱ～Ⅲ级。

根据病灶大小及生长方式不同，ARMM的声像学特征可分为三型：①结节增厚型，表现为肠壁结节状增厚，肿块长径≤3cm（图13-5-2）；②块状增厚型，肠壁团块状增厚，肿块长径＞3cm（图13-5-3）；③腔内生长型，肿块突入直肠腔内，向腔内生长（图13-5-4）。

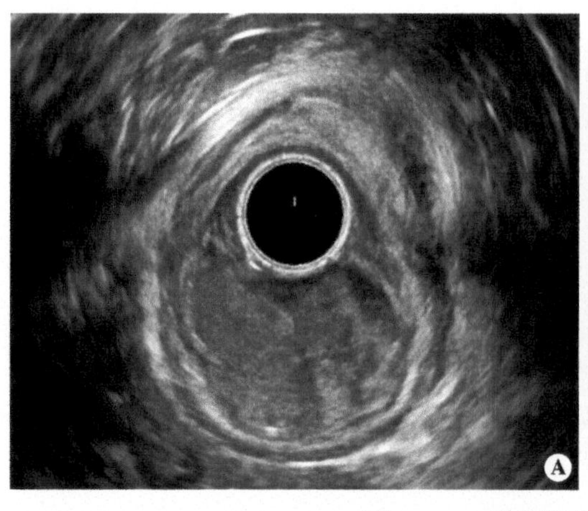

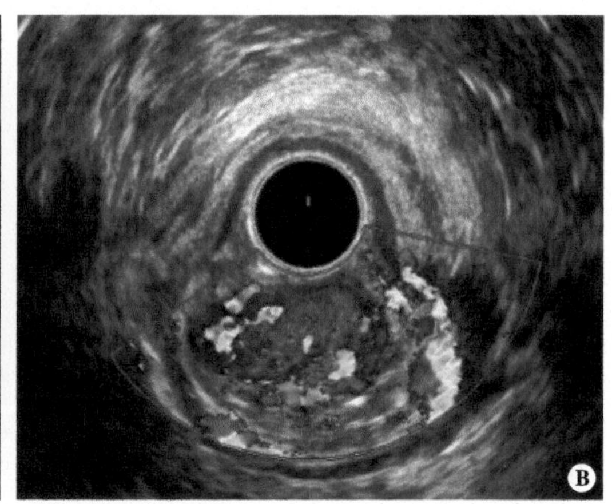

图13-5-2 结节增厚型ARMM超声表现

A. 直肠壁结节状增厚，界尚清，形态尚规则；B. 病灶内可见丰富血流信号

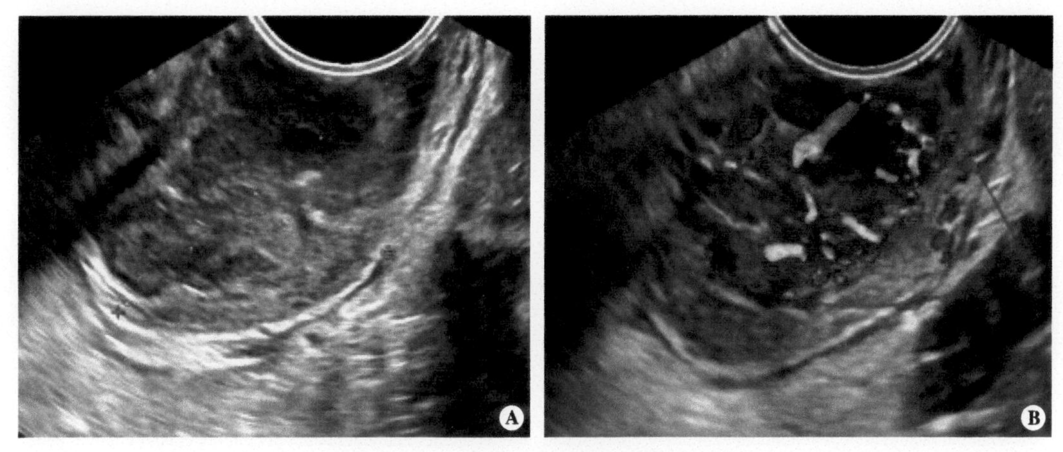

图 13-5-3 块状增厚型 ARMM 超声表现

A. 直肠壁块状增厚，病灶上下径约为4.2cm，病变处肌层不连续；B. 病灶内可见丰富血流信号

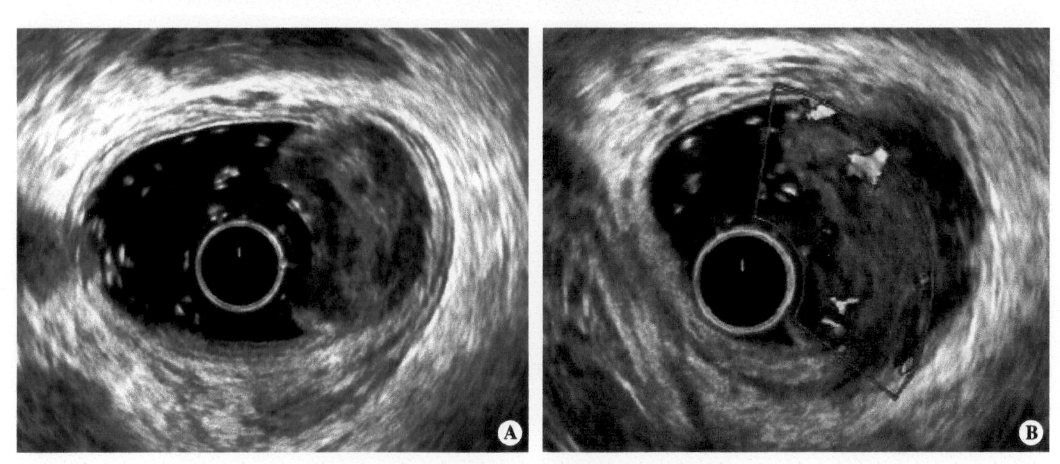

图 13-5-4 腔内生长型 ARMM 超声表现

A. 直肠壁低回声结节向腔内生长，局部肌层外高回声带稍模糊；B. 病灶内可见较丰富血流信号

五、其他影像学检查

1. MRI检查 MRI的DWI功能性成像对该病有一定的诊断价值，较小的有色素型ARMM的MRI表现典型，为T_1WI高信号，T_2WI低信号；肿瘤较大时，黑色素含量及是否伴随出血决定了肿瘤的MRI信号的混杂特征，T_1WI以等或低信号为主，可见斑片和线条状高信号，T_2WI以稍高信号为主，可见斑片状等或低信号；脂肪抑脂序列呈高信号（图13-5-5）。

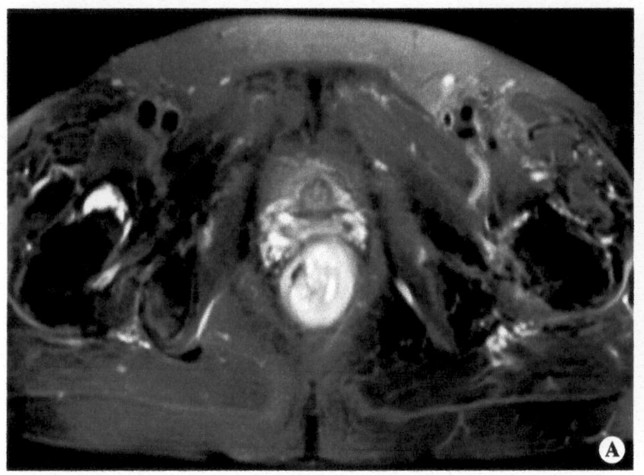

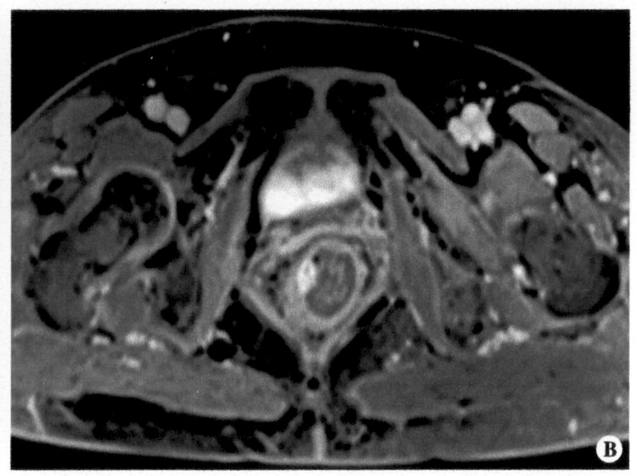

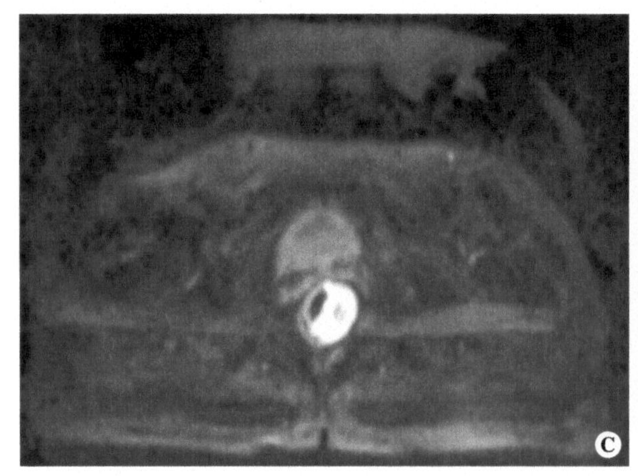
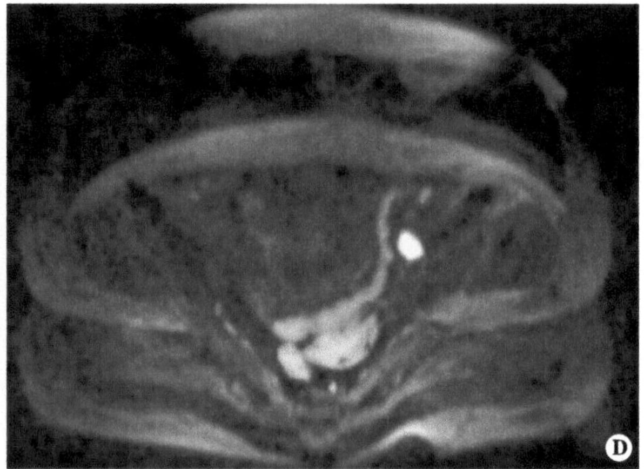

图13-5-5 ARMM的MRI表现

A. T_2WI病灶呈混杂高信号；B. T_1WI病灶呈轻度强化；C. DWI病灶呈高信号；D.DWI左髂窝淋巴结呈高信号

2. 内镜检查 内镜下肿瘤多位于齿状线周围，可表现为溃疡、息肉或菜花样肿块、黏膜浸润等多种形态，无明显特异性。仅部分病例肉眼可见色素沉着（图13-5-6）。

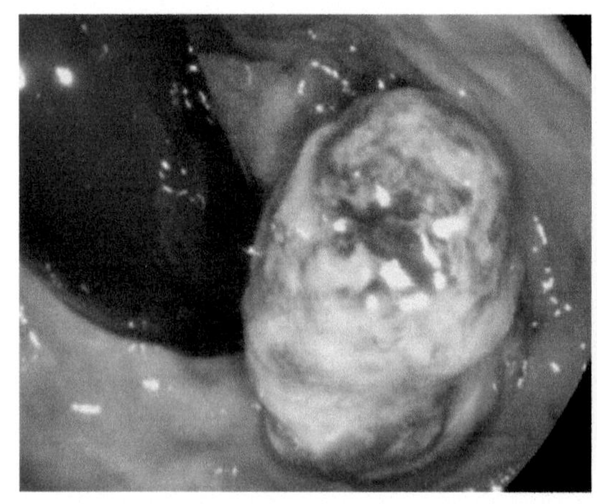
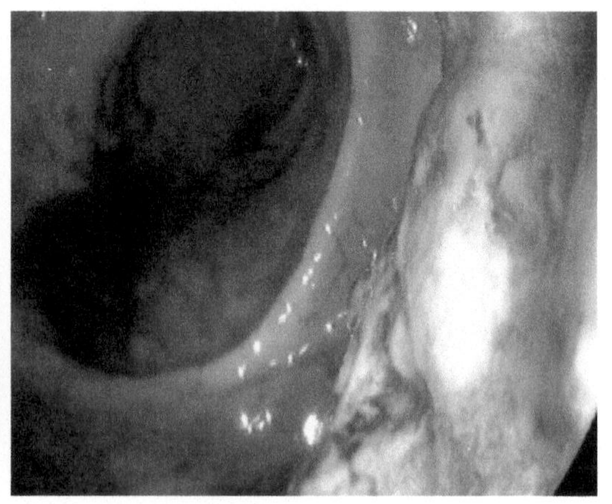

图13-5-6 肛管直肠恶性黑色素瘤内镜表现

六、鉴别诊断

1. 直肠癌 二者主要鉴别点如下：①ARMM病灶位置较低，多位于齿状线周围；②ARMM病灶多表现为肠壁结节状或团块状增厚，形态相对规则，而直肠癌多绕肠壁并向纵深不规则生长；③ARMM病灶边界多较清晰，而直肠癌，尤其是进展期直肠癌边界多不清晰，表面常伴破溃坏死；④直肠癌常见肠周淋巴结转移，而ARMM以腹股沟淋巴结转移更多见。

2. 直肠间质瘤 多为肠壁肌层起源的低回声团块，可分别向腔内或腔外突起，大多形态较规则，呈圆形或椭圆形，边界较清晰，以膨胀性生长为主，较大肿瘤内部回声欠均匀，可出现液化坏死，肠周多无肿大淋巴结。

3. 神经内分泌肿瘤 直肠神经内分泌肿瘤起源于黏膜层或黏膜下层，分化较好的肿瘤病灶形态常较规则，边界清晰，肠壁各层次清晰，血供较丰富。

七、超声诊断注意事项

（1）ARMM发病率低，肿瘤更多位于低位直肠与肛管，当病灶较小时超声检查难以发现，检查前应进行直肠指检，避免漏诊。

（2）超声检查前应做好肠道准备，位于肛管及低位直肠的肿瘤，可经肛门注入耦合剂或黏度较高的溶液，更容易保留在局部，有助于提高经直肠腔内超声检查时病灶显示率。

（3）经直肠腔内超声检查尽可能选择360°探头和双平面探头，可更准确显示直肠肛管壁层次结构，更有利于肿瘤分期。

八、临床应用价值

（1）经直肠腔内超声检查分辨率高，与肛管直肠黑色素瘤病灶“零距离”，声像图清晰，超声检查灵敏度高，还可用于肿瘤侵犯直肠肛管层次的评估，具有很高的临床应用价值。

（2）肛管直肠黑色素瘤容易发生淋巴结转移，经直肠腔内超声检查容易发现直肠周围系膜淋巴结，采用高频线阵探头可清晰显示腹股沟淋巴结，并且可以在超声引导下行淋巴结穿刺活检病理检查，对明确有无淋巴结转移具有重要价值。

（张秀娟 陈志奎）

参考文献

曹海根，王金锐，2006. 实用腹部超声诊断学. 2版. 北京：人民卫生出版社.

陈灏珠，林果为，2009. 实用内科学. 13版. 北京：人民卫生出版社.

陈楠，王林，李忠武，等，2019. 肛管直肠恶性黑色素瘤91例外科治疗及预后分析. 中国实用外科杂志，39(5)：497-501.

陈孝平，汪建平，赵继宗，2018. 外科学. 9版. 北京：人民卫生出版社.

丁鑫，焦彦超，林梦婕，2018. 3例胃窦部血管球瘤的临床病理特点并文献复习. 临床与病理杂志，38(11)：2518-2523.

干文娟，顾冬梅，黄山，等，2017. 胃血管球瘤5例临床分析. 江苏医药，43(12)：897-899.

郭万学，2011. 超声医学. 6版. 北京：人民军医出版社.

侯英勇，杜祥，朱雄增，2001. 胃肠道雪旺瘤5例临床病理学分析. 诊断病理学杂志，8(4)：16-18.

旷连勤，程诚，金波，等，2018. 胃肠道脂肪瘤及其并发症MSCT表现. 中国介入影像与治疗学，15(8)：481-485.

李敏，刘文华，耿兴东，等，2019. 胃神经鞘瘤的MSCT表现. 中国中西医结合影像学杂志，17(4)：421-423.

刘新丽，杨聪颖，陈昊，2018. 胃血管球瘤的临床病理学特征. 中华病理学杂志，47(7)：544-545.

陆文明，2004. 临床胃肠疾病超声诊断学. 西安：第四军医大学出版社.

孟小丽，舒俊，任转琴，等，2017. MSCT增强扫描对贲门部胃平滑肌瘤与胃间质瘤的鉴别诊断价值. 医学影像学杂志，27(8)：1494-1497.

莫剑忠，江石湖，萧树东，2014. 江绍基胃肠病学. 2版. 上海：上海科学技术出版社.

聂小，徐洪明，章建国，等，2016. 胃血管球瘤3例临床病理分析. 交通医学，30(4)：335-337.

牛露伟，刘浩，王凯，等，2016. 胃肠道脂肪瘤的临床分析. 中华普通外科杂志，31(9)：785-786.

蒲昌盛，陈建飞，田远虎，等，2020. 胃神经鞘瘤的研究进展. 国际外科学杂志，47(4)：284-288.

群杜耀，李卫平，张江南，等，2019. 胃脂肪瘤2例报道暨文献复习. 肿瘤预防与治疗，32(3)：259-264.

舒俊，孟小丽，唐永强，等，2016. 多排螺旋CT对胃平滑肌瘤与胃神经鞘瘤的鉴别诊断价值. 医学影像学杂志，26(8)：1435-1438.

舒俊，张劲松，唐永强，等，2017. 胃平滑肌瘤的MSCT表现. 中国CT和MRI杂志，15(9)：115-118.

陶利萍，陈笑雷，孙文文，等，2018. 胃肠道神经鞘瘤19例临床病理特点分析及预后. 中国现代医生，56(11)：38-42+169.

陶昀璐，王振军，韩加刚，等，2013. 胃血管球瘤43例诊治分析. 现代肿瘤医学，21(5)：1097-1100.

吴孟超，吴在德，2008. 黄家驷外科学. 北京：人民卫生出版社.

武彤彤，吴春莲，杨清绪，等，2013. 胃血管球瘤5例临床病理学特征与鉴别诊断. 诊断病理学杂志，20(7)：410-413.

詹姆斯·D. 布瑞雷，玛丽·K. 高斯伯德罗维兹，克里斯坦·维特金德，2019. 恶性肿瘤TNM分期. 8版. 王平，梁寒，译. 天津：天津科技翻译出版有限公司.

张秀娟，陈志奎，钱清富，等，2020. 经直肠腔内超声在肛管直肠恶性黑色素瘤诊断中的应用价值. 中华超声影像学杂志，29(1)：43-46.

赵晶晶，徐桂芳，邹晓平，2019. 胃血管球瘤的诊断及治疗(附7例报告). 山东医药，59(12)：62-64.

周代超，刘翠平，高蕾，等，2017. 肛管直肠恶性黑色素瘤36例诊治及预后分析. 中国肿瘤临床，44(14)：717-721.

周梦云，林军，2016. 胃血管球瘤3例临床病理分析. 重庆医学，45(2)：250-252.

朱文丰，叶继章，龙丽华，2015. 胃血管球瘤的CT影像学表现. 医学影像学杂志，25(2)：266-268.

Juan Rosai，2017. 罗塞-阿克曼外科病理学·消化系统分册. 10版. 郑杰，译. 北京：北京大学医学出版社.

Al Shammari JO，Al-Shadidi N，Abdulsalam AJ，et al，2016. Gastric lipoma excision during a laproscopic sleeve gastrectomy：A case report. Int J Surg Case Rep，24：128-130.

Ichinose M，Hikichi T，Kanno Y，et al，2017. A case of

gastric lipoma resected by endoscopic submucosa dissection with difficulty in pre-operative diagnosis. Fukushima J Med Sc，63（3）：160-164.

Jung MK，Jeon SW，Cho CM，et al，2008. Gastric schwannomas：Endosonographic characteristics. Abdom Imaging，33（4）：388-390.

Ling TC，Slater JM，Senthil M，et al，2017. Surgical and radiation therapy management of recurrent anal melanoma. J Gastrointest Oncol，5（1）：E7-E12.

Miettinen M，Paal E，Lasota J，et al，2002. Gastrointestinal glomus tumors：a clinicopathologic，immunohistochemical，and molecular genetic study of 32 cases. Am J Surg Pathol，26（3）：301-311.

Park HC，Son DJ，Oh HH，et al，2015. Endoscopic ultrasonographic characteristics of gastric schwannoma distinguished from gastrointestinal stromal tumor. Korean J Gastroenterol，65（1）：21-26.

Pei MW，Hu MR，Chen WB，et al，2017. Diagnosis and treatment of duodenal lipoma：A systematic review and a case report. J Clin Diagn Res，11（7）：PE01-PE05.

Reza JA，Fruc h ter S，Varadarajulu S，et al，2018. A large intussuscep-ting gastric lipoma. J Gastrointest Surg，22（7）：1299-1300.

Seo SW，Hong SJ，Han JP，et al，2013. Accuracy of a scoring system for the differential diagnosis of common gastric subepithelial tumors based on endoscopic ultrasonography. J Dig Dis，14（12）：647-653.

Stefanou A，Nalamati SP，2011. Anorectal melanoma. Clin Colon Rectal Surg，24（3）：171-176.

Tavusbay C，Genc H，Haciyanli M，et al，2009. Glomus tumor of the stomach：A rare cause of upper gastrointestinal bleeding. Ulus Travma Acil Cerrahi Derg，15（1）：85-87.

WHO Classification of Tumours Editorial Board，2019. WHO classification of tumors：Digestive system tumours. Lyon，France：International Agency for Research on Cancer.

Yang HK，Kim YH，Lee YJ，et al，2015. Leiomyomas in the gastric cardia：CT findings and differentiation from gastrointestinal stromal tumors. Eur J Radiol，84（9）：1694-1700.

Yeh JJ，Shia J，Hwu WJ，et al，2006. The role of abdominoperineal resection as surgical therapy for anorectal melanoma. Annals of Surgery，244（6）：1012-1017.

第十四章　消化性溃疡

消化性溃疡（peptic ulcer，PU）指的是因为接触胃酸或胃蛋白酶而引起的任何深部黏膜的破坏。溃疡可发生于食管下段、胃、十二指肠、胃空肠吻合口边缘及异位的胃黏膜，如含有胃黏膜的Meckel憩室。胃溃疡（gastric ulcer，GU）和十二指肠溃疡（duodenal ulcer，DU）是最常见的消化性溃疡。

一、病　　因

消化性溃疡主要是一种或多种对胃肠道黏膜有损害的侵袭因素与胃黏膜的自身防御、修复能力失去平衡的结果。侵袭因素增强和（或）自身防御、修复能力减弱可促进溃疡的发生发展。

1. 幽门螺杆菌感染　DU患者的幽门螺杆菌（*Hp*）感染率为90%～100%，GU为80%～90%，根除*Hp*可促进溃疡愈合，显著降低溃疡的复发率。*Hp*造成的胃肠黏膜炎症和黏膜的防御/修复功能损害是促进消化性溃疡发生和难以愈合的重要因素。

2. 非甾体抗炎药（NSAID）　包括阿司匹林、吲哚美辛、对乙酰氨基酚等，可诱发消化性溃疡，妨碍溃疡愈合，增加复发率及并发症的发生率，其中GU与NSAID的关系更为密切。

3. 胃酸与胃蛋白酶　消化性溃疡的最终形成是由于胃酸/胃蛋白酶自身消化所致。DU患者的平均基础胃酸分泌量（BAO）和最大胃酸分泌量（MAO）常大于正常人群，而GU患者的BAO和MAO常正常或低于正常人群。

4. 其他因素　包括吸烟、遗传因素、胃十二指肠运动异常、应激与心理因素、饮食习惯、病毒感染可能与消化性溃疡的发生发展存在一定的相关性。

二、病　　理

消化性溃疡可单发或多发，以单发多见。GU可发生于胃壁的任何位置，但多见于胃小弯，尤其是胃角，GU直径多＜2.5cm，直径＞2.5cm的巨大溃疡须警惕恶性肿瘤；胃大部切除术后的患者，溃疡常见于吻合口空肠侧。DU直径通常＜1cm，主要发生于十二指肠球部，以前壁多见，约占50%，球后溃疡少见，仅占约5%。GU与DU并存时，称为复合性溃疡。

典型的消化性溃疡活动期病灶通常呈圆形或卵圆形，立体观呈钻孔状或漏斗形，溃疡边缘常有充血水肿带，发生于胃小弯上的巨大溃疡可呈马鞍形。基底清洁，黏膜面常覆盖白色或灰黄色苔膜。溃疡深浅不一，但与糜烂不同，消化性溃疡缺损深度通常超过黏膜肌层，达黏膜下层，深者可贯穿胃肠壁全层。

活动期溃疡病灶由表面向深部常可分为4层：第一层为急性炎性渗出层，由坏死的细胞、组织碎片和纤维蛋白样物组成；第二层由以中性粒细胞为主的非特异性细胞浸润所组成；第三层为肉芽组织层，含有增生的毛细血管、炎症细胞和结缔组织的各种成分；第四层为纤维样或瘢痕组织层，呈扇形，可扩展到肌层，甚至浆膜层（图14-0-1）。

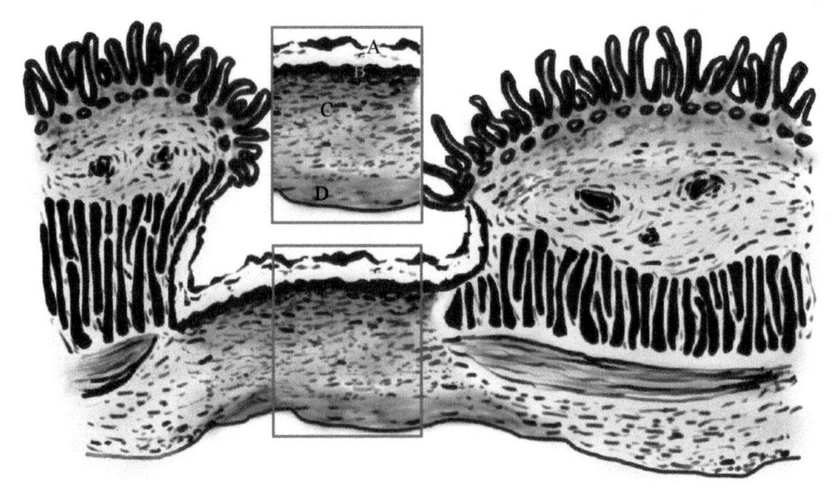

图14-0-1 消化性溃疡病理改变示意图

A. 炎性渗出层；B. 坏死组织层；C. 肉芽组织层；D. 瘢痕层

三、临床特征

（一）胃十二指肠溃疡

消化性溃疡是一种全球性常见病，男性发病多于女性，DU多于GU。消化性溃疡可发生于任何年龄段，DU多见于青壮年，而GU则更常见于中老年，两者的发病高峰相差约10年。

1. 临床症状 腹痛最常见，多表现为中上腹反复发作的节律性疼痛，持续性疼痛常提示存在穿透或穿孔的可能。GU疼痛常见于剑突下或剑突下偏左侧，而DU则多见于脐上方或脐上方偏右侧。胃或十二指肠后壁溃疡疼痛常可放射至背部。DU腹痛常具有明显的节律性，好发于餐前或夜间，进食后缓解。GU疼痛则比较不规律，常在餐后1小时内发生，1～2小时后逐渐缓解。

疼痛具有周期性，DU的发作周期可达数周或数月，缓解期长短不一，以秋末或春初较冷的季节更为常见。部分患者以出血、穿孔等并发症为首发症状，个别患者在体检时偶然发现，无明显临床症状，特别是老年患者、维持治疗中复发的溃疡及NSAID相关性溃疡。

2. 并发症

（1）消化道出血：最常见的并发症，10%～20%的患者以消化道出血为首发症状。其中DU发生率高于GU，尤其多见于十二指肠球部后壁及球后溃疡的患者。

（2）胃肠道穿孔：发生于前壁的穿孔常表现为急性腹膜炎，邻近后壁的溃疡穿孔表现为局限性腹膜炎，而后壁溃疡发生穿孔时，常与周边的组织器官形成粘连，可仅表现为慢性持续性腹痛。

（3）幽门梗阻：大多数由十二指肠溃疡和幽门管溃疡引起。溃疡活动期，常导致胃肠壁炎性水肿、幽门平滑肌痉挛，引起暂时性幽门梗阻。瘢痕收缩、周围组织粘连所致的持续性梗阻多需要内镜下扩张治疗或外科手术干预。

（4）溃疡恶变：一般认为DU不发生恶变，而GU是否发生恶变尚存在争议。

（二）幽门管溃疡

幽门管溃疡又称幽门前区溃疡，男性多于女性，以青壮年多见，以上腹痛为主要症状，腹痛缺乏节律性，既可表现为饥饿痛，也可表现为餐后腹痛，容易并发幽门狭窄，出血发生率高且有反复发作的倾向。

（三）吻合口溃疡

吻合口溃疡多见于十二指肠溃疡术后2～3年，男性多于女性，常见于胃肠吻合口邻近的肠侧，以单纯胃空肠吻合术发生率最高，毕Ⅰ式高于毕Ⅱ式。腹痛是最常见的临床症状，常为夜间痛，可放射至背部，疼痛发作期长。

四、实验室检查

（一）幽门螺杆菌检测

幽门螺杆菌检测包括侵入性和非侵入性两类，前者需要借助内镜检查和胃黏膜活检，包括快速尿素酶试验、组织学检查和培养等；后者主要有 ^{13}C、^{14}C-尿素呼气试验，粪便幽门螺杆菌抗原检测和血清学试验等。

（二）胃液分析

部分DU患者的胃酸分泌增多，而GU患者则正常或减少，但两者与正常人群均有较大的重叠，故目前胃液分析主要应用于胃泌素瘤的辅助诊断。

（三）粪便隐血试验

伴有消化道出血者粪便隐血试验常呈阳性。

（四）血常规

长期慢性出血者，血小板计数、血红蛋白含量、红细胞血红蛋白浓度与含量常可不同程度降低。

五、超声表现

（一）胃溃疡

（1）好发于胃角及胃窦小弯侧。

（2）溃疡局部胃壁增厚，长径多<5cm，厚度多<1.5cm，呈低回声（图14-0-2）。

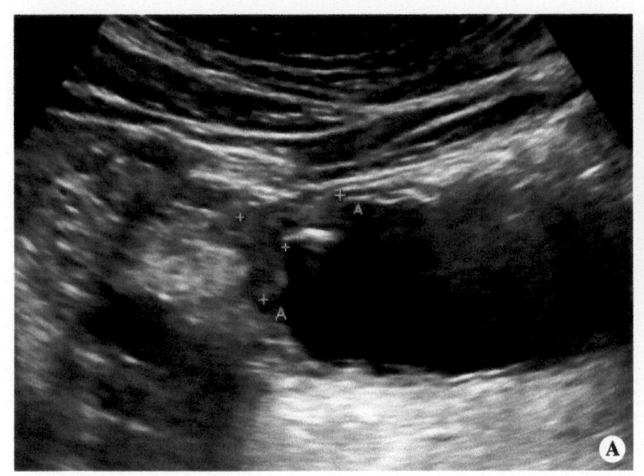

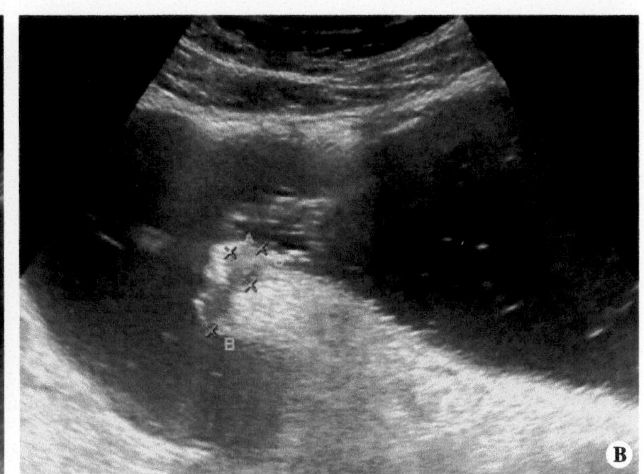

图14-0-2 胃角溃疡超声表现

A. 胃角壁局限性增厚，表面凹陷，可见强回声附着；B. 胃角壁增厚，表面凹陷

（3）溃疡累及胃壁深度不一，浅表溃疡可仅表现为局部黏膜层的增厚隆起，胃壁层次尚可辨认，当溃疡累及胃壁全层时胃壁层次结构不清。

（4）溃疡处黏膜面完整性破坏、中断，可见凹陷，凹陷的大小及深度不等，溃疡底部平坦，常见强回声附着，后方可见彗星尾。

（5）溃疡活动期可见局部明显增厚的胃壁与凹陷的深溃疡，切面观呈“火山口”状改变（图14-0-3，图14-0-4）。

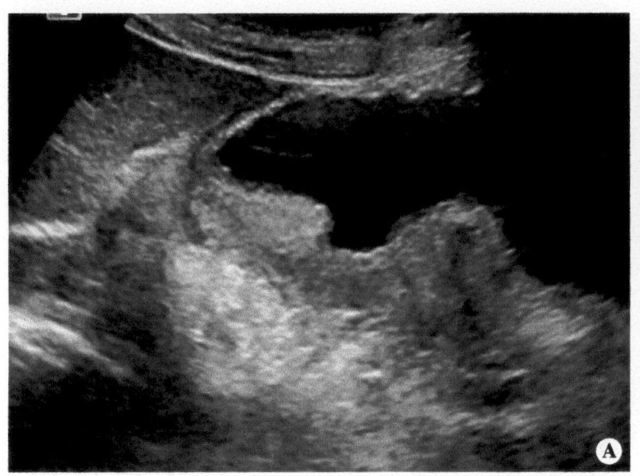

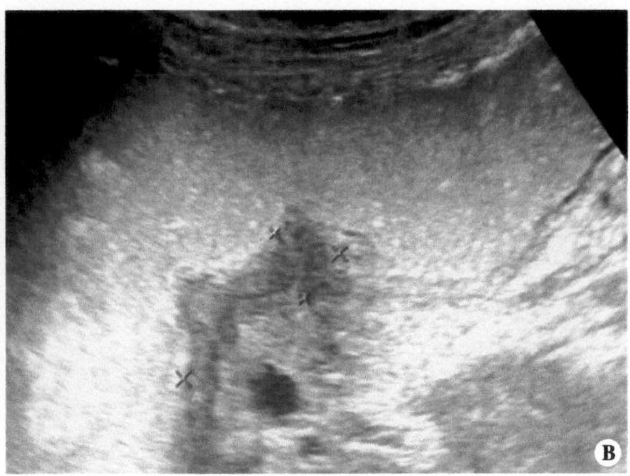

图14-0-3 胃体溃疡超声表现

A. 胃体壁增厚，中央凹陷呈“火山口”样；B. 胃体壁增厚，中央凹陷

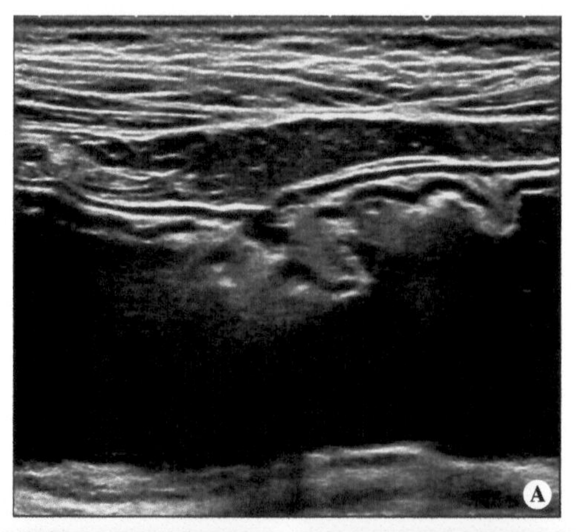

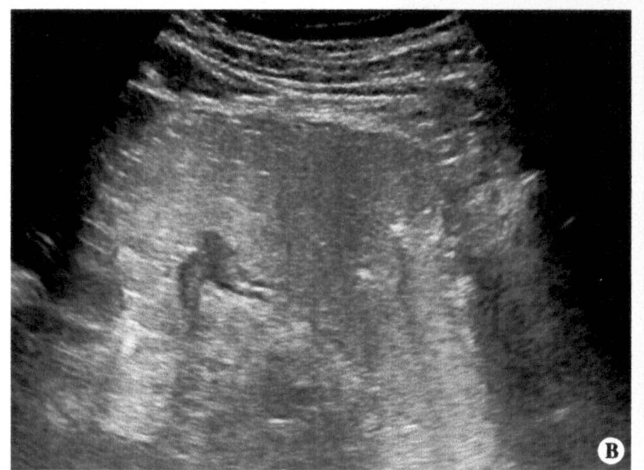

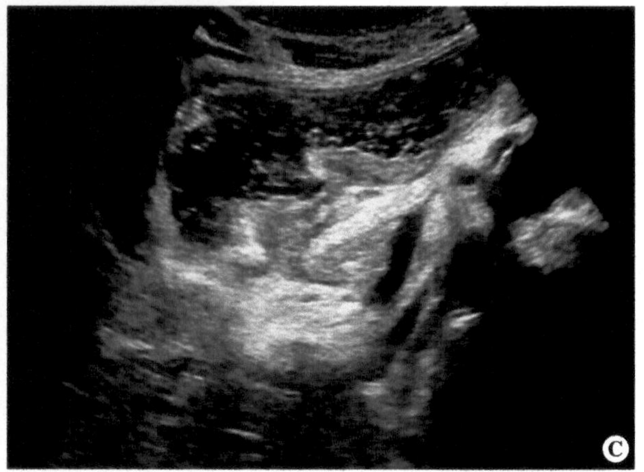

图14-0-4 胃窦溃疡超声表现

A. 胃窦壁局部稍增厚，黏膜层见斑点状强回声；B. 胃窦壁局限性增厚；C. 胃窦壁增厚，呈“火山口”样

（6）溃疡穿透胃壁全层时，溃疡底部深达浆膜层，胃壁与周围组织粘连，分界不清，局部胃腔可皱缩变形，可发生胃穿孔。

（7）累及幽门管时，常有幽门开放受限及不完全性梗阻的表现，胃周可见肿大淋巴结，长径常＜1.0cm（图14-0-5）。

（二）十二指肠溃疡

1. 活动期

（1）好发于球部，以前壁多见，病灶大小不一，溃疡处肠壁增厚，回声减低，肠壁层次不清，黏膜面不完整，可见溃疡凹陷，表面常有强回声附着（图14-0-6～图14-0-9）。

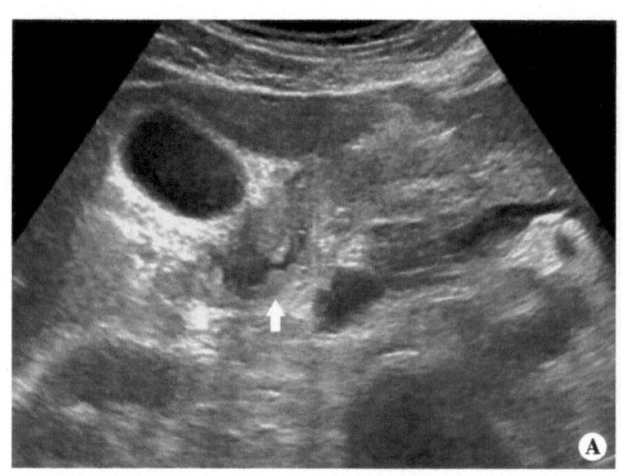

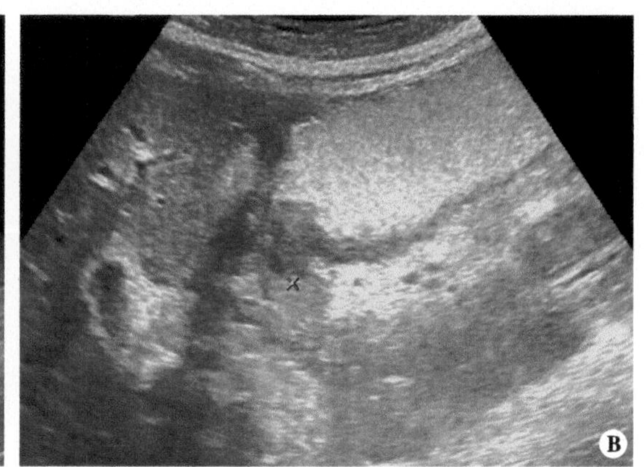

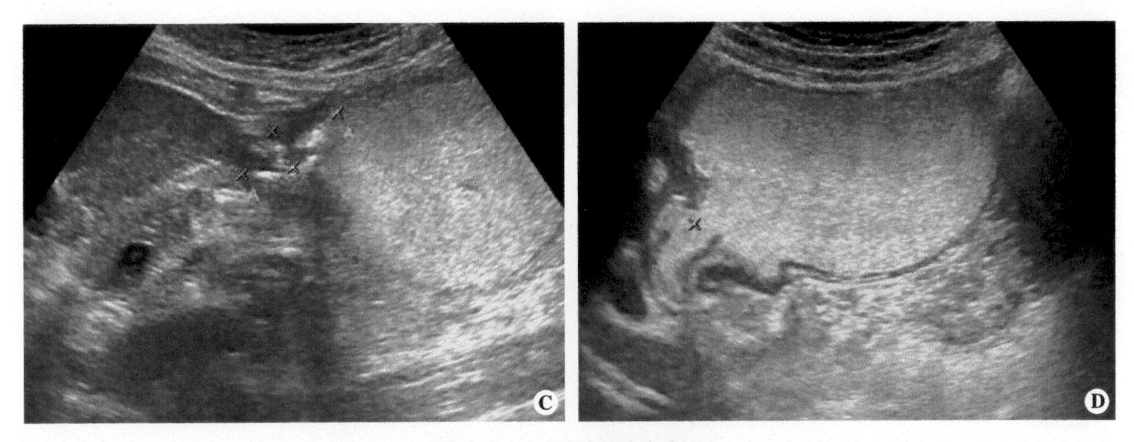

图14-0-5　胃溃疡超声表现

A. 胃窦壁增厚（箭头），表面凹凸不平；B. 口服有回声型胃肠超声显像剂后，局部胃壁增厚，回声减低；C. 表面可见强回声附着；D. 局部管腔狭窄，可见溃疡凹陷

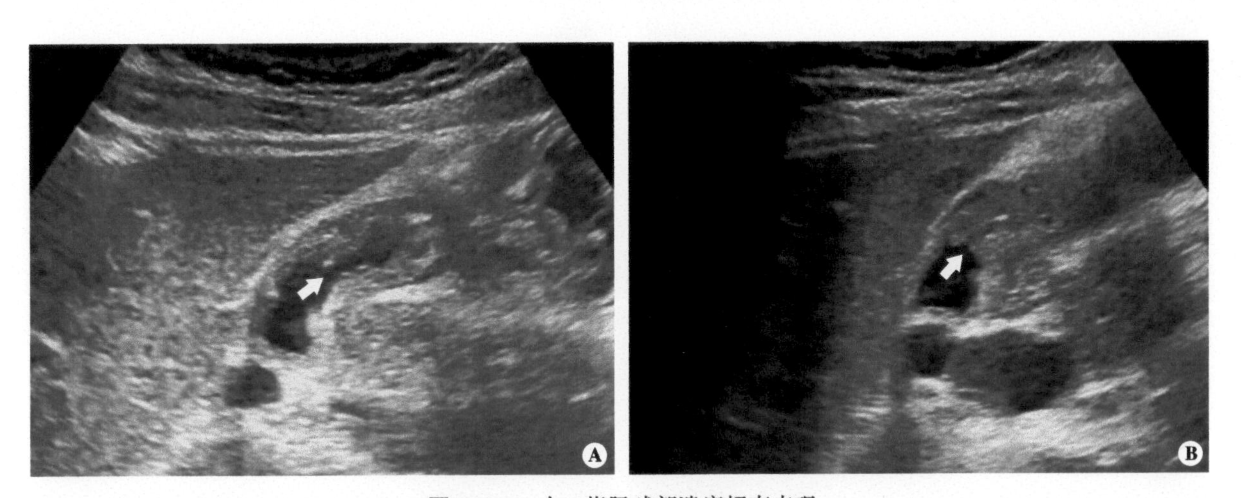

图14-0-6　十二指肠球部溃疡超声表现

A. 十二指肠球部壁增厚（箭头），表面不平；B. 球部壁明显增厚，腔狭窄（箭头）

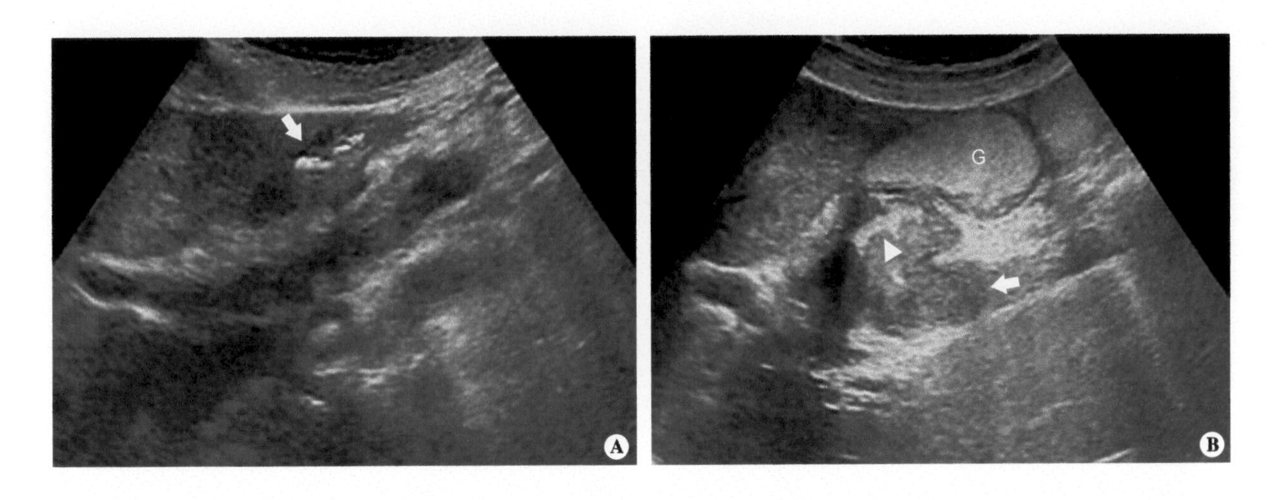

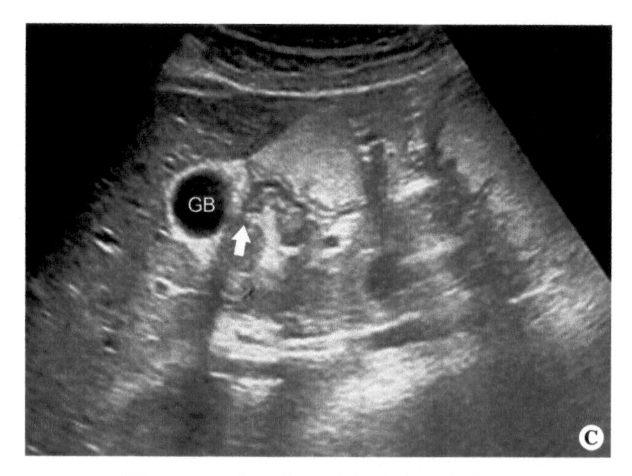

图14-0-7 十二指肠球部溃疡超声表现

A. 口服有回声型胃肠超声显像剂前，十二指肠壁增厚，内见斑点状强回声（箭头）；B. 口服有回声型胃肠超声显像剂后，胃窦充盈，十二指肠球部壁增厚（箭头），腔内见细条形高回声显像剂（三角）；C. 高回声显像剂形态不规则，溃疡深达肠壁近浆膜层（箭头）

G. 胃；GB. 胆囊

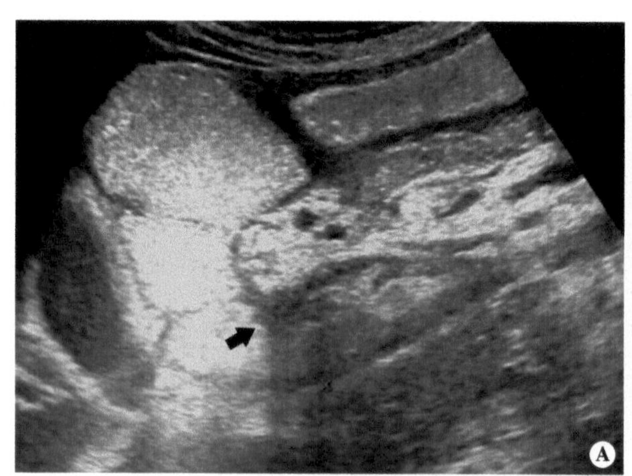

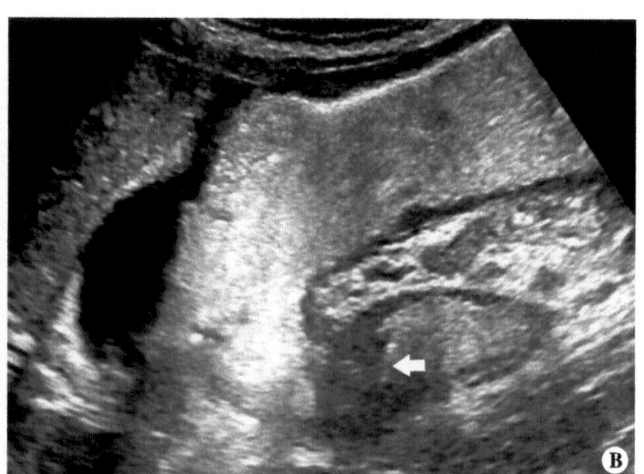

图14-0-8 球后溃疡伴狭窄超声表现

A. 十二指肠降部壁增厚（箭头），表面不平整；B. 局部肠腔变窄（箭头）

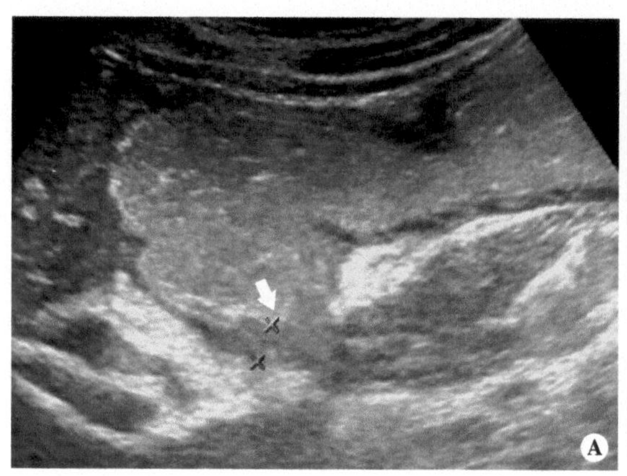

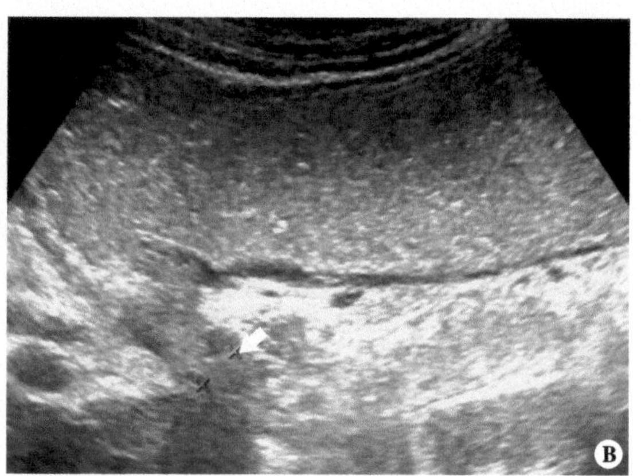

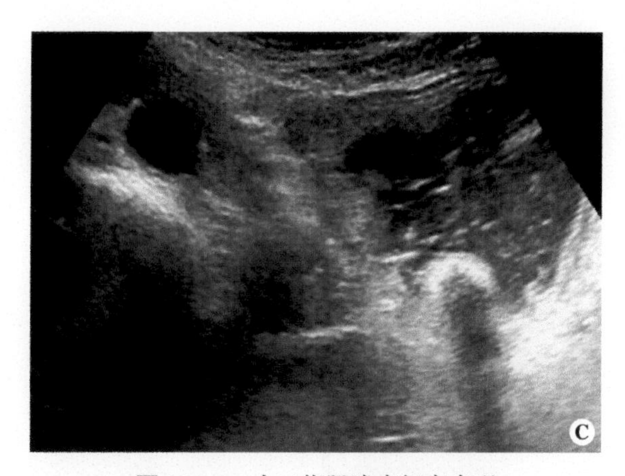

图14-0-9 十二指肠溃疡超声表现

A. 幽门、十二指肠球部后壁溃疡（箭头）；B. 十二指肠降部溃疡、狭窄（箭头）；C. 胃石症

（2）十二指肠球部变形，造影剂经过时常有明显的激惹征象，迅速排出，不易停留，幽门痉挛，开放延迟，胃肠造影剂充盈不理想。

2. 愈合期

（1）溃疡处肠壁常无明显增厚，呈低回声，黏膜面凹陷不明显，可见强回声附着。

（2）球部形态规则或不规则，超声造影剂充盈尚可，激惹征不明显。

（三）并发症

消化性溃疡的并发症，如胃肠梗阻、穿孔、癌变等详见相关章节。

六、其他影像学检查

1. 内镜检查 是诊断消化性溃疡最可靠的方法，目前临床上广泛采用畸田隆夫分期法，将消化性溃疡分为3期：活动期（active stage，A期）、愈合期（healing stage，H期）及瘢痕期（scarring stage，S期），每个分期又可分为2个阶段（图14-0-10）。

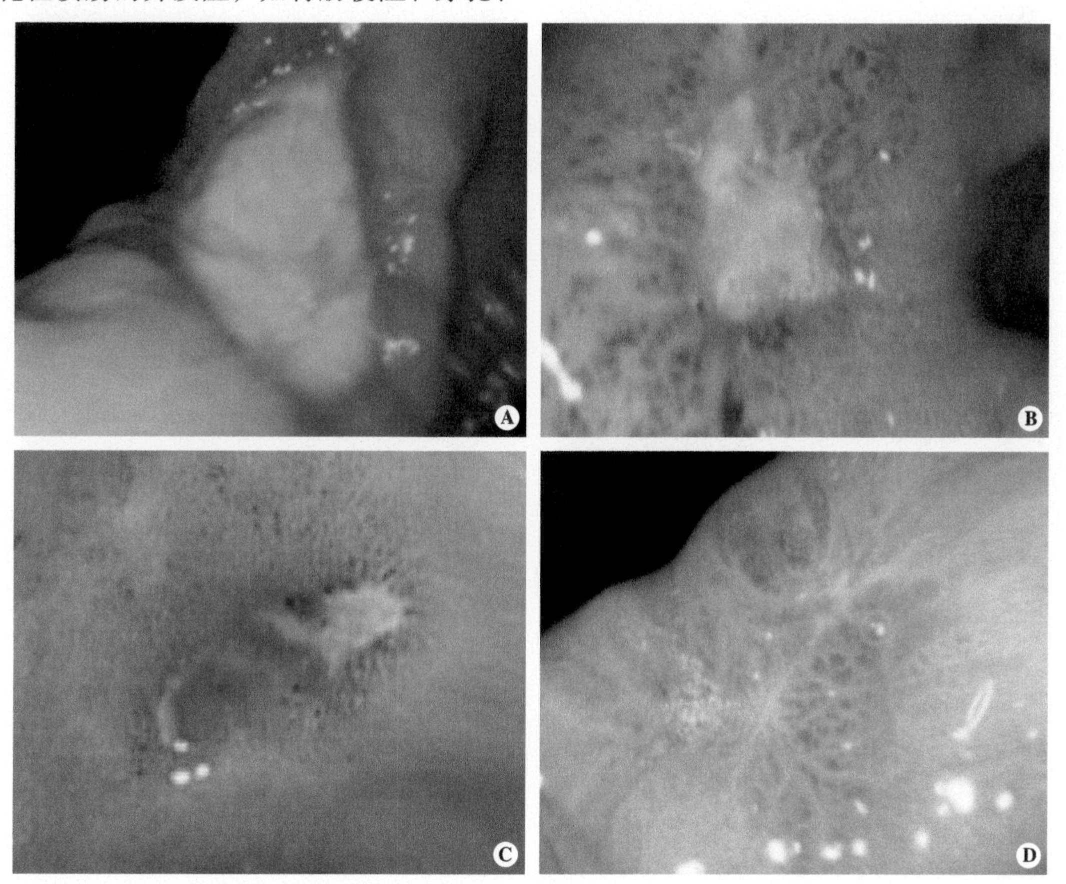

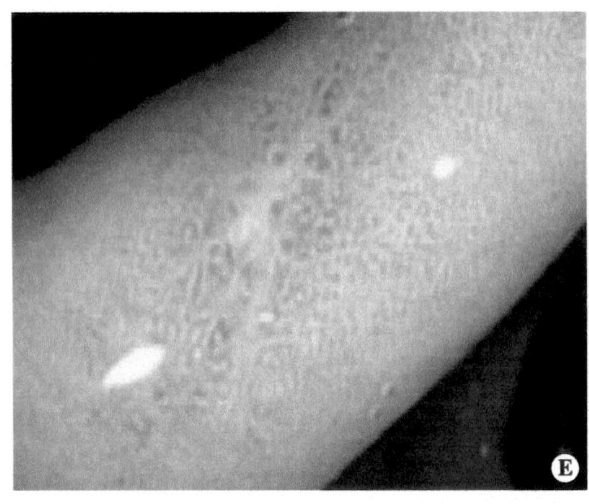

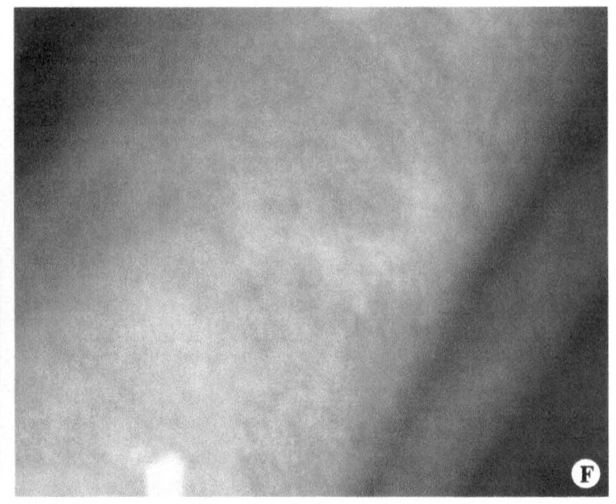

图14-0-10　消化性溃疡内镜分期

A. A1期，胃角溃疡；B. A2期，十二指肠球部前壁溃疡；C. H1期，胃窦溃疡；D. H2期，胃角溃疡；E. S1期，胃角溃疡；F. S2期，十二指肠球部前壁溃疡

A期：为发病的初始阶段，组织修复尚未发生，溃疡面覆有厚苔。

A1期：溃疡边缘充血水肿明显，被覆白色苔，厚而污秽，可有少量血丝。

A2期：溃疡底部白苔厚而清洁，无血丝，周围黏膜炎症水肿减轻。

H期：溃疡变浅缩小，表面覆薄白苔，周边充血水肿消退，可出现皱襞集中。

H1期：溃疡缩小，周边炎症消退，周边有上皮再生，形成红晕，黏膜皱襞向溃疡边缘集中。

H2期：溃疡变浅、缩小，接近愈合，周围黏膜皱襞集中。

S期：此期溃疡已完全修复。

S1期：黏膜缺损已完全由再生上皮覆盖，新生上皮呈红色，皱襞平滑且向中心集中，此期又称红色瘢痕期。

S2期：再生上皮增厚，红色消失，与周边黏膜大致相同，可见黏膜集中征象，此期又称白色瘢痕期。

2. 钡剂X线检查　采用钡剂与空气双重对比造影技术，是上消化道的常用检查方法，但禁用于消化道穿孔、伴有活动性出血、幽门梗阻的患者。消化性溃疡的钡剂X线检查表现有直接和间接征象两种（图14-0-11）。

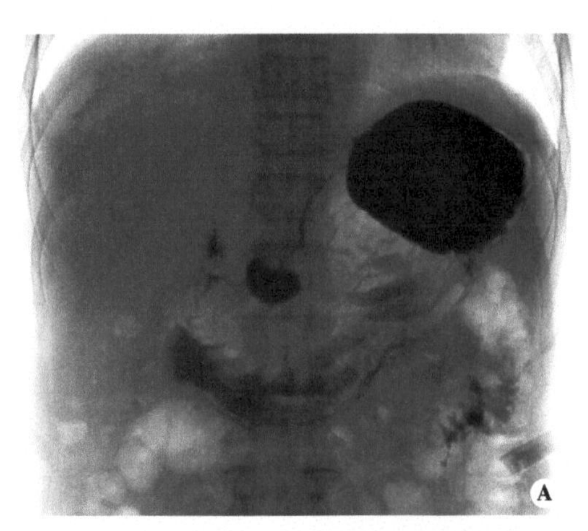

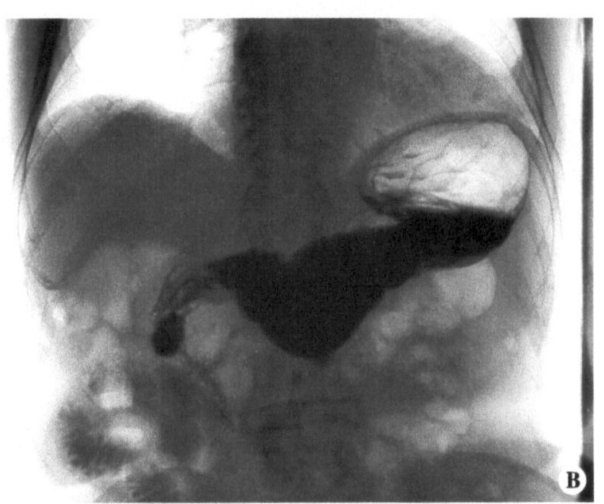

图14-0-11　消化性溃疡X线造影表现

A. 胃小弯溃疡，腔外龛影；B. 十二指肠球部溃疡，球后狭窄

GU的直接征象是龛影，良性溃疡的龛影位于胃壁轮廓以外，呈弧形或半圆形，底部平整，边缘光滑整齐，周围黏膜皱襞呈放射状向壁龛集中。间接征象包括局部组织痉挛、激惹、变形、蠕动紊乱等。

DU的直接征象主要表现为持续的十二指肠球部痉挛、变形及钡剂经过时的激惹征。间接征象表现为幽门痉挛、张力增加或降低、分泌增加等。

七、鉴别诊断

1. 胃癌 胃溃疡主要应与胃癌相鉴别。胃癌好发于胃窦、胃小弯及贲门部，表现为胃壁局限性不规则增厚，长径常＞2.5cm，胃壁层次消失，常伴有溃疡形成，溃疡底部不平，胃周常可见肿大淋巴结。但常规超声检查对胃良恶性溃疡的鉴别诊断具有一定难度，当超声检查发现溃疡时应建议行内镜检查，不接受胃镜检查的患者应短期内复查，避免误诊。

2. 十二指肠癌 十二指肠溃疡主要应与十二指肠癌相鉴别。十二指肠溃疡多发于青壮年，病灶大多位于球部，肠壁增厚，表面凹陷，而十二指肠癌多见于中老年人，病灶大多位于降部，肠壁不规则增厚，血供较丰富，可引起胰管、胆管扩张，发生淋巴结及肝脏等远处转移。

八、超声诊断注意事项

（1）超声检查前应做好胃肠准备，对于胃内气体或黏液较多者，可多饮水后再进行超声检查，可提高视野清晰度。

（2）消化性溃疡活动期病灶多呈低回声，表面常附着强回声，影响超声检查，通过口服有回声型胃肠超声显像剂可反衬出病灶，并且减少超声伪像干扰。

（3）饮水清洗胃腔后，应等到水排空后再口服有回声型胃肠超声显像剂检查，否则容易出现水与有回声型胃肠超声显像剂分层，而当少量水位于胃壁与有回声型胃肠超声显像剂之间时，容易被误认为胃壁局部增厚，导致误诊。

（4）消化性溃疡可能出现各种不同并发症，超声检查时应注意排除，避免漏诊。

九、临床应用价值

（1）超声检查多能发现直径1cm以上的溃疡病灶，尤其适用于不适合或不愿意接受内镜检查的患者，可作为内镜检查的重要补充，也可以用于消化性溃疡治疗后随访。

（2）口服有回声型胃肠超声显像剂可较清楚显示十二指肠球部和球后溃疡，也可用于溃疡并发症如狭窄的检查。

（3）超声检查容易漏诊较浅表的溃疡或非活动期溃疡，诊断率较低。

（4）胃良恶性溃疡的超声表现具有明显重叠，常难以鉴别，应行内镜活检病理检查。

（钱清富　陈志奎）

参考文献

蔡志清，魏秋鑫，2019. 应用速溶胃肠助显剂提高超声对胃溃疡与胃癌的诊断价值. 影像研究与医学应用，3(5)：32-34.

曹海根，王金锐，2006. 实用腹部超声诊断学. 2版. 北京：人民卫生出版社.

陈灏珠，林果为，2009. 实用内科学. 13版. 北京：人民卫生出版社.

陈旻湖，杨云生，唐承薇，等，2019. 消化病学. 北京：人民卫生出版社.

陈孝平，汪建平，赵继宗，2018. 外科学. 9版. 北京：人民卫生出版社.

高阳，申风俊，郭芳，2017. 1745例十二指肠溃疡的临床、内镜特点分析. 临床医药文献电子杂志，4(91)：17905-17906，17908.

郭万学，2011. 超声医学. 6版. 北京：人民军医出版社.

李兆申，张澍田，陈旻湖，2019. 急性非静脉曲张性上消化道出血诊治指南（2018版）. 中华内科杂志，58(3)：173-180.

陆文明，2004. 临床胃肠疾病超声诊断学. 西安：第四军医大学出版社.

明定伦，2019. 胃窗超声造影检查对消化性溃疡的诊断价值. 医技与临床，23(16)：2310-2312.

莫剑忠，江石湖，萧树东，2014. 江绍基胃肠病学. 2版. 上海：上海科学技术出版社.

吴孟超，吴在德，2008. 黄家驷外科学. 北京：人民卫生出版社.

Juan Rosai，2017. 罗塞-阿克曼外科病理学·消化系统分册. 10版. 郑杰，译. 北京：北京大学医学出版社.

Dovjak P，2017. Duodenal ulcers，gastric ulcers and Helicobacter pylori. Z Gerontol Geriatr，50(2)：159-169.

Sgouros SN，Bergele C，Viazis N，et al，2006. Somatostatin and its analogues in peptic ulcer bleeding：Facts and pathophysiological aspects. Digest Liver Dis，38(2)：143-148.

Troland D，Stanley A，2018. Endotherapy of peptic ulcer bleeding. Gastrointest Endosc Clin N Am，28(3)：277-289.

第十五章 炎症性肠病

炎症性肠病（inflammatory bowel disease，IBD）是一种病因不明的慢性肠道炎症性疾病，包括溃疡性结肠炎（ulcerative colitis，UC）和克罗恩病（Crohn's disease，CD），由环境、遗传、感染和免疫多因素相互作用所致。IBD的临床表现多样、病程长且病情反复发作，目前尚缺乏统一诊断和治疗的标准。

第一节 克罗恩病

克罗恩病是一种以炎症发作与缓解期交替出现为特征的慢性非特异性节段性肉芽肿性炎症性肠病。1932年Crohn等首次描述了本病，后为与分子克隆技术相区别，WHO将本病命名为克罗恩病。克罗恩病好发于青壮年，发病年龄高峰为15～30岁，男性略多于女性，目前克罗恩病的发病率和患病率均在不断攀升。

一、病因

由环境、遗传、感染和免疫多因素相互作用所致。环境因素作用于遗传易感者，在肠道菌群的参与下，启动了难以停止的、发作与缓解交替的肠道天然免疫及获得性免疫反应，导致肠黏膜屏障损伤、溃疡经久不愈、炎性增生等病理改变。

二、病理

克罗恩病的大体形态特点：①病变呈节段性；②早期的黏膜溃疡呈鹅口疮样，随后溃疡增大、融合，形成纵行溃疡，黏膜外观呈鹅卵石样；③病变可累及肠壁全层，肠壁增厚，肠腔狭窄。

克罗恩病的组织学特点：①非干酪样坏死性肉芽肿；②裂隙溃疡，可深达黏膜下层甚至肌层；③肠壁各层炎症改变。

三、临床特征

克罗恩病可累及全消化道，多见于末段回肠和邻近结肠，呈节段性分布，临床以腹痛、腹泻、体重下降、瘘管形成和肠梗阻为特点，可伴有发热等全身表现，以及关节、皮肤、眼、口腔黏膜等肠外损害。目前克罗恩病诊断困难，需结合临床表现及内镜、影像学和病理检查综合分析并随访观察（表15-1-1）。克罗恩病有活动期和缓解期之分，常合并肠腔狭窄、窦道、瘘管、腹腔炎性包块（脓肿、蜂窝织炎等）及肛周病变（肛瘘、肛周脓肿等）等并发症。

表15-1-1 WHO推荐的克罗恩病诊断标准

项目	临床	放射影像	内镜	活检	手术标本
①非连续性或节段性改变		+	+		+
②卵石样外观或纵行溃疡		+	+		+
③全壁性炎性反应改变	+（狭窄）	+（狭窄）[a]	+（狭窄）		+
④非干酪样肉芽肿				+	+
⑤裂沟、瘘管	+	+			+
⑥肛周病变	+			+	+

注：具备①②③为疑诊，再加上④⑤⑥三者之一可确诊；具备第④项者，只要再加上①②③三者之二亦可确诊；a应用现代技术CT小肠造影（CTE）或MR小肠造影（MRE）多可显示清楚全壁炎而不必局限于发现狭窄。

四、实验室检查

1. 血液检查 白细胞数增加、红细胞沉降率加快及C反应蛋白增高均提示克罗恩病进入活动期。

2. 粪便检查 粪钙卫蛋白可呈阳性，应注意通过粪便病原学检查排除感染性结肠炎。

3. 自身抗体 外周血中性粒细胞胞质抗体和酿酒酵母抗体可能分别是UC和CD的相对特异性抗体。

五、超声表现

（一）检查方法

超声检查方法主要有常规经腹部肠道超声（intestinal ultrasonography，IUS）检查、经会阴超声（transperineal ultrasonography，TPUS）检查联合经直肠超声（transrectal ultrasonography，TRUS）检查、肠道超声造影（intestinal contrast ultrasonograph，ICUS）检查、剪切波弹性成像（SWE）检查、静脉对比增强超声造影（contrast-enhanced ultrasound，CEUS）检查。

1. 经腹部肠道超声检查 检查前至少空腹8小时，患者取平卧位；先用凸阵探头依次扫查直肠、乙状结肠、降结肠、横结肠、升结肠、回盲部及小肠，从右髂窝开始识别回肠末端，小肠的其余部分以分级压缩检查法，以平行重叠泳道（“修剪草坪”）法扫描腹部；然后改用高频线阵探头重点扫查可疑病变肠管，确定病变部位、范围；观察肠壁厚度、层次结构、肠壁完整性、血流分级（Limberg分级）、肠管蠕动情况以及肠周是否有脂肪包裹等情况；观察肠腔是否出现狭窄及狭窄近段肠管有无扩张、肠瘘及脓肿等并发症。

2. 肠道超声造影检查 行肠道准备后（清洁肠道方法同肠镜检查前准备）口服2.5%甘露醇2000ml，30分钟内扫查十二指肠和空回肠，1小时左右扫查全结肠及直肠肛管，进一步观察肠腔、肠壁、肠周情况，重点观察小肠及常规超声发现病变处。

3. 经会阴超声检查联合经直肠超声检查 患者取左侧卧位，充分暴露臀部和肛门，观察肛门周围有无破溃及脓液等；经会阴超声检查肛门周围软组织情况；经直肠超声检查肛管及直肠，明确是否出现肛瘘、肛周脓肿等并发症。

4. 剪切波弹性成像检查 对常规超声检查发现有肠狭窄者可进行超声剪切波弹性成像检查，有助于判断狭窄肠壁是炎症性狭窄或者纤维性狭窄。

5. 超声造影 静脉注射超声造影剂注射用六氟化硫微泡（声诺维）或注射用全氟丁烷微球（示卓安），可观察病变肠壁血流灌注情况、腹腔包块有无血流灌注，从而评判克罗恩病的活动度、肠狭窄性质、是脓肿还是蜂窝织炎。肠道CEUS显示肠壁血流灌注模式和克罗恩病活动指数显著相关，灌注模式有4种形式：稍高增强（缓解期）、黏膜下层增强（活动期）、由内向外全层增强（活动期）、全层迅速增强（活动期）。

（二）声像特征

1. 肠壁节段性增厚 欧洲超声医学与生物学联合会指南提出，正常肠壁厚度在超声下应＜2mm，肠壁厚度超过3～4mm可认为是病理性改变。我国炎症性肠病诊断与治疗的专家共识指出肠壁厚度≥4mm视为肠壁增厚。肠壁厚度分级：＜4mm为正常，4.1～6mm为轻度增厚，6.1～8mm为中度增厚，＞8mm为重度增厚。

2. 肠壁正常层次改变或者消失 正常肠壁声像表现为“三高两低”：由内往外，第一层高回声是肠腔与黏膜层间的界面；第二层低回声是黏膜层；第三层高回声是黏膜下层；第四层低回声是肌层；第五层高回声是浆膜层与周围组织的界面。克罗恩病肠壁层次可能是完整的，并且保留了分层，但也可能被破坏呈低回声。肠壁分层的改变或消失与克罗恩病活动性相关（图15-1-1）。

3. 深溃疡形成 克罗恩病肠道黏膜常形成溃疡，表现为黏膜下层的高回声线连续性中断，可见斑点状强回声，甚至短条状强回声龛入肠壁内（图15-1-2）。

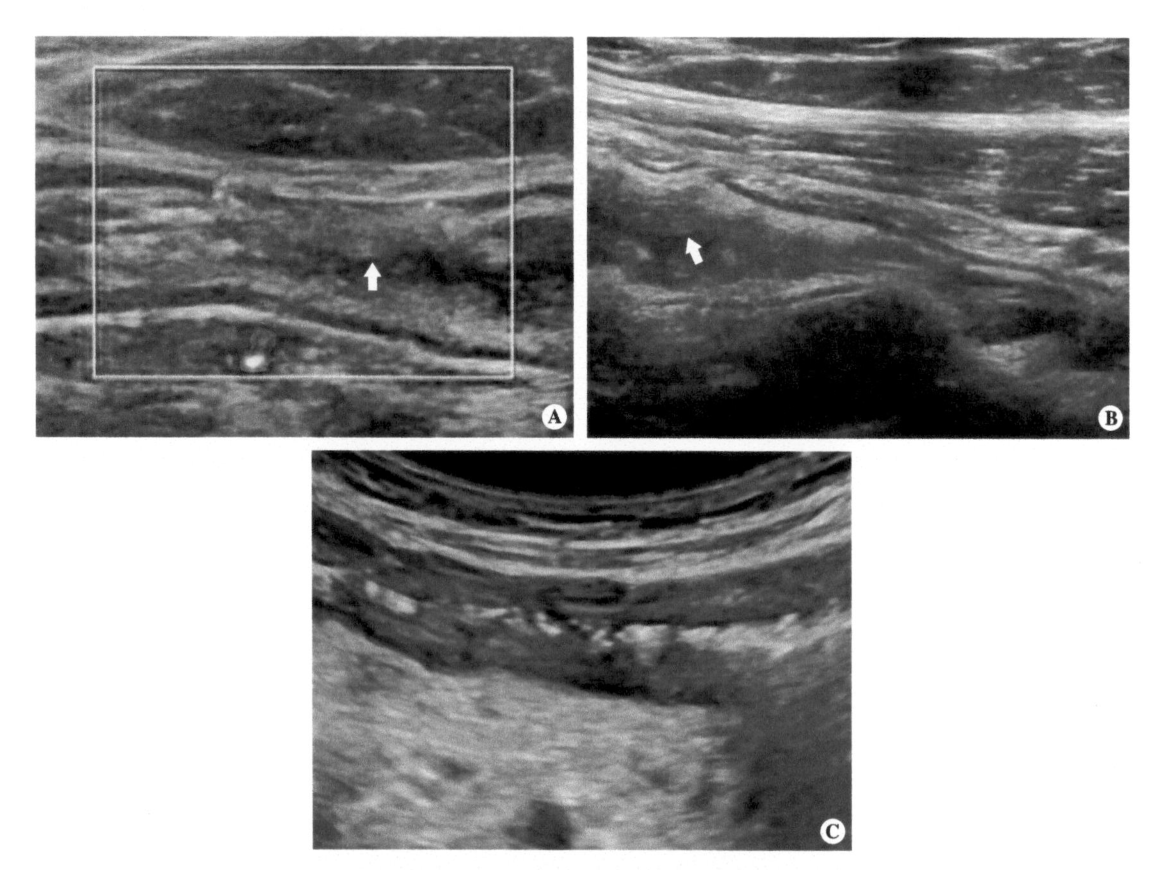

图15-1-1 克罗恩病经腹部超声表现

A. 显示肠壁层次存在，以高回声黏膜下层（箭头）增厚为主；B. 肠壁层次存在，以低回声黏膜层（箭头）增厚为主；C. 肠壁层次消失，呈较均匀低回声

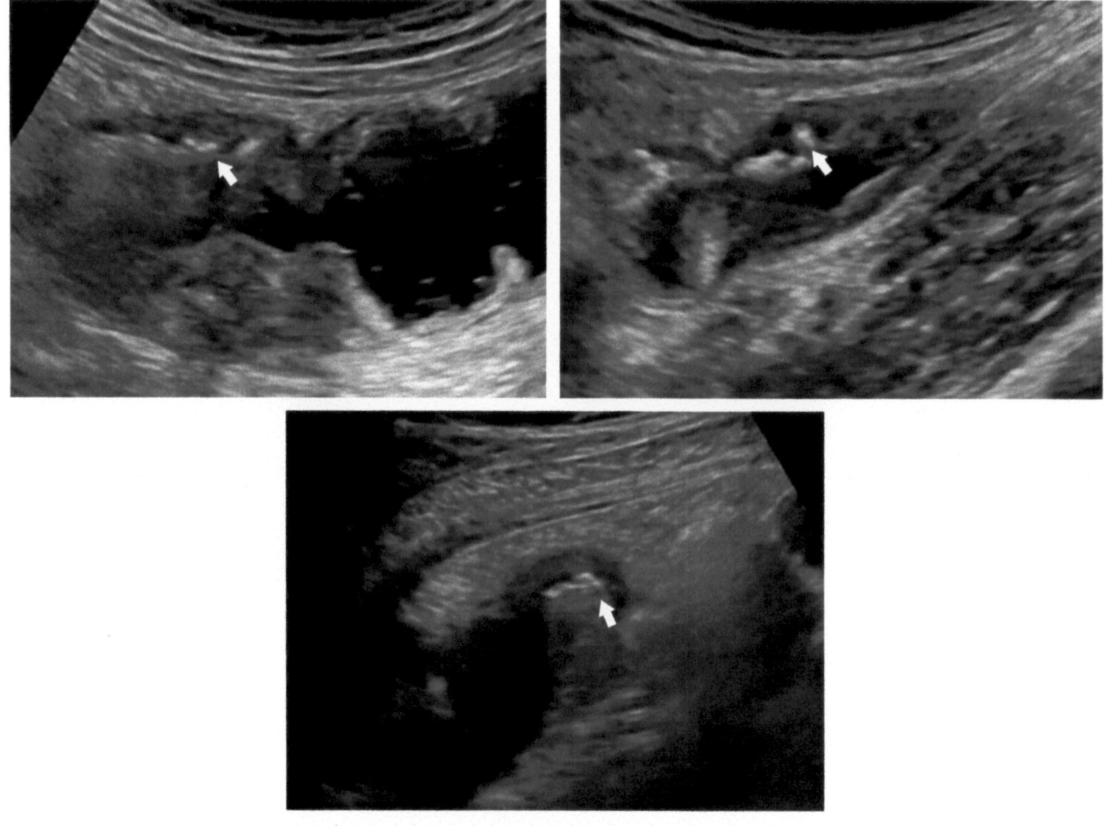

图15-1-2 克罗恩病溃疡形成超声表现

龛入肠壁内的强回声（箭头）

4. 肠壁血供增多 超声常采用Limberg分级法对克罗恩病肠壁血供进行分级描述。0级：正常肠壁；Ⅰ级：肠壁增厚；Ⅱ级：肠壁增厚，点状血流出现；Ⅲ级：肠壁增厚，条状血流出现；Ⅳ级：肠壁增厚，条状血流与肠系膜相连（图15-1-3）。Limberg分级越高，提示疾病越活跃。

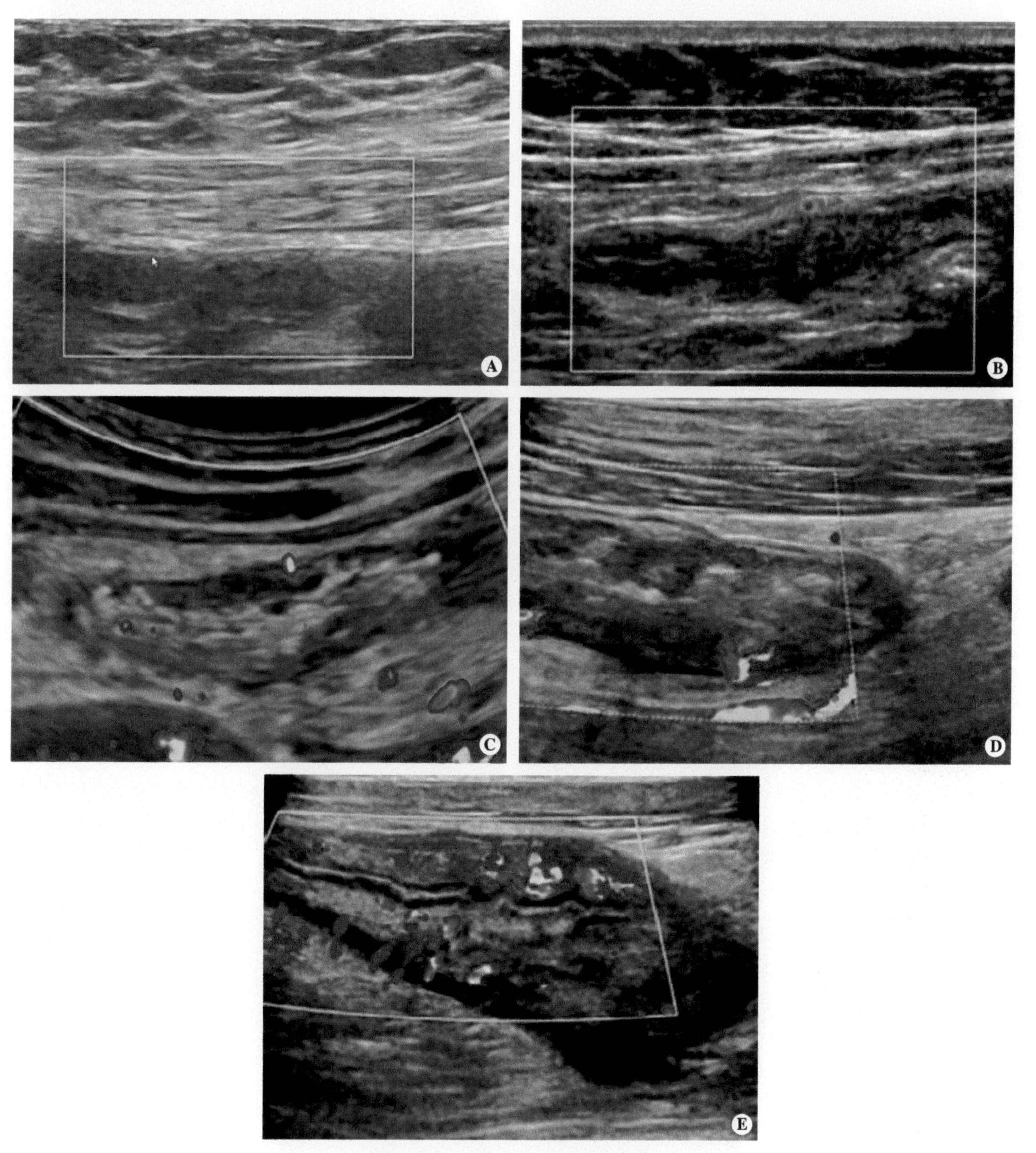

图15-1-3 克罗恩病血供超声分级

A. 0级；B. Ⅰ级；C. Ⅱ级；D. Ⅲ级；E. Ⅳ级

5. 肠道蠕动减弱甚至消失 表现为肠壁僵硬，没有间歇性蠕动，没有外形和管腔大小的变化，ICUS表现为肠壁增厚，造影剂通过时肠腔没有扩张，需动态观察。

6. 肠周脂肪组织肿胀 克罗恩病肠系膜可出现血管增生、扩张、扭曲变形，肠系膜脓肿、脂膜炎，脂肪肥厚，堆积形成“匍匐性脂肪”，是克罗恩病肠系膜脂肪组织的特征性变化。超声检查主要表现为肠周脂肪组织增厚肿胀，回声增强，紧紧包裹住受累的肠管（图15-1-4）；还可形成裂隙状低回声从肠壁延伸至肠周脂肪，即肠系膜脂肪瘘（图15-1-5）。

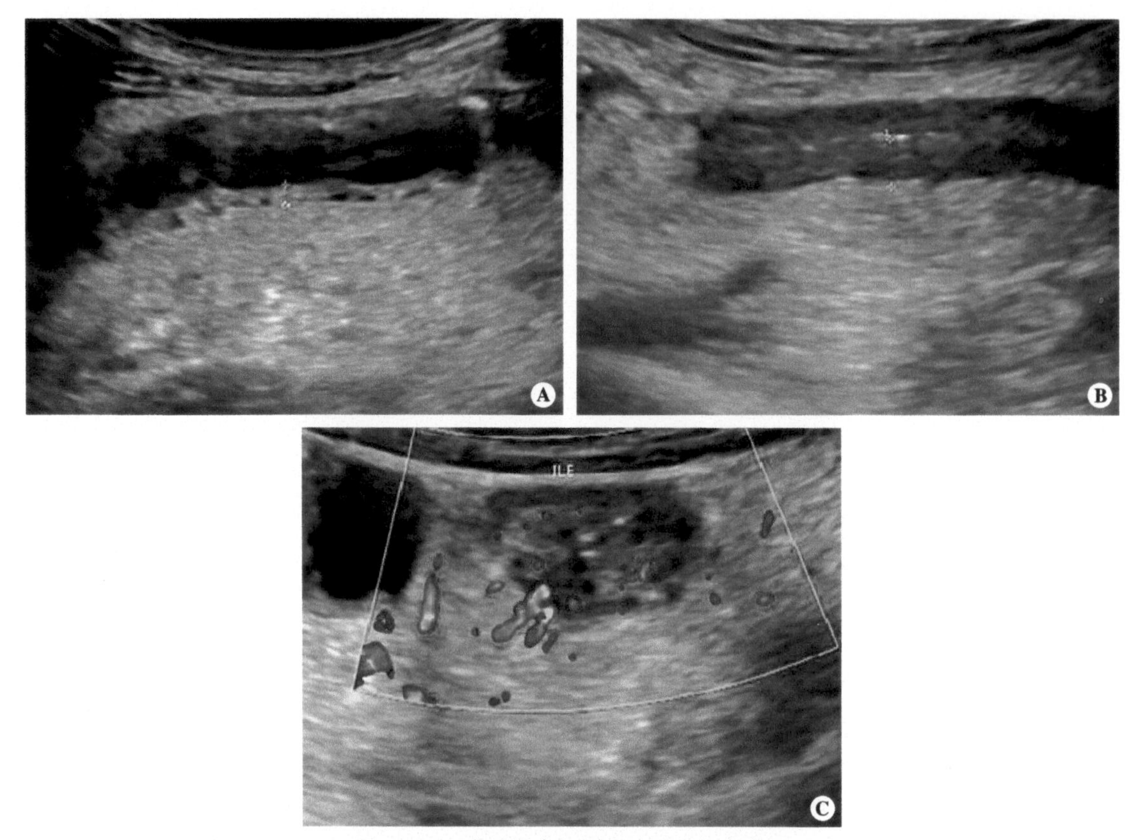

图15-1-4　克罗恩病肠周脂肪肿胀超声表现

A、B. 肠周脂肪组织肿胀；C. 肠壁及肠周脂肪组织血供较丰富

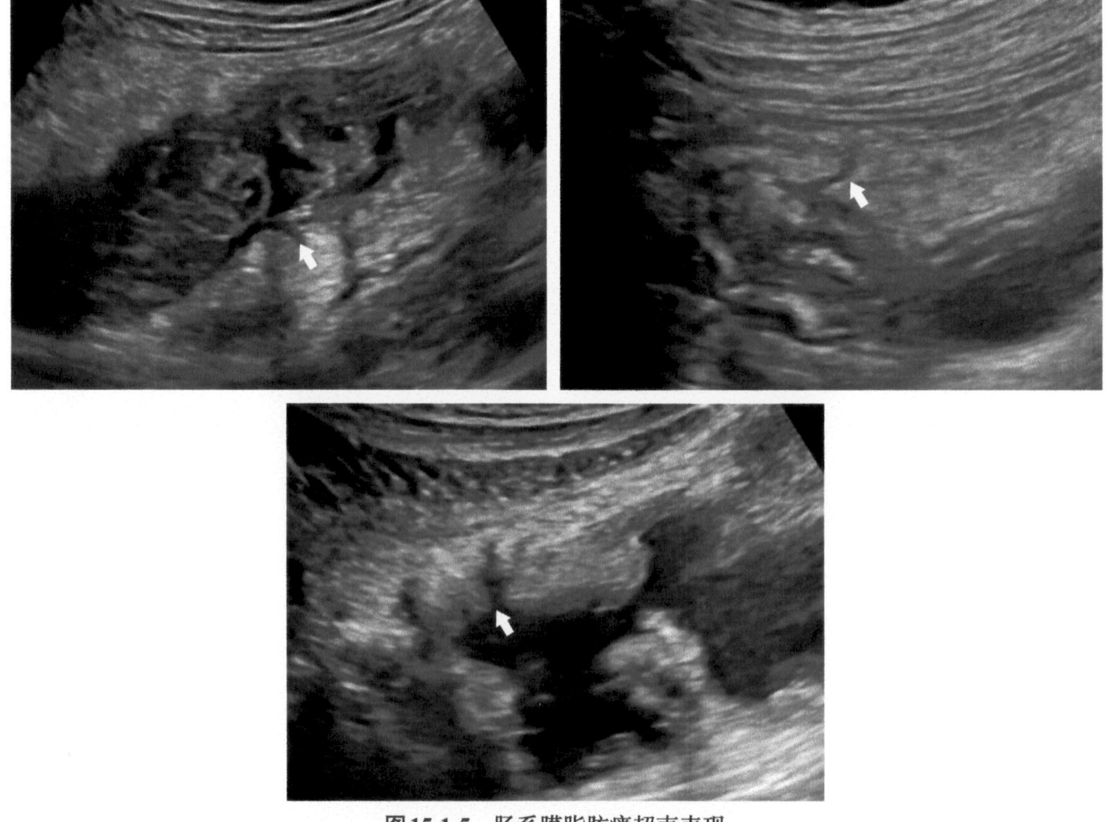

图15-1-5　肠系膜脂肪瘘超声表现

肠系膜脂肪组织呈条状低回声（箭头），并与肠壁相连

7. 淋巴结肿大 淋巴结长径≥1cm，短径≥0.5cm，淋巴门缩小、移位或消失，实质增厚，可见较丰富血流信号（图15-1-6）。

8. 肠腔内息肉形成 肠腔内可形成炎症性息肉，多呈高回声，可见血流信号（图15-1-7）。

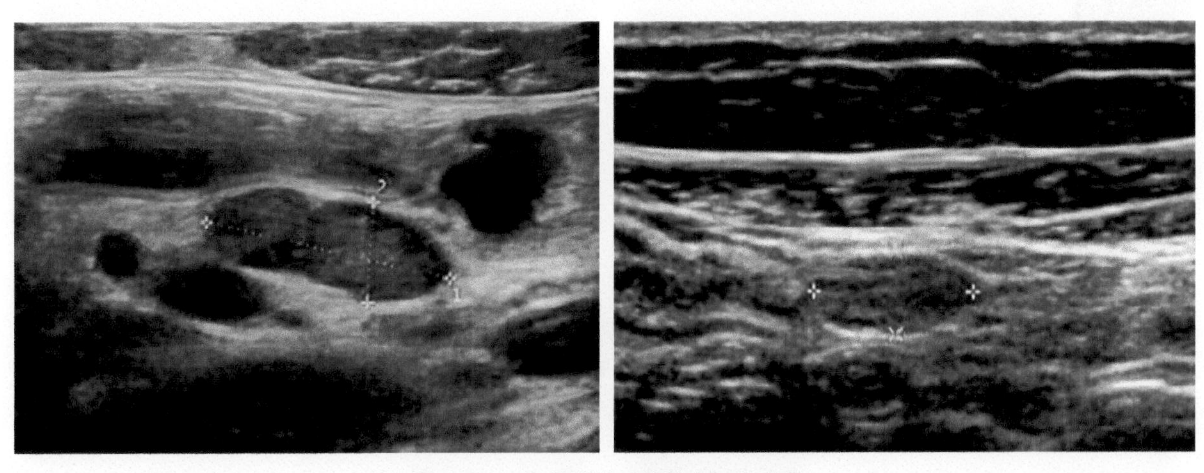

图15-1-6 肠系膜淋巴结肿大超声表现
淋巴结增大，实质增厚

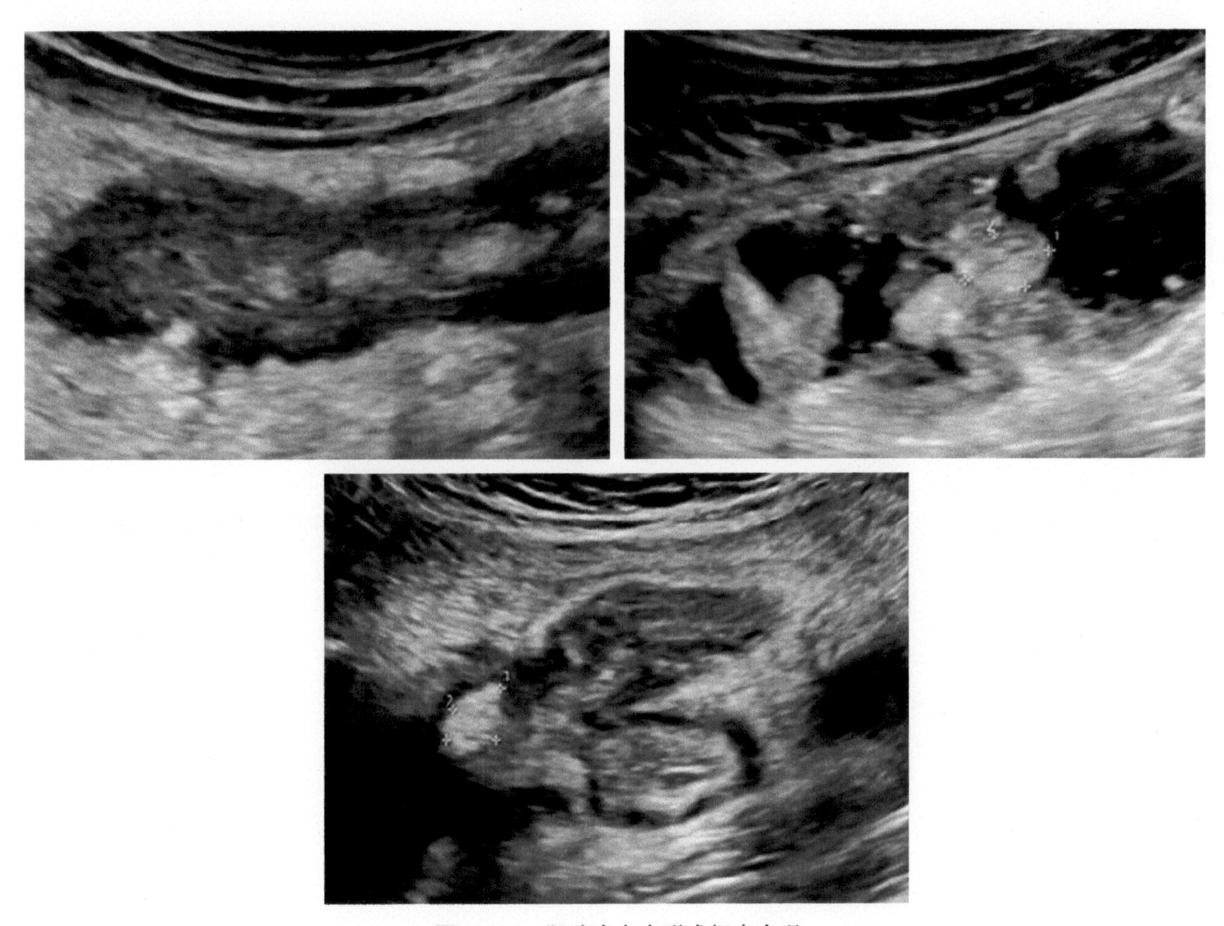

图15-1-7 肠腔内息肉形成超声表现
肠腔内多发高回声结节

9. 阑尾受累 克罗恩病相关的阑尾炎一般称为肉芽肿性阑尾炎，表现为阑尾壁以增厚为主，可伴管腔积液（图15-1-8）。

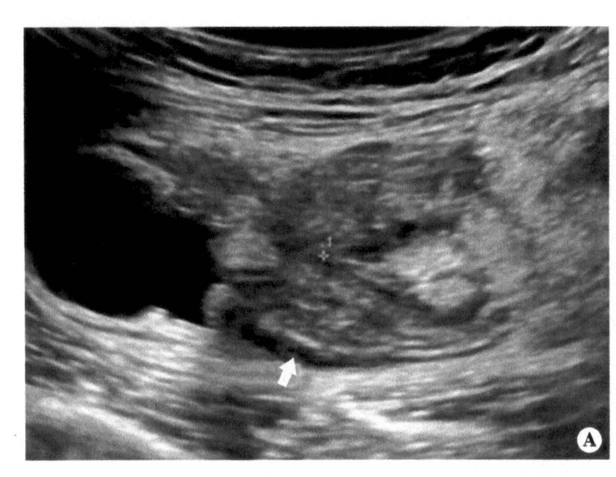
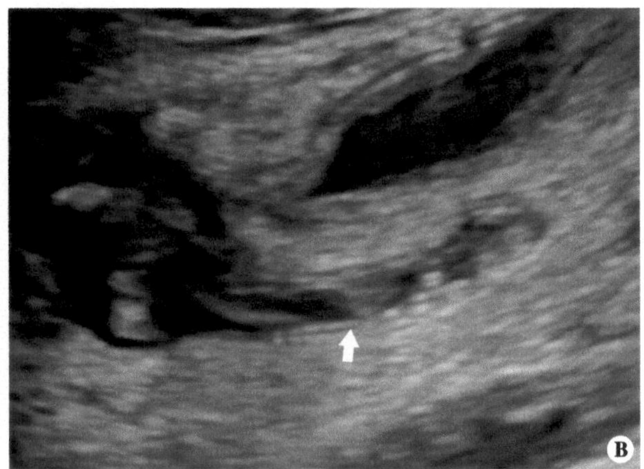

图15-1-8　克罗恩病累及阑尾超声表现

A. 阑尾增粗（箭头）；B. 阑尾壁层次欠清晰（箭头）

10. 并发症　随着病程延长，克罗恩病发生并发症的风险增高，5年并发症累积发生率为48%～52%，10年为69%～70%，有50%的患者在10年内需要接受手术治疗，术后10年复发率将近一半。克罗恩病并发症可分为腹部并发症和肛周病变，其中腹部并发症主要有肠狭窄、肠瘘、腹腔或腹壁炎性包块等；肛周病变包括肛瘘/窦道、肛周脓肿、直肠-肛管阴道瘘、炎性息肉、皮赘等。部分克罗恩病患者首诊表现为并发症而缺乏肠道炎症表现，约10%首先表现为肛瘘。

（1）肠狭窄：为克罗恩病最常见的并发症，最常见部位是回肠末段和回结肠区，20%的患者为诊断时发现，60%的患者在发病后10年内发生，4%需手术，ICUS可显著提高肠狭窄诊断的准确性。超声诊断肠狭窄目前没有一个特定的诊断标准，根据不同文献提出的诊断标准，总结如下：①肠壁增厚、管腔堵塞、肠管僵硬、蠕动差，不伴前段肠管扩张；②肠壁增厚，管腔变窄伴狭窄近端肠管扩张（超过2.5～3.0cm）；③肠壁增厚、管腔变窄（肠道充盈状态下，狭窄处管径＜1cm），伴或不伴近端肠管扩张；④急性肠狭窄时狭窄近端肠段蠕动亢进，慢性肠狭窄时狭窄近端肠管蠕动减弱（图15-1-9，图15-1-10）。

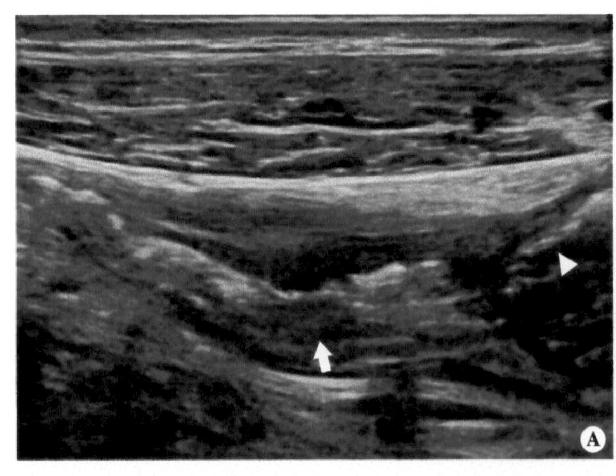
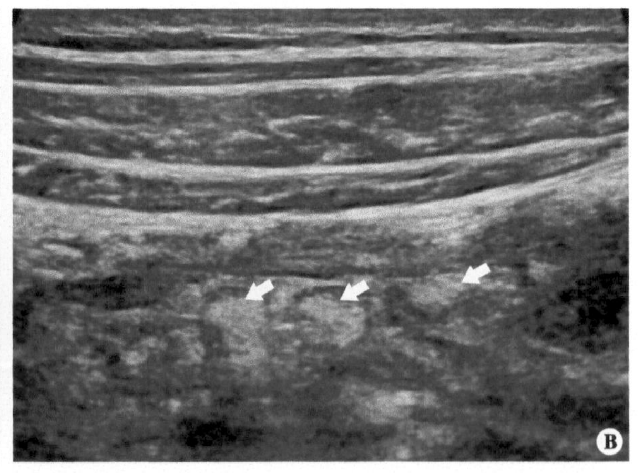

图15-1-9　肠腔狭窄超声表现

A. 回肠末段管壁明显增厚（箭头），管腔呈细线状伴近端肠管扩张（三角）；B. 肠腔内见多个稍高回声结节（箭头）

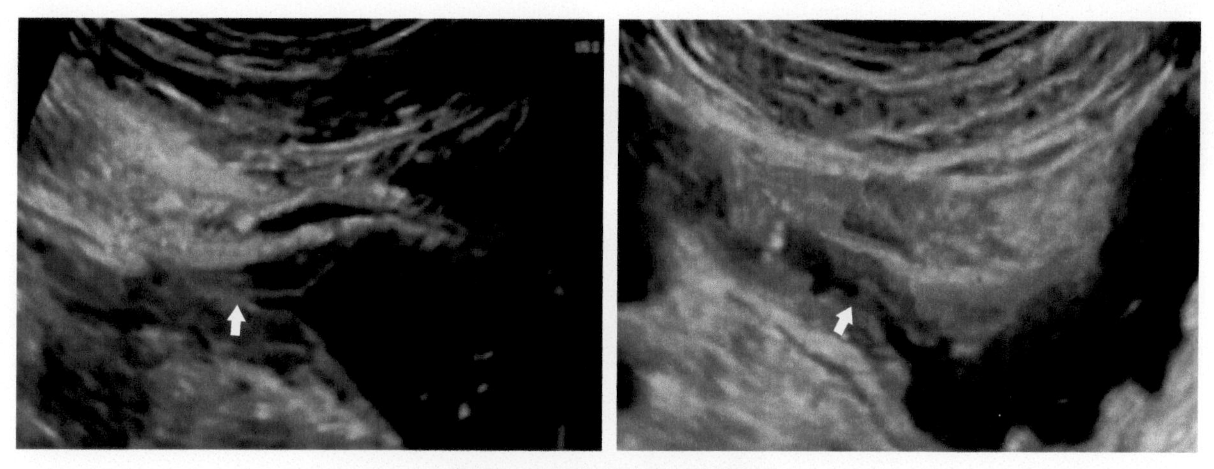

图15-1-10　肠腔狭窄超声表现

回肠狭窄（箭头）伴不全梗阻，近段肠管扩张

（2）肠瘘：是指肠道与其他腹部器官、腹腔或皮肤之间的异常连接，可分为肠外瘘及肠内瘘。肠外瘘是指病灶向外与皮肤相通，腹壁上可有气体、肠液或食物残渣流出。肠内瘘是指病灶向内与腹腔或腹部脏器交通。克罗恩病肠瘘的患病率为32%～35%，是最严重的外科并发症。肠瘘可以导致肠周脓肿、肠粘连和狭窄形成。肠瘘超声表现为有或无气体的肠管周围的低回声管道（图15-1-11）。

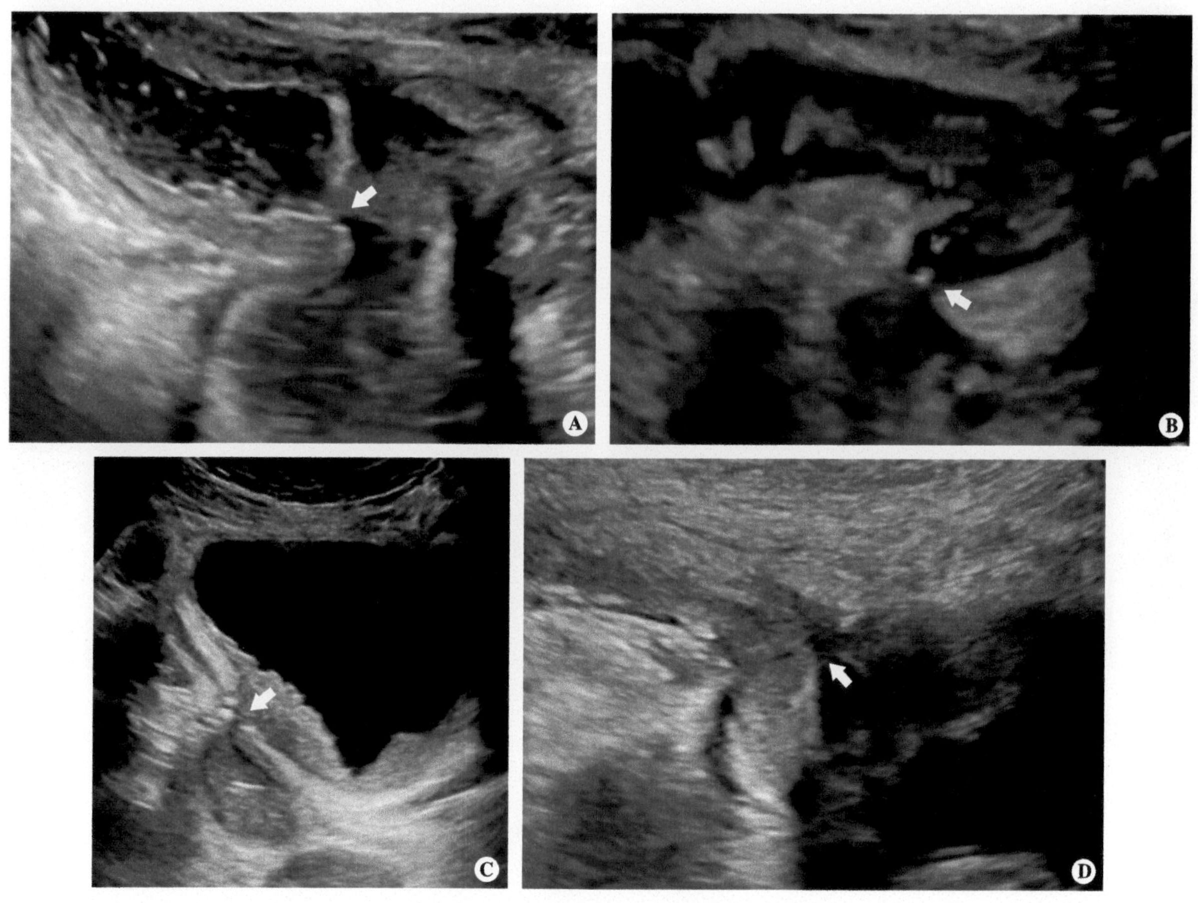

图15-1-11　克罗恩病合并肠瘘超声表现

A.十二指肠-回肠瘘（箭头）；B.回肠-回肠瘘（箭头）；C.乙状结肠-膀胱瘘（箭头）；D.小肠-膀胱瘘（箭头）

（3）腹部炎性包块：超声表现为壁不规则的液性或混合回声包块，常见于肠瘘周围，亦可见于腹壁皮下；包块内为混杂着组织的脓液，有时可见气体强回声；CDFI可见血流信号（图15-1-12）。脓肿和蜂窝织炎在常规超声上表现类似，CEUS可鉴别。

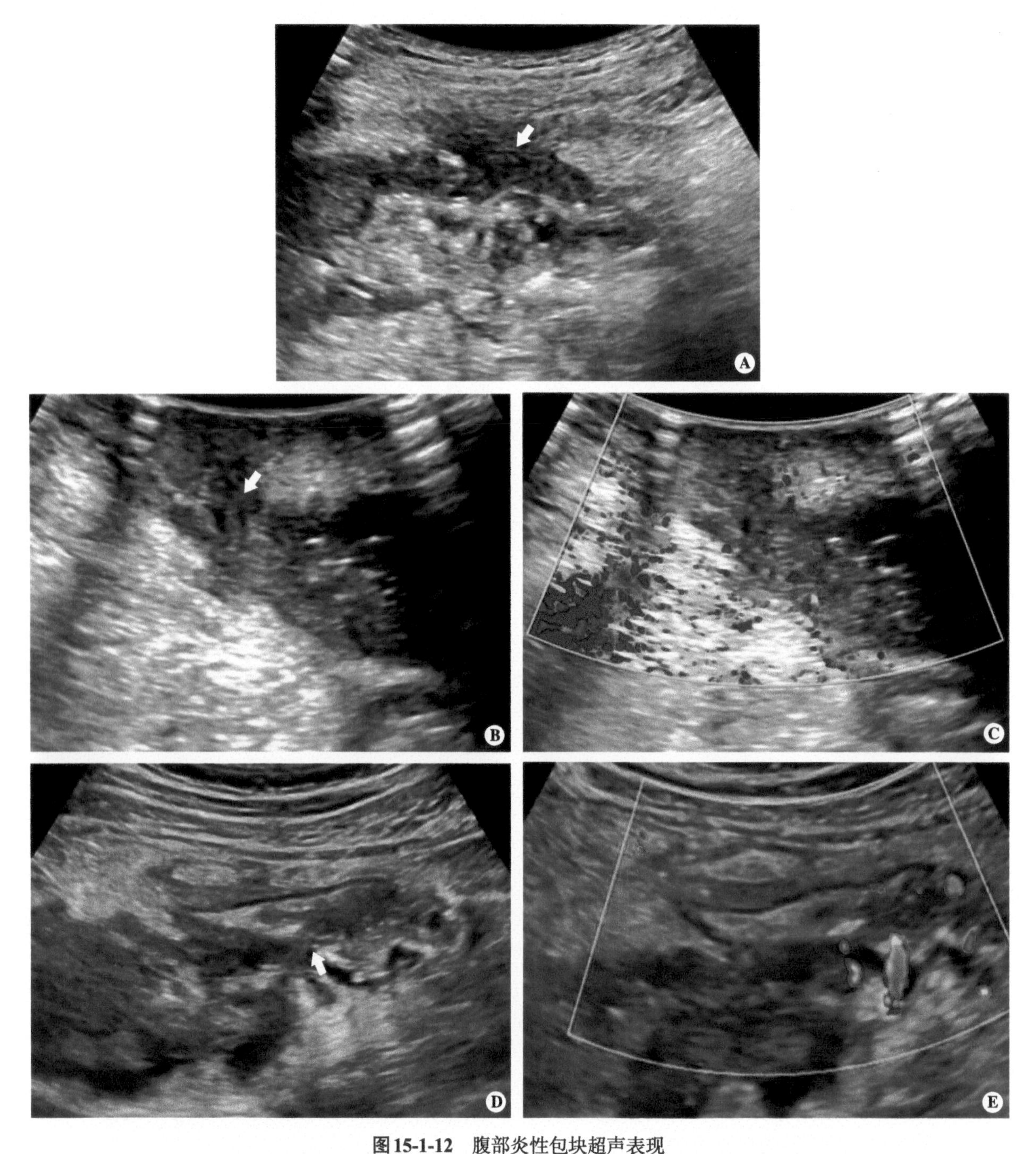

图15-1-12 腹部炎性包块超声表现

A. 回盲部肠瘘（箭头）；B、C. 腹壁脓肿形成（箭头），血供较丰富；D、E. 回盲部肠瘘（箭头），腹腔脓肿形成，血供较丰富

（4）肛周并发症：部分克罗恩病患者可合并肛周克罗恩病（perianal Crohn disease，PCD），以肛瘘最为常见，超声表现为肛管和肛周皮肤或会阴之间的交通，呈条状/分支状低回声，内可有高回声，可走行于内括约肌与外括约肌之间，穿过或不穿过内、外括约肌。肛周脓肿表现为肛门周围片状或环形低回声或无回声，无明显血流信号（图15-1-13～图15-1-15）。

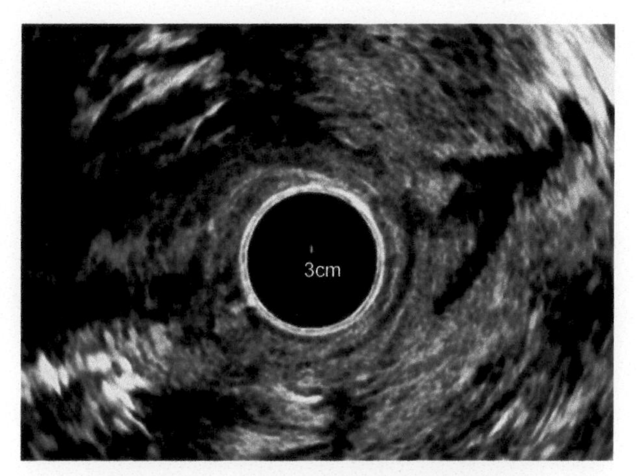

图15-1-13 肛瘘形成经直肠腔内超声表现

距肛缘3cm，膀胱截石位1～4点钟方向见三支条状低回声从肛周向肛管延伸，形成复杂型肛瘘

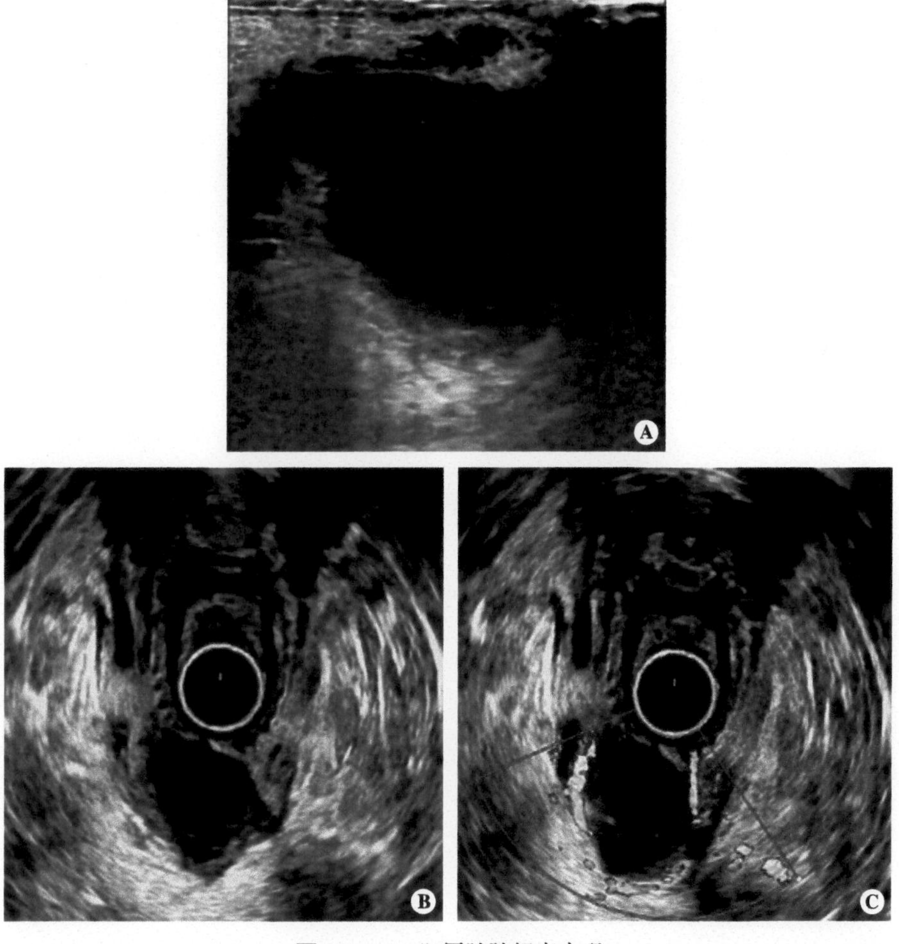

图15-1-14 肛周脓肿超声表现

A. TPUS，肛门周围（截石位6～8点钟方向）皮下无回声区；B、C. TRUS，肛周（截石位6点钟方向）无回声区，周围可见血流信号

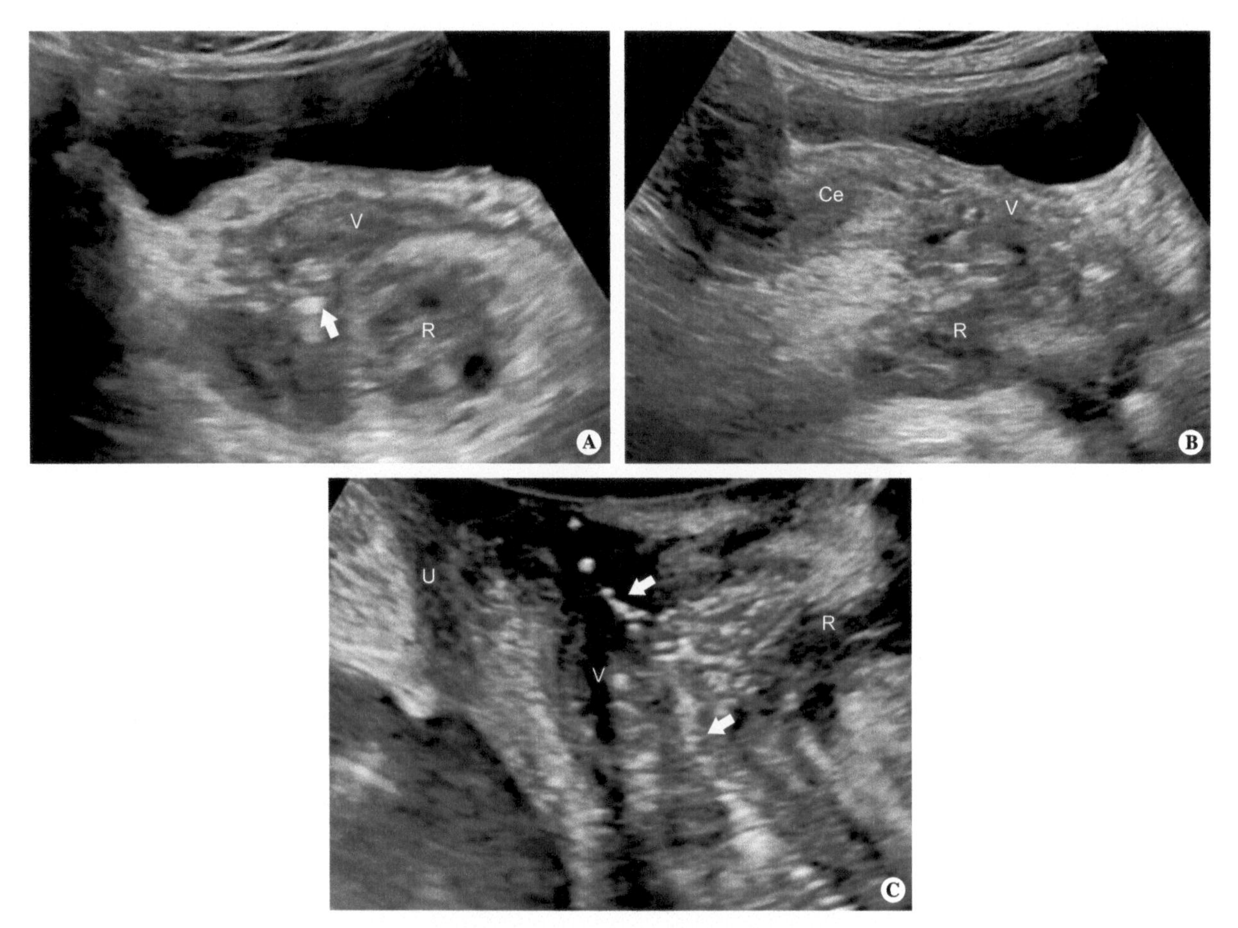

图15-1-15　直肠阴道瘘超声表现

A、B. 直肠肛管右侧、阴道右后方极低回声不均区，可见气体强回声（箭头）；C. 经阴道超声检查显示肛管直肠交界处前壁与阴道分界不清，呈不均匀极低回声，从肛门挤进耦合剂后见一条状气体样强回声进入阴道内（箭头）

Ce. 宫颈；R. 直肠；V. 阴道；U. 尿道

六、其他影像学检查

1. 结肠镜检查　结肠镜检查和黏膜组织活检被列为克罗恩病诊断的常规首选检查，但结肠镜检查无法观察小肠病变，当结肠狭窄且肠镜通过受阻时，其远端肠段无法检测（图15-1-16）。

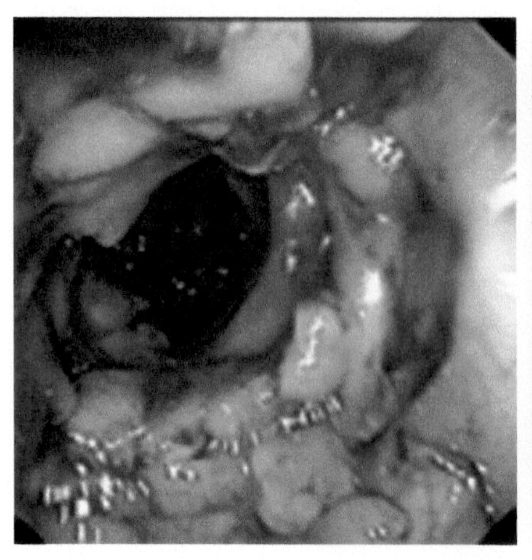
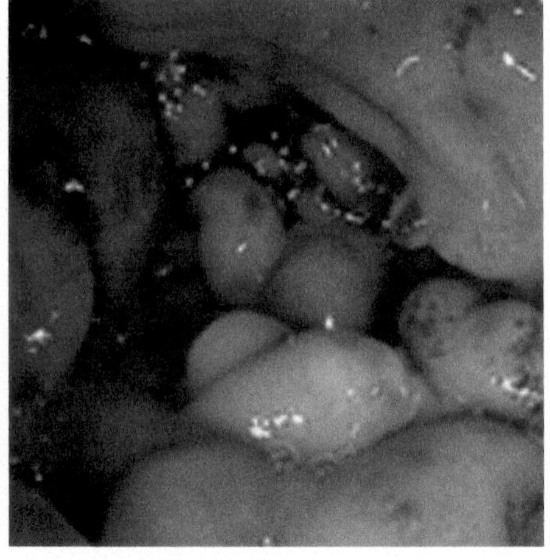

图15-1-16　结直肠多发息肉样隆起内镜检查

2. 小肠胶囊内镜检查 对发现小肠黏膜病变异常比较敏感，但对一些轻微病变的诊断特异性较低，且有发生滞留的危险，在胶囊内镜检查前可用超声排除小肠狭窄，从而避免胶囊内镜滞留的危险。

3. CTE或MRI检查 是迄今评估小肠炎性病变的标准影像学检查。肛瘘行直肠MRI检查有助于确定肛周病变的位置和范围，了解瘘管类型及其与周围组织的解剖关系（图15-1-17）。

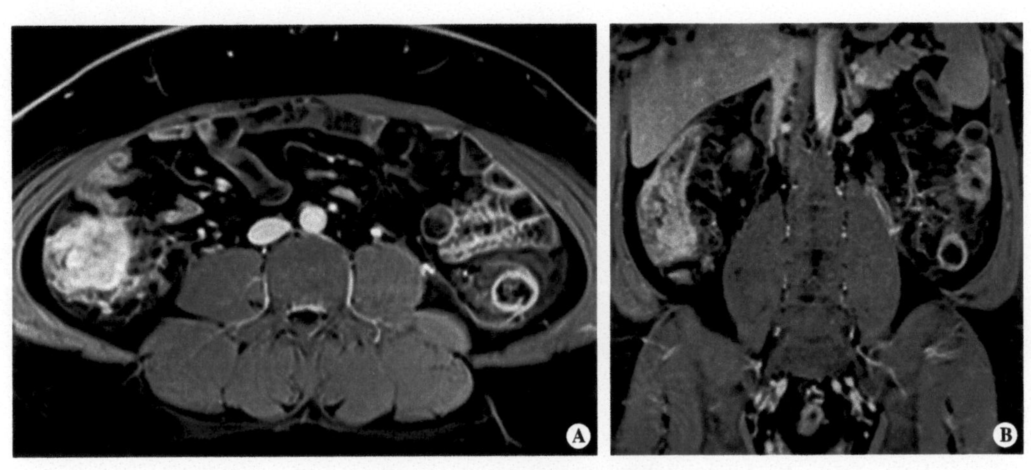

图15-1-17 克罗恩病MRI检查

A. T_1序列增强扫描显示增厚、强化的回肠末端；B. T_1序列增强扫描冠状位显示增厚、强化的升结肠

七、鉴别诊断

1. 溃疡性结肠炎 鉴别诊断见表15-1-2。

表15-1-2 溃疡性结肠炎和克罗恩病的鉴别诊断

项目	溃疡性结肠炎	克罗恩病
症状	黏液脓血便多见	以腹痛、腹部包块、瘘为主
病变分布	连续性	节段性
病变累及	黏膜层及黏膜下层	肠壁全层
回盲部受累	少见	多见
直肠受累	绝大多数受累	少见
内镜表现	浅溃疡、黏膜弥漫性充血水肿、颗粒状，脆性增加	纵行、匍匐溃疡，周围黏膜正常，鹅卵石样改变
典型病理	病变主要在黏膜及黏膜下层，隐窝脓肿、浅溃疡，杯状细胞减少	节段性透壁性炎症病变，有裂隙状溃疡，非干酪样坏死性肉芽肿

2. 肠白塞病 为一种反复发作的慢性、累及多系统的炎症性疾病，主要病理特征为小血管炎，以反复发作的口腔-生殖器溃疡-眼炎（三联征）及皮肤损害为主要临床特征，并可累及关节、血管、消化道、神经等全身多个系统。鉴别诊断见表15-1-3。

表15-1-3 肠白塞病与克罗恩病的鉴别诊断

项目	肠白塞病	克罗恩病
临床表现（二者均以腹痛为主要临床症状）	消化道出血	腹泻、肠梗阻及肛周病变

续表

项目	肠白塞病	克罗恩病
肠外表现	口腔溃疡、生殖器溃疡、眼炎、神经系统损害、血管病变	比较少见
皮肤针刺试验	阳性	阴性
影像学表现（均可表现肠壁增厚及强化）	回盲部溃疡，还可见动脉瘤、静脉炎、血栓形成、布加综合征等血管性疾病	肠壁分层强化、纤维脂肪组织增生、血管梳征是克罗恩病的常见特点，主要并发症为瘘管、窦道及脓肿形成
肠镜检查	单个或多个圆形或椭圆形、边界清晰的深凿样溃疡	纵行溃疡和卵石征，且病变呈节段性分布
病理检查	溃疡及血管炎，血管炎主要为静脉，主要表现为血管内皮细胞肿胀、管壁增厚	节段性透壁性炎，有裂隙状溃疡，非干酪样坏死性肉芽肿

3. 肠结核 回结肠型克罗恩病与肠结核的鉴别比较困难，除活检发现干酪样坏死性肉芽肿为肠结核诊断的特异性指标外，二者在临床表现、超声、结肠镜下所见及活检所见方面常无特征性区别。肠结核的主要诊断依据有肠外结核病史，病变主要涉及回盲部，多为横向溃疡，瘘管及肛门周围病变少见，结核菌素试验阳性，诊断性抗结核治疗有效。

4. 肠癌 多见于结直肠，空回肠段肠癌比较少见，起自黏膜层，向肠壁深层浸润生长，肠壁不规则增厚呈“假肾征”，肠腔可变窄，肠周可见肿大淋巴结，活检病理检查可明确诊断。

八、超声诊断注意事项

（1）肠道超声检查前，应做好充分的肠道准备，为后续良好的超声显像打好基础。

（2）使用多径路多模态超声对克罗恩病患者进行全肠道的评估：①首先采用经腹常规超声检查小肠、全结肠及上段直肠，观察肠壁厚度、肠壁层次结构、肠壁血流、肠蠕动、肠系膜脂肪组织、腹腔淋巴结及有无肠狭窄梗阻、肠瘘、脓肿等并发症；经会阴联合经直肠超声检查肛周及肛管中下段直肠情况，是否出现肛瘘、肛周脓肿等并发症。②随后口服2.5%甘露醇，于口服后30分钟内扫查十二指肠和空回肠，3小时扫查全结肠及直肠肛管，进一步观察肠腔、肠壁、肠周情况，重点观察小肠及常规超声发现的病变处。

（3）对超声检查发现有肠狭窄者加做超声剪切波弹性成像检查，对狭窄处的肠壁进行评估，判断是炎症性狭窄还是瘢痕性狭窄。

（4）对于口服甘露醇行超声检查发现病变者，静脉注射超声造影剂声诺维或示卓安，可观察病变肠管血流灌注情况、腹腔包块内有无血流灌注，从而评判克罗恩病的活动度、肠狭窄性质，以及是脓肿还是蜂窝织炎。

九、临床应用价值

（1）超声检查具有无辐射、耐受性好、可重复、检查普遍可用且价格低廉等优势，在克罗恩病诊治中具有良好的应用价值。

（2）多模态超声能成为克罗恩病初筛、确认病变部位和范围、量化活动度、诊断并发症、疗效预测及疗效评估、术后随访等方面的有效影像学方法。

第二节 溃疡性结肠炎

溃疡性结肠炎（ulcerative colitis，UC）是一种慢性反复发作的病变，是主要局限于直肠和结肠的黏膜及黏膜下层的慢性非特异性炎症性病变。美国的患病率为（100～200）/10万，我国尚缺乏相应统计资料，但近年来发病率在我国似有升高趋势。

一、病 理

病变主要局限于大肠黏膜与黏膜下层，很少深入肌层，病变呈连续性、弥漫性分布。病变多自直肠开始，逆行向近段发展，可累及全结肠甚至末段回肠。活动期结肠黏膜固有层内血管高度扩张充血、弥漫性炎症细胞浸润、黏膜糜烂、隐窝炎、隐窝脓肿。慢性期隐窝结构紊乱、腺体萎缩变形、排列紊乱、数目减少，杯状细胞减少，出现帕内特细胞化生及炎性息肉形成。

二、临床特征

溃疡性结肠炎在临床上缺乏诊断金标准，主要结合临床表现、实验室检查、影像学检查、内镜和组织病理学表现进行综合分析，在排除感染性和其他非感染性结肠炎的基础上做出诊断。该病最常发生于青壮年期，根据我国资料统计，发病高峰年龄为20～49岁，男女性别差异不明显。临床表现为持续或反复发作的腹泻、黏液脓血便伴腹痛及里急后重，还可出现发热、营养不良等全身症状，可有皮肤、关节、眼等肠外表现，其中黏液脓血便是最常见的症状。

溃疡性结肠炎的临床类型分为初发型和慢性复发型，初发型指无既往病史首次发作；慢性复发型指临床缓解期再次出现症状，临床上最常见。根据病情可分为活动期和缓解期，活动期疾病按严重程度分为轻、中、重度，轻度为腹泻＜4次/日，便血轻或无，脉搏正常，体温正常，血红蛋白正常，红细胞沉降率＜20mm/h；重度为腹泻＞6次/日，便血重，脉搏＞90次/分，体温＞37.8℃，血红蛋白＜75%正常值，红细胞沉降率＞30mm/h；程度介于轻度和重度之间。另外，根据病变范围可分为直肠炎、左半结肠炎（结肠左曲以远）、全结肠炎（病变扩展至结肠左曲以近或全结肠）。

三、超声表现

（1）对于溃疡性结肠炎，肠道超声研究与应用仍较少。

（2）超声表现与克罗恩病有很多相似之处。

（3）超声表现为肠壁增厚，以黏膜层、黏膜下层增厚为主，增厚程度通常不如克罗恩病明显，肠壁分层仍然存在（图15-2-1）。

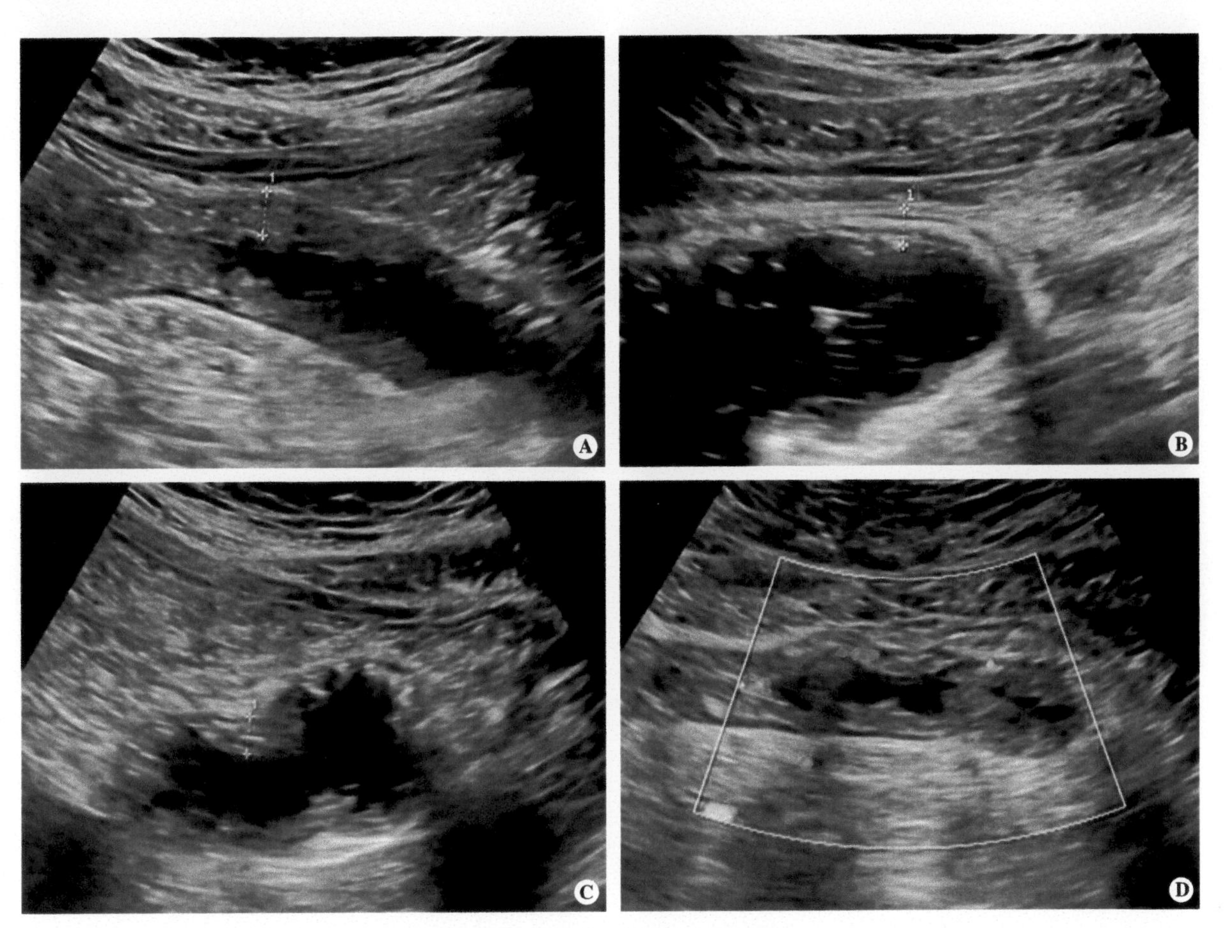

图15-2-1　溃疡性结肠炎超声表现

A. 降结肠壁增厚，以黏膜下层增厚为主；B. 盲肠壁层次结构尚清晰；C. 升结肠壁不均匀性增厚；D. 直肠上段肠壁增厚，可见星点状血流信号

（4）少数重症患者病变可累及肠壁全层，此时肠壁的分层可以消失，血供中等量或较丰富（图15-2-2）。

（5）溃疡性结肠炎肠壁周围通常没有炎性脂肪包裹。

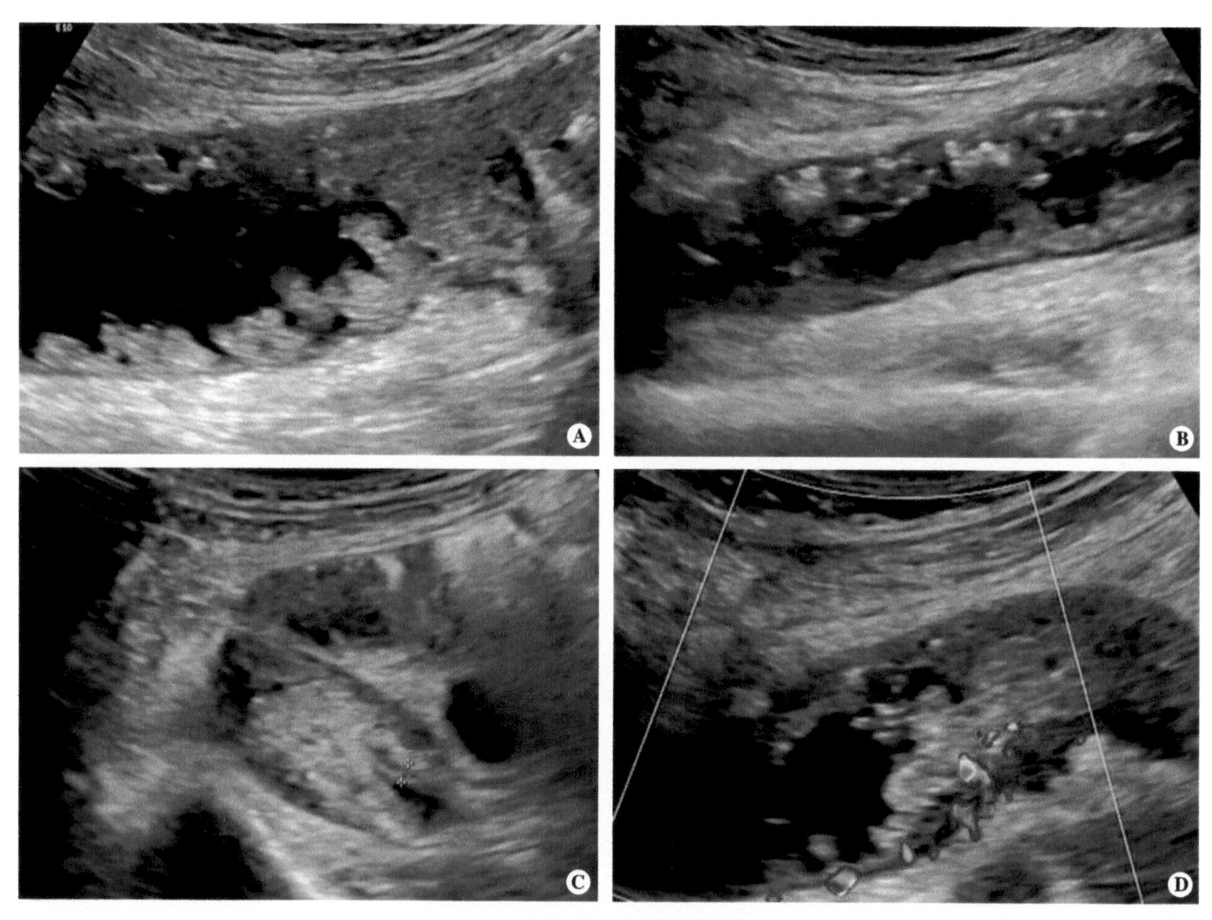

图15-2-2　溃疡性结肠炎超声表现

A. 结肠壁增厚，可见大小不等中等回声结节；B. 肠壁多发斑点状强回声；C. 盲肠壁不均匀增厚，层次不清；D. 增厚肠壁可见较丰富血流信号

四、其他影像学检查

1. 结肠镜检查　是本病诊断与鉴别诊断的重要检查方法之一，检查时，应尽可能确定累及范围，并活检。病变呈连续性、弥漫性分布，从直肠开始逆行向近端扩展，内镜下主要表现为黏膜血管纹理模糊、紊乱或消失、充血、水肿、易脆、出血及脓性分泌物附着；病变明显处见弥漫性糜烂和多发性浅溃疡；慢性病变常见黏膜粗糙、呈细颗粒状、炎性息肉及桥状黏膜，在反复溃疡愈合、瘢痕形成过程中，结肠变形缩短，结肠袋变浅、变钝或消失（图15-2-3）。

2. CTE或MRE检查　主要表现为管壁增厚，常连续、对称和均匀管壁分层强化，横断面呈“靶征”，肠管缩短变窄，结肠袋表现消失，呈僵硬管状等（图15-2-4）。

五、鉴别诊断

1. 克罗恩病　详见本章第一节。

2. 急性感染性肠炎　急性起病，常伴发热和腹痛，具有自限性（病程一般不超过6周），抗菌药物治疗有效，粪便检出病原体可确诊。

3. 阿米巴肠病　有流行病学特征，果酱样粪便，结肠镜下见溃疡较深、边缘潜行，溃疡间黏膜多正常，血清抗阿米巴抗体阳性，采用抗阿米巴治疗有效。

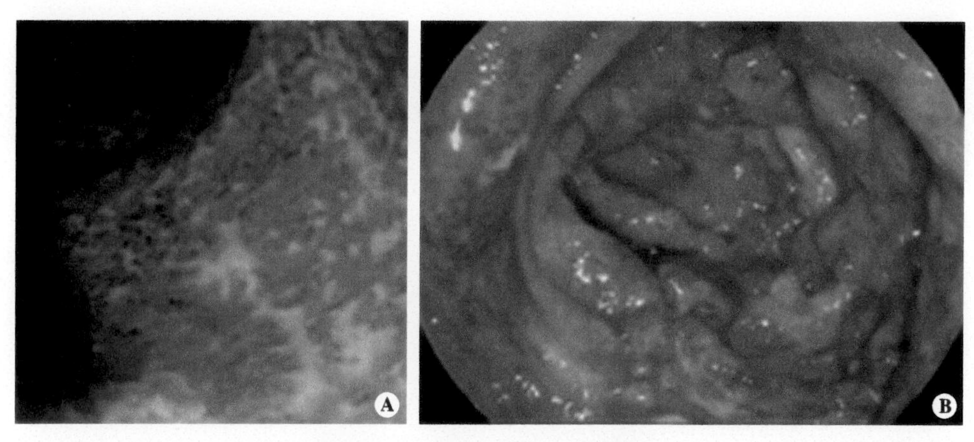

图15-2-3 溃疡性结肠炎内镜检查

A. 结肠壁多发糜烂、溃疡；B. 结直肠壁弥漫性分布大小不一的息肉样隆起，呈连续性分布，其间未见正常黏膜

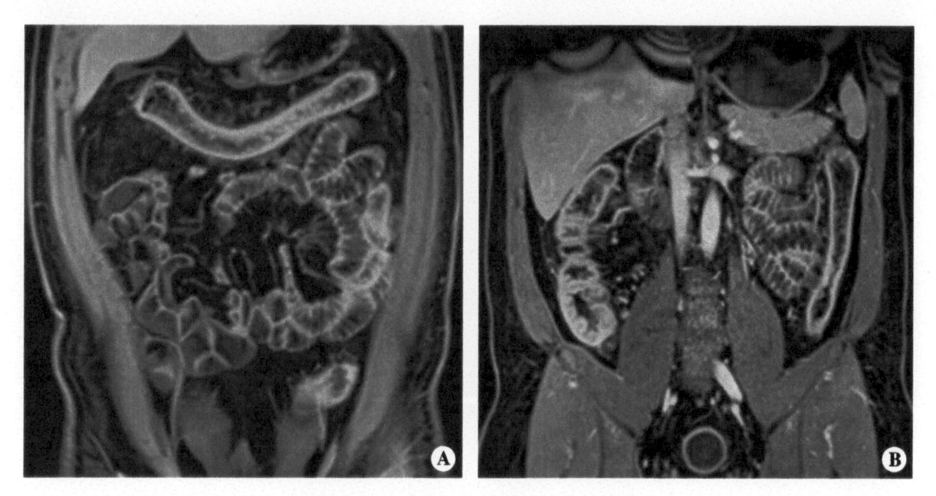

图15-2-4 溃疡性结肠炎MRI检查

A. T_1WI序列显示横结肠肠壁增厚；B. T_1WI序列显示升结肠、降结肠肠壁增厚

4. 肠道血吸虫病 有疫水接触史，常有肝脾大。确诊依据粪便检查见血吸虫卵或孵化毛蚴阳性。急性期结肠镜下可见直肠、乙状结肠黏膜有黄褐色颗粒。

六、临床应用价值

超声检查可以评估肠壁增厚程度及是否出现肠外并发症等，但目前超声诊断溃疡性结肠炎仍较为困难。

（刘新秀 吴圣楠）

参考文献

中国医师协会外科学分会肠瘘外科医师委员会，2018. 2018中国克罗恩病并发肠瘘诊治的专家共识意见. 中华胃肠外科杂志，21(12)：1337-1346.

中华医学会消化病学分会炎症性肠病学组，2012. 炎症性肠病诊断与治疗的共识意见（2012年·广州）. 中华内科杂志，(10)：818-831.

中华医学会消化病学分会炎症性肠病学组，2018. 炎症性肠病诊断与治疗的共识意见（2018年·北京）. 中国实用内科杂志，38(9)：796-813.

Chow DK，Leong RW，Tsoi KK，et al，2009. Long-term follow-up of ulcerative colitis in the Chinese population. Am J Gastroenterol，104(3)：647-654.

Coelho R，Ribeiro H，Maconi G，2017. Bowel thickening in Crohn's disease. Inflammatory Bowel Diseases，23(1)：23-34.

Harbord M，Eliakim R，Bettenworth D，et al，2017. Corrigendum：Third European Evidence-based Consensus on Diagnosis and Management of Ulcerative Colitis. Part 2：Current Management. J Crohns Colitis，11(12)：1512.

Maaser C, Sturm A, Vavricka SR, et al, 2019. ECCO-ESGAR Guideline for Diagnostic Assessment in IBD Part 1: Initial diagnosis, monitoring of known IBD, detection of complications. J Crohns Colitis, 13(2): 144-164.

Maconi G, Nylund K, Ripolles T, 2018. EFSUMB Recommendations and Clinical Guidelines for Intestinal Ultrasound(GIUS)in Inflammatory Bowel Diseases. Ultraschall Med, 39(3): 304-317.

Ooi CJ, Fock KM, Makharia GK, et al, 2010. The Asia-Pacific consensus on ulcerative colitis. J Gastroenterol Hepatol, 25(3): 453-468.

Torres J, Mehandru J, Colombel L, et al, 2017. Crohn's disease. Lancet, 389(10080): 1741-1755.

Wang Y, Ouyang Q, 2007. Ulcerative colitis in China: Retrospective analysis of 3100 hospitalized patients. J Gastroenterol Hepatol, 22(9): 1450-1455.

第十六章 阑 尾 炎

阑尾位于右髂窝，外形呈蚯蚓状，长6～8cm，外径多小于0.6cm。阑尾近端开口位于盲肠末端后内侧壁，远端闭锁，呈游离状态，位置多变，可伸向腹腔的任何方位。由于阑尾系膜短于阑尾本身，故正常阑尾多为蜷曲状态。阑尾位于盲肠后内者约占66%，达盆腔入口者约占31%。正常阑尾体表投影约位于脐与右侧髂前上棘连线中外1/3交界处，此称为麦氏点（McBurney点）。部分阑尾位置变异，可位于右肝下方、盆腔，甚至左侧腹。

一、病　　因

阑尾炎包括急性阑尾炎和慢性阑尾炎，急性阑尾炎最常见的病因是梗阻，包括粪石、食物残渣、寄生虫感染等，儿童和青少年阑尾壁上淋巴滤泡增生也可导致梗阻。阑尾管腔细、开口小、系膜短、走行迂曲都是造成阑尾易于阻塞的因素。当梗阻发生后，阑尾黏膜继续分泌黏液，导致管腔内压力增高，阑尾壁血运发生障碍，加剧阑尾炎症的发展。此外，阑尾阻塞后管腔内细菌繁殖，分泌内外毒素，黏膜上皮损伤，细菌进入肌层，最终导致阑尾坏死、穿孔。

慢性阑尾炎分为两类：①反复发作性阑尾炎多由于急性炎症没有彻底清除，病情迁延不愈；②慢性阑尾炎没有急性发作病史，可能与阑尾慢性梗阻有关。

二、病　　理

1. 急性阑尾炎　根据临床病程发展过程和病理解剖变化，可分为四种类型。

（1）急性单纯性阑尾炎：即早期阑尾炎，病变局限于黏膜层与黏膜下层，阑尾轻度肿胀。

（2）急性化脓性阑尾炎：由早期急性阑尾炎发展而来，阑尾肿胀明显，浆膜充血，阑尾黏膜面可形成溃疡，阑尾壁及腔内可形成脓腔，阑尾周围可见炎性渗出。

（3）坏疽性阑尾炎（阑尾穿孔）：阑尾管壁坏死或部分坏死，阑尾腔内积脓，穿孔部位多位于阑尾根部或末端。

（4）阑尾周围脓肿：当阑尾出现坏疽穿孔后，大网膜包绕阑尾，形成阑尾周围炎性包块，即阑尾周围脓肿。

急性阑尾炎的转归：①炎症消退，部分早期单纯性急性阑尾炎经抗生素治疗后炎症消退，部分患者转为慢性阑尾炎；②炎症局限，阑尾穿孔后形成阑尾周围脓肿；③炎症扩散，发展为弥漫性腹膜炎、脓毒血症、感染性休克等。

2. 慢性阑尾炎　阑尾粗短坚韧，管壁常有纤维增生，周围粘连明显，阑尾腔内见粪石或发生狭窄，甚至闭塞。

三、临床特征

1. 急性阑尾炎　是临床上最常见的外科急腹症，好发于青少年和中年人，大多具有比较典型的临床表现，如转移性腹痛，右下腹压痛、反跳痛，可伴有发热、呕吐、乏力等。当阑尾发生坏疽、炎症扩散后，全身症状加重，甚至发生感染性休克、多器官功能障碍。

婴幼儿、老年人、妊娠期急性阑尾炎，以及异位阑尾炎的临床表现不典型，容易误诊，应引起重视。

2. 慢性阑尾炎 临床比较少见，病情反复发作，程度相对较轻，多数患者有右下腹疼痛和压痛。

四、实验室检查

（1）血常规：白细胞计数升高，一般为（10～15）$\times 10^9$/L，当炎症加重，白细胞可以上升到20×10^9/L，中性粒细胞比例升高。

（2）当阑尾炎症累及输尿管时，尿液中出现红细胞，甚至脓细胞。

（3）C反应蛋白可有不同程度升高。

五、超声表现

1. 阑尾的超声扫查方法

（1）多选用中高频率探头，对于肥胖者可选用腹部凸阵探头，适当调高超声频率有助于提高阑尾检出率。

（2）扫查阑尾时，探头置于右下腹，在盲肠后内侧寻找阑尾根部；如果盲肠内容物较多，气体干扰明显，阑尾根部显示不清，可在右侧髂腰肌和髂血管周围查找阑尾。

（3）右下腹气体较多时，可适当加压驱赶肠内容物，或侧躺使肠管移位，以提高阑尾显示率。

（4）孕妇的阑尾会随着孕周增加向右上腹移位，异位阑尾位置多变，扫查时应结合临床，避免漏诊、误诊。

2. 正常阑尾的超声表现

（1）正常阑尾长6～9cm，外径不超过0.6cm，壁厚多小于0.3cm。

（2）部分阑尾腔内可见少量液体或气体。

（3）阑尾一端连于盲肠后内侧，另一端游离呈盲端。

（4）阑尾走行常扭曲，一个切面多难以完整显示整条阑尾结构。

（5）采用中高频探头可见阑尾壁呈“三明两暗”结构，与胃肠壁层次结构一致（图16-0-1）。

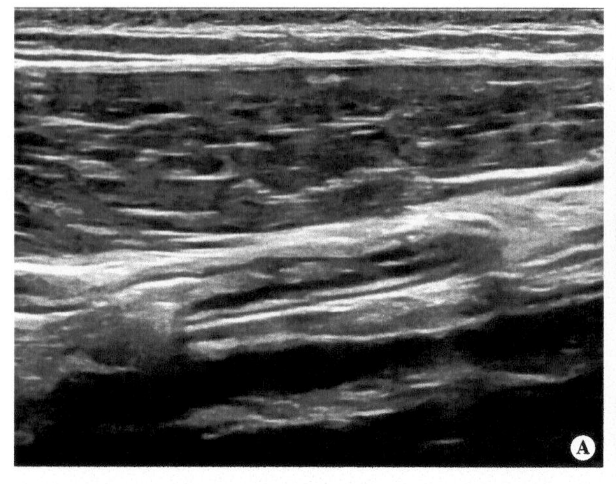

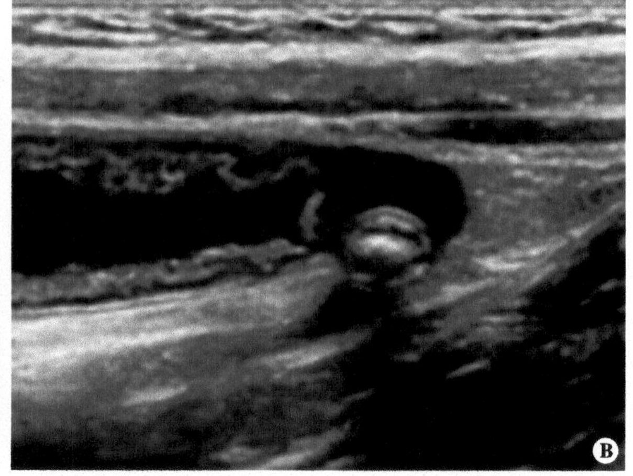

图16-0-1 正常阑尾超声表现

A. 长轴切面显示阑尾走行自然，管壁层次清晰，末段呈盲端；B. 阑尾短轴切面呈椭圆形，腔内见气体强回声

3. 急性阑尾炎的超声表现

（1）急性单纯性阑尾炎：表现为阑尾轻度肿胀，外径＜1cm，壁增厚，回声减低，层次尚存在，腔内积液呈无回声，可有粪石（图16-0-2）。

（2）急性化脓性阑尾炎：阑尾肿胀明显，外径＞1cm，壁增厚，层次结构模糊，腔内可见脓性积液，周围可伴少量渗出液，阑尾壁及周围组织血供增多（图16-0-3）。

（3）坏疽性阑尾炎：阑尾壁明显增厚，外径常＞1.7cm，轮廓及层次结构不清，回声杂乱。

（4）阑尾周围脓肿：急性阑尾炎合并穿孔时，阑尾壁连续性中断，阑尾周围见不规则低回声或无回声包块，内可见气体强回声。周围网膜脂肪回声增强，粘连明显，血供增多（图16-0-4）。

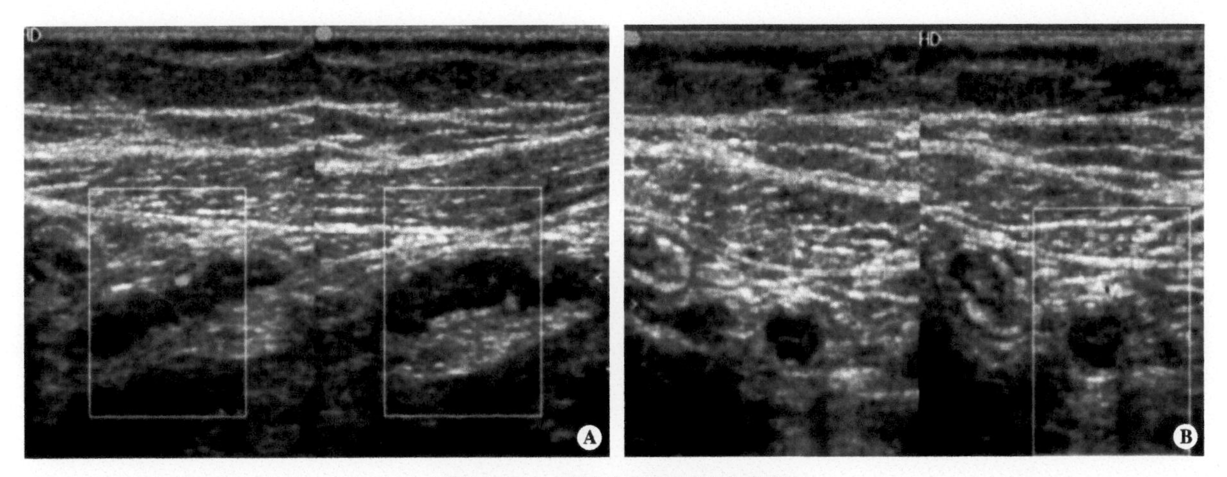

图16-0-2 单纯性阑尾炎超声表现

A. 阑尾长轴切面显示阑尾稍增粗，外径约0.7cm，CDFI可见少许点状血流信号；B. 短轴切面显示阑尾增粗

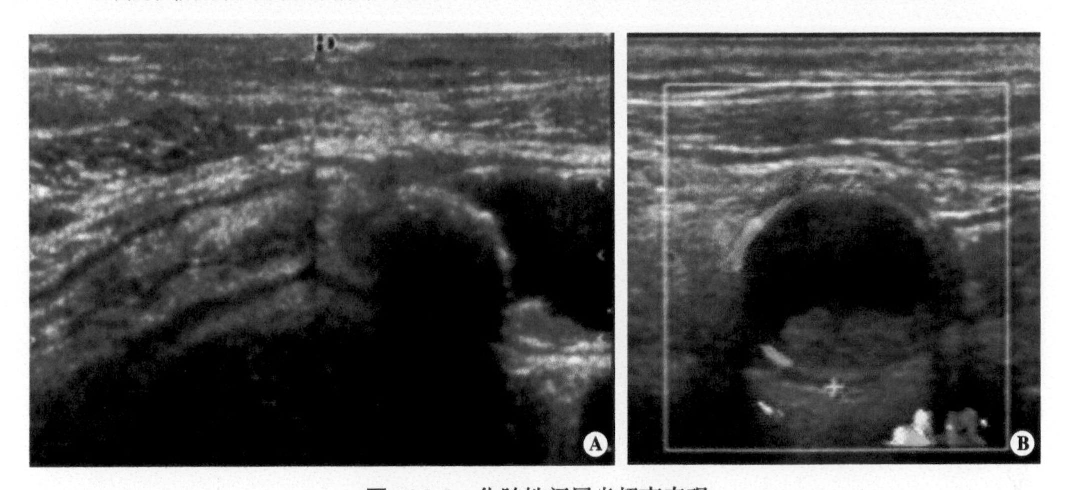

图16-0-3 化脓性阑尾炎超声表现

A. 阑尾肿大，腔内见粪石强回声；B. 阑尾腔内透声差，可见絮状低回声，阑尾壁血流信号较丰富

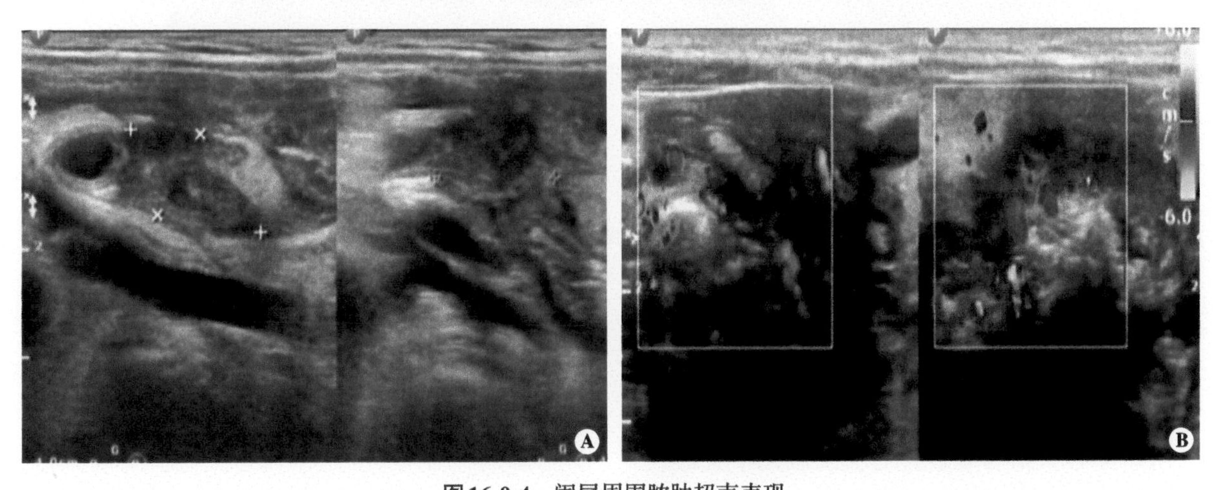

图16-0-4 阑尾周围脓肿超声表现

A. 右下腹见一不规则混合回声区，边界不清；B. 阑尾近根部见一粪石回声，周围脓肿血流较杂乱

4. 慢性阑尾炎的超声表现 阑尾增粗，变形扭曲，腔内常可见粪石强回声，阑尾可呈分节样改变，层次、结构模糊，浆膜面毛糙，与周围组织器官发生粘连（图16-0-5）。

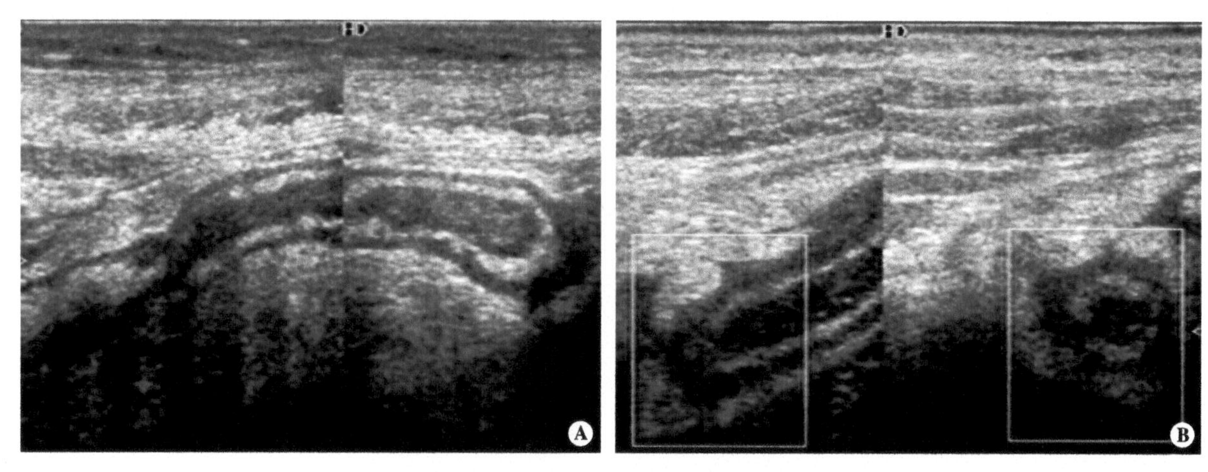

图16-0-5　慢性阑尾炎急性发作超声表现

A. 阑尾增粗，外径约0.7cm，腔内透声差；B. CDFI未见血流信号

六、其他影像学检查

1. X线检查　无并发症时可表现为完全正常，或见阑尾内粪石。当发生穿孔或弥漫性腹膜炎时，可见气腹、右下腹软组织肿块，或右下腹肠腔积气积液。

2. CT检查　主要直接征象是阑尾增粗，壁增厚，腔内有积液及粪石，其他如阑尾周围脂肪组织增厚、蜂窝织炎、脓肿等（图16-0-6）。

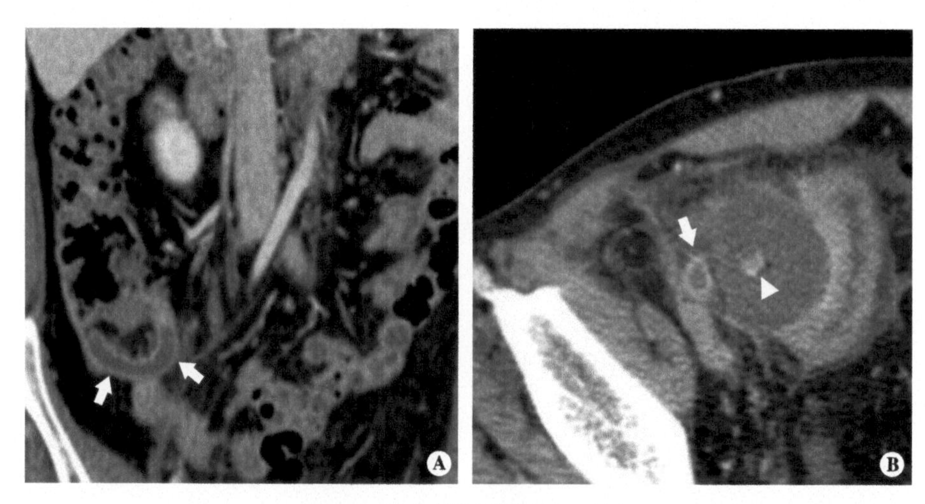

图16-0-6　急性阑尾炎的CT表现

A. 箭头显示肿大阑尾；B. 阑尾（箭头）周围脓肿内见粪石（三角）

七、鉴别诊断

（1）泌尿系结石多表现为突发腰部酸痛或绞痛，可伴有血尿，超声检查可见肾脏或输尿管内结石、肾积水及输尿管扩张。

（2）胃十二指肠穿孔多见于消化性溃疡并发症，起病急骤，出现右中上腹痛，伴局部压痛、反跳痛。患者多有消化性溃疡病史，临床表现与全身症状更为严重。

（3）其他尚需与肠系膜淋巴结炎，妇科疾病如右侧输卵管异位妊娠破裂、右侧卵巢囊肿扭转、黄体破裂等鉴别。

八、超声诊断注意事项

（1）阑尾超声检查时尽量选择高频探头，尤其是对于正常阑尾或单纯性阑尾炎阑尾增粗不明显时，采用腹部探头常难以显示阑尾。当形成阑尾周围脓肿，病灶范围较大时，应结合低频探头进行扫查，有助于获取病变阑尾的全貌。

（2）当超声检查不确定是否为阑尾时，应寻找阑尾盲端，并且在阑尾短轴面进行验证，避免将小肠误认为阑尾。

（3）超声检查时应注意阑尾解剖位置存在较多变异，当临床怀疑阑尾炎，而在麦氏点附近找不到阑尾时，应根据实际情况扩大扫查范围。

（4）孕妇、婴幼儿及老年人阑尾炎临床表现不典型，应注意识别，避免漏诊、误诊。

（5）阑尾直径小于6mm时，需注意观察管壁回声、蠕动及周围情况，并结合临床症状、实验室检查等，不要轻易做出正常阑尾的诊断。

（6）阑尾一定要扫查全程，部分阑尾炎近段正常，仅远段发生炎症肿胀；部分阑尾炎伴阑尾肿瘤，末端易发。

（7）阑尾肿胀有可能是周围组织脏器炎症所累，需注意鉴别。

九、临床应用价值

（1）采用高频超声探头可显示大多数正常阑尾，超声检查在阑尾及周围脏器疾病的诊断与鉴别诊断中具有重要临床意义。

（2）超声检查实时、无创，可较准确评估阑尾炎症情况，如有无粪石、穿孔、脓肿形成，此检查有助于临床选择治疗方案，同时也是阑尾炎保守治疗后随访的主要手段。

（林 宁 杨建川 卓敏玲）

参考文献

陈灏珠，林果为，2009. 实用内科学. 13版. 北京：人民卫生出版社.

陈孝平，汪建平，赵继宗，2018. 外科学. 9版. 北京：人民卫生出版社.

郭万学，2011. 超声医学. 6版. 北京：人民军医出版社.

李世宽，2020. 急性阑尾炎诊治策略. 中国实用外科志，40（11）：1331-1335.

林丽萍，钟晓红，李胜利，等，2020. 儿童急性阑尾炎的病理分型与超声声像对照分析. 中国超声医学杂志，36（7）：646-650.

刘太峰，龙德云，2017. 多层螺旋CT诊断急性阑尾炎的临床价值分析. 医学影像学杂志，27（5）：985-987.

陆文明，2004. 临床胃肠疾病超声诊断学. 西安：第四军医大学出版社.

莫剑忠，江石湖，萧树东，2014. 江绍基胃肠病学. 2版. 上海：上海科学技术出版社.

吴孟超，吴在德，2008. 黄家驷外科学. 北京：人民卫生出版社.

余俊丽，刘广健，文艳玲，等，2015. 超声检查对不同病理类型阑尾炎的诊断价值. 中华医学超声杂志（电子版），12（6）：467-472.

詹姆斯·D. 布瑞雷，玛丽·K. 高斯伯德罗维兹，克里斯坦·维特金德，2019. 恶性肿瘤TNM分期. 8版. 王平，梁寒，译. 天津：天津科技翻译出版有限公司.

张魁，俞子东，吕银祥，等，2012. 超声间接征象对急性阑尾炎的诊断价值研究. 中国超声医学杂志，28（3）：281-283.

Juan Rosai，2017. 罗塞-阿克曼外科病理学·消化系统分册. 10版. 郑杰，译. 北京：北京大学医学出版社.

Collard MK，Christou N，Lakkis Z，et al，2021. Adult appendicitis：Clinical practice guidelines from the French Society of Digestive Surgery and the Society of Abdominal and Digestive Imaging. J Visc Surg，158（3）：242-252.

Di Saverio S，Podda M，De Simone B，et al，2020. Diagnosis and treatment of acute appendicitis：2020 update of the WSES Jerusalem guidelines. World J Emerg Surg，15（1）：27.

Dirks K，Calabrese E，Dietrich CF，et al，2019. EFSUMB Position Paper：Recommendations for Gastrointestinal Ultrasound（GIUS）in Acute Appendicitis and Diverticulitis. Ultraschall Medi，40（2）：163-175.

Rushing A，Bugaev N，Jones C，et al，2019. Management of acute appendicitis in adults：A practice management guideline from the Eastern Association for the Surgery of Trauma. J of Trauma Acute Care Surg，87（1）：214-224.

Schwulst SJ，Son M，2019. Diagnostic imaging in pregnant patients with suspected appendicitis. JAMA，322（5）：455-456.

第十七章 胃肠先天异常

第一节 食管憩室

食管憩室为食管壁局部膨出，内壁覆盖有完整上皮的盲袋，其发病率较低，好发于50岁以上人群，男性多于女性。

一、病因与发病机制

食管憩室按发生的机制可分为膨出型和牵引型。膨出型因食管腔与其周围结构产生压力阶差，黏膜层与黏膜下层经局部肌层薄弱处向外凸出，为假性憩室，主要有咽食管憩室和膈上憩室。咽食管憩室最为常见，它是由于咽与食管交界处Killian三角区肌纤维缺乏而形成的局部解剖薄弱所致，并以左侧明显。牵引型为食管外瘢痕收缩，将食管壁向外牵出，为真性憩室，位于气管分叉周围。

二、临床特征

超声检查所能发现的食管憩室多为咽食管憩室，多位于食管后壁，囊袋伸入左颈侧多见。病程初期、憩室较小的患者一般无明显临床症状。随着病程发展，憩室增大或伴有炎症，部分患者可出现咽部或胸骨后疼痛或异物感、刺激性咳嗽、消化液反流、吸入性肺炎、吞咽困难等，亦可出现憩室溃疡、穿孔、食管气管瘘、癌变等并发症。

三、超声表现

（1）超声检查主要用于咽食管憩室的检查，憩室位于甲状腺左叶后内侧食管解剖区域，表现为类椭圆形或类圆形包块，与食管相延续（图17-1-1）。

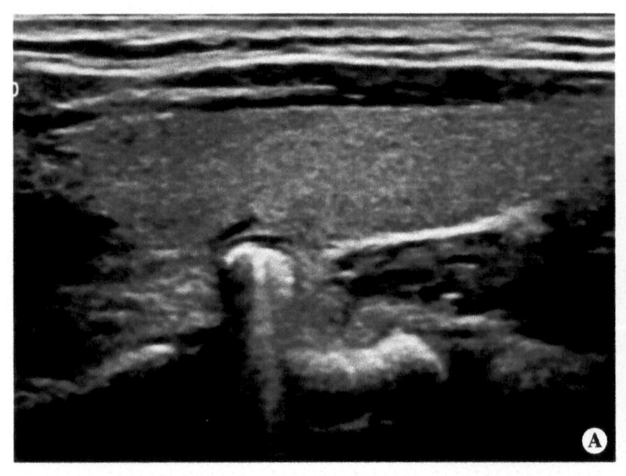

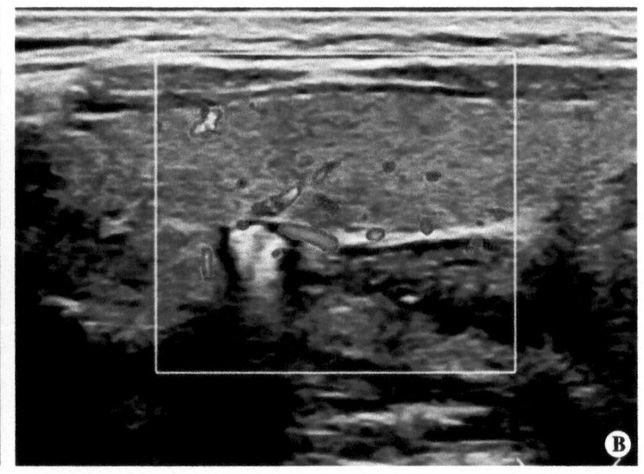

图17-1-1 食管憩室的超声表现

A. 甲状腺左叶后内侧类圆形结节，与甲状腺分界清晰，内见气体强回声，与食管内强回声相连；B. 结节内未见血流信号

（2）病变大小可变，且随着吞咽动作可见液气流动征；当憩室增大发生梗阻时，大小无明显改变，液气流动征也减弱甚至消失。

（3）病灶最外缘为食管壁低回声，囊内回声性质依憩室内淤积物的不同呈多样化，但以混杂回声为主（图17-1-2，图17-1-3）。

（4）口服超声造影剂后，可见造影剂进入憩室内，有助于病灶显像。

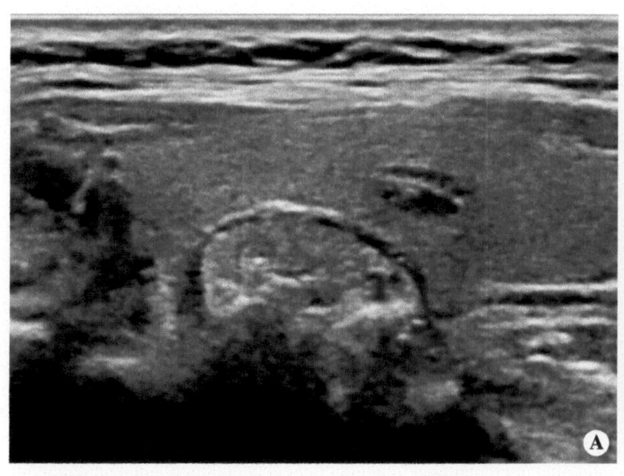
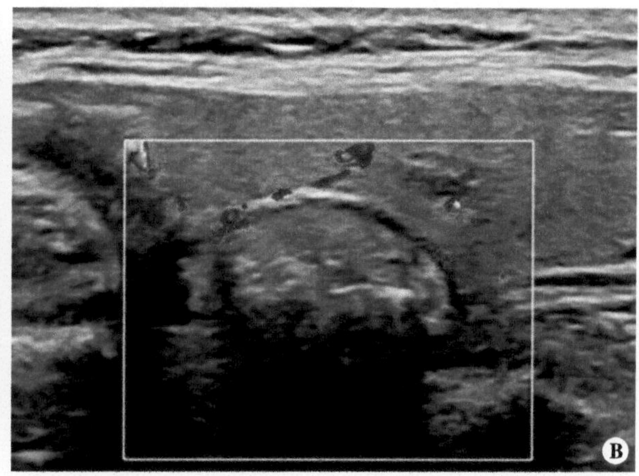

图17-1-2 食管憩室的超声表现（1）

A. 甲状腺左叶后内侧类椭圆形结节，与甲状腺分界清晰，其周缘被"高-低-高"回声表现的囊壁包裹，结节内残留的食糜呈混杂回声；B. 结节内未见血流信号

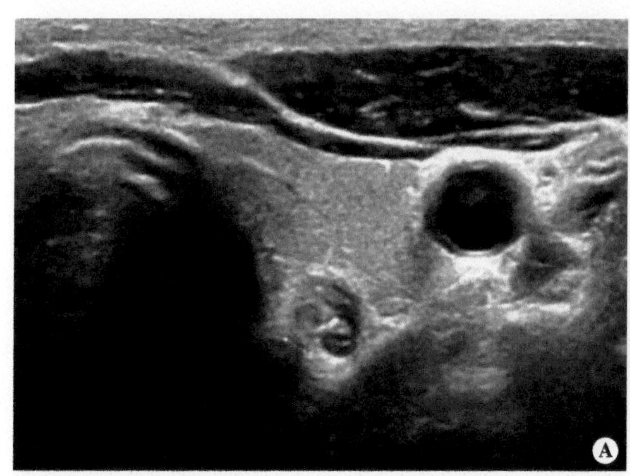
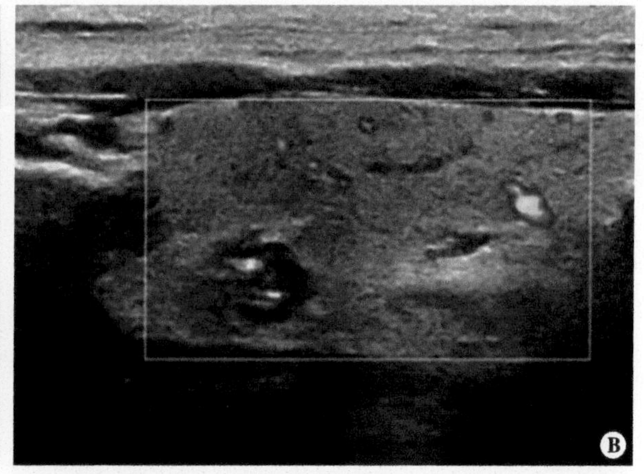

图17-1-3 食管憩室的超声表现（2）

A. 甲状腺左叶后内侧类圆形结节，与甲状腺分界清晰，其内部回声以液性为主，呈低-无回声，同时伴有散在的点状强回声；B. 结节内未见血流信号

四、鉴别诊断

1. 甲状腺结节 应与甲状腺近背侧被膜的结节相鉴别，甲状腺结节后缘清晰，而本病后缘模糊，与深部食管回声相延续；吞咽时甲状腺结节与甲状腺整体呈同步运动，而食管憩室则为不同步运动；隔日检查甲状腺结节的声像表现无变化，而本病的大小、内部回声可能出现较明显变化。

2. 颈段食管癌 食管憩室囊腔空瘪时，呈类实性结节样，合并炎症时囊壁增厚，应与颈段食管癌相鉴别，后者表现为食管壁局部不规则增厚，边界不清，血流信号较丰富。

3. 颈部Ⅵ区肿大淋巴结 当食管憩室体积较小、内部呈均匀低回声时，易与颈部Ⅵ区的肿大淋巴结相混淆，通过吞咽动作观察病灶内有无液体流动有助于鉴别诊断。

五、临床应用价值

由于受声窗影响，超声检查主要局限于颈

段与腹段食管憩室。通过高频超声检查可较清晰显示颈段食管憩室，必要时通过饮水或口服有回声型胃肠超声显像剂有助于超声诊断与鉴别诊断。

第二节　十二指肠憩室

一、病　　因

十二指肠憩室为肠壁局部向外膨出的囊袋状病变，分为原发性和继发性（假性）两种，局部肠壁薄弱和肠腔内压力升高是本病发生的主要原因，假性憩室为慢性十二指肠溃疡所致。

二、病　　理

原发性十二指肠憩室壁主要有黏膜层、黏膜下层及浆膜层，缺乏肌层，大多位于十二指肠降部内侧，向外凸出，开口靠近乳头部。

三、临床特征

十二指肠憩室的发生率为0.16%～5%，男性、女性的发生率相当。十二指肠憩室很少发生在30岁以下，诊断时大多数在50～65岁。90%原发性十二指肠憩室为单发，80%发生于十二指肠降部凹面。患者多无临床症状，伴有并发症时可出现临床症状。十二指肠憩室并发症包括憩室炎和憩室压迫邻近组织脏器，憩室炎患者可出现右上腹疼痛，严重者继发溃疡、出血或穿孔；憩室压迫邻近结构可引起十二指肠梗阻，甚至胆道梗阻、胰腺炎等。

四、超声表现

（1）超声检查前饮水、有回声型胃肠超声显像剂或微泡超声造影剂稀释液500～600ml，通过变换体位促使液体进入憩室内，憩室充盈后可更加清晰显示其轮廓结构。

（2）大多十二指肠憩室为乳头旁憩室，呈囊袋状突出于十二指肠壁外，位于胰头右后方，呈圆形或类圆形，其右侧壁与十二指肠降部相通，憩室大小为数毫米至数厘米不等，平均约2cm，囊壁与十二指肠壁相延续（图17-2-1）。

（3）憩室内容物不同，其回声不一样，当憩室内滞留较多气体时，超声显示为弧形或条形强回声，后方衰减，可通过变换体位或探头挤压使憩室内气体流入十二指肠内，有利于憩室的超声显像；饮水或造影剂后，水或造影剂进入憩室内，显示为无回声或高回声；动态观察憩室大小可变。

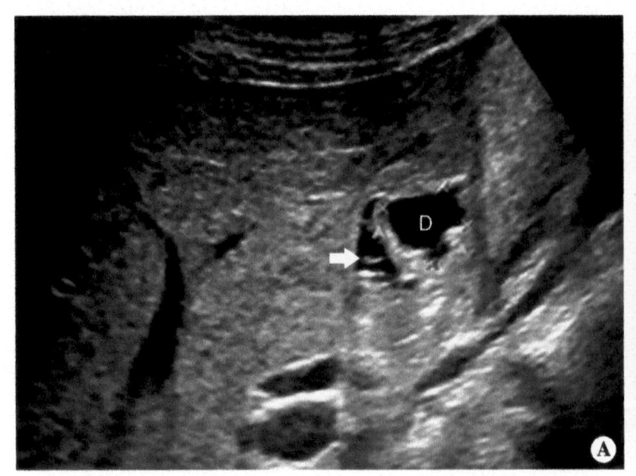

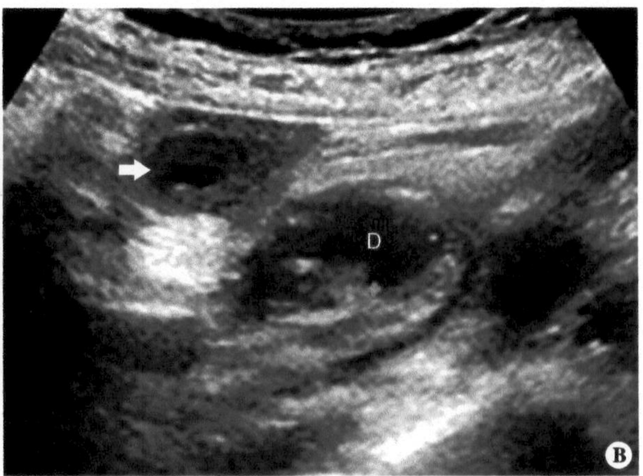

图17-2-1　十二指肠憩室的超声表现

A. 十二指肠降部（箭头）内侧憩室（D），内透声好；B. 十二指肠（箭头）旁憩室（D），内透声差

（4）约10%憩室出现并发症，如憩室炎，表现为憩室壁增厚，血流信号增多，还可并发溃疡、出血、穿孔、梗阻或结石等，出现相应超声表现。

五、其他影像学检查

1. 钡剂X线检查 憩室通常呈圆形或卵圆形囊袋状突出于肠腔之外，边缘光整，也可见一窄颈与肠腔相通，憩室内可见正常黏膜，立位可见憩室内呈气体、液体、钡剂三层影像（图17-2-2）。

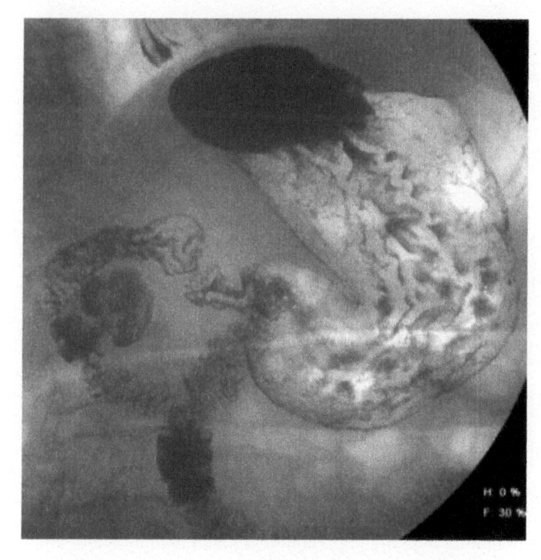

图17-2-2 十二指肠憩室钡剂X线检查

2. CT检查 十二指肠壁外可见类圆形或类椭圆形囊袋状影，内可见气-液平的囊袋影或含气、含液囊袋影，口服造影剂后多可见憩室内高密度影（图17-2-3）。

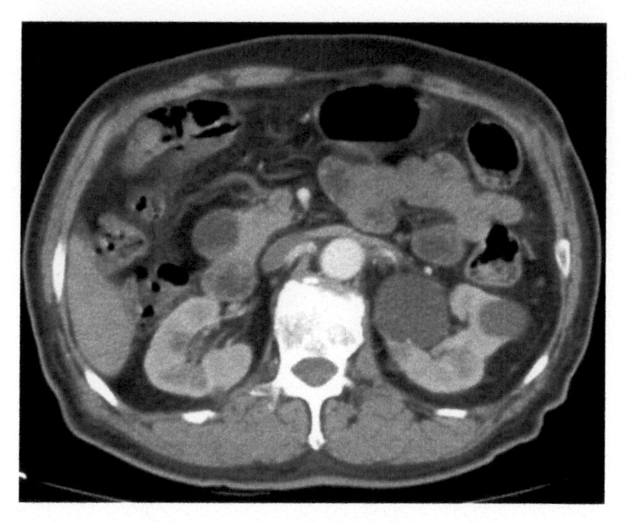

图17-2-3 十二指肠憩室的CT表现

十二指肠降部囊状结节，向外突出

六、超声诊断注意事项

（1）十二指肠憩室多位于降段内侧壁，超声检查具有一定难度，尤其是憩室较小或患者较为肥胖时，显示更为困难。

（2）十二指肠憩室内常混有气体，通过变换体位使憩室开口朝上，有利于气体移动到十二指肠，有助于超声诊断。

（3）饮水或口服有回声型胃肠超声显像剂有助于超声检查时显示十二指肠憩室，而口服微泡超声造影剂进行超声造影常可以获得更清晰、更直观的声像图。

七、临床应用价值

十二指肠憩室大多无症状，通常在上消化道钡剂X线检查时发现，常规超声检查，甚至CT、MRI检查对十二指肠憩室诊断的灵敏度都比较低。当临床怀疑十二指肠憩室时，通过口服有回声型胃肠超声显像剂或微泡超声造影剂进行超声造影检查，可提高憩室的检出率与诊断价值。

第三节 梅克尔憩室

梅克尔憩室（Meckel diverticulum，MD）是在胚胎发育过程中卵黄管退化不全所形成的回肠远段憩室。1809年Meckel首先发现憩室来源于卵黄管的残留，1812年他又对其胚胎学和临床表现及并发症进行了完整描述，故该病被命名为梅克尔憩室。本病的发生率为1%～3%，男女比例约为3∶1。

一、病　　因

胚胎发育第4周，与中肠相连的卵黄囊部分缩窄为卵黄管，并逐渐闭塞为纤维条索。第8周，此条索开始自脐端向肠端吸收直至完全退化，中肠与脐部亦完全分离。若卵黄管的脐端完全退化而肠端残留，即形成梅克尔憩室。

二、病　　理

梅克尔憩室位于距回盲瓣10～100cm的回肠

壁上，大体形态可分为指状、圆锥状和囊袋状，长短粗细不一，其基底部一般开口于肠系膜对侧缘（图17-3-1），但6%～9%位于肠系膜缘或系膜夹层内，可能为先天发育或炎性粘连所致。梅克尔憩室属于真性憩室，具有正常肠壁的四层组织结构和独立的系膜血供。15%～35%的憩室可发现异位组织，以胃黏膜组织最多见，其次为胰腺组织，这些异位组织是发生并发症的重要原因。

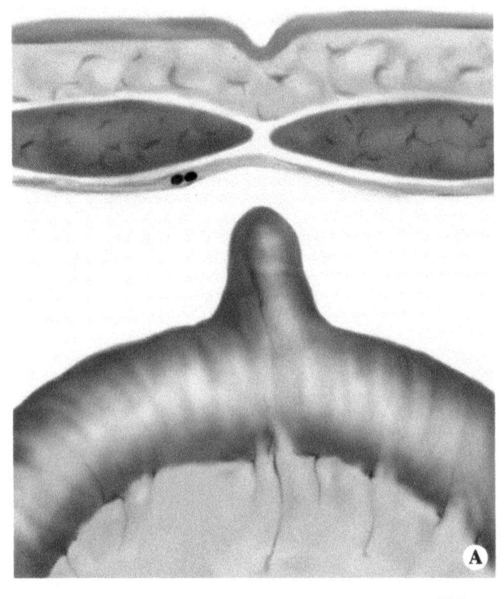

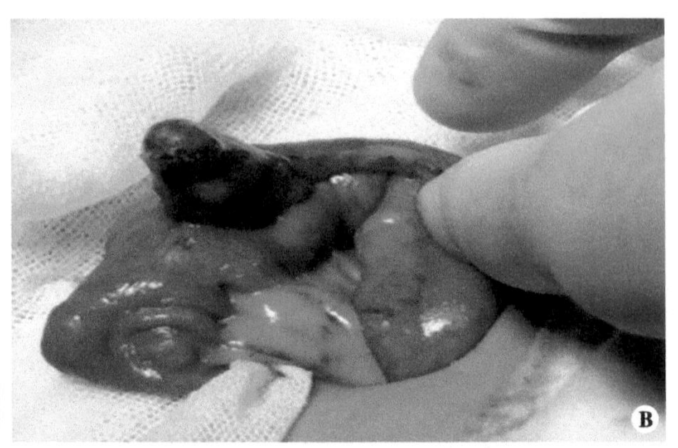

图17-3-1　梅克尔憩室

A.示意图；B.术后标本

三、临床特征

大多数患者终身无症状，尤其30岁以上成人罕有症状，主要经影像学检查、腹部手术或尸体解剖时偶然发现。约25%的患者以并发症的形式发病，其中男性较女性更为多见。

1. 消化性溃疡　为憩室内异位胃黏膜分泌大量盐酸和胃蛋白酶所致，发生率达25%～35%，约半数患者年龄在2岁以内，主要表现为溃疡出血和穿孔。

2. 肠梗阻　多因憩室通过纤维束与腹壁相连而导致肠扭转，发生率为30%～45%，亦多见于婴幼儿，临床多表现为腹痛、腹胀、呕吐及便秘等急性低位肠梗阻症状。

3. 憩室炎　发生率约为20%，多见于较大儿童，因憩室基底部狭窄、排出不畅或异物存留所致。临床多表现为发热、脐周或右下腹疼痛，术前容易误诊为阑尾炎。

4. 肿瘤　发生率为1%～4%，如脂肪瘤、神经纤维瘤、类癌、平滑肌肉瘤等。

除上述并发症外，梅克尔憩室还可能导致憩室内结石、憩室疝等疾病，但均缺乏特征性的临床表现，难与常见消化道疾病相鉴别。

四、超声表现

1. 位置　病灶位于脐周或右侧腹，开口至末段回肠，位置相对固定。

2. 形态与回声　病灶可呈无明显蠕动的盲管状肠管，具有类似回肠的肠壁结构，但肠壁明显增厚，回声减低，层次结构欠清晰，局部肠腔可稍扩张或不扩张；或呈无明显蠕动的椭圆形或类圆形的囊袋样混合性团块或厚壁囊性团块，壁稍厚或偏心性增厚，囊内透声欠佳，可见细密强回声点或絮状物，部分可见气体强回声（图17-3-2）。

3. 血供　病灶肠壁内可见点状、短棒状或较丰富血流信号，血供多源自肠系膜，部分源自憩室系膜。

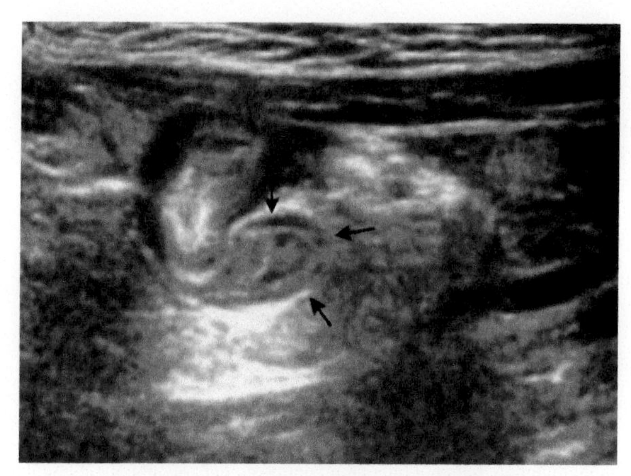

图17-3-2 梅克尔憩室的超声表现
脐下偏右下腹腔内一段异常肠袢，肠壁增厚，系膜回声增强

4. 周围组织 病变区肠道回声杂乱，肠壁增厚，结构显示不清，局部不连续，可见片状不规则无回声区或粪石等异物回声，CDFI显示病变肠管可见点状血流信号。

5. 并发症

（1）肠套叠：憩室出现在套叠的肠段内，呈厚壁囊性肿块或回声不均肿块（图17-3-3）。

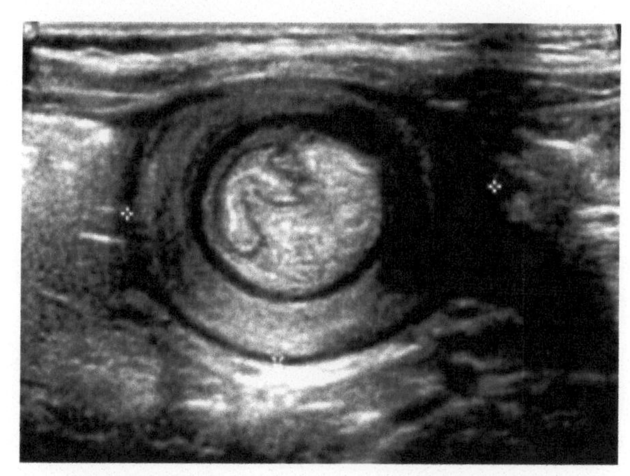

图17-3-3 梅克尔憩室并发肠套叠的超声表现
右下腹到中下腹水平可见一“同心圆征”包块，套入段内可见异常肠袢，呈实性高回声

（2）憩室炎：憩室壁增厚，回声减低，壁内见较丰富血流信号，周围组织回声增高，肠间隙可见积液，局部可见肿大淋巴结。

（3）憩室穿孔：憩室炎症或溃疡可导致穿孔，腹腔可见游离气体回声。

五、其他影像学检查

1. 放射性核素扫描 是一种有效、快速的诊断方法，尤其对无痛性便血者。^{99m}Tc对胃黏膜壁细胞具有特殊亲和力，导致放射性核素浓集。憩室与胃同时或稍迟于胃显影，憩室内放射性分布与胃相似，其强度明显高于周围组织。

2. CT检查 是评估梅克尔憩室并发症的主要影像学手段之一，表现为起源于回肠末端具盲端的管腔结构，其内可积气或积液，也可包含有异物或粪石。

六、鉴别诊断

1. 肠重复畸形 囊肿型梅克尔憩室极易与肠重复畸形混淆，两者均表现为腹腔内囊性结构，囊壁回声呈“强-弱-强”的肠壁结构，可见血流信号，鉴别较困难。梅克尔憩室张力较低，囊腔小，一端与肠管相通，另一端游离于腹腔；而肠重复畸形张力高，囊腔较大，与正常肠管多不相通。

2. 急性阑尾炎 部分梅克尔憩室呈长条状厚壁低回声，粗细与阑尾相似，壁上可见血流信号，同时伴有肠系膜回声增强或腹腔少许渗液，极易误诊为阑尾炎。此时应注意寻找正常阑尾结构，避免误诊。

七、超声诊断注意事项

（1）梅克尔憩室出现并发症者多见于小儿，检查过程中应尽量保持患儿安静，如患儿不合作，检查过程哭闹不安，可予以10%水合氯醛镇静后再行检查。

（2）超声检查时尽量选择高频探头，可较清晰显示病灶及周围肠管组织，并尽可能追踪盲端至其与回肠连接部。

（3）梅克尔憩室回声变化较大，尤其是出现并发症时，声像图改变更为复杂，超声检查时应结合临床，系统扫查，避免漏诊、误诊。

（4）检查过程中要注意寻找阑尾，以便与阑尾炎相鉴别。

八、临床应用价值

（1）超声检查对检查医师的依赖性较高，当梅克尔憩室无并发症或憩室较小时，超声检查容易出现漏诊。

（2）高频超声检查常可获得清晰的声像图，对憩室及并发症的诊断具有较好的临床应用价值。

（3）超声检查无辐射、无损伤，可作为便血患儿多次反复检查寻找病因的首选检查方法。

第四节　消化道重复畸形

消化道重复畸形是附着于系膜侧、呈囊状或管状重复、具有与消化道相同管壁结构的一种先天性发育畸形，此病较为少见，小肠尤以回肠为好发部位。

一、病　　因

本病病因可能与胚胎期肠腔空化不全、消化道憩室样外袋未退化、脊索与原肠分离障碍等有关。

二、病　　理

病理类型以囊肿型和管状型最常见（图17-4-1）。囊肿型约占80%，呈圆形或类圆形，多与胃肠腔不相通，囊内为黏液样分泌物，囊肿可随分泌物增多而增大。肠内囊肿型位于黏膜下层或肌层向肠腔内突出，可形成肠梗阻或诱发肠套叠。肠外囊肿型位于肠管旁系膜内。管状型重复畸形的肠管与正常肠管平行走行，形成双腔管道，长短不一，多数有一端或两端和正常消化道相通。20%～25%重复畸形的黏膜内含有迷生的胃黏膜或胰腺组织，可发生溃疡而有出血、穿孔倾向。

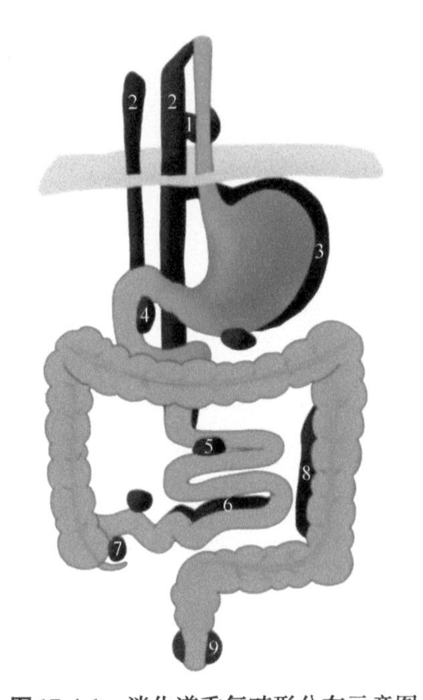

图17-4-1　消化道重复畸形分布示意图

1. 食管（19%）；2. 胸腹（4%）；3. 胃（9%）；4. 十二指肠（14%）；5. 空肠（10%）；6. 回肠（35%）；7. 阑尾（12%）、盲肠（3%）；8. 结肠（7%）；9. 直肠（5%）

三、临床特征

本病可出现于任何年龄，以婴儿期多见，临床表现不典型，可有腹痛、呕吐、消化道出血、肠梗阻等症状，也可能无明显症状，囊肿较大者可于腹部触及包块。部分病例为多发性重复畸形或伴有肠闭锁、肠旋转不良、泌尿生殖系畸形等其他脏器畸形。

本病比较少见，术前诊断有一定难度。凡反复发生肠梗阻或腹痛、便血，尤其腹部扪及囊性肿物时应考虑到胃肠重复畸形的可能。由于此病常引起肠梗阻、肠套叠、消化道出血等严重并发症，且成年后有癌变风险，故一旦明确诊断，应手术治疗。

四、超声表现

1. 食管重复畸形　可呈囊状或管状，与消化道壁相似，光整，透声好（图17-4-2）。

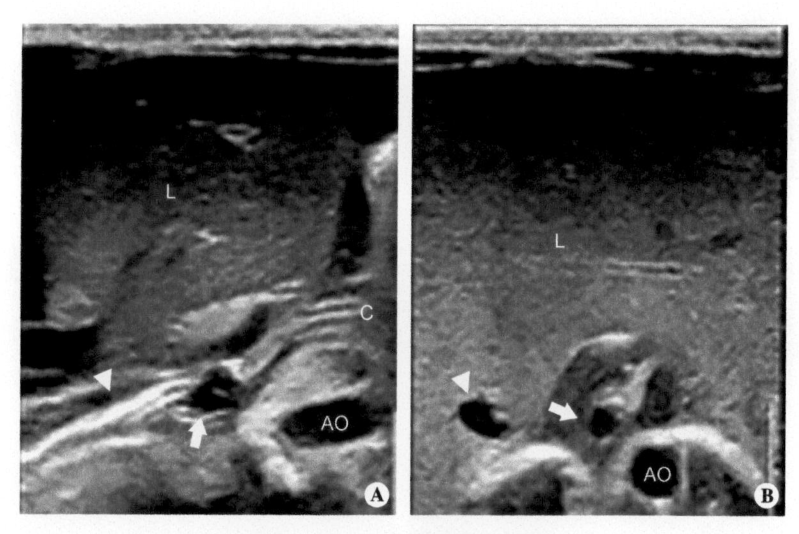

图17-4-2 食管囊肿超声表现

A. 食管贲门长轴切面，显示食管（三角）末端壁见一囊性结构（箭头）；B. 食管下段短轴切面，显示末段食管壁囊性结构（箭头），食管壁稍增厚，三角标识肝中静脉

AO. 腹主动脉；C. 贲门；L. 左肝

2. 胃重复畸形 多发生在胃大弯侧，表现为紧贴胃壁的囊肿或管状结构，紧贴胃或突向胃腔内，囊壁较厚，可显示肌层结构，重复胃与正常胃有一共壁，呈低回声（图17-4-3）。

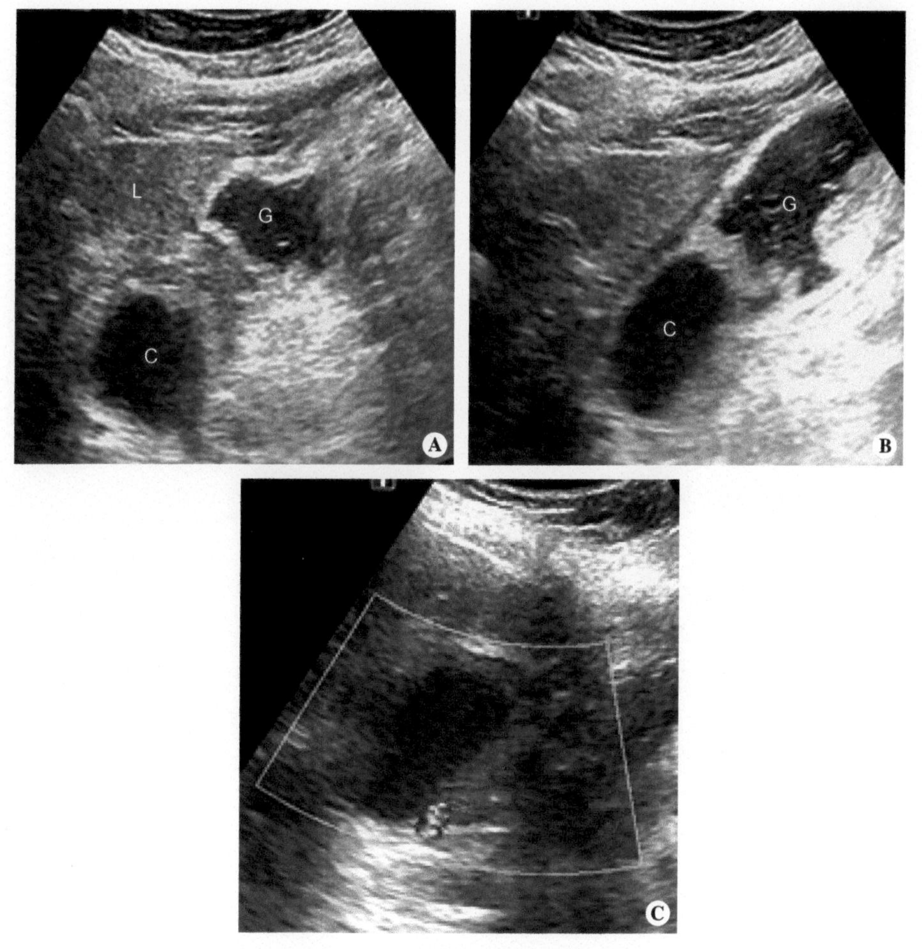

图17-4-3 胃重复畸形的超声表现

A、B. 幽门管见一囊性肿块，内透声好，与胃腔不相通；C. 囊壁可见血流信号

C. 囊肿；G. 胃腔；L. 肝

3. 肠重复畸形

（1）肠外囊肿型多表现为紧贴肠管的圆形或类圆形的厚壁囊肿，边界清晰，壁光整，囊壁呈强、弱、强回声，即“三环征”，类似消化管管壁结构，囊内多无分隔（图17-4-4）。如继发肠套叠，在套入头端可见囊腔回声。彩色多普勒于囊壁可见点状血流信号。

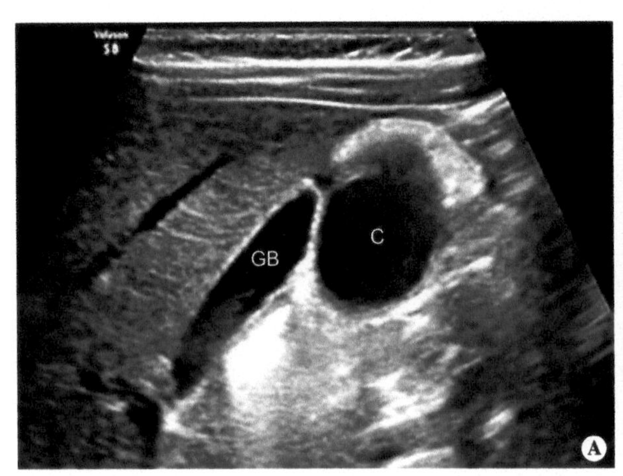

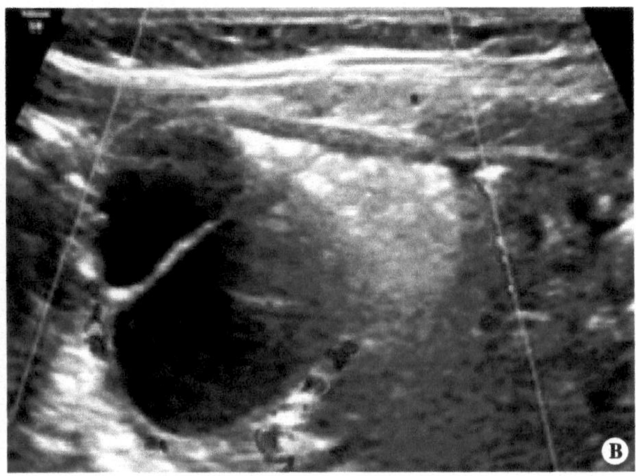

图17-4-4 肠重复畸形的超声表现

A. 胆囊（GB）旁囊性结构（C）；B. 囊壁可见少许血流信号

（2）肠内囊肿型多在婴幼儿期发现，好发于回盲部，易造成肠梗阻。发生肠梗阻时回盲部肠腔内见囊肿，其近段肠管异常积液扩张。

（3）管状型肠重复畸形可见正常肠管肠系膜侧一平行走行的萎瘪肠管，长度可从数厘米到数十厘米不等，萎瘪肠管黏膜增厚，可达5mm，有时萎瘪肠管内可见积液，连续观察可显示肠壁蠕动。

4. 其他 并发肠梗阻、肠套叠或肠穿孔腹膜炎时可以出现相应的声像图表现。

五、其他影像学检查

1. X线检查 对于较大重复畸形，腹部X线检查可见密度均匀的囊肿阴影，钡剂X线检查可见胃肠腔内充盈缺损或钡剂进入畸形的囊腔（图17-4-5）。

2. CT检查 该检查受肠气干扰较小，且有重建功能，对于胃肠重复畸形的诊断有一定优势，但其有辐射损伤，且对管状型肠重复畸形的诊断能力有限（图17-4-6）。

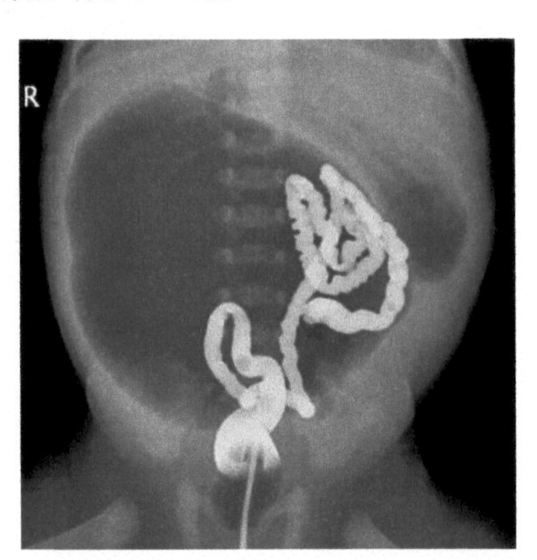

图17-4-5 十二指肠重复畸形的X线表现

3. 放射性核素异位胃黏膜显像 适用于含有异位胃黏膜组织的重复畸形。出血病例可行^{99m}Tc-CO_4或^{99m}Tc-RBC腹部放射性核素扫描，如显示放射性浓集区，提示出血部位，可间接诊断重复畸形。

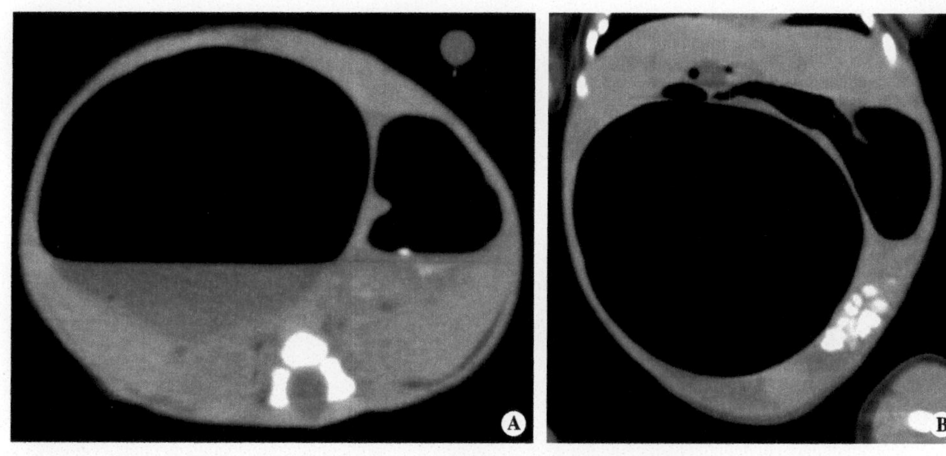

图17-4-6　十二指肠重复畸形的CT表现

A. CT平扫横轴位显示右中上腹巨大含气低密度影；B. 冠状面显示含气低密度影

六、鉴别诊断

1. 肠系膜囊肿　位于肠外系膜侧，多房较多见，囊壁仅被覆上皮组织，故囊壁及囊内分隔薄，囊内液体透声好。而肠重复畸形与周围正常肠管紧密相连，共用一壁，囊壁偏厚，类似消化管管壁结构。

2. 梅克尔憩室　梅克尔憩室应与管状型消化道重复畸形相鉴别。二者的囊壁均为肠壁结构，但梅克尔憩室黏膜层增厚更为显著，多位于回肠末端肠系膜对侧缘上，可见其一端与肠道相通，一端呈盲端，腔内可有异位胰腺或胃黏膜组织形成的高回声。

3. 卵巢囊肿　囊肿型肠重复畸形应与卵巢囊肿相鉴别。卵巢囊肿为盆腔附件区囊性包块，壁薄、光整，无肌层结构，周边可探及受压的卵巢组织回声，彩色多普勒显示囊肿内无血流信号。

七、超声诊断注意事项

胃肠重复畸形多位于系膜侧，当超声检查发现异常囊性结构又难以定性诊断时，可通过口服或经肛门注入有回声型胃肠超声显像剂或微泡超声造影剂行超声造影辅助诊断。胃肠重复畸形大多与胃肠不相通，造影剂不进入畸形病灶内，有助于超声诊断与鉴别诊断。

第五节　先天性肥厚性幽门狭窄

先天性肥厚性幽门狭窄（congenital hypertrophic pyloric stenosis，CHPS）是新生儿多发疾病之一，占小儿消化道畸形第三位，其中男女发病比例为（4～5）：1。

一、病　　因

有关本病的病因存在多种说法，但目前大多数研究认为主要是幽门肌间神经丛减少、肌神经节细胞发育不正常或发生了退行性改变所致；部分认为可能与遗传因素有关。

二、病　　理

先天性肥厚性幽门狭窄是由于幽门管壁的异常肥厚增生造成消化道管腔狭窄，以环形肌层增厚为主。部分患儿出生仅有轻度幽门肥厚，梗阻不明显，无呕吐症状。随着患儿日龄增长，幽门肌层增厚逐渐加重，幽门管黏膜水肿、幽门肌痉挛，出现幽门狭窄，造成不完全性机械性梗阻。

三、临床特征

患儿以哺乳后半小时内出现喷射状呕吐为主

要症状，可呈进行性加重，呕吐物为刚食入的奶或奶块，无胆汁，多数患儿出现不同程度的体重不增或进行性消瘦。体格检查见胃区呈膨隆状态，可见蠕动波，部分右上腹可触及橄榄状包块。目前幽门环肌切开术是治疗CHPS最有效的手术方法。

诊断CHPS的标准是幽门肌的厚度≥4mm，幽门管外径≥14mm，幽门管长径≥16mm。

四、实验室检查

当呕吐进行性加重，患儿常有脱水，出现低氯、低钾性碱中毒，血浆二氧化碳结合力升高。少数患儿出现黄疸，主要为间接胆红素升高。

五、超声表现

（1）选用高频超声探头，频率为7～14MHz。

（2）在胆囊的下方扫查幽门，或者在右季肋区，通过肝脏做透声窗显示幽门，可减少胃肠气体的干扰。

（3）幽门肌肥厚以幽门环形肌肥厚为主，短轴面似“同心圆”，表现为外环低回声、内环稍强回声团块，可测量幽门肌的厚度和幽门管的直径（图17-5-1，图17-5-2）。

（4）长轴面幽门管呈现出类“子宫颈样”的超声图像，蠕动强时可见液体通过幽门管，在此切面上测量幽门管的长度。

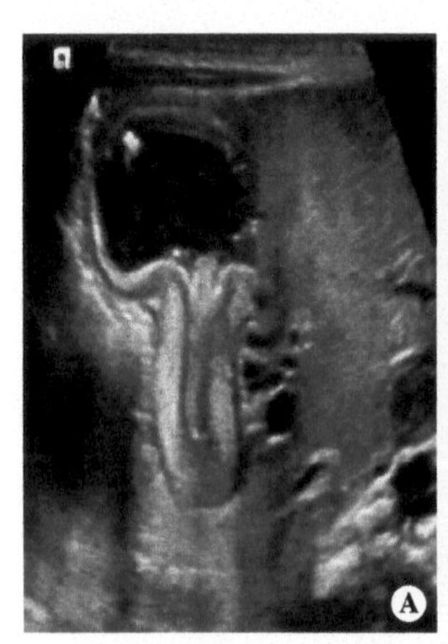

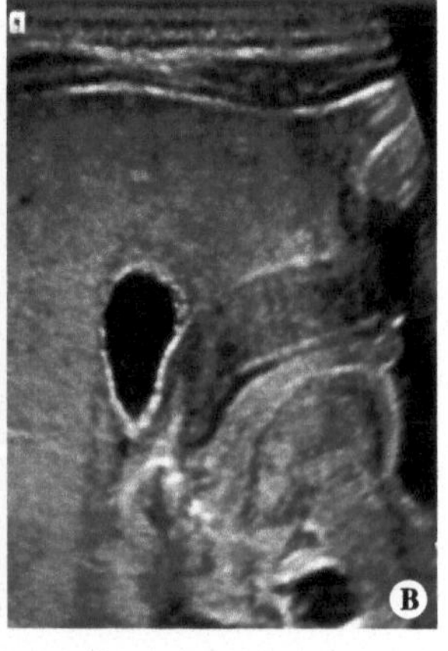

图17-5-1 先天性肥厚性幽门狭窄的超声表现

幽门肌层明显增厚，长轴切面呈“子宫颈样”，长约21.5mm，前壁肌层厚约4.8mm，后壁肌层厚约5.8mm，管腔内径约1.9mm，动态观察可见少量液体通过管腔

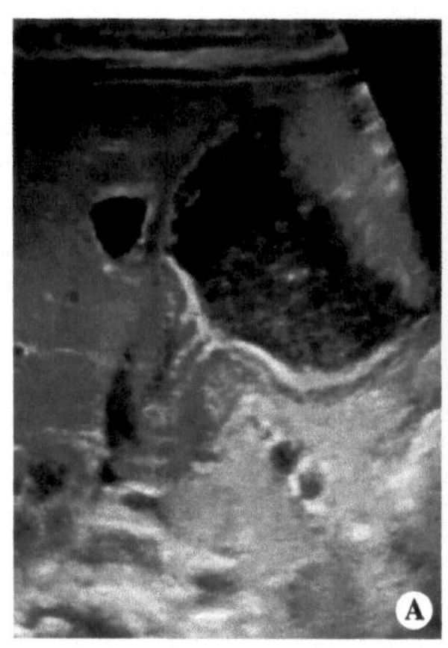

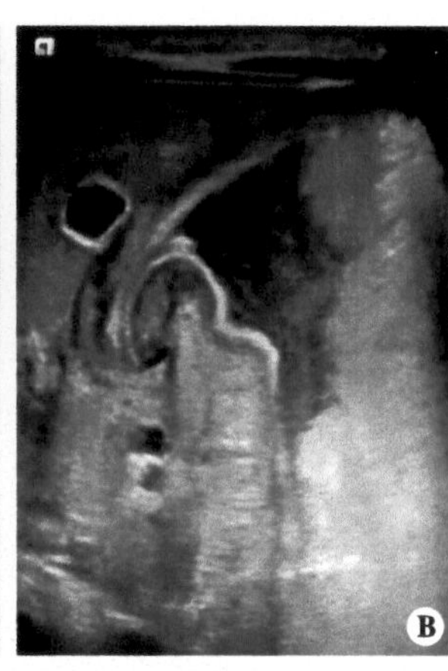

图17-5-2 先天性肥厚性幽门狭窄的超声表现

胃扩张，幽门管长约2.2cm，厚约1.3cm，观察数分钟，未见胃内容物通过

六、其他影像学检查

1. 钡剂X线检查 幽门狭窄表现为15～20分钟无造影剂通过幽门，6～10小时不排空，甚至24小时后仍有造影剂存留于胃腔内。右前斜位观察时可见幽门管细长狭窄，呈“线样征”；幽门管严重狭窄，幽门管可不显影，仅幽门入口有造影剂，似鸟嘴状，呈“鸟嘴征”；幽门肥厚的环形肌压迫胃窦，显示“肩征”；压迫十二指肠球基底部，使十二指肠球部似蘑菇状改变，呈“蕈征”（图17-5-3）。

2. 其他检查 由于超声与钡剂X线检查已经能满足本病诊断的要求，其他检查如胃镜、磁共振成像，由于其操作复杂性或价格昂贵，临床应用较少。

七、鉴别诊断

1. 幽门痉挛 表现为出生后呕吐，幽门管径正常或呈不典型管壁增厚，管腔轻度狭窄。患儿取右侧卧位，超声连续观察5分钟，显示管壁缓慢蠕动，胃内容物通过幽门管，则提示为幽门痉挛。

2. 肠狭窄或闭锁 多见于早产儿，高位肠道狭窄或闭锁患儿呕吐出现早且频繁，呕吐物为胃内容物和十二指肠液，含胆汁；低位时多引起腹胀，常在出生后48～72小时开始呕吐，呕吐物呈粪便样，带臭味，无排胎粪或仅有黏液样胎粪。超声检查显示梗阻处肠管变细，动态观察远段肠腔萎瘪，内容物通过困难。

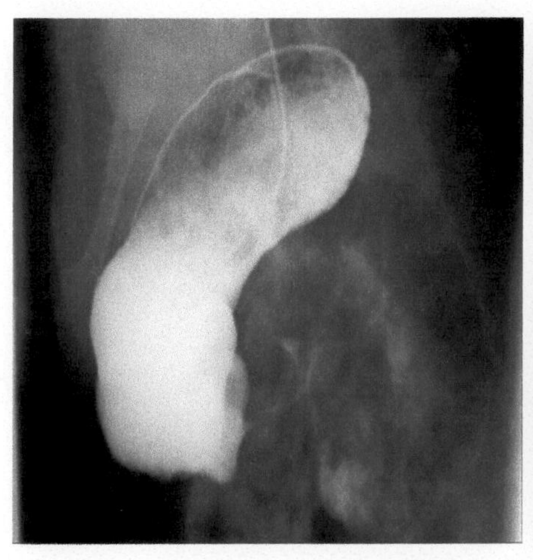
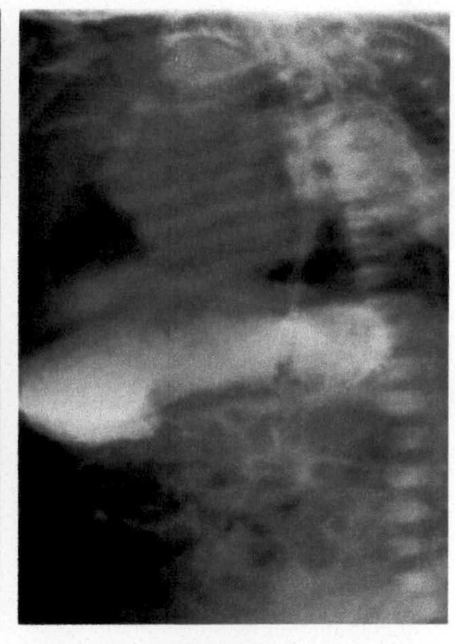

图17-5-3 先天性肥厚性幽门狭窄的X线造影表现

3. 幽门前瓣膜 胃腔与十二指肠之间可见一隔膜样分隔，幽门管径测值正常，管腔较大，幽门管内容物通过受阻。

4. 先天性巨食管症 表现为进食后呕吐，超声检查见食管中上段扩张充盈呈梭形，食管下段狭窄呈鸟嘴样，液体通过受阻，胃腔几乎不充盈。

八、超声诊断注意事项

（1）超声检查肥厚幽门时，经右季肋区斜切扫查，通过肝脏做透声窗，大多可较好显示病灶。

（2）当腹部胃肠气体干扰较明显时，可为患儿喂食适量水分后，由家长斜抱（类似卧佛体位），使胃内水流到胃窦幽门区，而气体上浮到胃底体部，再经过右季肋区或上腹部扫查，可适量加压，提高病灶显示率。

九、临床应用价值

高频超声分辨率高、安全无创，在新生儿先天性肥厚性幽门狭窄诊断中具有很高的应用价值，可替代钡剂X线检查，能作为该疾病诊断和术后随访的首选检查方法。

第六节 先天性肠旋转不良

先天性肠旋转不良的发病率为0.2%～1%，占国内消化道急症的第4位，其中约74%发生于新生儿期，男女发病比例约为2∶1，可引起肠梗阻、肠坏死，甚至可发展为中肠扭转，是一种潜在危及生命的先天性异常。早期诊断、早期手术可减少本病肠坏死、短肠综合征、中肠扭转等危急症的发生。

一、病　　因

肠管的发育是一个延长、旋转和固定的过程。胚胎期肠道一开始是一根直管；妊娠第5周开始，肠管凸出至脐腔中；第10～12周，肠管逐渐回纳至腹腔内。在这个过程中，肠道继续生长，并围绕肠系膜上动脉进行逆时针旋转，即十二指肠转至脊柱右侧，空肠先转至右侧，后转至左侧腹腔；回肠末端、盲肠及升结肠先退回至左侧腹，此后盲肠依次向上移至上腹部、右上腹，最后移至右下腹，整个过程共旋转270°。任何阶段发生障碍，包括旋转停止、旋转不到位、过度旋转、反旋转，都会导致解剖位置异常。这个过程如果在出生时尚未完成，十二指肠空肠曲位于左腹部，盲肠位于右上腹、上腹部甚至左上腹，即所谓的肠旋转不良（图17-6-1），此时肠系膜变得窄小，肠管附着不良，稳定性差，从而容易使中肠围绕肠系膜上动脉发生旋转，即中肠扭转。

二、病　　理

1. 腹膜索带压迫十二指肠 最常见，中肠旋转不全时盲肠位于右上腹或中上腹，与右侧后腹壁间形成一索带，穿越十二指肠第二段前方造成压迫，从而导致十二指肠不全性梗阻。

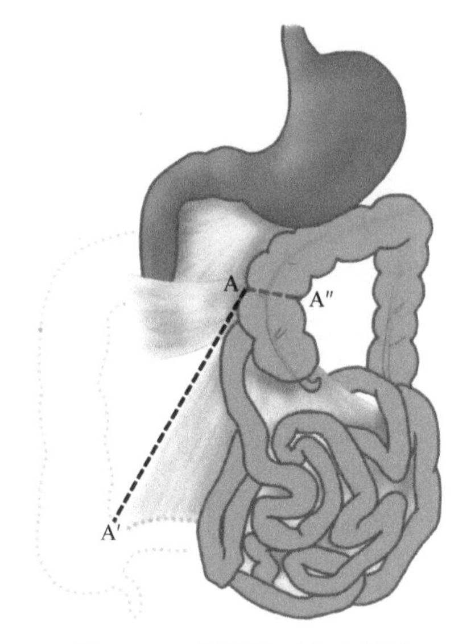

图17-6-1 肠旋转不良示意图

AA′. 正常肠系膜根部从十二指肠悬韧带起斜行向下到盲肠止，附着于后腹壁；AA″. 肠旋转不良时，小肠系膜仅在肠系膜上动脉附近有一发育不全的原始附着

2. 中肠扭转 指肠系膜仅在肠系膜上动脉根部附近与后腹壁有很窄的附着，中肠易环绕肠系膜根部发生扭转，扭转多为顺时针进行。

3. 空肠梗阻 十二指肠袢位于肠系膜上动脉前方，空肠第一段被腹膜索和许多膜状组织所缠绕，空肠受压屈曲造成肠梗阻。

三、临床特征

（1）部分患儿无任何症状，因其他疾病检查或尸检时发现。

（2）肠旋转不良病理改变复杂多样，主要表现为急性高位肠梗阻，出现胆汁性呕吐，喂奶不久即吐出，排便少或不排便。

（3）50%～70%病例发生肠扭转，出现呕吐，扭转可复位，常反复发作。可出现肠坏死或穿孔，死亡率极高。

四、实验室检查

（1）发生严重呕吐时，可出现水、电解质紊乱，酸碱平衡失调。

（2）出现肠坏死或穿孔时，相关炎症反应指标升高。

（3）可出现黄疸，主要为梗阻性黄疸，以直接胆红素升高为主。

五、超声表现

（1）肠系膜上动脉与肠系膜上静脉的异常位置关系为诊断肠旋转不良的重要依据。

（2）十二指肠梗阻时，超声表现为胃及十二指肠降部中段以上扩张、积液，梗阻以下肠管塌瘪。

（3）中肠扭转超声表现为“漩涡征”，具有特征性。多普勒超声显示肠系膜上静脉位于肠系膜上动脉左侧，肠系膜上动静脉管径增宽，肠系膜上静脉绕着肠系膜上动脉呈“螺旋状”旋转（图17-6-2，图17-6-3）。

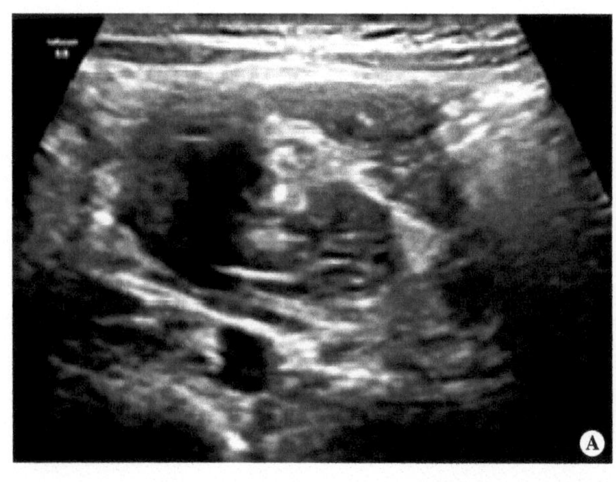

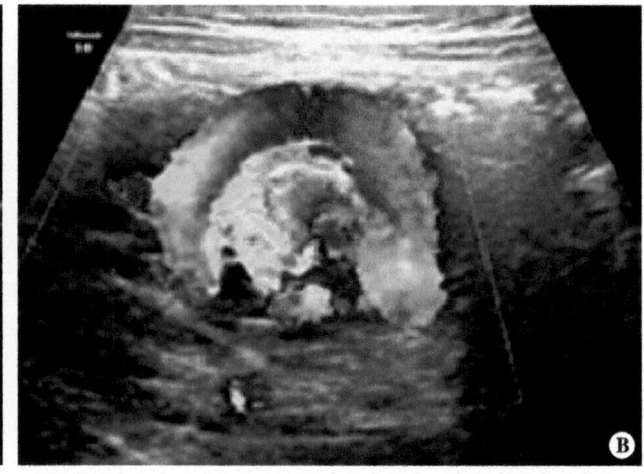

图17-6-2 肠旋转不良的超声表现

A. 中上腹漩涡状包块；B. CDFI可见环状血流信号，肠系膜上静脉走行于肠系膜上动脉左侧并围绕肠系膜上动脉逆时针旋转约1.5周

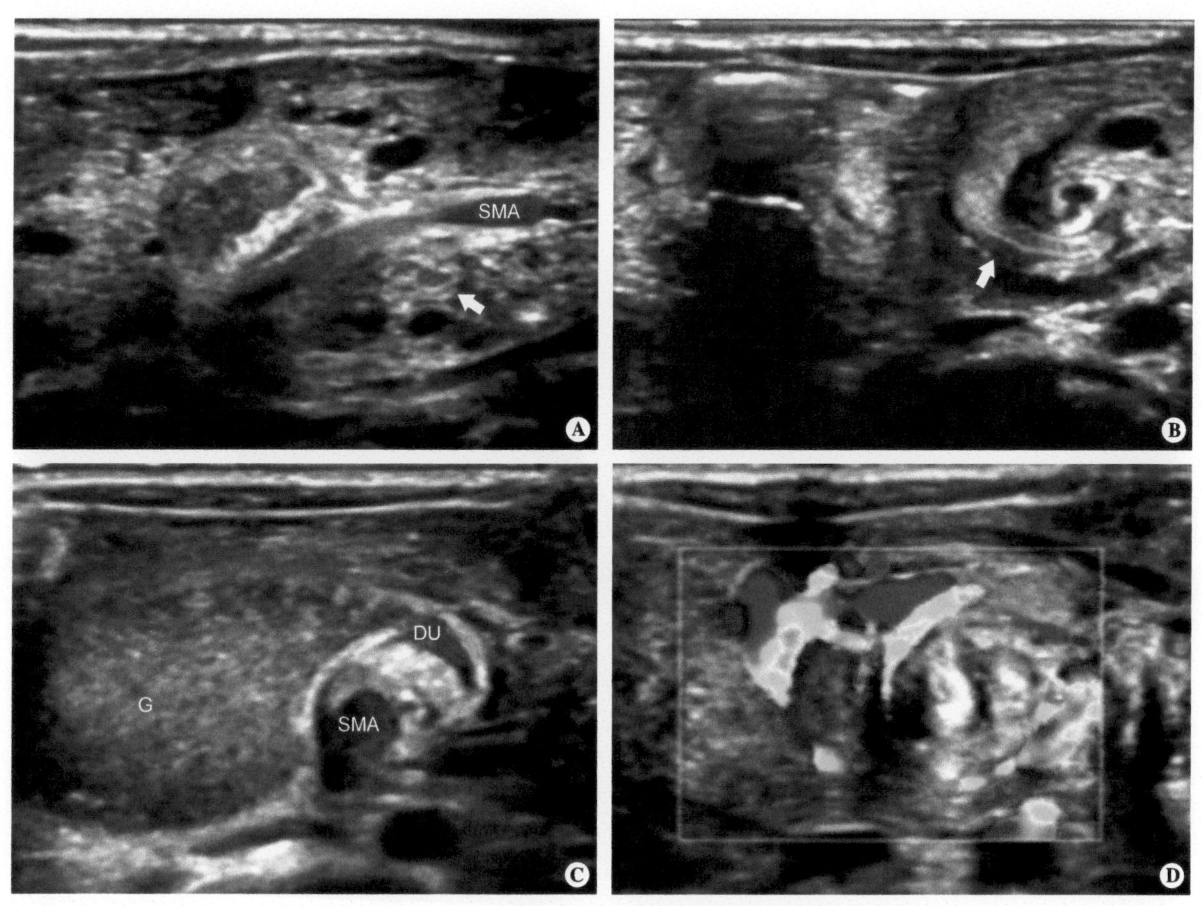

图17-6-3 肠旋转不良合并肠扭转的超声表现

A、B. 十二指肠（箭头）绕肠系膜上动脉旋转1周；C. 胃扩张；D. 肠系膜上动静脉呈漩涡状

DU. 十二指肠；G. 胃；SMA. 肠系膜上动脉

六、其他影像学检查

1. X线钡剂灌肠检查 可显示肠管位置异常，通常显示盲肠或结肠的位置异常，盲肠位于右上腹、中上腹或左侧腹部（图17-6-4）。

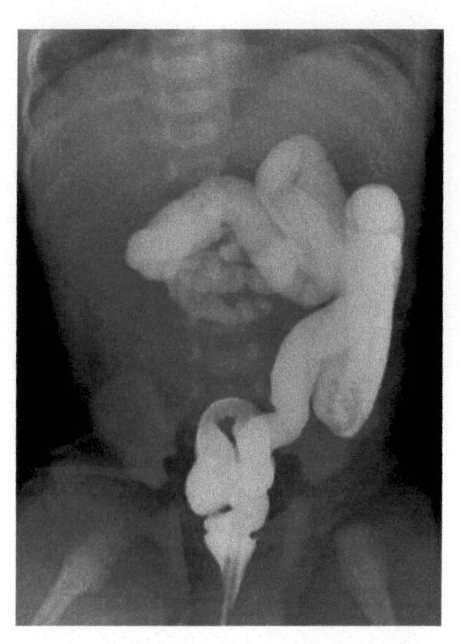

图17-6-4 中肠旋转不良X线钡剂灌肠检查

大部分结肠位于左侧腹部，阑尾位于左中上腹部

2. 上消化道造影X线检查 表现为胃、十二指肠近段扩张，十二指肠降部或水平部可显示外压性变窄，十二指肠下部或空肠上端固定扭曲或呈螺旋状下降（图17-6-5）。

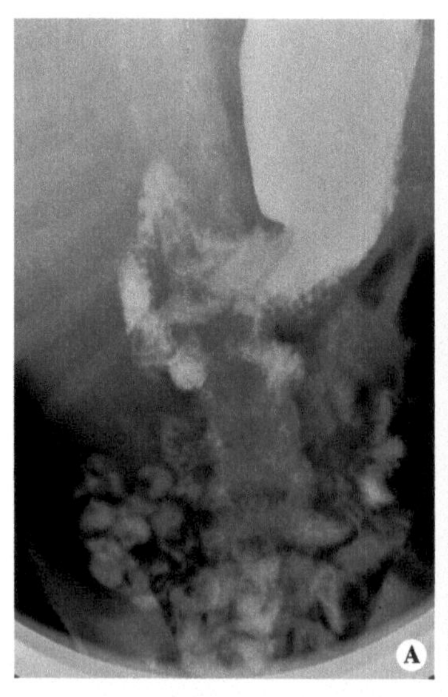

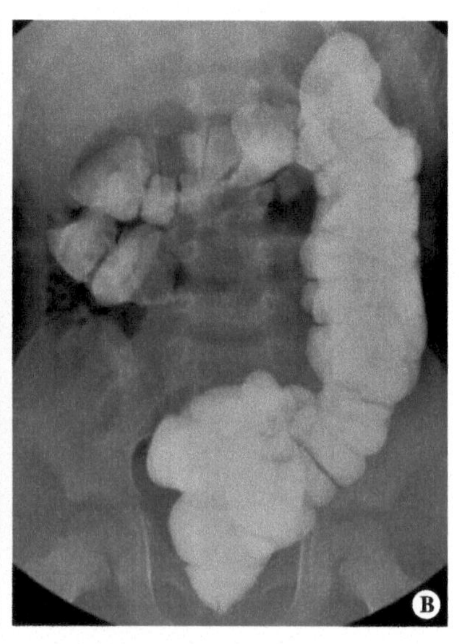

图17-6-5 肠旋转不良上消化道X线造影表现

A. 空肠上段稍呈螺旋状改变，位于中腹部偏右侧，十二指肠及空肠上段见较明显逆蠕动，空肠向右侧走行，第2、3组小肠位于腹部偏右侧；B. 6.5小时后复查大部分造影剂位于结肠内，横结肠下方见一平行走行结肠影，右中下腹部未见明显结肠影，阑尾显示不清

3. CT检查 特征性表现为肠系膜上动静脉"位置互换征"；并发扭转时，肠系膜、肠系膜上静脉和肠管在肠系膜根处盘旋环绕，表现为"漩涡征"，增强扫查可见肠系膜上静脉围绕肠系膜上动脉走行（图17-6-6）。

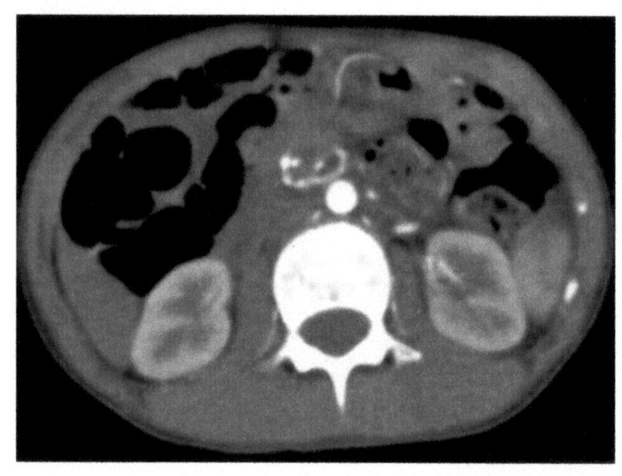

图17-6-6 肠旋转不良CT表现

七、鉴别诊断

1. 肠系膜上动脉综合征 十二指肠水平部在穿过肠系膜上动脉近端与腹主动脉之间受压，多见于体形消瘦患者。超声检查显示肠系膜上动脉与腹主动脉间夹角＜25°，二者间距离＜10mm，狭窄处以上十二指肠扩张。

2. 环状胰腺 主要表现为胰头形态失常，包绕或半包绕十二指肠降部，十二指肠降部肠壁增厚，回声减低，逆蠕动增强。

3. 十二指肠闭锁或狭窄 产前超声主要表现为"双泡征"，出生后表现为十二指肠扩张，可见隔膜样回声突向肠腔，造成近段肠管扩张，远段肠管塌瘪。

八、超声诊断注意事项

（1）超声检查应注意观察肠系膜上动静脉的走行及位置关系，识别上腹部"漩涡征"。

（2）当常规超声检查显示盲肠与结肠的位置有困难时，可采用经肛门灌注有回声型胃肠超声显像剂或微泡超声造影剂进行腔内造影检查，可较直观、准确地显示大肠的走行及解剖关系。

九、临床应用价值

超声对诊断先天性肠旋转不良具有重要临床

应用价值，是临床首选及比较常用的检查方法之一，特别是对先天性肠旋转不良合并中肠扭转，高频超声能为临床提供及时正确诊治的重要信息，极大降低患儿死亡率。

第七节 先天性肠闭锁与狭窄

先天性肠闭锁与狭窄是一种新生儿期常见的消化道畸形，约1/3新生儿肠梗阻为先天性肠闭锁与狭窄所致，超过一半的患儿出生时伴有其他先天性异常，如心脏畸形、气管食管瘘、胆道异常和21-三体综合征等。

一、病 因

病因尚不清楚，目前存在多种学说：

1. 肠管空泡化障碍 胚胎发育11周前，胎儿肠管上皮细胞增殖、累积，导致管腔阻塞，形成一个暂时性肠管实变期；随着胚胎发育，实变管腔出现许多空泡，并逐渐扩大融合；至第12周，又形成贯通的空腔肠管。在此过程中，若肠管发育停止则形成肠闭锁，若空腔肠管贯通不全则导致狭窄。

2. 肠系膜血运障碍 胎儿时期肠管血运障碍可导致肠管发生缺血、坏死、吸收、缺如或断裂，进而出现相应部位的肠管狭窄或闭锁。

3. 炎症 临床上肠闭锁患儿常合并腹腔粘连、胎粪性腹膜炎等疾病，闭锁肠的两端可见肉芽瘢痕组织形成，提示肠管炎症可能导致肠闭锁。

二、病 理

肠闭锁可发生于肠道任何部位，以回肠最多见，十二指肠次之，而肠狭窄则以十二指肠多见，回肠较少。病理分型多用Grosfeld改良法，分为以下五型（图17-7-1）：①闭锁Ⅰ型（隔膜闭锁），肠腔为一隔膜阻塞，肠管及系膜保持连续性，隔膜中央可有针眼大小孔隙。②闭锁Ⅱ型（盲端闭锁），闭锁两端的肠管均呈盲袋，两端间有索带相连，肠系膜保持连续性。③闭锁Ⅲa型（盲端闭锁，肠系膜分离），两盲端间肠系膜呈“V”形缺损。④闭锁Ⅲb型（苹果皮样闭锁），闭锁部位于空肠近端，闭锁的两盲端分离，远端小肠如刀削下的苹果皮样呈螺旋状排列。此型肠系膜上动脉发育异常，仅存留第一空肠支及右结肠动脉，或回结肠动脉成为闭锁远端小肠唯一的营养血管。⑤闭锁Ⅳ型（多发性闭锁），小肠多处闭锁，可呈Ⅰ、Ⅱ、Ⅲa 型同时并存，闭锁部位及数目不等。

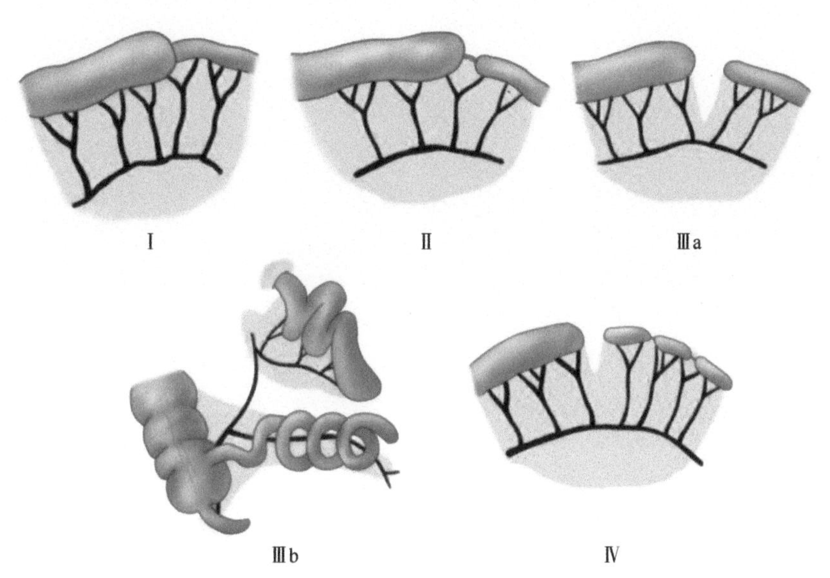

图17-7-1 肠闭锁病理分型示意图

三、临床特征

先天性肠闭锁与狭窄的发病率约为1/5000，男女发病率无明显差异。临床主要表现为肠梗阻、便秘、腹痛、进行性腹胀、胆汁性呕吐，以及出生后48小时无胎粪排出或排少量白色胶冻样便、体重增长缓慢等。症状出现的早晚和轻重取决于闭锁或狭窄的部位及程度。随着诊疗手段及外科手术技术的不断改进，患儿存活率已提升至90%～95%。

四、超声表现

1. 产前超声表现

（1）羊水增多，梗阻部位越高，羊水增多越明显；低位梗阻羊水量可正常。

（2）十二指肠闭锁与狭窄时，左上腹横切可见两个液性区，即“双泡征”，为扩张的胃及十二指肠近端，二者相通（图17-7-2）。

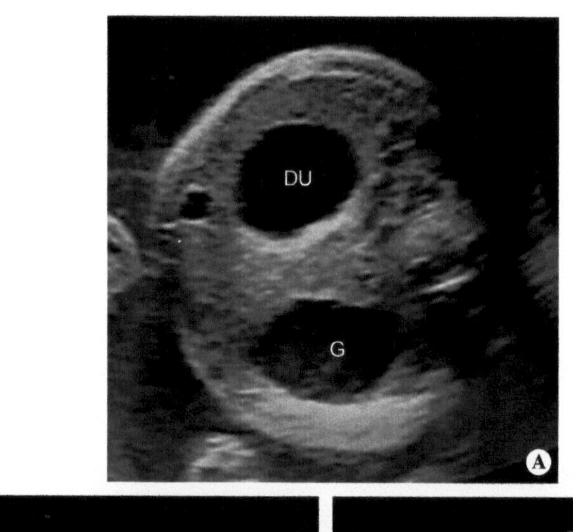

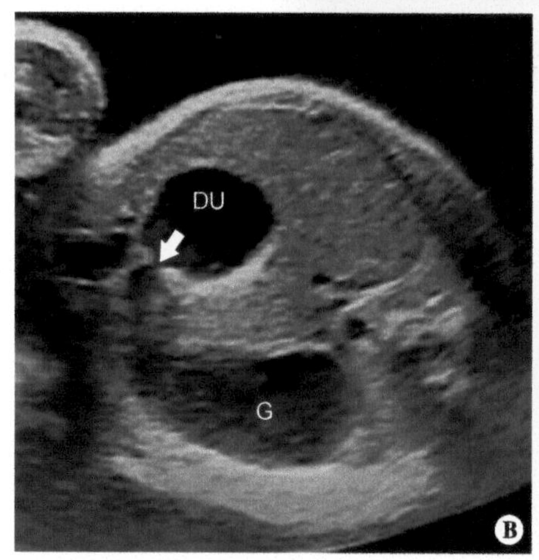

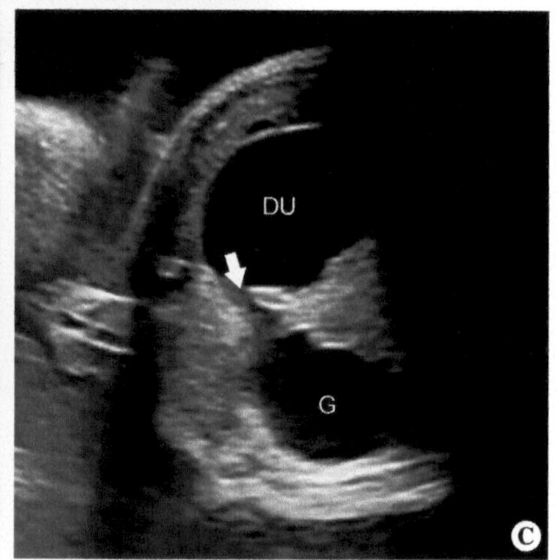

图17-7-2　十二指肠闭锁的产前超声表现

A. 胎儿上腹部见十二指肠近端充盈，呈“双泡征”；B、C. 胃与十二指肠间可见一细窄通道（箭头）

DU. 十二指肠；G. 胃

（3）空肠或回肠闭锁与狭窄时，近端肠管扩张、迂曲，扩张的肠袢位于中腹部，肠管的大小随肠蠕动发生变化。

（4）胎儿腹围可增大或出现腹腔积液。

2. 产后超声表现

（1）先天性肠管狭窄时可见病变段肠管管腔内径细窄，肠壁增厚、僵硬，蠕动减弱，肠内容物通过困难。近段肠道表现为肠梗阻积液、积气，肠逆蠕动增强，肠管极度充盈扩张时肠壁变薄。

（2）十二指肠闭锁表现为近段十二指肠段肠管扩张，肠管张力增大，十二指肠远段的肠管充盈差，显示困难。空肠及回肠闭锁表现为部分肠管扩张，最大径可达5cm，肠管壁薄、张力增大，闭锁的远端肠腔内无气体及肠内容物。当肠闭锁合并肠坏死或肠穿孔时，肠管蠕动减弱，肠管壁增厚，可见腹腔积液。

（3）Ⅰ型肠闭锁有时可见强回声条状隔膜，动态观察可见肠内容物呈线样通过隔膜。Ⅱ型或Ⅲ型肠闭锁可见呈盲管样改变的闭锁肠管（图17-7-3）。

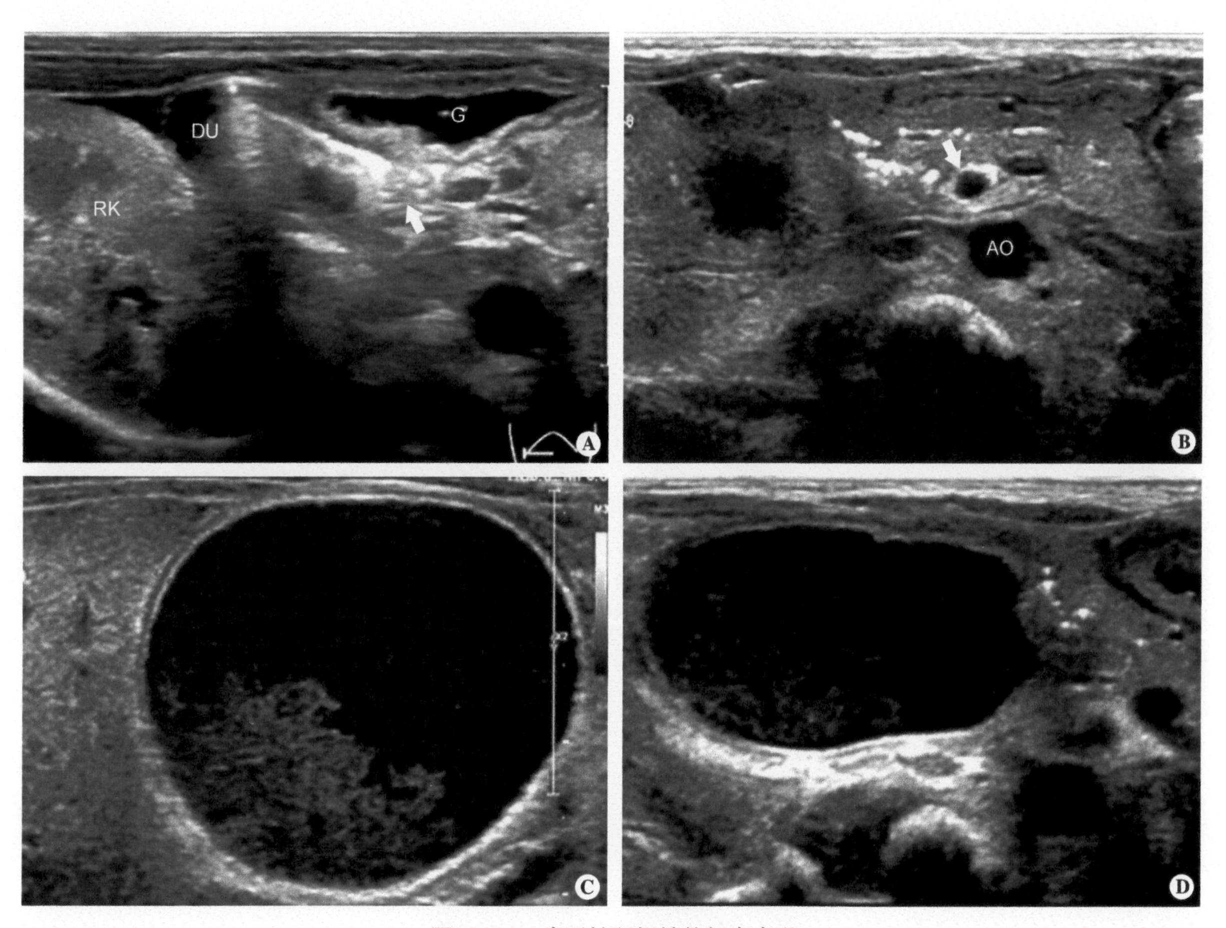

图17-7-3 先天性肠闭锁的超声表现

女婴出生后40分钟，气促，胎龄36^{+1}周，出生体重2240g，术后诊断为先天性十二指肠闭锁（Ⅱ型），十二指肠-空肠闭锁（Ⅰ型），先天性肠旋转不良。A. 经胃管注入10ml生理盐水，十二指肠球部可见液体及气体强回声，十二指肠降部（箭头）液体通过障碍。B. 肠系膜上动脉（箭头）与腹主动脉间未见正常十二指肠水平部走行。C、D. 右上腹可探及一囊性包块，壁厚约0.13cm，内部透声差；左上腹小肠腔可见气体强回声，右侧腹小肠腔内未见明显气体回声，右下腹未见回盲部结构；结肠细小，未见正常结肠框

AO. 腹主动脉；DU. 十二指肠球部；G. 胃；RK. 右肾

五、其他影像学检查

1. 腹部X线片 十二指肠闭锁与狭窄时，立位片可显示典型的“双泡征”。小肠低位闭锁或结肠闭锁显示较多扩张的肠袢和液平面，梗阻远端肠管内无气体（图17-7-4）。

2. 消化道X线造影 对于区分结肠闭锁、先天性巨结肠、胎粪性肠梗阻及小肠闭锁具有重要价值。十二指肠狭窄特征性表现为闭锁部位“鸟嘴”样中断；结肠闭锁时钡剂灌肠可见幼稚结肠及结肠充盈不全；Ⅰ型闭锁特征性表现为隔膜双侧呈平行伞样充盈，有时可发现“风袋征”，即造影剂将闭锁隔膜推向近端形成袋状。在结肠狭窄时可见造影剂从远端小而细的结肠通向近端扩张的结肠（图17-7-5）。

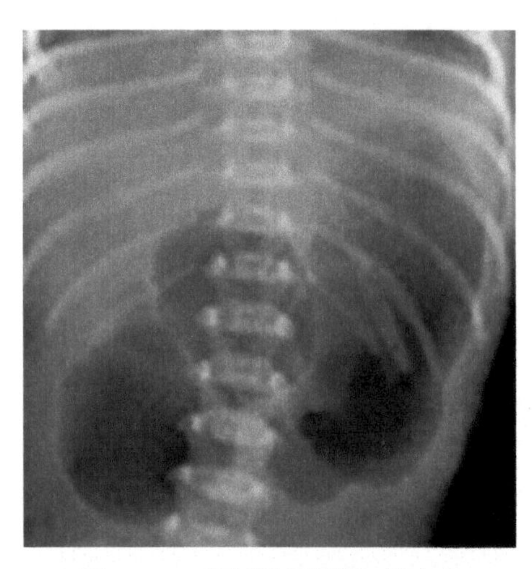

图17-7-4　肠闭锁的腹部X线表现

上腹部充气胃泡及空肠上段

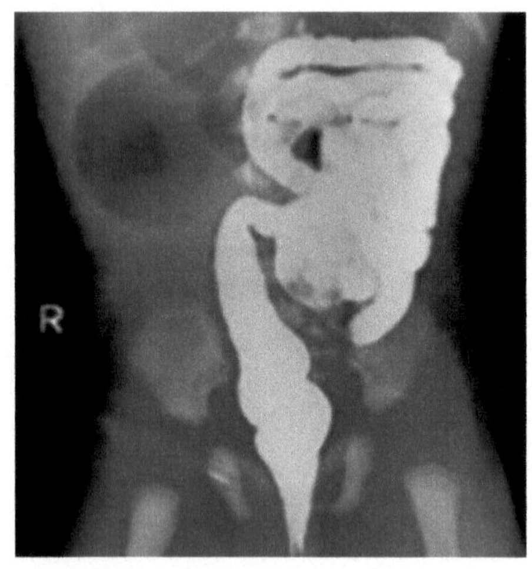

图17-7-5　先天性肠闭锁的X线造影表现

造影剂经过直肠、乙状结肠、降结肠、横结肠、升结肠至回盲部，部分回肠末段显影，以上所述肠段均位于左腹部，管径细小，管壁光滑，未见结肠袋

六、鉴别诊断

1. 环状胰腺　超声表现为十二指肠降部扩张，其远端肠管突然变细，扫查可见十二指肠远端内侧缘前后壁与胰头相延续，胰头形态异常，呈环状或半环状包绕十二指肠。

2. 肠旋转不良　主要表现为慢性肠梗阻，症状呈间歇发作。典型的超声表现为"漩涡征"，即肠系膜及肠系膜上静脉围绕肠系膜上动脉形成一个螺旋状包块。

3. 先天性巨结肠　临床表现为顽固性便秘和逐渐加重的腹胀，超声可见近端扩张肠管内不同程度的气、粪、粪石回声，后壁明显衰减，远段肠管痉挛，管腔狭小，走行僵硬，蠕动减弱或消失。

七、超声诊断注意事项

（1）高频线阵探头能够提高图像分辨率，尤其适用于婴幼儿的检查。

（2）对于怀疑先天性肠闭锁与狭窄的患儿应注意是否并发肠穿孔、胎粪性腹膜炎。

（3）怀疑肠闭锁梗阻时，不能口服有回声型胃肠超声显像剂进行检查，以免加重梗阻。

八、临床应用价值

（1）超声检查能够动态观察肠道蠕动、肠内容物通过的通畅性及是否存在隔膜。

（2）怀疑肠狭窄，超声检查未发现肠管扩张、肠梗阻时，可根据实际情况，适当使用有回声型胃肠超声显像剂或微泡超声造影剂灌肠，能提高狭窄段肠管的显示率，从而更好地显示闭锁肠管盲端。

第八节　先天性巨结肠

先天性巨结肠又称希尔施普龙病（Hirschsprung disease，HD）、肠无神经节细胞症，是肠神经嵴细胞迁移失败引起的肠神经系统发育障碍疾病，发病率约为1/5000，居消化道先天性畸形第2位，男女比例约为4∶1。

一、病　　因

目前认为先天性巨结肠是由于多基因改变与肠道微环境的相互作用，个体胚胎期神经嵴细胞发育、迁移受阻。胚胎5～12周肠神经嵴细胞未能正常侵入、增殖和向下迁移到后肠，导致受累肠壁肌间和黏膜下神经丛神经节细胞缺如，而交感神经节后肾上腺素能纤维增生、副交感神经的节前胆碱能纤维在肠壁中增生，最终导致病变肠道持续性痉挛性收缩，形成功能性肠梗阻，造成近端肠腔内容物潴留，肠腔被动性扩张，最终形成巨结肠。

二、病　　理

病理确诊先天性巨结肠的金标准是直肠黏膜吸引活检或直肠全层活检发现结肠远端黏膜下及肌间神经丛中神经节细胞完全缺如，以及肠壁远段黏膜下及肌间胆碱能神经纤维增生，形成“粗大神经丛”特征。15%～30%先天性巨结肠可合并其他畸形，以中枢神经系统畸形最多见，其次为心血管系统畸形、泌尿系统畸形和其他胃肠道畸形。

三、临床特征

先天性巨结肠常见的症状为肠梗阻、顽固性便秘及反复发作的小肠结肠炎。患儿多有营养不良、发育迟缓，90%于出生后6个月内发病，5%可发生肠穿孔。临床查体可触及直肠壶腹部空虚，肛管狭窄，拔指后有爆破样排气、排便，另于腹部可触及扩张肠管形成的腊肠样包块。

先天性巨结肠根据形态学大致分为三段（图17-8-1）：①狭窄段，无神经节细胞；②移行段，可出现神经节细胞及过度生长的神经纤维，但结肠功能不正常；③扩张段，有神经节细胞，肠管被动性扩张。

根据病变范围可分为6型：①超短段型，病变局限于直肠远段；②短段型，病变累及直肠近中段；③常见型（普通型），病变累及直肠近段及直肠乙状结肠交界处；④长段型，病变达乙状结肠和降结肠；⑤全结肠型，病变累及全结肠；⑥全肠型，病变可累及小肠甚至可达十二指肠。80%～90%患者病变仅累及直肠乙状结肠，以常见型最为多见，约占75%，全肠型罕见。

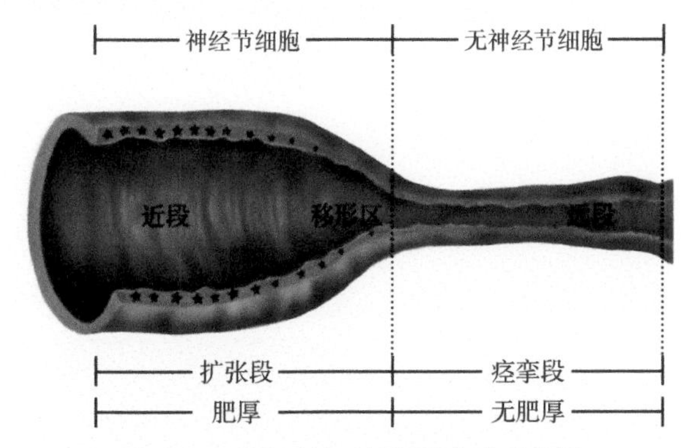

图17-8-1 先天性巨结肠形态学示意图

四、实验室检查

呕吐脱水、酸中毒、继发感染时可有相应实验室指标异常。

五、超声表现

（1）痉挛段肠管瘪陷细小，不易显示，肠管走行僵硬，动态观察未见肠蠕动（图17-8-2）。

（2）痉挛段上游肠管不同程度增宽，内径可达4～5cm，肠壁未见明显增厚，肠腔内可见大量气体与液体混杂，后壁衰减明显，探查过程中可见肠管不规则蠕动频繁，肠内容物翻滚。

（3）痉挛段下游肠管管腔小，肠内容物少。

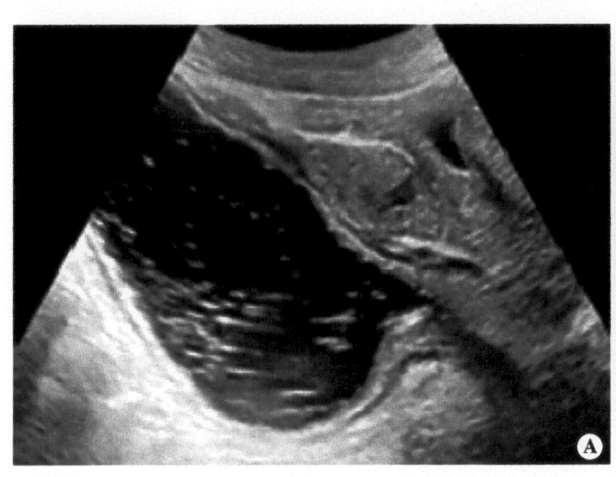

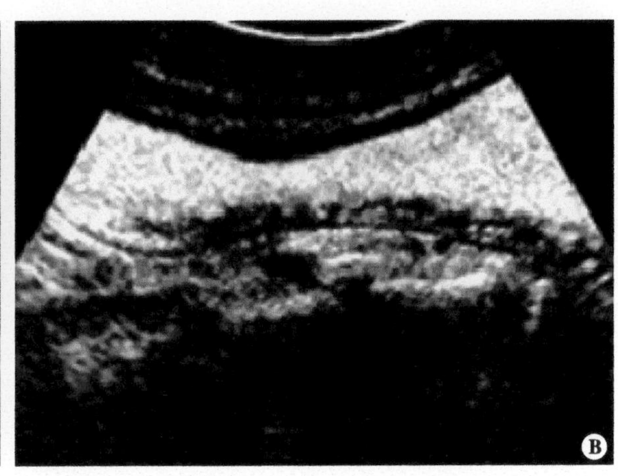

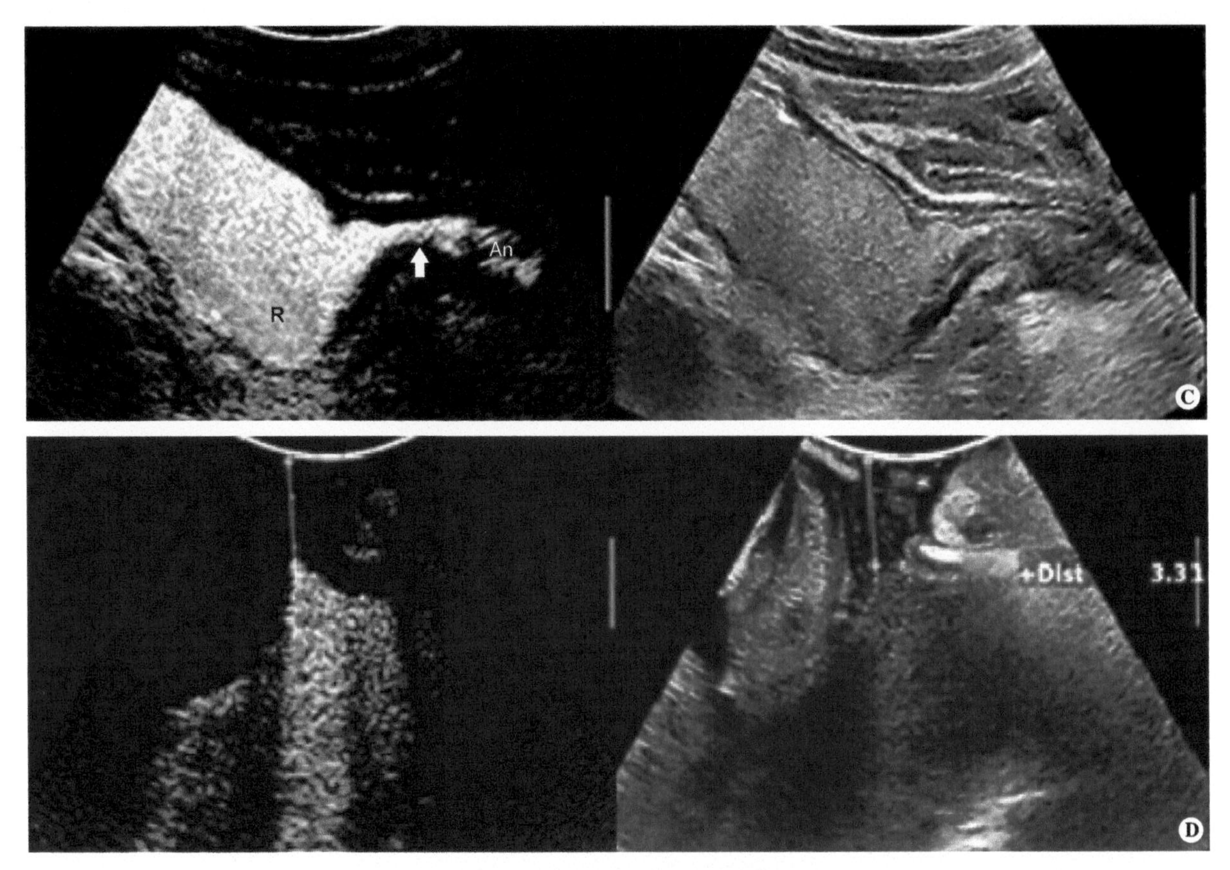

图17-8-2　先天性巨结肠的超声表现

A. 直肠腔扩张；B. 经肛门注入微泡超声造影剂，超声造影显示降结肠内径无增宽；C. 肛缘向上2.5cm肛管变窄（箭头），内径约0.4cm，其上方见一漏斗形移行区，长约1.5cm；D. 经会阴超声检查，肛门皮肤至直肠狭窄处约距离3.3cm

An. 肛管；R. 直肠

六、其他影像学检查

1. 腹部立位X线检查　主要表现为低位肠梗阻的征象，如结肠明显扩张、结肠袋消失、直肠内无气体影，部分可见液气平面。

2. 钡剂灌肠X线检查　明确的肠道狭窄段和扩张段是先天性巨结肠最为重要的征象，狭窄段常呈不规则的锯齿状，扩张段内可见大量粪块形成的充盈缺损；其他如乙状结肠下段不规则收缩波和粪钡相混征，灌肠24小时后仍有钡剂残留也是先天性巨结肠的表现，但缺乏特异性（图17-8-3）。

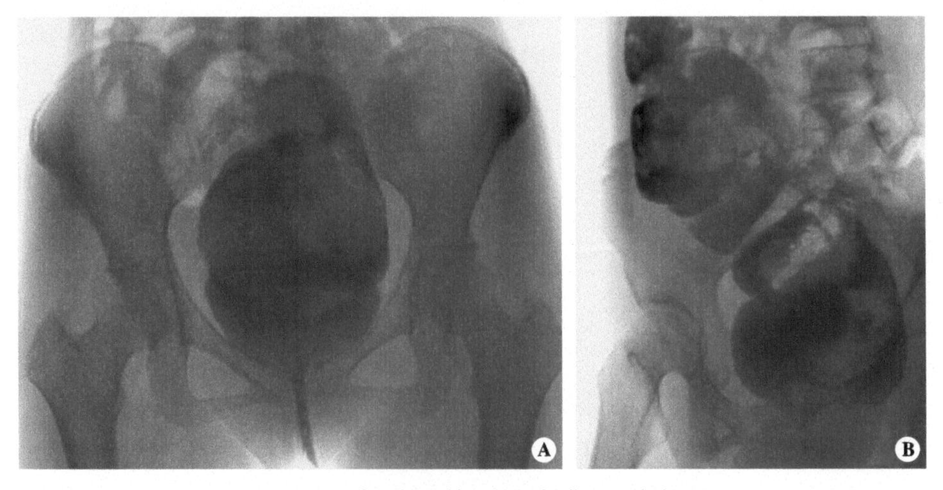

图17-8-3　先天性巨结肠的钡剂灌肠X线表现

A. 可见直肠狭窄段及移行段；B. 大部分直肠及乙状结肠扩张

七、鉴别诊断

1. 先天性巨结肠同源病　包括肠神经元发育不良、肠神经节细胞减少症、肠神经节细胞未成熟症，以便秘、腹胀为主要临床表现，与先天性巨结肠合称为肠神经元发育异常，鉴别诊断依靠病理活检，同源病的病理特征是病变肠段神经节细胞存在数量与质量异常。

2. 特发性巨结肠　为后天获得性，病因不明，肠管不存在器质性病变。便秘多始于儿童期后，患儿通常能进食，不呕吐，洗肠后腹胀症状可缓解，上述症状可反复发作。影像上可见直肠以上结肠扩张，无明确的狭窄段和移行段，确诊需要病理活检。

3. 后天性巨结肠　该病以成人多见，由炎症或肿瘤等引起肠腔狭窄，狭窄近段肠管扩张程度较轻，有原发疾病的相关表现。

4. 功能性便秘　直肠压力检测可见直肠受膨胀性刺激后内括约肌立即发生反射性放松，压力下降，与先天性巨结肠患儿在受到膨胀性刺激后内括约肌不放松，且发生明显收缩使压力增高的表现相反。

八、超声诊断注意事项

（1）超声检查容易受到大肠内气体及内容物干扰，经腹部超声检查甚至只能显示大肠前壁后方内容物的强回声，而后方衰减无法显示，无法测量肠腔内径。因此，最好在灌肠通便后再检查，可较清晰显示结直肠走行、肠腔及肠壁情况。

（2）经肛门灌注有回声型胃肠超声显像剂或微泡超声造影剂进行超声检查时，灌注液体量不可过多，以免加重患儿腹胀及危险性。

（3）全结肠型巨结肠患者的小肠普遍积液扩张，结肠细小不易显示，表现为低位小肠梗阻征象，需注意鉴别。

九、临床应用价值

常规超声检查对先天性巨结肠的诊断价值有限，经肛门灌注有回声型胃肠超声显像剂或微泡超声造影剂进行超声造影检查可明显改善结直肠显示情况，较准确测量结直肠内径和发现狭窄段，对先天性巨结肠诊断有重要参考价值，但确诊仍依赖于病理学检查。

第九节　先天性直肠肛门畸形

先天性直肠肛门畸形是后原肠尾端发育异常的一组疾病的总称，为最常见的消化道畸形，患儿肛门无孔伴远段肠管盲端伴或不伴泌尿系瘘、生殖道瘘或会阴瘘，常伴有盆底肌肉、骶尾骨及骶神经、泌尿生殖系等发育畸形。

一、病　因

从妊娠第5周始，外胚层向内发展形成肛凹，并逐渐加深接近直肠。妊娠第8周直肠肛膜破裂，直肠与肛凹相通，形成正常的肛管直肠。如肛管与直肠融合贯通不全，可形成肛门狭窄或闭锁等。胚胎发育障碍发生的时间越早，肛门直肠畸形发生的位置越高。

二、病　理

先天性直肠肛门畸形可分为四种类型（图17-9-1）：①直肠或肛门狭窄，直肠和肛门完整且相通，但直肠或肛门狭窄；②肛门膜状闭锁，直肠正常，肛门部有凹陷，直肠与肛门间有膜状结构阻挡不相通；③直肠肛门闭锁，此型最为多见；④肠下端闭锁，呈盲端，但肛门外形与结构、肛门括约肌均正常。

三、临床特征

本病男性发病多于女性，女性约90%出现瘘管，多为直肠阴道瘘，而男性约70%出现各种瘘管，多为直肠膀胱瘘、直肠尿道瘘、直肠会阴瘘。该病在新生儿中的发病率为1：（1500～5000），患儿无肛门，表现为出生后即出现不同程度的低位肠梗阻表现。

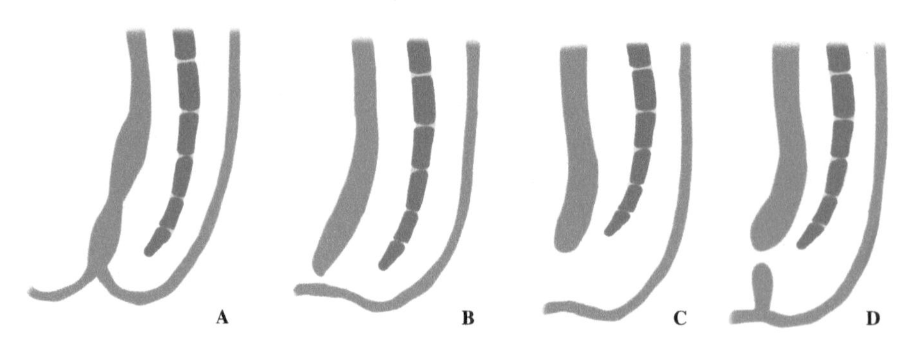

图17-9-1 先天性直肠肛门畸形示意图

A. 肛门狭窄；B. 肛门闭锁（低位肛门闭锁）；C. 直肠肛门闭锁（高位肛门闭锁）；D. 直肠闭锁（肛门正常）

四、超声表现

（1）各种不同畸形类型，超声表现各异，可选用小儿凸阵探头经会阴扫查，更为灵活。

（2）表现为近端直肠扩张，肠腔内可见大量气体与液体混杂，后方衰减明显，气液交界面可见彗尾征。

（3）直肠/肛门闭锁时，直肠下端呈盲端。

（4）怀疑直肠或肛门狭窄时，经肛门注入造影剂，可显示狭窄肠管。

（5）经肛门注入造影剂，扫查后发现部分患者直肠下端有瘘管连至尿道、膀胱、阴道、会阴等。

五、其他影像学检查

1. X线检查 能够测定直肠闭锁高度，判断有无泌尿系统瘘及继发性巨结肠。直肠膀胱瘘者可于膀胱内见气体或气液平面。尿道膀胱造影时造影剂可充填瘘口部，出现憩室样影。

2. MRI检查 能够清晰显示肛提肌及肛门括约肌的发育情况，多平面观察直肠肛管畸形的闭锁水平、有无瘘管，评估盆底肌群的发育情况及上端直肠的关系、骶尾椎、骶髓等，以及泌尿生殖系统的发育异常。

六、鉴别诊断

本病应与先天性巨结肠相鉴别，后者是肠道神经节细胞缺失导致肠道蠕动功能障碍，造成近段肠管内容物淤积，超声检查可见痉挛段肠管狭窄，近段肠管显著扩张。先天性直肠肛门畸形是因为直肠下段闭锁或狭窄导致近端肠管继发性扩张，探查到肛门结构缺失或直肠下段呈盲端可明确诊断。

七、超声诊断注意事项

（1）根据患者直肠肛门闭锁的不同分型，可灵活选用高频线阵探头、小儿凸阵探头、经直肠腔内探头。

（2）应用经直肠腔内探头操作时应动作轻柔，探头缓慢推进，如遇阻力不可暴力推挤探头。

（3）对于肛门狭窄或肛门正常的直肠闭锁，可经肛门逆行灌入造影剂，有利于显示狭窄的肠管或闭锁的直肠盲端。伴有瘘管时可增强细小瘘管的显示，并可观察瘘管的内外口。

第十节 异位胰腺

1729年Jean-Schultz首次报道了异位胰腺，其定义为在与胰腺没有解剖学或脉管联系的其他部位出现胰腺组织结构。异位胰腺可发生于任何年龄，但好发于40～50岁，男女比例接近。

一、病 因

异位胰腺是一种先天性变异，病因与发病机制尚不明确。有研究表明，胚胎发育时期胰腺胚芽细胞在前肠转位及腹胰、背胰融合过程中遗留在原肠壁，随后在原肠发育分化过程中被带入相应器官。也有理论表明，异位胰腺是位于胰腺以外组织器官内的原始干细胞出现了异常分化所致。

二、病　　理

异位胰腺的发生部位主要是胃，其次是十二指肠，其他如空肠、回肠、结肠、后腹膜、网膜等部位均可发生。异位胰腺最常见的组织学发生部位是黏膜下层和肌层，最常见的病理组织学改变是导管囊性扩张。异位胰腺常伴发其他病理改变，如黏膜浅表溃疡或糜烂，也可发生癌变，但罕见。

三、临床特征

大多数病例是在成年后出现症状，可能是随着年龄增长，异位病灶增大，并出现临床症状。临床表现为上腹痛、反酸、烧心、嗳气、呕血、黑便等，缺乏特异性，并且症状与病灶解剖位置、病理结构、大小、功能状况和病变发展程度等因素有关。

异位胰腺的临床与病理诊断符合率较低，经消化内镜或CT检查常误诊为息肉、间质瘤甚至癌。异位胰腺没有症状或病灶较小时，可观察随访。当异位胰腺出现症状，或出现并发症（如出血、梗阻），或病灶比较大，怀疑有恶变时应进行手术治疗。

四、超声表现

（1）病灶多位于胃肠壁黏膜下层，或黏膜层/黏膜下层，当病灶较大时，多无法区分病灶来源于胃肠壁层次。

（2）病灶大小多为1～2cm，呈椭圆形、类圆形或扁平形（图17-10-1）。

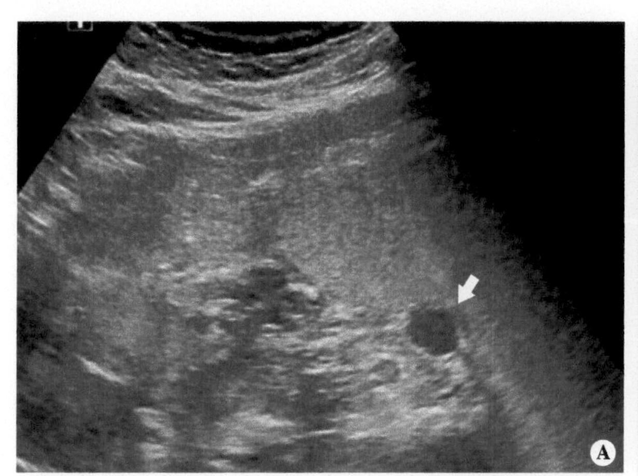

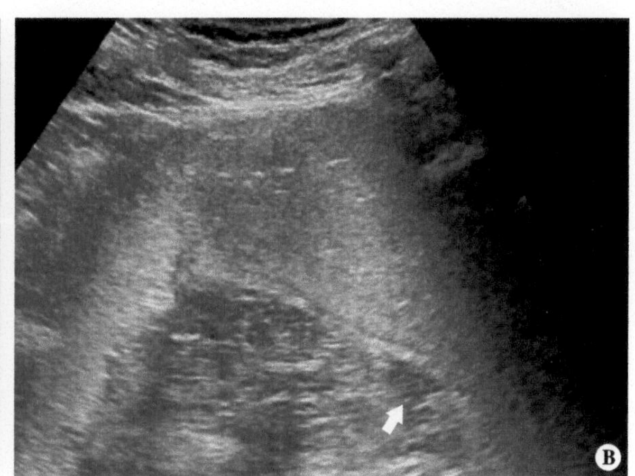

图17-10-1　胃异位胰腺的超声表现

A. 胃体部低回声结节（箭头）；B. 结节向胃外生长（箭头），似起源于黏膜下层

（3）病灶边界清晰或欠清晰，缺乏包膜回声。

（4）病灶呈中等、偏低或偏高回声（图17-10-2），回声高低与病灶深度、超声探头频率有一定关系。

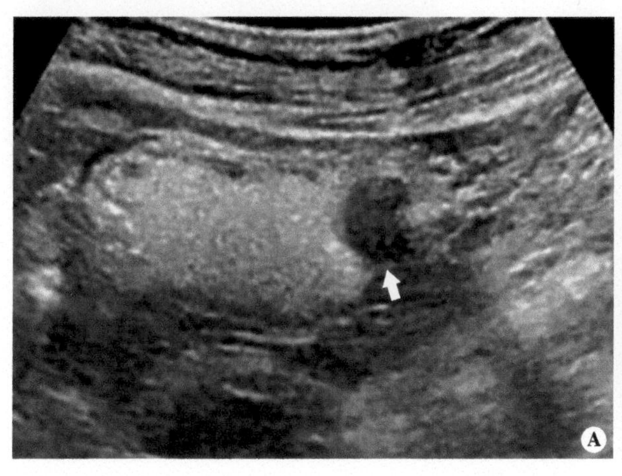

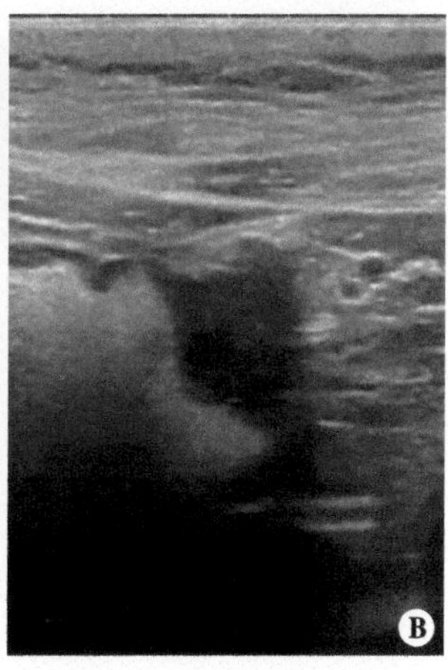

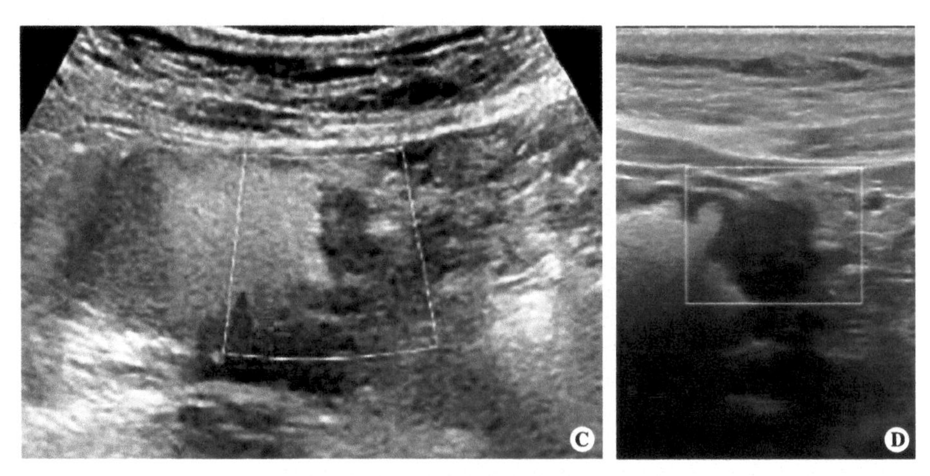

图17-10-2　胃异位胰腺的超声表现

A、B. 胃体大弯壁低回声结节（箭头），大小约1.5cm×0.9cm，形态欠规则，局部黏膜下层消失；C、D. 结节内未见血流信号

（5）当病灶较小时，内部回声较均匀，当病灶较大时可出现囊性变。

（6）病灶血流信号与病理分型相关，腺泡为主型血流信号较丰富（图17-10-3），而血流信号不丰富者内部构成以导管及增生平滑肌为主。

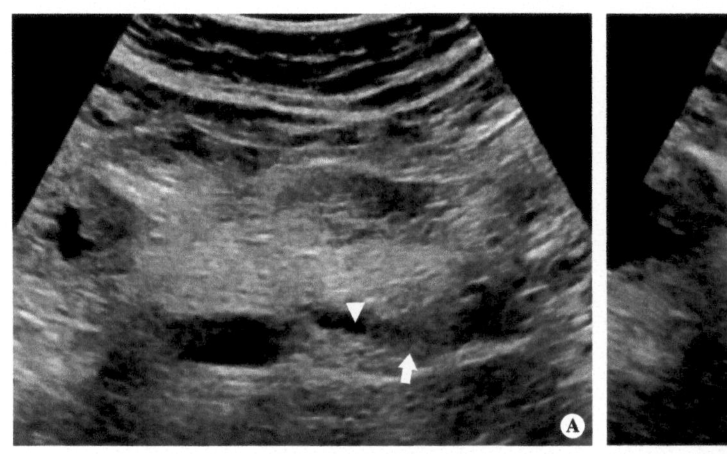

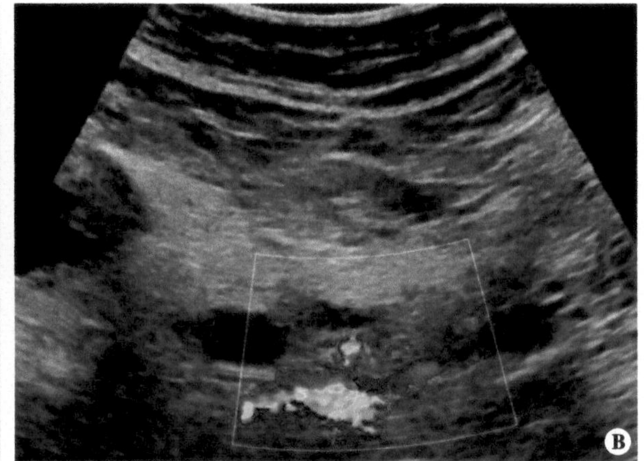

图17-10-3　十二指肠异位胰腺的超声表现

A. 十二指肠降部壁明显增厚（箭头），肠腔狭窄（三角）；B. CDFI可见血流信号

五、其他影像学检查

1. CT检查　多表现为单发病灶，呈类圆形或椭圆形，长径/短径比值多大于1.4，呈腔内生长方式，增强扫描后强化程度、模式与正常胰腺类似（图17-10-4）。

2. 内镜检查　表现为胃黏膜下隆起，呈丘状、半球形或球形，基底部较宽，边界不明显，表面可见脐样、盘样或新月样凹陷（图17-10-5）。

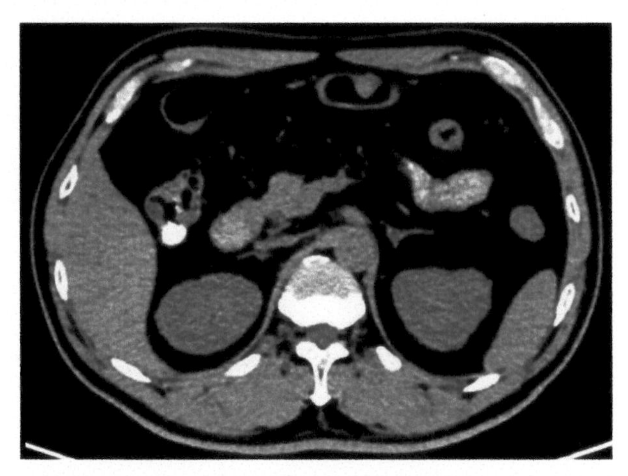

图17-10-4　胃异位胰腺的CT表现

胃体大弯侧小结节，大小约1.2cm×1.0cm，边界清楚

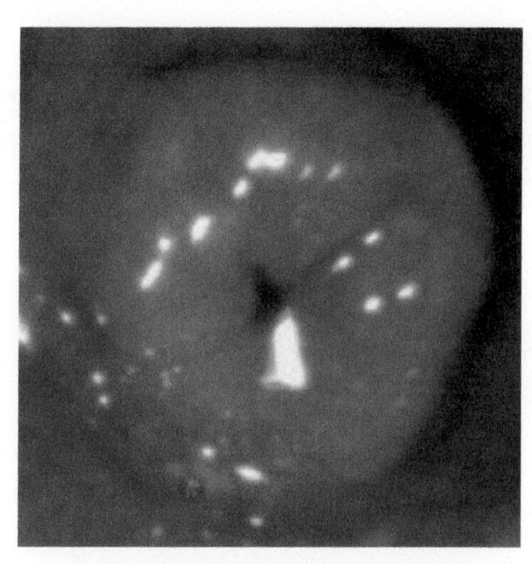

图17-10-5 异位胰腺的内镜表现
胃窦壁结节样隆起，中央可见脐凹

六、鉴别诊断

1. 胃肠间质瘤 多见于胃部，尤其是贲门胃底壁；胃肠间质瘤大多起源于肌层，大小差别较大，从数毫米到十几厘米不等，多呈类圆形，病灶较大时形态不规则，常发生囊变，血流信号多丰富。

2. 脂肪瘤 多位于胃肠壁黏膜下层，表面光滑，有包膜回声，呈圆形或椭圆形，多呈高回声，后方可出现回声衰减。

3. 血管瘤 是一种黏膜下或浆膜下的血管畸形，可发生出血并发症。病灶呈低回声或中等回声，回声不均匀，内可见纤维条索回声，甚至呈蜂窝状，形态欠规则，可见血流信号。

七、超声诊断注意事项

（1）超声诊断异位胰腺的第一步是发现病灶。异位胰腺病灶常较小，超声检查时应饮水或口服有回声型胃肠超声显像剂充盈胃腔，系统全面扫查，尽量避免漏诊。

（2）异位胰腺声像表现有时与脂肪瘤、间质瘤等黏膜下肿瘤难以鉴别，超声检查应密切结合临床及内镜检查，准确判断病灶所在胃肠壁层次，有助于病灶的定性诊断。

八、临床应用价值

（1）异位胰腺多位于胃部，超声检查多可发现1cm以上的病灶，通过饮水或有回声型胃肠超声显像剂充盈胃腔后可较清晰显示胃壁层次结构，对于胃异位胰腺的诊断与鉴别诊断具有重要参考价值。

（2）胃超声检查受患者腹壁厚度、胸廓前后径等影响，对于肥胖患者显示效果欠佳，尤其容易漏诊位于贲门胃底部的小病灶。

（3）经腹部超声检查诊断十二指肠异位胰腺较困难，常由于并发炎症狭窄后就诊，容易误诊为肿瘤，定性诊断价值有限。

第十一节 膈 疝

膈疝为腹腔内或腹膜后脏器或组织穿过膈肌的缺损突入到胸腔所致，分为创伤性和非创伤性两大类，非创伤性又分为先天性与后天性两类。

一、病 因

膈肌周边附着部位分为三部分，即胸骨部、肋骨部（左右两侧）及脊柱部。膈疝好发部位有三处（图17-11-1）：①双侧肋骨后缘与腰部肋弓外缘间各有一个胸腹裂孔，或称Bochdalek孔，形成胸腹裂孔疝；②胸骨外侧缘与两侧肋骨内侧缘之间的Morgagni孔，形成胸骨后疝；③食管裂孔，形成食管裂孔疝。

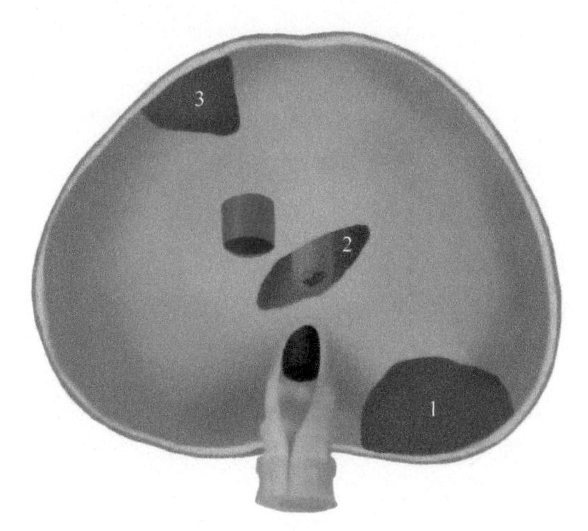

图17-11-1 膈疝好发部位示意图
1. 胸腹裂孔疝；2. 食管裂孔疝；3. 胸骨后疝

在胚胎第9周时，横膈外侧及后部的膜样结构逐渐肌肉化，一般左侧闭合稍晚于右侧，如果膈肌闭合不全，部分腹腔脏器通过缺损处进入胸腔，则形成先天性膈疝。最常见的类型为胸腹裂孔疝，占70%～90%，多见于左侧，常伴有肠旋转不良、先天性心脏病及肺发育不良。胸骨后疝和食管裂孔疝较为少见。

后天性膈疝约90%为食管裂孔疝，好发于50岁以上人群，女性多见，致病因素大多认为与肥胖、手术损伤及腹腔内压力长期升高有关。食管裂孔疝为食管裂孔增大所致，主要分为3种类型：Ⅰ型为滑动型疝，疝囊在体位和腹腔压力改变时可还纳入腹腔，食管裂孔疝中有80%～90%为滑动型疝，胃食管连接部移到膈上方；Ⅱ型为食管旁疝，胃食管连接部在正常位置，胃底通过食管旁膈裂孔疝入胸腔；Ⅲ型为混合型疝，胃食管连接部和胃底均在膈上部（图17-11-2）。

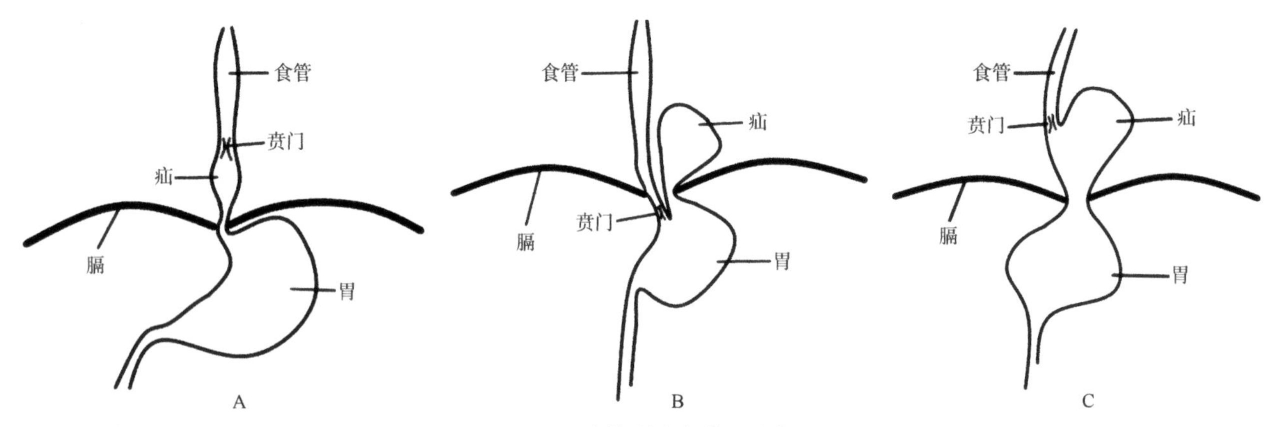

图17-11-2　食管裂孔疝分型示意图

A.滑动型疝；B.食管旁疝；C.混合型疝

二、临床特征

1. 食管裂孔疝　疝囊比较小的患者多数无明显临床症状，而疝囊较大者会引起胸骨后或剑突下烧灼感、反酸、上腹疼痛、吞咽困难、呕吐等；如果合并疝囊炎或食管炎，患者可因慢性出血而表现为贫血；如果发生疝囊嵌顿，患者可出现吞咽困难、呕吐、腹痛及消化道急性出血症状；疝囊较大压迫心肺和纵隔，患者可出现呼吸困难、心悸、气促。

2. 胸腹裂孔疝　发病时间多在出生后6小时以内，大多无疝囊，疝内容物可为全部小肠、部分结肠、脾和肝左叶。患儿胸腔脏器明显受压，出现呼吸困难、发绀，在哭闹和进食时加重。疝入的消化道可发生急慢性梗阻、嵌顿、绞窄，严重者可出现发热、心率快、血压下降、休克等中毒或循环衰竭的表现。

三、实验室检查

本病的实验室检查无特异性表现，当消化道功能障碍时可引起电解质紊乱及酸碱平衡失调，消化道出血可引起不同程度的贫血。

四、超声表现

1. 食管裂孔疝　膈肌食管裂孔增宽，＞2.5cm。胃肠超声造影检查有助于食管下段及胃腔的显影，多数患者在平静状态下能观察到膈上疝囊（图17-11-3，图17-11-4）。部分患者可观察到胃壁滑动征，即随呼吸和腹压变化，胃壁于膈肌上下滑动，疝囊大小也随之变大或者缩小，造影剂也同步往返于膈下的胃腔及膈上的疝囊。当胃底部疝入时，胃底横膈与贲门距离缩短并上抬，当胃底部全部疝入时，胃底横膈无法探及。

2. 其他类型膈疝　膈肌回声中断，可见肺及纵隔移位，疝入的脏器可能为脾、肾、肝等实质性脏器，也可为胃、肠等空腔脏器（图17-11-5）。如有较多的脏器疝入胸腔，则腹部显示较为空虚。

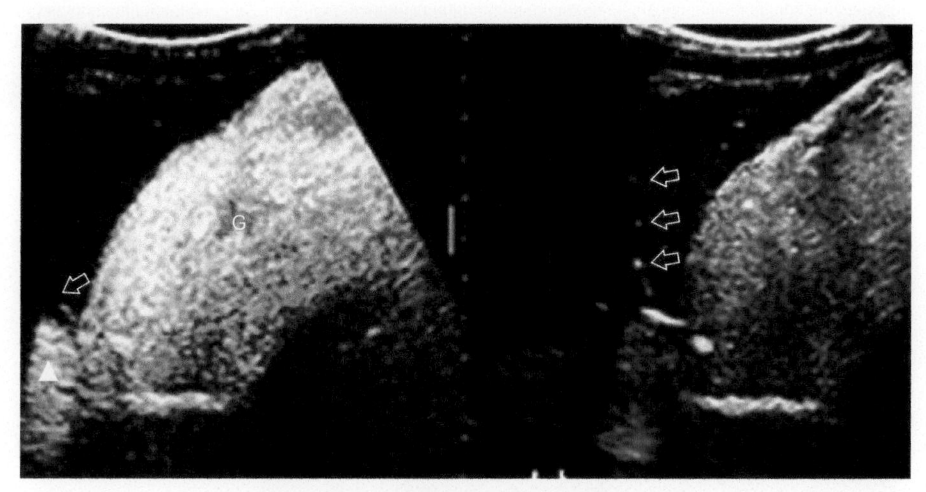

图17-11-3　食管裂孔疝的超声表现（1）

口服微泡超声造影剂显示膈上疝囊（三角），箭头显示横膈。G. 胃

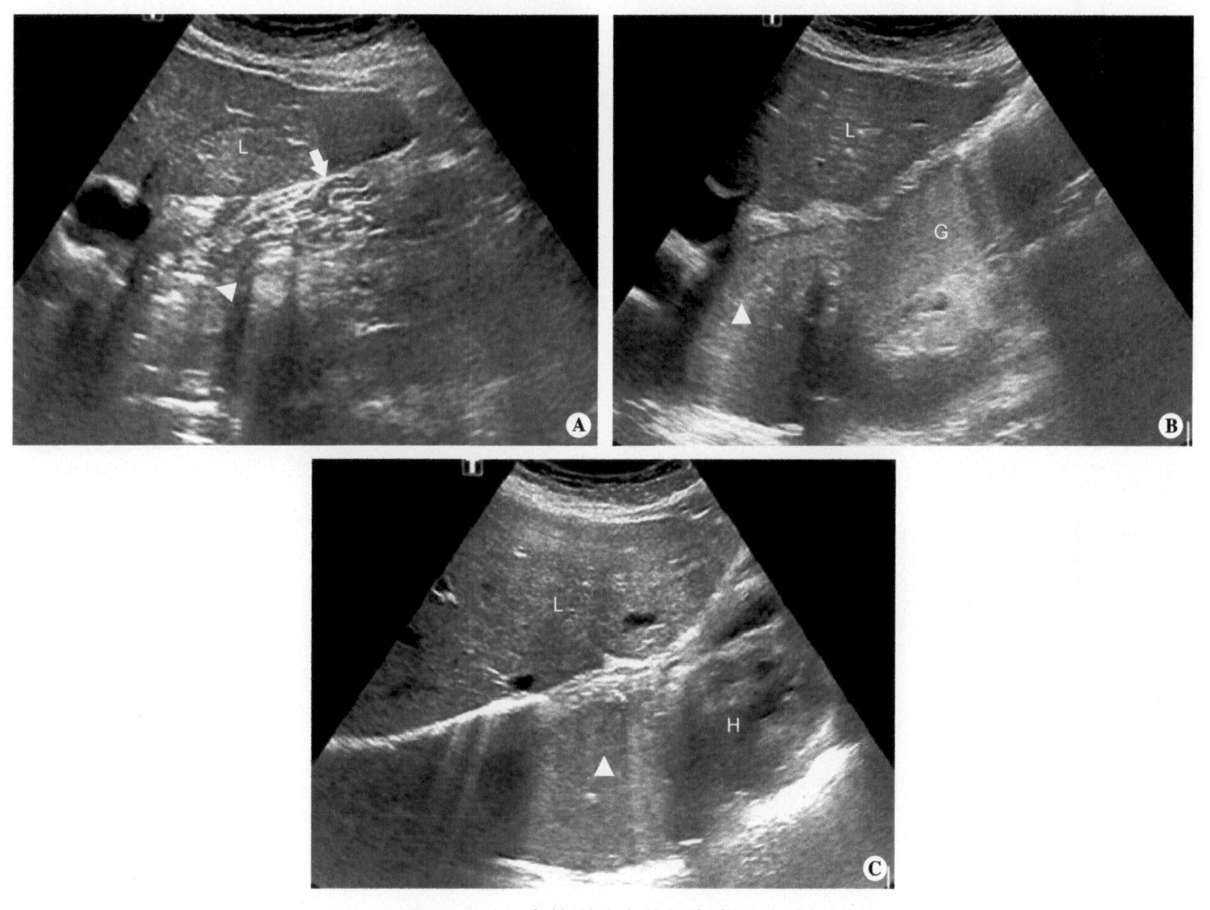

图17-11-4　食管裂孔疝的超声表现（2）

A. 空腹状态下，食管贲门长轴切面，显示原贲门位置（箭头）见大量胃黏膜皱襞回声，原食管部位呈囊袋样（三角），内见液体气体回声；B. 口服有回声型胃肠超声显像剂，食管贲门长轴切面，原食管部位见充满高回声型胃肠超声显像剂的囊袋样结构（三角），与胃腔相通；C. 剑突下斜切，肝脏后上方可见充满胃肠显像剂的胃腔（三角），其左侧可见心脏

G. 胃腔；H. 心脏；L. 左肝

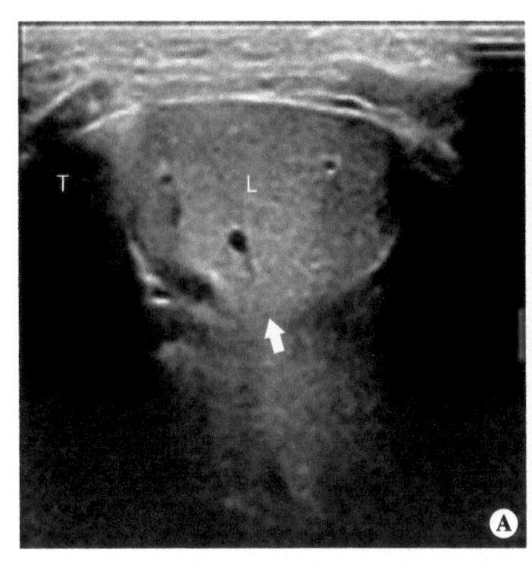

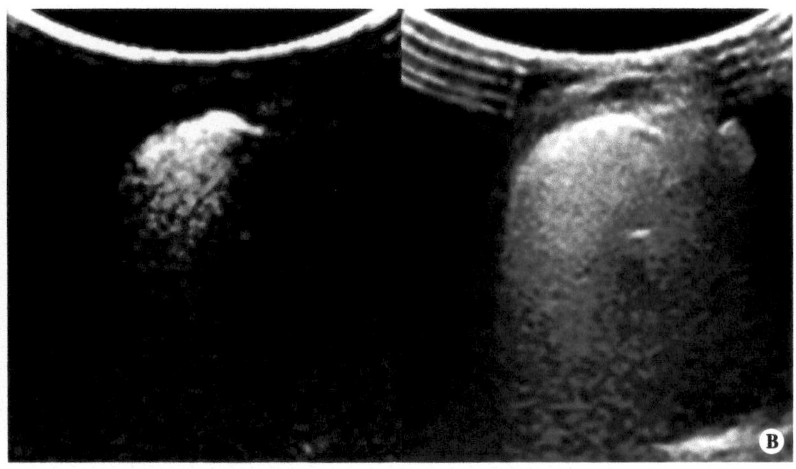

图17-11-5　膈疝的超声表现

A. 右肝（L）部分经横膈缺损处（箭头）突入胸腔（T）；B. 经直肠注入微泡超声造影剂，显示部分横结肠位于胸腔

五、其他影像学检查

1. 胸部X线检查　可以观察到假膈面升高或模糊不清，胸腔内见较大的液气平面、胃肠影，纵隔向健侧移位，中下肺野见囊状、蜂窝状透亮影或小片状软组织密度增高影，侧位观察可见跨叶征（图17-11-6）。

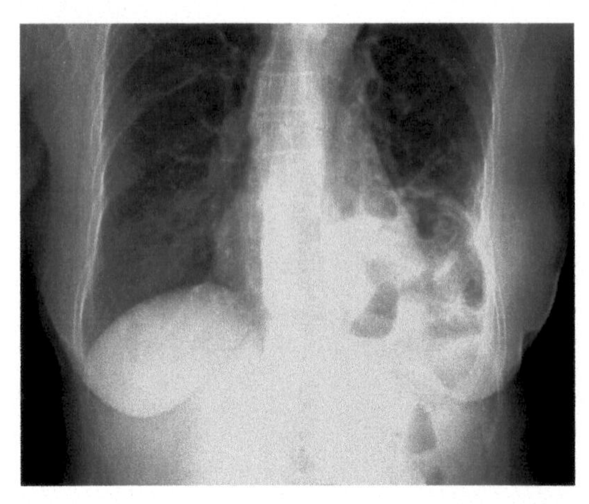

图17-11-6　左侧膈疝的X线表现

2. 消化道钡剂X线造影　主要用于食管裂孔疝的诊断，通过吞咽动作动态观察胃食管连接部的影像，可发现膈上疝囊，疝囊内见胃黏膜。

3. CT检查　表现为膈肌缺损、膈面轮廓不清，假膈肌抬高，胸部出现积气、积液影或肿块影，胸腔中下部出现囊状或蜂窝状影（图17-11-7）。

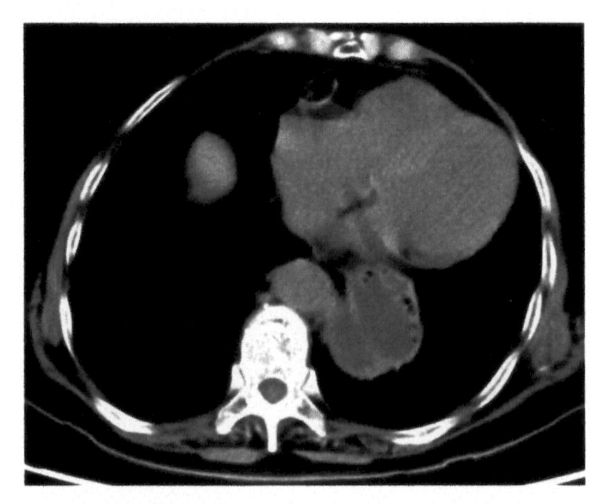

图17-11-7　食管裂孔疝的CT表现

4. 消化道内镜　主要用于食管裂孔疝的诊断，内镜下观察可见齿状线上移，贲门口松弛扩大，腹压升高时可观察到橘红色的胃底黏膜疝入食管内，合并反流性食管炎者可见食管下段黏膜粗糙充血、糜烂溃疡甚至出血。

六、鉴别诊断

1. 胃食管反流　反流严重者也常见食管裂孔增宽，贲门开放，膈上食管内残留较多量造影剂，易被误诊为食管裂孔疝，但是胃食管反流者膈上食管无局部膨胀的疝囊样表现，胃底横膈状态正常，胃底无变浅。

2. 食管膈壶腹 表现为食管下段梭形的囊性膨大，但其膈肌食管裂孔无增宽，不能显示B环，吞食少量造影剂后大部分可从壶腹排空，可与食管裂孔疝相区别。

3. 膈膨升 膈膨升者膈面升高，导致腹腔脏器位置上移，影像学检查易与膈疝相混淆，然而膈膨升的膈肌是完整的，无胸腹腔的贯通感，可与膈疝相区别。

七、超声诊断注意事项

（1）膈疝系腹腔脏器疝入胸腔内，由于受肺气干扰，超声检查声窗受限。超声检查时可选用小凸阵探头，多部位、多途径扫查，提高诊断灵敏度。

（2）口服有回声型胃肠超声显像剂或微泡超声造影剂后进行超声检查，通过变化体位、动态扫查可获得更多有价值的诊断信息，有助于提高诊断准确性。

八、临床应用价值

（1）X线及CT检查对于膈疝的诊断具有较高的诊断价值，而超声检查由于受到胸腔气体干扰，多难以完整显示疝入胸腔内的腹部脏器，诊断价值有限。

（2）口服有回声型胃肠超声显像剂或微泡超声造影剂，超声造影动态观察常可显示部分疝入胸腔的胃肠腔，尤其对于食管裂孔疝诊断有一定参考价值。

第十二节 先天性脐疝

先天性脐疝又称先天性脐带疝，是一种罕见的先天性异常，指肠管通过脐带环疝入正常插入的脐带基底部，偶见其他脏器疝入。不同于出生后诊断的脐疝，先天性脐疝发生在胚胎的早期阶段，被认为是持续的生理性中肠疝，可在妊娠早期对其进行检测。其发病率约为1∶5000，以男性为主，男女比例为3∶1。

若产前诊断明确，在新生儿出生的最初数小时内，轻轻挤压通常会使疝内容物减少，然后进行脐成形术，其预后良好。但由于对该疾病缺乏认识，常被漏诊和误诊。因此，若能通过产前超声正确认识并诊断该疾病，可减少分娩时因脐带被夹紧所致医源性肠损伤的发生，另外也可减少因误诊为脐膨出行保守治疗后所致肠坏死的发生。

一、病　　因

先天性脐疝的病因尚不清楚，通常认为是一种孤立性的异常，与染色体异常无关，可能与早产、肠旋转不良、肠套叠、脐肠系膜管未闭等有关。而脐带环闭合失败可能是先天性脐疝形成的发病机制。

随着肠管的延长发育，在妊娠第5～6周，肠袢开始快速生长，而此时腹腔容积的增长相对滞后，腹腔内的肠袢突入脐腔中，形成生理性中肠疝，至妊娠第10～12周，腹腔容积增大，肠袢由脐腔返回腹腔，生理性肠疝消失，脐环收缩脐腔闭锁。若此时肠管粘连或者肠袢与脐带壁粘连，导致一部分肠管不能完全回到腹腔，因而滞留在脐基底部，则形成先天性脐疝。

二、病　　理

先天性脐疝的脐环分化发育完整，腹壁的皮肤、肌肉、筋膜等层次位置发育完整，疝囊里层被覆内腹膜，外层大部分被覆脐带的羊膜，囊腔内包含肠管或其他可移动的腹腔内脏器。

三、临床特征

新生儿先天性脐疝临床表现为腹部中央脐带处见一透明的囊，内含有小肠，脐带正常插入脐环，脐环四周皮肤完整，皮肤袖从腹壁延伸至囊颈部，腹壁层次结构完整；当疝出的小肠范围较小，仅表现为脐带基底部异常增厚。如果出生时脐带被夹紧，会引起肠道损伤，如肠梗阻、肠闭锁及肠坏死等。如果产前诊断明确，在出生的最初几个小时内，轻轻挤压通常会使疝内容物减少，然后进行脐成形术，其预后良好。

四、超声表现

产前超声主要通过观察脐带腹壁插入的位置及疝内容物来诊断与鉴别诊断本病。先天性脐疝特征性的声像图表现如下：

（1）胎儿脐带根部见一实性包块，其内容物主要为肠袢，超声表现为高或等回声，可见蠕动。

（2）脐带腹壁插入位置正常，即脐带插在正常的脐环位置，脐环周围腹壁连续，未见中断。

（3）彩色多普勒超声检查可显示脐带腹壁正常插入。

五、鉴别诊断

1. 脐疝 即获得性脐疝或后天性脐疝，其特征性表现为疝囊表面覆盖完整皮肤，可与先天性脐疝脐带根部被覆一小段“袖口”样皮肤相鉴别；另外与先天性脐疝内容物不会自行返回腹腔不同，脐疝部分疝囊大小可随腹压改变而改变，其内容物可自行还纳。

2. 脐膨出 脐膨出胎儿的胚胎期四体褶卷折异常，脐环发育不连续，继而导致腹壁皮肤、肌肉及筋膜等结构层次发育异常，腹直肌未附着于剑突，无腹白线；脐膨出脐带插入的位置位于膨出包块的顶端，而先天性脐疝脐带插入位置正常。此外，脐膨出常合并染色体异常及其他结构畸形；而先天性脐疝通常为一种孤立性异常，不合并染色体异常。

3. 腹裂畸形 指脐旁腹壁全层缺损，伴腹腔内脏器外翻至羊膜腔内，这一特点可与先天性脐疝具有完整腹壁及完整脐环相鉴别。

六、临床应用价值

（1）产前二维超声及彩色多普勒超声检查应仔细观察胎儿腹壁、脐环完整性及是否存在皮肤褶皱，并通过脐带腹壁插入的位置动态观察脐内容物情况，对本病做出准确诊断。

（2）通过产前超声检查正确认识并准确诊断先天性脐疝，有助于减少分娩时医源性肠损伤的发生，另外也可减少因误诊为脐膨出行保守治疗后导致肠坏死的发生，因此产前超声检查具有重要的临床应用价值。

（钟晓红　洪峻峰　郭晶晶　张艳红　黄丽燕
杨嘉嘉　张美恋　谢小华　林　敏）

参考文献

白婷婷，王立夫，2016. 梅克尔憩室的诊断研究进展. 内科理论与实践，11(2)：108-111.

鲍建华，陈君贤，文刚，2010. 婴幼儿小肠重复畸形20例. 中华小儿外科杂志，31(6)：472-473.

曹海根，王金锐，2006. 实用腹部超声诊断学. 2版. 北京：人民卫生出版社.

陈灏珠，林果为，2009. 实用内科学. 13版. 北京：人民卫生出版社.

陈孝平，汪建平，赵继宗，2018. 外科学. 9版. 北京：人民卫生出版社.

郭万学，2011. 超声医学. 6版. 北京：人民军医出版社.

黄国英，夏焙，2020. 儿科超声诊断学. 北京：人民卫生出版社.

贾立群，王晓曼，2009. 实用儿科腹部超声诊断学. 北京：人民卫生出版社.

邝胜利，周炳喜，杨玉秀，等，2011. 胃异位胰腺的内镜超声图像特征分析. 中华超声影像学杂志，20(6)：499-501.

梁娟，王艳萍，缪蕾，等，2000. 中国围产儿先天性小肠闭锁或狭窄流行病学调查. 中国妇幼保健，15(4)：55-56.

刘皎然，韩志勤，田庆波，等，2016. 超声助显剂在诊断新生儿先天性幽门肥厚中的应用价值. 临床误诊误治，29(9)：96-98.

陆文明，2004. 临床胃肠疾病超声诊断学. 西安：第四军医大学出版社.

吕莉，王冬，2017. 超声诊断在小儿先天性肠道畸形中的应用. 临床超声医学杂志，19(5)：329-331.

马穗红，柳建华，李芙蓉，等，2010. 先天性肥厚性幽门狭窄的影像诊断比较. 中国妇幼健康研究，21(4)：495-497.

莫剑忠，江石湖，萧树东，2014，江绍基胃肠病学. 2版. 上海：上海科学技术出版社.

钱小芳，陈亚岚，刘桂华，等，2015. 先天性肠闭锁、肠狭窄预后影响因素研究进展. 海峡预防医学杂志，21(4)：

17-20.
邱立，柳玉红，张同先，等，2019. 36例异位胰腺临床病理分析. 诊断病理学杂志，26(12)：827-830.
邵肖梅，叶鸿瑁，丘小汕，2019. 实用新生儿学. 5版. 北京：人民卫生出版社.
沈镭，戈之铮，薛寒冰，等，2009. 62例异位胰腺的诊治分析. 中华消化内镜杂志，26(2)：69-72.
沈琪，吴梦琦，刘翔，等，2018. 儿童腹腔器官外囊性病变的超声诊断价值. 中国超声医学杂志，34(5)：435-438.
沈琪，吴梦琦，卢贤映，2018. 儿童梅克尔憩室的超声诊断及鉴别诊断. 临床超声医学杂志，20(4)：274-276.
宋璇，崔志平，郝洪升，等，2012. 超声内镜对胃异位胰腺与间质瘤的鉴别诊断价值. 中华超声影像学杂志，21(9)：775-778.
王倩，杨学华，高剑波，等，2014. 异位胰腺的CT表现与病理联系. 实用放射学杂志，(5)：815-817.
王四维，王晓曼，贾立群，等，2020. 儿童消化道异位胰腺的超声表现. 中国超声医学杂志，36(12)：1101-1104.
王燕，董凤群，2010. 儿科超声. 北京：人民军医出版社.
吴孟超，吴在德，2008. 黄家驷外科学. 北京：人民卫生出版社.
谢红宁，何苗，2017. 胎儿消化道发育异常的超声评估及其临床预后. 实用妇产科杂志，33(12)：891-894.
杨春江，王荞，唐毅，等，2011. 彩色多普勒超声诊断儿童先天性肠旋转不良. 中国医学影像技术，27(8)：1617-1620.
易欣，高虹，李雪娇，等，2016. 先天性小肠狭窄及闭锁的超声诊断. 中国医学影像学杂志，24(8)：589-590.
詹姆斯·D. 布瑞雷，玛丽·K. 高斯伯德罗维兹，克里斯坦·维特金德，2019. 恶性肿瘤TNM分期. 8版. 王平，梁寒，译. 天津：天津科技翻译出版有限公司.
张明智，庄华，罗燕，2014. 58例Meckel's憩室病超声影像特点回顾性分析. 生物医学工程学杂志，31(4)：875-880.
张雪华，陈文娟，张号绒，等，2014. 超声诊断新生儿先天性小肠闭锁. 中国医学影像学杂志，22(8)：638-640.
张勇，段广银，朱文霞，等，2014. 彩色多普勒超声诊断先天性肥厚性幽门狭窄的价值. 医学影像学杂志，24(7)：1258-1259.
赵晓英，刘芳，侯会池，等，2016. 先天性肠道畸形误诊为坏死性小肠结肠炎原因分析. 临床误诊误治，29(4)：35-37.
Juan Rosai，2017. 罗塞-阿克曼外科病理学·消化系统分册. 10版. 郑杰，译. 北京：北京大学医学出版社.
Brinkley MF，Tracy ET，Maxfield CM，2016. Congenital duodenal obstruction：Causes and imaging approach. Pediatr radiol，46(8)：1084-1095.
Carroll AG，Kavanagh RG，Ni Leidhin C，et al，2016. Comparative effectiveness of imaging modalities for the diagnosis of intestinal obstruction in neonates and infants：A critically appraised topic. Acad Radiol，23(5)：559-568.
Ekenze SO，Ezomike UO，Nwachukwu IE，et al，2019. Chronic bowel obstruction from colonic stenosis in early infancy-A report of two cases. Malawi Med J，31(1)：82-85.
Ertürk N，2018. Umbilical cord diameter at the junction of the body wall in the newborn. is it a biomarker for congenital umbilical hernia? Fetal Pediatr Pathol，37(4)：223-230.
Haas J，Achiron R，Barzilay E，et al，2011. Umbilical cord hernias：Prenatal diagnosis and natural history. J Ultrasound Med，30(12)：1629-1632.
Hernanz-Schulman M，2009. Pyloric stenosis：Role of imaging. Pediatr Radiol，39 Suppl 2：S134-S139.
Husberg B，Salehi K，Peters T，et al，2016. Congenital intestinal malrotation in adolescent and adult patients：A 12-year clinical and radiological survey. Springerplus，5：245.
Ince E，Temiz A，Ezer SS，et al，2017. Poorly understood and often miscategorized congenital umbilical cord hernia：An alternative repair method. Hernia，21(3)：449-454.
Jang KM，Kim SH，Park HJ，et al，2013. Ectopic pancreas in upper gastrointestinal tract：MRI findings with emphasis on differentiation from submucosal tumor. Acta Radiol，54(10)：1107-1116.
Jeziorczak PM，Warner BW，2018. Enteric Duplication. Clin Colon Rectal Surg，31(2)：127-131.
Marine MB，Karmazyn B，2014. Imaging of malrotation in the neonate. Semin Ultrasound CT MR，35(6)：555-570.
Negri E，Coletta R，Morabito A，2020. Congenital short bowel syndrome：Systematic review of a rare condition. J Pediatr Surg，55(9)：1809-1814.
Pal K，Ashri H，Al Wabari A，2009. Congenital hernia of the cord. Indian J Pediatr，76(3)：319-321.
Pepper VK，Stanfill AB，Pearl RH，2012. Diagnosis and management of pediatric appendicitis，intussusception，and Meckel diverticulum. Surg Clin North Am，92(3)：505-526.
Raicevic M，Filipovic I，Sindjic-Antunovic S，2017. Hernia of the umbilical cord associated with a patent omphalomesenteric duct. J Postgrad Med，63(1)：58-59.
Raju R，Satti M，Lee Q，et al，2015. Congenital hernia of cord：An often misdiagnosed entity. BMJ Case Rep，2015：bcr2015209642.
Salehi Karlslätt K，Pettersson M，Jäntti N，et al，2019. Rare copy number variants contribute pathogenic alleles in

patients with intestinal malrotation. Mol Genet Genomic Med，7(3)：e549.

Sangüesa NC，Llorens SR，Carazo PE，et al. 2018. Enteric duplication cysts in children：Varied presentations，varied imaging findings. Insights Imaging，9(6)：1097-1106.

Sherer DM，Dar P，2001. Prenatal ultrasonographic diagnosis of congenital umbilical hernia and associated patent omphalomesenteric duct. Gynecol Obstet Invest，51(1)：66-68.

Yan J，Yan J，Ding C，et al，2021. Clinical features of colorectal duplication in children：A study of 25 cases. J Pediatr Surg，57(9)：97-101.

Zambaiti E，Chiaramonte C，Salerno S，et al，2016. Corrigendum to "Multiple Congenital Colonic Stenosis：A Rare Gastrointestinal Malformation". Case Rep Pediatr，2016：5353012.

第十八章 胃肠功能与动力障碍性疾病

第一节 贲门失弛缓症

贲门失弛缓症（achalasia，AC）是一种罕见的原发性食管动力障碍性疾病，因胃-食管交界部神经肌肉功能障碍导致食管下括约肌（lower esophageal sphincter，LES）松弛受限，食管蠕动减弱或食管扩张，食物滞留于食管内。本病的发病率为（1.07～2.2）/100 000，与性别、种族无关，且在所有年龄段均可发生，但主要集中在40～60岁。

一、病　　因

病因尚未完全明确，普遍认为与LES细胞内抑制性神经元变性或功能障碍有关，食管壁内迷走神经及其背核和食管壁肌间神经丛中神经节细胞较少，以食管体部明显，胃食管交界处抑制性神经递质减少，对LES功能的抑制减弱，导致括约肌和邻近食管的兴奋性及抑制性调控失衡，使LES松弛功能障碍，对吞咽动作的松弛反应减弱，食管蠕动减弱，食管远段过度收缩。此外，研究表明自身免疫、病毒感染、遗传等因素与本病发病密切相关。

二、病　　理

发病早期大体解剖常无异常发现，随着病情发展，可见食管扩张，甚至扭曲，食管壁逐渐变薄。

三、临床特征

本病以LES松弛功能受损、食管蠕动减弱或消失为主要特征，临床表现以吞咽困难为主，吞咽困难可波动，但最终会进展为持续存在。60%的患者出现胃食管反流，常出现在餐后。夜间睡眠反流往往会造成咳嗽甚至误吸。胸痛见于20%～60%的患者，年轻人多见，可表现为绞痛、针刺样疼痛或烧灼样疼痛。35%～91%的患者可出现体重下降。目前AC诊断的金标准是高分辨率食管测压（HRM）。

按照国际芝加哥分类标准，将AC分为三型，中位综合松弛压（IRP）均大于15mmHg：Ⅰ型为无蠕动性收缩型，100%食管体部蠕动收缩功能缺失；Ⅱ型为体部增压型，食管100%无效蠕动，且至少20%的吞咽动作伴食管体部增压；Ⅲ型为痉挛高压型，食管无正常蠕动收缩，且至少20%的吞咽伴食管体部痉挛性收缩。

四、超声表现

（1）超声表现为长轴面上，食管末段呈“鸟嘴”样改变，狭窄以上食管扩张（图18-1-1）。

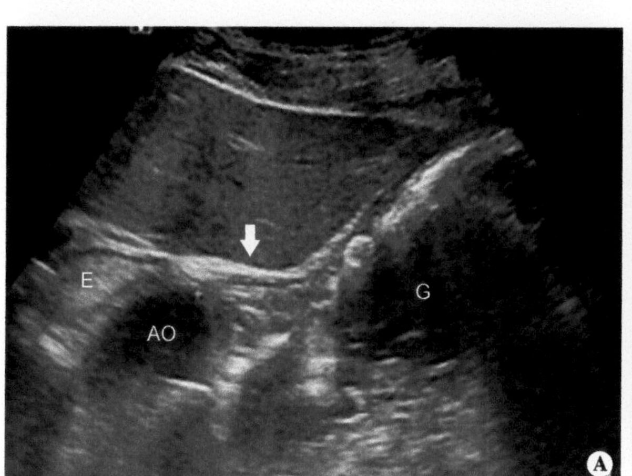

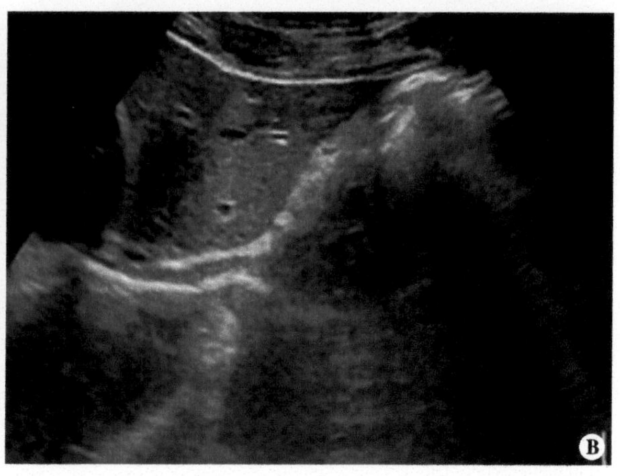

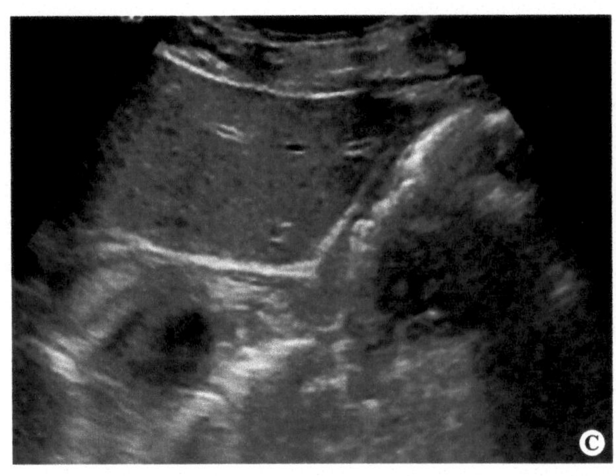

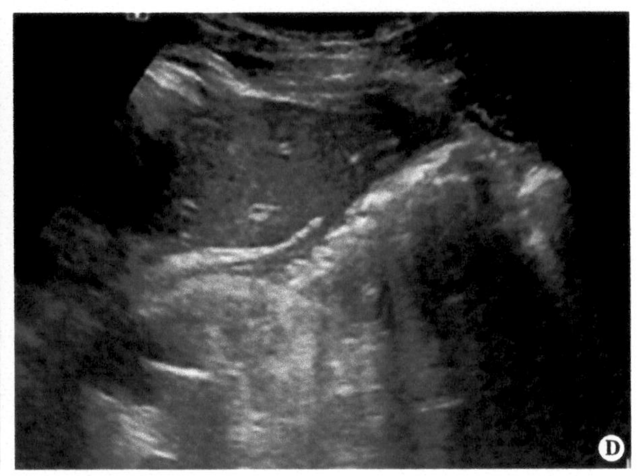

图18-1-1 贲门失弛缓症的超声表现

A. 嘱患者吞一口温水后，食管腹段内见液体潴留，贲门（箭头）未开放；B～D. 等待数分钟后，贲门逐渐开放，食管内液体逐渐流入胃内

AO. 腹主动脉；E. 食管；G. 胃

（2）饮水或口服胃肠造影剂后，水或造影剂通过受阻并滞留于食管下段。

（3）动态观察，当食管下段管腔充盈到一定程度，食管贲门开放，内容物流入胃内。

五、其他影像学检查

1. 食管X线造影 典型表现为食管扩张或扭曲，食管贲门连接部狭窄，呈“鸟嘴”样，钡剂排空不良，严重者食管可呈“S”形（图18-1-2）。

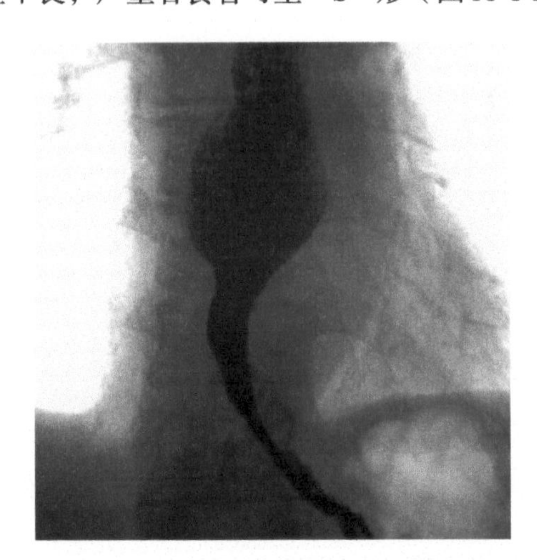

图18-1-2 贲门失弛缓症的X线造影表现

2. 内镜检查 表现为食管贲门连接部张力增高、食管扩张或扭曲、液体或食物潴留及多个痉挛性缩窄环等。但对于疾病早期食管尚未扩张者，内镜检查无法识别。

六、鉴别诊断

1. 假性贲门失弛缓症 胃食管交界处附近浸润生长的肿瘤可能造成类似贲门失弛缓症的症状，即假性贲门失弛缓症。AC食管壁不同程度增厚，但程度较轻，且为均匀性增厚；而肿瘤浸润常表现为局部管壁不均匀增厚。

2. 胃食管反流病 胃食管反流病患者可存在胸痛、吞咽困难。AC食管动力学障碍同胃食管反流病完全相反。胃食管反流病LES静息压减低，但并无松弛障碍，内镜可以观察到胃食管反流造成的食管黏膜糜烂，超声动态观察可见胃内容物反流入食管。

七、超声诊断注意事项

（1）通过口服胃肠显像剂，大多数贲门失弛缓症患者经超声检查可获得较典型的声像表现。检查前应指导患者做好配合，检查时连续动态扫查，并存留动态图，以备回放观看。

（2）超声诊断贲门失弛缓症时应注意排除食管下段、贲门部肿瘤，避免误诊，延误诊治。

八、临床应用价值

（1）经腹部超声检查多可较清晰显示贲门部，特别是较消瘦的患者，超声检查更为清晰，因此超声动态检查对贲门失弛缓症具有较高诊断价值。

（2）通过口服有回声型胃肠超声显像剂或微泡超声造影剂进行超声造影检查，可明显提高食管腹段管腔和贲门壁厚度及开放情况的显示率，具有直观、清晰、动态显示病变的优势。

第二节 胃排空功能障碍

胃排空功能障碍也称胃瘫（gastroparesis），是由各种原因导致的胃神经肌肉功能失调引起的以胃排空障碍为主要特征的症候群，不存在机械性梗阻，是腹部术后较为常见的并发症之一。诊断需要上消化道内镜检查排除机械性梗阻和胃排空检查异常。

一、病　因

原发性胃瘫又称特发性胃轻瘫，病因不明。继发性胃瘫的主要病因有糖尿病（尤其是1型糖尿病）、急性胃肠道感染、部分胃切除术/迷走神经切断术、减肥手术、抗反流手术、甲状腺功能减退症、一些神经系统疾病（如帕金森病、多发性硬化症、淀粉样蛋白神经病变等）及服用阿片类药物等。

根据起病缓急及病程长短，胃瘫分为急性、慢性，临床上以慢性多见，症状持续或反复发作，长达数月甚至10余年。

二、临床特征

胃排空时间根据食物状态不同而不同，固体食物的排空时间为4～6小时，液体15分钟左右即可排空。胃瘫是以胃排空延缓为特征的临床症状群，主要表现为早饱、餐后上腹饱胀、恶心、呕吐、体重减轻等，呕吐物为胃内容物，含或不含胆汁。置入胃管减压可以吸出大量胃内容物，减压后症状缓解，停止减压后症状反复出现。体格检查可见上腹部饱满，有压痛、振水音；中、下腹平坦，肠鸣音微弱或消失，无气过水声。继发性胃轻瘫患者同时伴有原发病的临床表现。疾病的长期预后取决于病因。

三、实验室检查

呕吐严重者可出现水、电解质紊乱，继发性胃瘫患者可有原发病相应实验室指标异常。

四、超声表现

（1）正常胃蠕动频率约为3次/分，超声动态观察发现胃瘫患者胃蠕动频率及幅度明显降低，甚至蠕动消失（图18-2-1）。

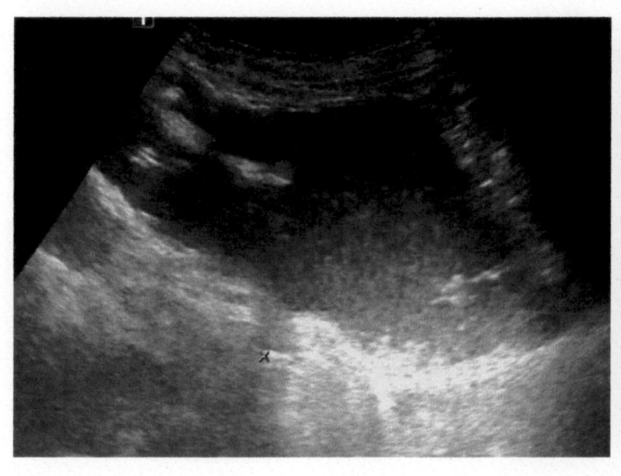
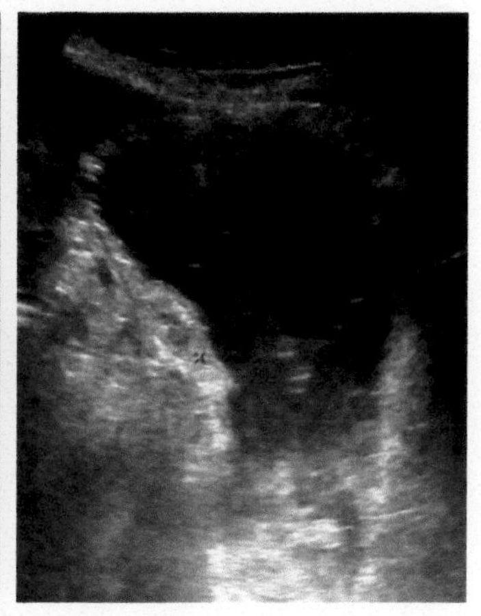

图18-2-1　胃瘫的超声表现

患者，女性，83岁。反复腹胀半年余，进食后加重。胃腔扩大，内见大量水溶液及食物残渣，动态观察未见胃蠕动波

（2）通过超声测量胃容积来评估胃排空情况，胃瘫患者胃内潴留大量内容物，随时间延长，胃体积无明显缩小。

五、其他影像学检查

1. X线检查　上消化道钡剂X线检查可见胃饱

满、扩张，收缩和蠕动功能减弱或消失。

2. 胃镜 可见胃内大量胃液潴留，未发现明显梗阻。

3. 胃排空闪烁扫描 为诊断胃瘫的金标准，使用^{99m}Tc标记的标准化低脂蛋白粉，在餐后0小时、1小时、2小时和4小时进行成像，4小时后仍可见超过10%的残留于胃腔内。

六、临床应用价值

超声检查实时无创，可动态观察胃蠕动波，测量胃腔容积及大小变化，三维超声检查可更准确测量胃腔容积，对胃瘫诊断具有较好的临床应用价值。

第三节 胃 潴 留

一、病 因

胃排空延迟，食物积聚于胃腔内称为胃潴留。胃潴留的病因主要有两类：一类为功能性胃潴留，见于胃张力缺乏、手术引起的胃动力障碍、中枢神经系统疾病、糖尿病所致神经病变、严重贫血及抗精神病药物和抗胆碱能药物等引起的胃运动功能异常、胃排空延迟；另一类为器质性胃潴留，见于肥厚性幽门狭窄、消化性溃疡或胃窦癌等胃远端梗阻导致食物通过障碍。

二、临床特征

凡呕吐出4～6小时以前摄入的食物，或空腹8小时以上，胃内残留量仍＞200ml者，均提示存在胃潴留。食物潴留于胃腔内出现食欲减退、早饱、恶心、呕吐、腹痛等症状，起病缓慢，症状持续，后期可出现体重减轻、脱水等表现。呕吐物多为宿食，有发酵酸臭味，不含胆汁。患者上腹部膨隆，可见胃形，并伴有振水音。器质性胃潴留可见蠕动波增强，功能性胃潴留胃张力减低，未见蠕动波。

三、实验室检查

患者可有不同程度的贫血、低蛋白血症或肾前性氮质血症等，长期呕吐还可导致水、电解质及酸碱平衡失调。器质性胃潴留，如胃癌可出现肿瘤标志物，如CEA升高等。

四、超声表现

（1）胃腔内见大量内容物，可呈液性无回声、混杂回声等不同表现；胃腔扩张，胃壁变薄，但胃壁层次结构存在。

（2）超声检查可监测胃排空时间延长。

（3）功能性胃潴留蠕动波减弱或消失。

（4）器质性胃潴留可发现相应原发病变，如消化性溃疡、胃癌等病灶（图18-3-1，图18-3-2）。

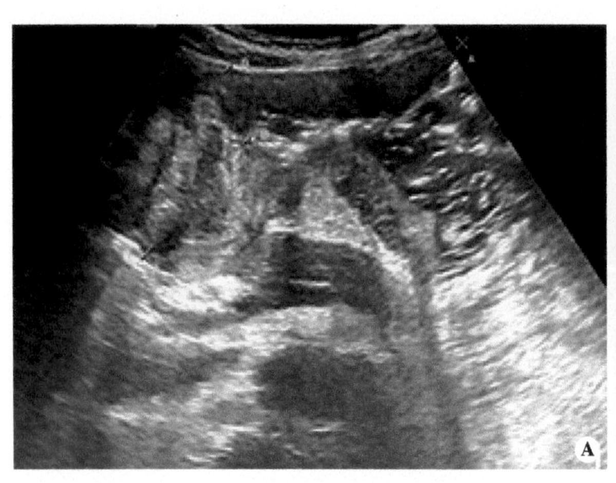

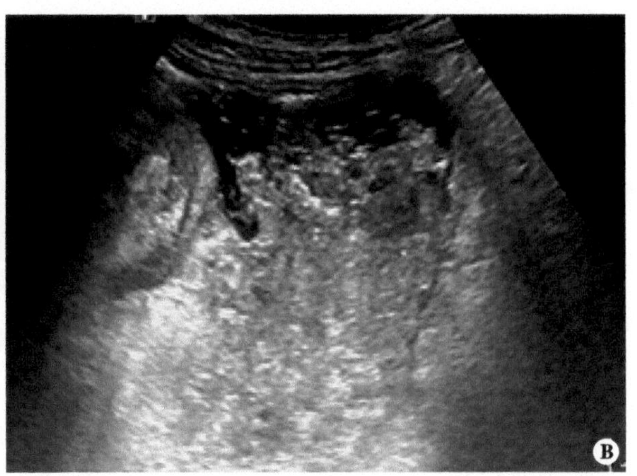

图18-3-1 胃窦溃疡型中-低分化腺癌合并胃潴留的超声表现

A. 胃窦部不规则增厚，管腔狭窄；B. 胃内见大量内容物

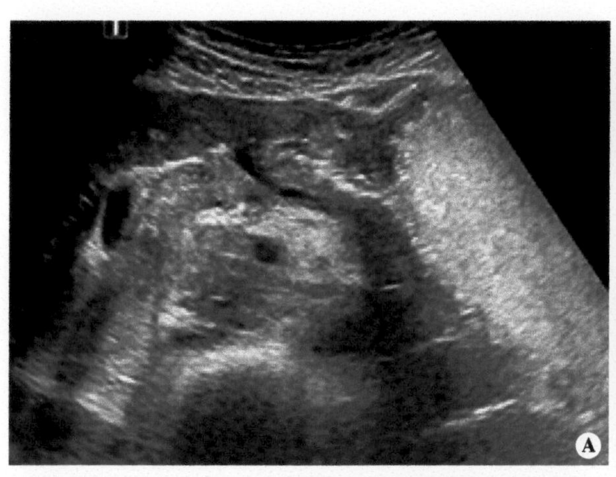

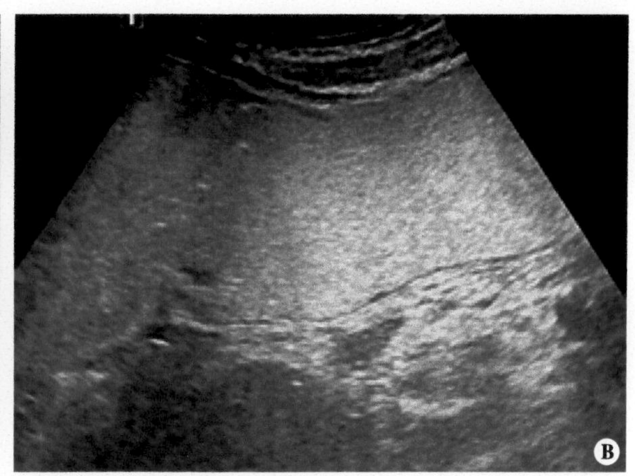

图18-3-2　胃溃疡合并胃潴留的超声表现

A. 胃窦部溃疡，壁增厚，腔狭窄；B. 口服有回声型胃肠超声显像剂潴留于胃腔内

五、其他影像学检查

1. 腹部X线检查　口服钡剂4小时后仍在胃腔内存留50%或6小时后仍未排空。

2. CT检查　可见胃扩张，胃内可见气液平面。

3. 胃镜　可见胃腔内大量宿食潴留，影响胃镜检查。

六、鉴别诊断

本病应与急性胃扩张相鉴别。急性胃扩张者多见于短期内大量进食患者，超声检查见胃和十二指肠上段高度扩张，胃壁变薄，蠕动消失，严重者可出现胃壁坏死、胃穿孔，或于胃壁内甚至门静脉内见气体强回声。

第四节　胃　下　垂

胃位于左上腹，由周围小网膜、大网膜、胃膈韧带、肝胃韧带、胃脾韧带、胃结肠韧带等固定，正常胃下缘在双侧髂嵴连线以上。当支撑内脏器官的韧带松弛或腹内压降低、腹肌松弛，可导致直立位时胃下缘下降至髂嵴连线以下，当胃角切迹低于髂嵴连线水平则称为胃下垂。

一、病　因

原因有先天因素和后天因素两种，前者如先天体型瘦弱、胸廓狭长、皮下脂肪缺失、肌肉发育不良等；后天因素有妊娠分娩后的腹腔压力下降、消耗性疾病导致腹肌收缩力减弱、突然暴瘦引起固定胃的韧带松弛等。胃下垂造成胃的正常位置改变，胃壁变薄、肌张力减低，胃排空无力。

二、临床特征

（1）胃下垂的发生率约为9.8%，整体发生率随年龄增长呈增高趋势，女性发生率高于男性。

（2）目前胃下垂分度主要参考钡剂X线检查，以胃下缘和胃角切迹为标准进行分度。Ⅰ度：胃角切迹在髂嵴连线下1.5cm以内，胃下缘在髂嵴连线下6～7.5cm；Ⅱ度：胃角切迹在髂嵴连线下1.6～4.5cm，胃下缘在髂嵴连线下7.6～10cm；Ⅲ度：胃角切迹在髂嵴连线下4.5cm以下，胃下缘在髂嵴连线下10cm以下。

（3）轻度胃下垂者多无明显症状，中度及重度胃下垂者可有饱胀不适、厌食、嗳气等症状，病情严重者可合并脾、横结肠、肝、肾等内脏下垂。患者立位时下腹部呈现“葫芦样”外观，叩诊胃区可有振水音。

三、超声表现

（1）患者坐位或立位时胃腔充盈后胃下缘低于髂嵴连线，可根据胃下缘和胃角切迹水平进行分度。

（2）坐位或立位时，口服的胃肠超声造影剂多积聚于胃窦及胃体下部（图18-4-1）。

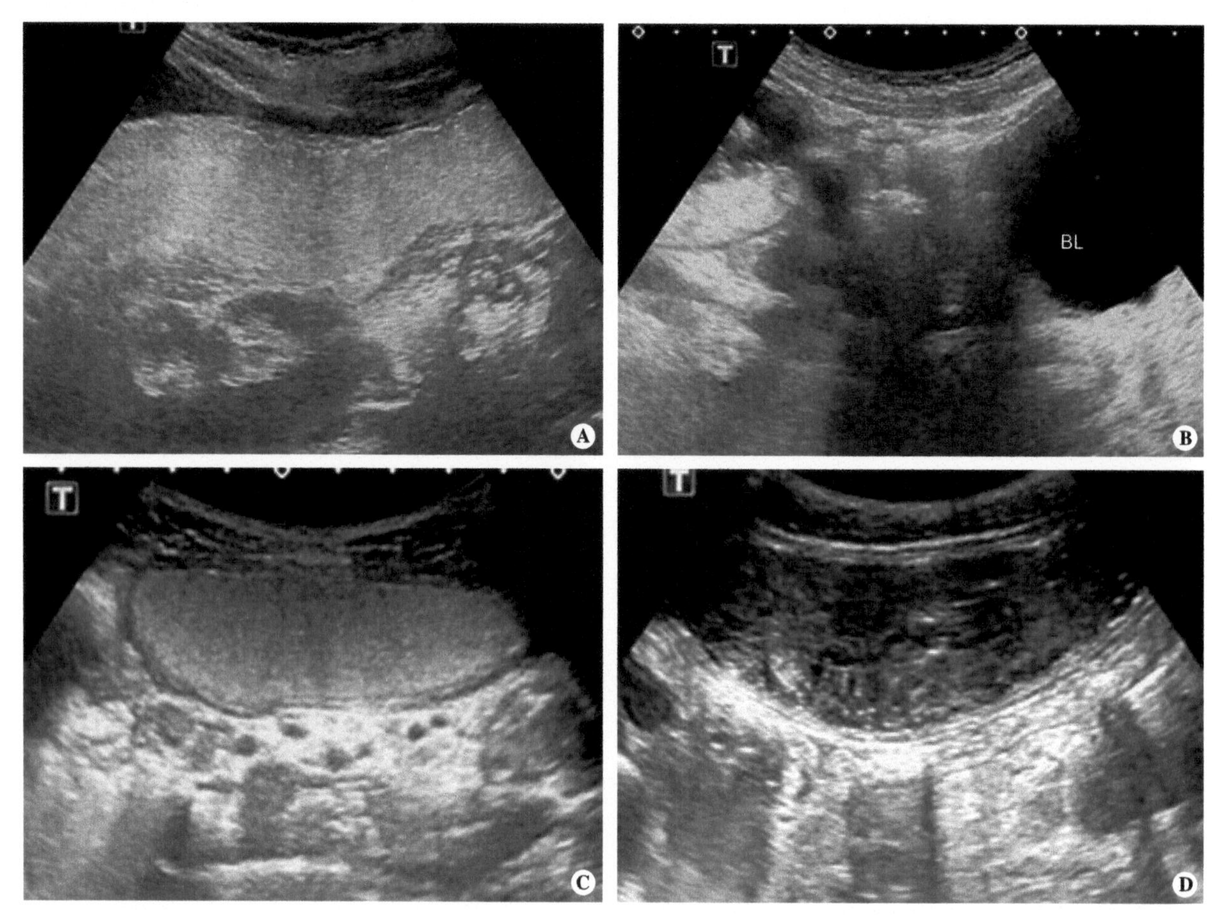

图18-4-1　胃下垂的超声表现

A.口服胃肠超声显像剂后，于左中腹纵切扫查显示胃腔呈长条状，下缘极低；B.耻骨联合上纵切面可见胃下缘低于双侧髂嵴连线水平，与膀胱（BL）距离近；C.双侧髂嵴连线水平下方横切面仍可见胃腔回声；D.饮水充盈胃腔后可见胃下缘低于髂嵴连线水平

四、其他影像学检查

钡剂X线造影是胃下垂最常用和最主要的检查手段，钡剂X线造影检查见胃小弯弧线最低点在髂嵴连线以下，十二指肠球部受胃下垂牵拉向左偏移（图18-4-2）。

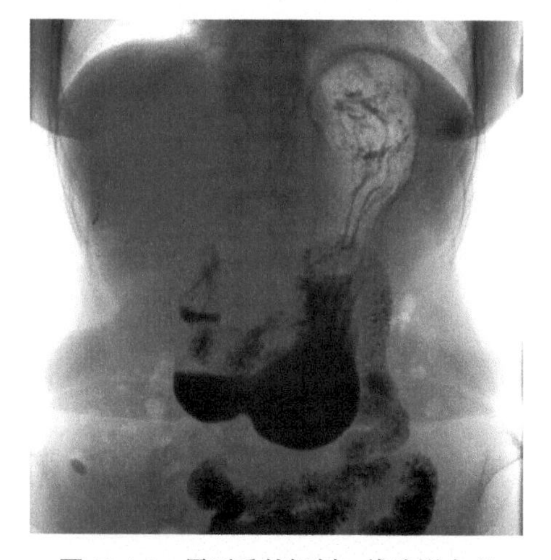

图18-4-2　胃下垂的钡剂X线造影表现

第五节　功能性消化不良

功能性消化不良（functional dyspepsia，FD）是指具有起源于胃十二指肠区域的上腹部症状，经临床检查，包括上消化道内镜检查后，排除引起患者症状的器质性疾病的慢性消化系统疾病。消化不良的患病率高，平均为25%。

一、病　　因

功能性消化不良的发病机制尚不明确，可能与以下因素有关：①胃肠运动功能改变；②内脏高敏感；③胃酸分泌异常；④幽门螺杆菌感染；⑤精神心理因素；⑥遗传、食物、免疫功能紊乱等。功能性消化不良涉及不同的病理生理机制，包括胃容受性受损、胃排空延迟、内脏高敏感、胃电节律紊乱、十二指肠黏膜改变等（图18-5-1）。

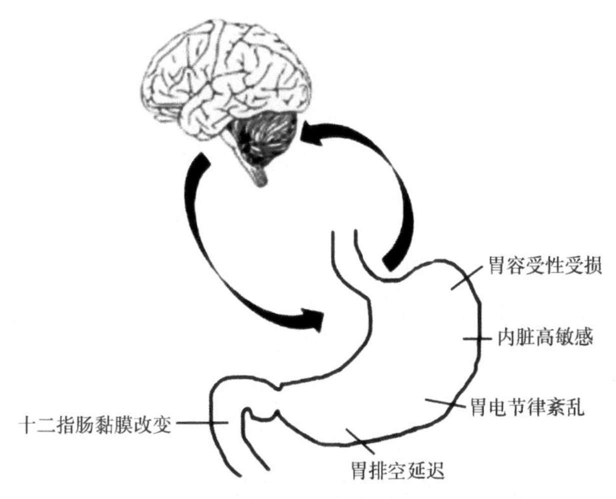

图18-5-1 功能性消化不良的病理生理示意图

研究表明，30%～40%的功能性消化不良患者存在胃容受性受损，与早饱和体重减轻有关；约35%的功能性消化不良患者存在胃排空延迟，与恶心、呕吐和餐后饱胀有关；约37%的功能性消化不良患者存在内脏高敏感，其程度与功能性消化不良症状的严重程度有关；36%～60%的功能性消化不良患者有胃起搏活动异常，其特征是在禁食和（或）餐后，正常胃慢波占比减少。此外，十二指肠黏膜通透性增高和十二指肠低度炎症也与功能性消化不良的病理生理机制有关。

二、临床特征

根据2016年发布的罗马Ⅳ标准，功能性消化不良患者在过去6个月中的3个月内必须表现出以下1种以上症状：餐后饱胀、早饱、上腹痛和上腹烧灼感，并且这些症状无法由其他结构性或器质性疾病解释。功能性消化不良的临床表现可分为两种亚型：①餐后不适综合征，特征是进餐后引发消化不良症状；②上腹痛综合征，特征为上腹痛或烧灼感，不确定发生在餐后，可发生在空腹，可随进餐而改善。

三、超声表现

1. 胃适应性调节 Gilja首次采用二维超声测量近端胃容积发现，功能性消化不良患者的近端胃容积明显小于正常对照组，近一半的功能性消化不良患者近端胃容受性舒张功能受损。二维超声评价胃容受性受损的灵敏度为70%，特异度为65%。近年来，随着三维容积超声的应用，其测量规则或不规则结构容积均较二维超声更为准确，三维容积超声对胃容受性受损的发现率较电子恒压器检查更高。

2. 胃壁运动 胃窦部胃壁收缩幅度明显减低，收缩频率减缓。

3. 胃排空 有研究采用全胃圆柱体法发现功能性消化不良患者餐后30分钟、60分钟、90分钟、120分钟胃排空率较健康组减低。

四、其他影像学检查

1. 固体闪烁测量 是胃排空测定的金标准，分别在患者摄入^{99m}Tc标记的测试餐后0小时、1小时、2小时和4小时，使用前后位伽马照相机拍摄标记食物所在的胃内区域。胃潴留率1小时＞90%、2小时＞60%、4小时＞10%则诊断为固体排空延迟。但该方法具有轻微的放射暴露，且价格较高。

2. 不透射线标志物检查 不透射线标志物法是通过摄入不透射线的标志物或标准餐，然后进行仰卧位腹部X线摄片或透视检查。该方法操作简单、价格低廉，但其诊断可靠性较低。

3. MRI检查 为非侵入性检查，可避免放射暴露。MRI评估胃排空的优势在于其还能提供胃窦收缩和幽门开放的信息。由于MRI专业要求高、设备昂贵、图像采集和解读速度慢，目前主要用于科研。

五、鉴别诊断

功能性消化不良主要应与下列器质性疾病相鉴别。

1. 消化性溃疡 可表现为上腹部疼痛、饱胀感等消化不良的症状，内镜检查能直接显示胃十二指肠溃疡病灶，超声、X线检查也有一定应用价值。

2. 慢性胆囊炎和胆石症 常有右上腹疼痛和饱胀感、嗳气等消化不良症状，超声、CT等影像学检查可明确诊断。

3. 胃癌 胃癌患者会出现消化不良的非特异性症状，可伴有消瘦、乏力、贫血等表现，影像学检查可发现胃壁新生物，确诊依赖胃镜及组织活检病理检查。

第六节 胃食管反流病

胃食管反流病（gastroesophageal reflux disease，GERD）是指胃十二指肠内容物反流入食管引起不适和（或）食管黏膜病理改变的一类临床状态。GERD的发病率高达20%，近年来我国该病的患病率呈上升趋势。

一、病因

GERD的危险因素包括吸烟、肥胖、年龄、饮酒、社会因素、心身疾病和遗传因素等。其病理生理机制包括胃食管连接部功能与结构障碍、食管清除功能障碍和上皮防御功能减弱。

二、病理

根据食管黏膜有无破损，GERD可分为糜烂性反流病和非糜烂性反流病，以后者多见。糜烂性反流病也称为反流性食管炎，内镜下见食管黏膜不连续，严重者可发生溃疡、狭窄或出血。非糜烂性反流病经内镜检查未发现食管黏膜病理学改变。部分患者食管鳞状上皮被化生的肠化上皮取代，称为Barrett食管，形成Barrett溃疡，有时可致食管穿孔，极少数患者可发展为腺癌。

三、临床特征

患者主要表现为以下反复发作的症状：①烧心和反酸是最常见的典型症状；②胸痛、上腹痛、上腹部烧灼感、嗳气等为不典型症状；③可伴随食管外表现，如哮喘、慢性咳嗽、特发性肺纤维化、声嘶、咽喉症状等。GERD相关并发症主要有上消化道出血、穿孔、食管狭窄、Barrett食管形成及食管癌变等。

四、实验室检查

食管pH监测被认为是诊断GERD的金标准，方法简便易行，有典型症状但胃镜检查阴性者，行24小时动态食管下端pH监测，有食管过度反酸则诊断成立。

五、超声表现

（1）经腹部超声检查，嘱患者口服胃肠显像剂，于贲门处动态观察，可见显像剂自胃腔反流至食管。

（2）患者有临床症状，且5分钟内反流次数≥3次和（或）总反流时间≥3秒，可考虑胃食管反流的诊断。

六、其他影像学检查

胃镜检查具有直视、可进行组织活检、镜下微创治疗等优势，且对于合并有预警症状（如体重下降和黑便）的患者和并发症高危者，内镜检查有助于排除器质性病变。

七、鉴别诊断

1. 贲门失弛缓症 为胃食管交界部神经肌肉功能障碍导致食管下括约肌松弛受限，食物滞留于食管内，超声检查可见食管蠕动减弱及食管扩张，食管末端呈“鸟嘴样”改变。

2. 心源性胸痛 心源性胸痛在症状不典型时与GERD症状相仿，故怀疑GERD时应注意排除心脏疾病可能。

八、超声诊断注意事项

超声诊断胃食管反流时，口服有回声型胃肠超声显像剂或微泡超声造影剂可较清晰显示反流情况。超声检查可动态观察，并结合临床表现，若5分钟内反流次数≥3次和（或）总反流时间≥3秒，可诊断本病。

第七节　十二指肠胃反流

十二指肠胃反流（duodenogastric reflux，DGR）是一种常见的生理和病理现象，为十二指肠内容物反流至胃腔，常伴有胃食管反流病。

一、病　　因

DGR是机体的一种生理现象，当反流频率增快、反流持续时间延长，以及反流量增大，造成胃黏膜损伤时，则成为病理性DGR。病理性DGR可分为原发性与继发性，继发性主要见于胃大部切除术、幽门成形术后患者，而原发性多与幽门括约肌功能障碍、胆囊功能障碍、胃排空异常等原因有关。

二、病　　理

正常人在生理状态下也存在一定程度的十二指肠胃反流，但反流量、反流次数均较少，对胃腔环境影响小。当包含了胆汁、胰液的十二指肠液反流量增大，反流次数增加时，可造成胃内酸度下降，胆汁损伤胃黏膜，可诱导细胞凋亡或坏死，促进肠化生，使*Hp*等细菌易感。胃排空延迟则增加了十二指肠液与胃黏膜作用的时间，加重了胃黏膜损伤的程度。

三、临 床 特 征

（1）生理性DGR表现为餐后十二指肠液反流到胃内，空腹状态下偶尔也有DGR发生。

（2）病理性DGR的发病率高，多见于中老年人，由于十二指肠液反流，可导致胆汁反流性胃炎，患者多表现为反酸、嗳气、烧心，部分患者可伴有呕吐，呕吐物包含食物及胆汁。

四、实验室检查

胃内pH监测可见pH上升至4～6；此外，胃液Na^+、空腹胃液胆酸、胃内微量胆红素、胃压力测定值等均升高。

五、超 声 表 现

（1）超声动态观察时可见十二指肠内容物经幽门反流入胃腔（图18-7-1）。

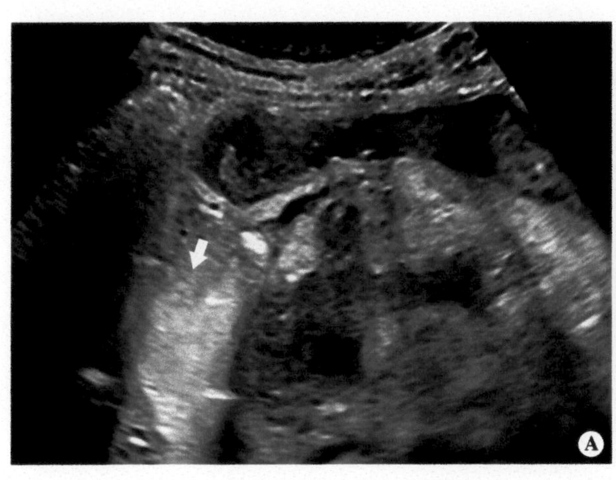

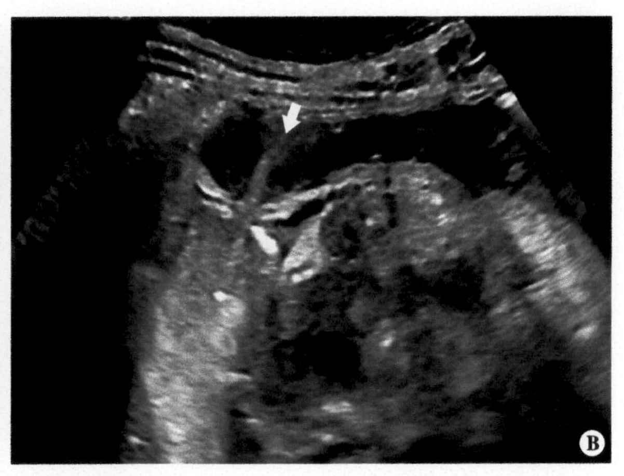

图18-7-1　十二指肠胃反流的超声表现

A. 口服有回声型胃肠超声显像剂，显像剂从胃窦经幽门进入十二指肠；B. 动态观察可见十二指肠内容物反流到胃窦内，呈细柱状

（2）患者反流次数大于正常人群，可达7～9次/分。

（3）超声检查可观察反流到达胃腔的部位，判断反流强度，并且可以观察胃动力等情况，对于寻找DGR成因有一定帮助。

六、其他影像学检查

1. 胃镜 镜下可见十二指肠胃反流，胆汁反流可黄染胃黏膜，还可见胃黏膜水肿、糜烂等炎症表现。

2. X线检查 经插管进入十二指肠后，注入钡剂，通过观察钡剂的反流情况可发现十二指肠胃反流，但因插管可影响幽门生理功能，容易出现假阳性。

七、临床应用价值

超声检查实时无创、可反复动态观察，结合有回声型胃肠超声显像剂或微泡超声造影剂可直观显示胃肠蠕动，联合应用三维超声检查，在胃肠功能障碍及反流等疾病诊断方面具有重要的临床应用价值。

（郭晶晶　童林燕　沈浩霖）

参考文献

曹海根，王金锐，2006. 实用腹部超声诊断学 . 2版 . 北京：人民卫生出版社 .

陈灏珠，林果为，2009. 实用内科学 . 13版 . 北京：人民卫生出版社 .

陈建德，成家飞，2021. 功能性消化不良和胃轻瘫的病理生理学和治疗新进展 . 中华消化杂志，41（1）：3-15.

陈甜子，柴佩，叶秀芳，2011. 超声在胃食管反流病因诊断中的应用研究 . 宁夏医学杂志，33（10）：908，949-951.

陈晓康，陈泽坤，吕国荣，2016. 三维超声VOCAL技术在小儿功能性消化不良中的应用 . 中国超声医学杂志，32（4）：330-333.

陈孝平，汪建平，赵继宗，2018. 外科学 . 9版 . 北京：人民卫生出版社 .

陈毓菁，梁展鹏，伍卓强，等，2020. 胃肠超声造影评估功能性消化不良患者胃排空的临床价值 . 临床超声医学杂志，22（8）：600-604.

方建强，车军，2018. 超声检查功能性消化不良胃动力障碍的研究现状及存在问题分析 . 医学综述，24（23）：4721-4725.

郭万学，2011. 超声医学 . 6版 . 北京：人民军医出版社 .

李吉昌，李玉英，马进财，等，2007. 贲门失弛缓症的超声诊断价值 . 医学影像学杂志，17（10）：1066-1068.

李献亮，李义红，韩文峰，等，2012. 胃超声造影对胃食管反流的诊断价值 . 临床超声医学杂志，14（2）：124-126.

刘德连，张学伟，吕方启，2017. 胃癌术后胃瘫发生的影响因素分析 . 中华肿瘤杂志，39（2）：150-153.

刘芳，刘翠芸，吴海霞，2019. 胃窗超声造影检查在病理性十二指肠胃反流的诊断价值 . 影像研究与医学应用，3（6）：217-218.

刘晔，2019. 探讨彩色多普勒胃肠超声造影在胃食管反流病（GERD）临床诊断中的应用价值 . 影像研究与医学应用，3（24）：92-93.

陆文明，2004. 临床胃肠疾病超声诊断学 . 西安：第四军医大学出版社 .

路菲凡，李昌达，史永军，2021. 贲门失弛缓症的诊断与治疗研究进展 . 中华消化病与影像杂志，11（2）：72-77.

蒙敏贤，罗欢，叶蓝蓝，等，2020. 胃肠超声造影诊断胃食管反流病的可行性分析 . 中国实用医药，15（23）：53-55.

莫剑忠，江石湖，萧树东，2014. 江绍基胃肠病学 . 2版 . 上海：上海科学技术出版社 .

苏义，苏秉忠，2017. 原发性贲门失弛缓症的治疗进展 . 中华消化内镜杂志，34（2）：149-152.

孙晓红，2017. 功能性消化不良的罗马Ⅳ标准解读 . 中华全科医师杂志，16（9）：661-663.

弯晶晶，陈胜江，王金梁，等，2012. 雷贝拉唑与马来酸曲美布汀对胃食管反流病患者十二指肠胃反流的影响研究 . 河南科技大学学报（医学版），30（1）：23-25.

王双，刘刚，刘琨，等，2019. 口服胃肠超声造影对胃容受性舒张功能评价 . 实用医技杂志，26（2）：146-147.

吴赤球，裘思英，范敬国，等，2020. 超声单平面法检测成年人胃排空率的初步研究 . 中华医学超声杂志，17（10）：953-957.

吴孟超，吴在德，2008. 黄家驷外科学 . 北京：人民卫生出版社 .

夏琼，危安，张艳银，2019. 胃超声造影对老年人十二指肠胃反流的诊断价值 . 中国现代医学杂志，29（8）：74-77.

阳忠，卢桂江，彭艳，2020. 影响胃大部切除术后胃瘫综合征发生的相关因素研究及临床应用 . 临床医药实践，29（4）：277-280.

杨辉，吴承荣，黄留业，2020. 超声内镜在贲门失弛缓症治疗前后的临床价值 . 现代消化及介入诊疗，25（9）：1254-1258.

杨舒萍，林丽卿，洪理伟，等，2013. 胃排空功能超声测定方法的研究 . 中华超声影像学杂志，22（6）：512-514.

殷军，2004. 经腹超声对贲门失弛缓症的诊断价值 . 中国超声诊断杂志，5（2）：109-112.

喻萍一，谷颖，谢瑾，2019. 彩色多普勒胃肠超声造影对胃食管反流病的临床诊断价值 . 贵州医科大学学报，44（8）：980-982，986.

曾宪辉，郭子玉，高素芳，等，2014. 胃肠超声造影诊断胃食管反流病的可行性研究. 中国超声医学杂志，30(1)：81-84.

翟宏丽，2004. 胃动力检测方法的研究新进展. 胃肠病学和肝病学杂志，13(2)：207-208.

詹姆斯·D. 布瑞雷，玛丽·K. 高斯伯德罗维兹，克里斯坦·维特金德，2019. 恶性肿瘤TNM分期. 8版. 王平，梁寒，译. 天津：天津科技翻译出版有限公司.

张珂，2021. 彩色多普勒胃肠超声造影在胃食管反流病临床诊断中的应用. 实用医学影像杂志，22(2)：127-129.

张晓丽，祝学莹，张琪，等，2022. 根治性远端胃大部切除术后胃瘫发生的相关危险因素分析. 实用癌症杂志，37(5)：848-850.

中华医学会消化内镜学分会超级微创协作组，中国医师协会内镜医师分会，北京医学会消化内镜学分会，2021. 中国贲门失弛缓症诊治专家共识（2020，北京）. 中华消化内镜杂志，38(4)：256-275.

钟蔼云，满伟华，李亚琳，等，2020. 鼻饲枸橼酸莫沙必利对腹部手术后胃瘫患者预后的影响. 中国中西医结合消化杂志，28(7)：489-493.

Juan Rosai，2017. 罗塞-阿克曼外科病理学·消化系统分册. 10版. 郑杰，译. 北京：北京大学医学出版社.

Amano T，Ariga H，Kurematsu A，et al，2015. Effect of 5-hydroxytryptamine receptor 4 agonist mosapride on human gastric accommodation. Neurogastroenterol Motili，27(9)：1303-1309.

Ang D，2011. Measurement of gastric accommodation：a reappraisal of conventional and emerging modalities. Neurogastroenterol Motili，23：287-291.

Azpiroz F，Feinle-Bisset C，Grundy D，et al，2014. Gastric sensitivity and reflexes：Basic mechanisms underlying clinical problems. Journal of Gastroenterology，49(2)：206-218.

Barreto EQ，Milani HJ，Araujo Júnior E，et al，2010. Reliability and validity of in vitro volume calculations by 3-dimensional ultrasonography using the multiplanar，virtual organ computer-aided analysis(VOCAL)，and extended imaging VOCAL methods. J Ultrasound Med，29(5)：767-774.

Bateman DN，Whittingham TA，1982. Measurement of gastric emptying by real-time ultrasound. Gut，23(6)：524-527.

Bolondi L，Bortolotti M，Santi V，et al，1985. Measurement of gastric emptying time by real-time ultrasonography. Gastroenterology，89(4)：752-759.

de Zwart IM，Haans JJ，Verbeek P，et al，2007. Gastric accommodation and motility are influenced by the barostat device：Assessment with magnetic resonance imaging. Am J Physiol Gastrointest Liver Physiol，292(1)：G208-G214.

Eckardt VF，Aignherr C，Bernhard G，1992. Predictors of outcome in patients with achalasia treated by pneumatic dilation. Gastroenterology. 103(6)：1732-1738.

Furuzawa-Carballeda J，Torres-Landa S，Valdovinos MÁ，et al，2016. New insights into the pathophysiology of achalasia and implications for future treatment. World J Gastroenterol，22(35)：7892-7907.

Gilja OH，Hausken T，Odegaard S，et al，1995. Monitoring postprandial size of the proximal stomach by ultrasonography. J Ultrasound Med，14(2)：81-89.

Henderson RD，Barichello AW，Pearson FG，et al，1972. Diagnosis of achalasia. Can J Surg，15(3)：190-201.

Holtmann G，Talley D，1993. Functional dyspepsia. Drugs，45(6)：918-930.

Janssen P，Verschueren S，Ly HG，et al，2011. Intragastric pressure during food intake：A physiological and minimally invasive method to assess gastric accommodation. Neurogastroenterol Motili，23(4)：316-322.

Jeon HH，Kim JH，Youn YH，et al，2017. Clinical characteristics of patients with untreated achalasia. J Neurogastroenterol Motil，23(3)：378-384.

Kehl S，Becker L，Eckert S，et al，2013. Prediction of mortality and the need for neonatal extracorporeal membrane oxygenation therapy by 3-dimensional sonography and magnetic resonance imaging in fetuses with congenital diaphragmatic hernias. J Ultrasound Med，32(6)：981-988.

Kehl S，Kalk AL，Eckert S，et al，2011. Assessment of lung volume by 3-dimensional sonography and magnetic resonance imaging in fetuses with congenital diaphragmatic hernias. J Ultrasound Med，30(11)：1539-1545.

Manini ML，Burton DD，Meixner DD，et al，2009. Feasibility and application of 3-dimensional ultrasound for measurement of gastric volumes in healthy adults and adolescents. J Pediatr Gastroenterol Nutr，48(3)：287-293.

Mundt MW，Samsom M，2006. Fundal dysaccommodation in functional dyspepsia：Head-to-head comparison between the barostat and three-dimensional ultrasonographic technique. Gut，55(12)：1725-1730.

Newell SJ，Chapman S，Booth IW，1993. Ultrasonic assessment of gastric emptying in the preterm infant. Arch Dis Child，69(1 Spec No)：32-36.

Rohof WOA，Bredenoord AJ，2017. Chicago classification of esophageal motility disorders：Lessons learned. Curr Gastroenterol Rep，19(8)：37.

Samo S，Carlson DA，Gregory DL，et al，2017. Incidence and prevalence of achalasia in central Chicago，2004-2014，since the widespread use of high-resolution manometry. Clin Gastroenterol Hepatol，15(3)：366-373.

Schol J，Wauters L，Dickman R，et al，2021. United European Gastroenterology(UEG) and European Society for Neurogastroenterology and Motility（ESNM）consensus on gastroparesis. United European Gastroenterol J，9（3）：287-306.

Song GQ，Zhu H，Lei Y，et al，2015. Gastric Electrical stimulation optimized to inhibit gastric motility reduces food intake in dogs. Obesity Surgery，25（6）：1047-1055.

Steinsvik EK，Sangnes DA，Søfteland E，et al，2022. Gastric function in diabetic gastroparesis assessed by ultrasound and scintigraphy. Neurogastroenterol Motil，34（4）：e14235.

Stevens JE，Gilja OH，Gentilcore D，et al，2011. Measurement of gastric emptying of a high-nutrient liquid by 3D ultrasonography in diabetic gastroparesis. Neurogastroenterol Motili，23（3）：220-225，e113-e114.

第十九章 胃肠急腹症

第一节 肠 梗 阻

肠梗阻是一种常见的外科急腹症，具有病因多样、病情发展迅速、诊断复杂等特点，除表现为肠道内容物通过障碍伴随肠管形态、功能改变之外，还可引起一系列全身性病理生理改变，病情严重者甚至危及患者生命。

一、病 因

按梗阻病因分类，可分为机械性肠梗阻、动力性肠梗阻和血运性肠梗阻。临床上以机械性肠梗阻最为常见，占急性肠梗阻的90%以上，为肠内外因素引起肠腔狭窄或阻塞所致，常见原因包括：①肠外因素，如肠粘连或腹腔粘连带形成、肠管疝嵌顿、腹腔肿瘤压迫；②肠壁因素，如肠套叠、肠壁炎症性狭窄、肠道肿瘤；③肠腔内因素，如异物、粪块、胆石阻塞。动力性肠梗阻本质上无器质性肠腔狭窄，可分为麻痹性及痉挛性，前者常发生于腹部手术后、外伤或弥漫性腹膜炎患者，后者少见，可发生于急性肠炎或肠道功能紊乱患者。血运性肠梗阻是由于肠系膜血管血栓形成或栓塞引起血运障碍、蠕动能力丧失所致，无器质性肠腔狭窄，但发病常继发肠坏死等不良结局，需临床及时处理。

按肠壁血运有无障碍分类，可分为单纯性肠梗阻和绞窄性肠梗阻。单纯性肠梗阻的肠管无血运障碍，如治疗不及时，也可发展为血运障碍的绞窄性肠梗阻。

按梗阻部位分类，可分为小肠梗阻和结肠梗阻。前者又可分为低位肠梗阻（回肠梗阻）、高位肠梗阻（空肠梗阻）。结肠梗阻容易形成闭袢性肠梗阻，从而引起绞窄。

二、病 理

肠梗阻时，梗阻段上游肠管内积液积气，肠腔内压增加。随着病程进展，肠腔内高压可引起肠壁静脉回流受阻，充血水肿伴液体外渗，一旦肠壁缺血坏死容易发生破溃甚至穿孔，导致弥散性腹膜炎。除肠管局部改变之外，还可引起水、电解质紊乱，酸碱失衡和血容量下降等全身表现，严重者可发生休克和呼吸衰竭、心功能障碍等。

三、临床特征

肠梗阻时肠道内容物通过障碍是本病的共同特点，表现为腹痛、腹胀、呕吐及停止肛门排便、排气，但不同类型肠梗阻引起的临床表现有所差异。机械性肠梗阻发生时，梗阻部位上游肠管强烈蠕动引起阵发性腹痛，常伴有高调肠鸣音；随着病情进展，腹痛间歇期不断缩短，严重者可发展为持续性腹痛；梗阻部位下游肠管空虚，出现停止排便、排气。

麻痹性肠梗阻肠管瘫痪、无蠕动，多表现为腹胀或不适，听诊肠鸣音减弱或消失。腹胀、呕吐发生于腹痛后，症状表现与梗阻部位相关，高位肠梗阻腹胀可不明显，但有时可见胃型，呕吐出现较早且频繁，呕吐物主要为胃及十二指肠内容物。低位肠梗阻腹胀明显，可见肠型，呕吐出现晚，早期呕吐物为胃内容物，后期多为蓄积的肠内容物。麻痹性肠梗阻时腹胀多遍及全腹，呕吐呈溢出性。若腹胀时腹部隆起呈不对称性，需警惕闭袢性肠梗阻。

单纯性肠梗阻早期多无全身性改变，进展期可因脱水、电解质紊乱出现低血容量症状，一旦发生肠壁绞窄坏死，患者容易出现全身中毒症状甚至休克。

四、实验室检查

肠梗阻伴随低血容量改变时，由于失水及血液浓缩，白细胞、血红蛋白和血细胞比容等可增高，尿比重增加，病程进展可出现酸碱失衡、电解质紊乱等改变。呕吐物及粪便是否检出大量红细胞或隐血阳性有助于判断肠管有无血运障碍。

五、超声表现

1. 肠管扩张 梗阻近端肠管扩张，小肠内径＞3.0cm，表现为典型“琴键征”或“鱼翅征”改变（图19-1-1）；结肠内径＞5cm，结肠腔内皱襞较少。诊断肠管扩张需结合患者病史及临床症状综合判断。

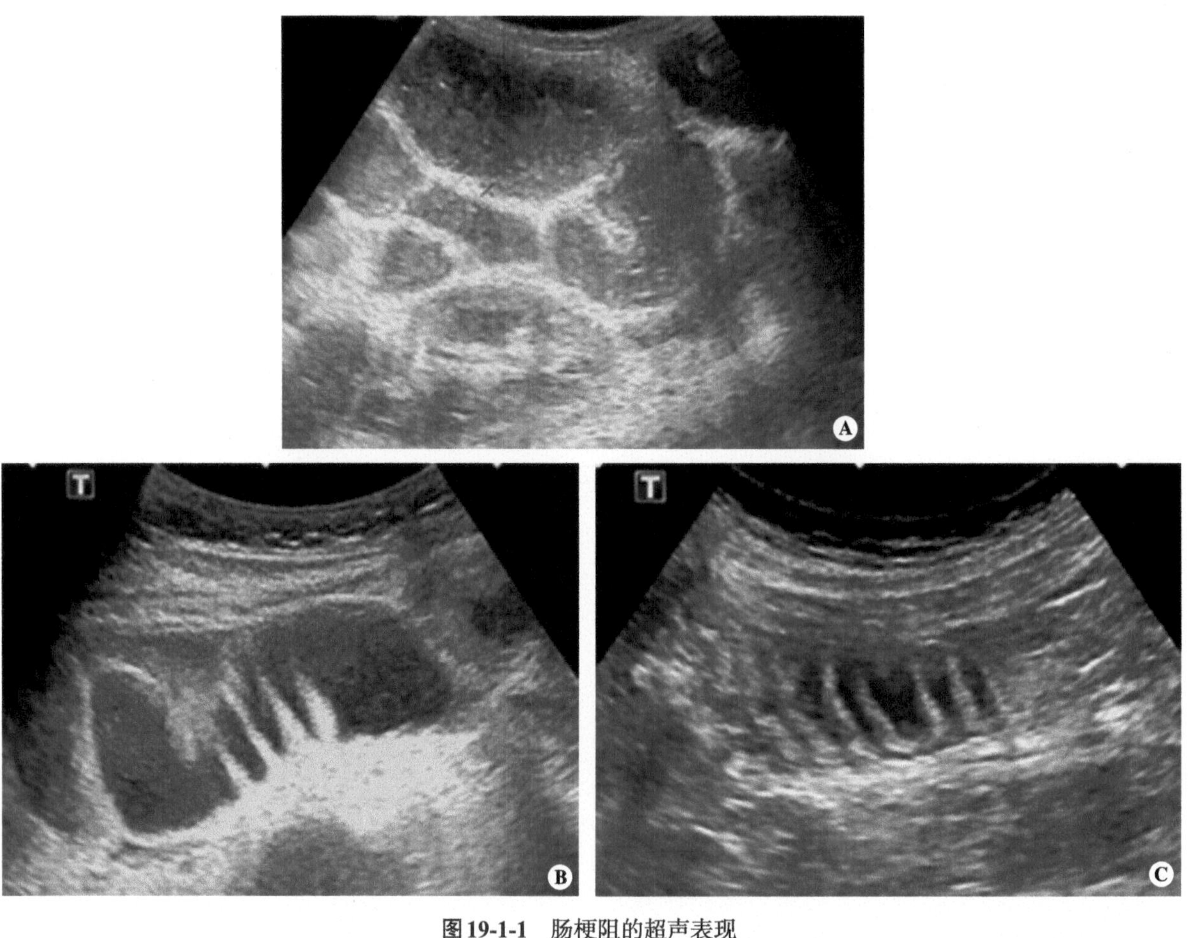

图19-1-1 肠梗阻的超声表现

A. 肠管扩张，小肠内径大于3cm；B、C. 空肠黏膜皱襞呈“琴键征”

2. 肠腔积液积气 早期梗阻近端肠管内积液增多，尤其是机械性肠梗阻时肠管近端蠕动明显增强，可见积液在肠腔内发生往返运动，伴随肠管积气时往往影响图像质量，适当加压推动气体或变换体位有助于改善图像质量（图19-1-2）。

3. 肠壁 正常肠壁厚度为0.2～0.3cm，早期肠管扩张时肠壁变薄，进展期受肠腔内压增高影响，肠壁静脉回流障碍、水肿渗出引起肠壁增厚（图19-1-3）；肠壁发生血运障碍时，肠绒毛容易坏死脱落，同时皱襞变稀疏，肠壁又变薄，一旦肠壁破溃穿孔，则肠壁连续性中断。

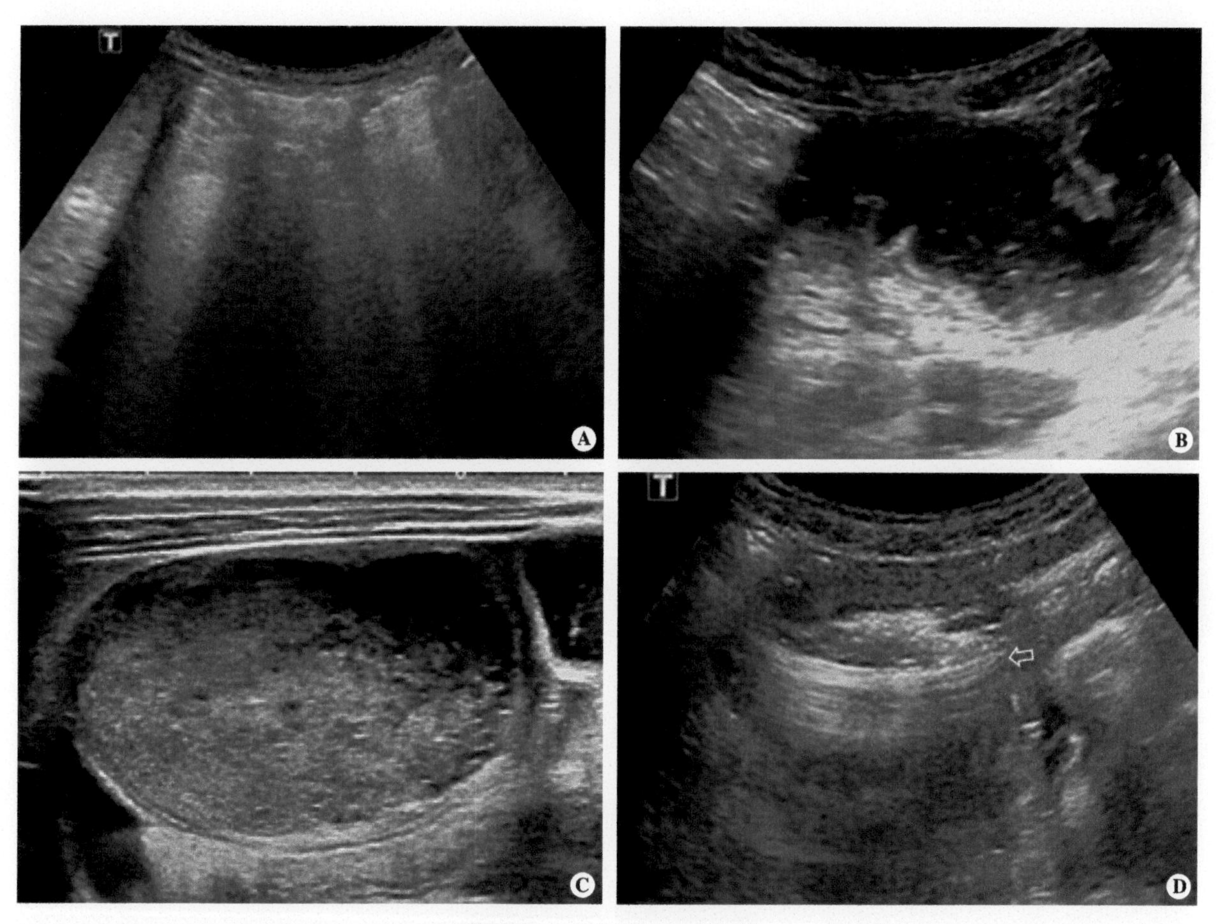

图19-1-2 肠梗阻的超声表现

A. 腹腔内肠管大量积气；B. 肠管内积气积液；C. 肠腔内大量内容物潴留；D. 肠腔内见胃肠减压管（箭头）

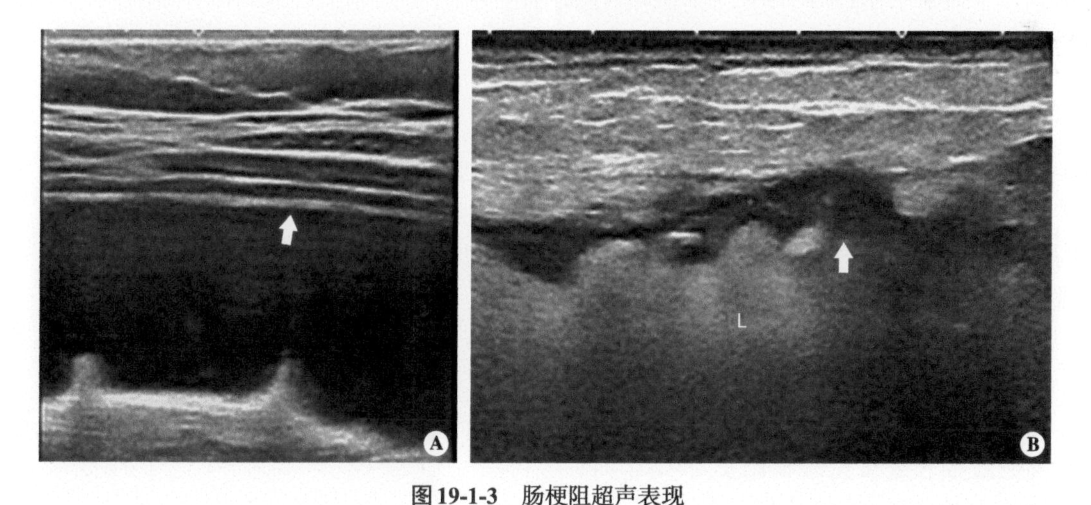

图19-1-3 肠梗阻超声表现

A. 小肠壁变薄，黏膜层与黏膜下层难以区分（箭头）；B. 肠壁不均匀性增厚，层次不清（箭头），肠腔（L）充满内容物

4. 肠壁血供 肠壁血流信号减少或消失时需高度警惕肠管发生绞窄。

5. 肠蠕动异常 正常情况小肠蠕动频率为4～5次/分，机械性肠梗阻近端肠管蠕动增加，每分钟可达10次以上，麻痹性肠梗阻及肠管绞窄时，肠蠕动减少甚至消失。若超声检查连续观察3～5分钟无小肠蠕动，即可诊断肠蠕动消失。

6. 积液 肠间或腹盆腔大量积液或积液量持续增多，需警惕病程进展或发生肠绞窄（图19-1-4）。

7. 原发疾病表现 如肠粘连、肿瘤、梅克尔憩室等（图19-1-5）。

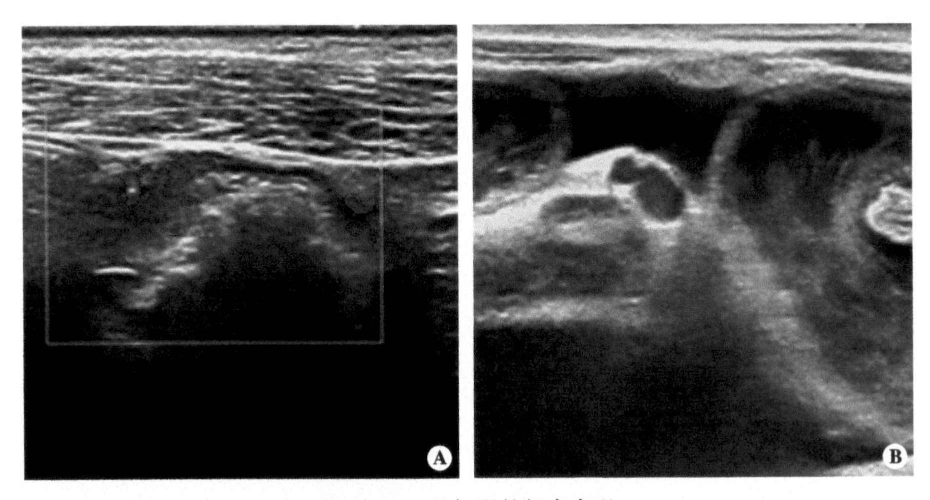

图 19-1-4　肠梗阻的超声表现

A. 肠壁层次大致可见，CDFI可见点状血流；B. 肠间积液

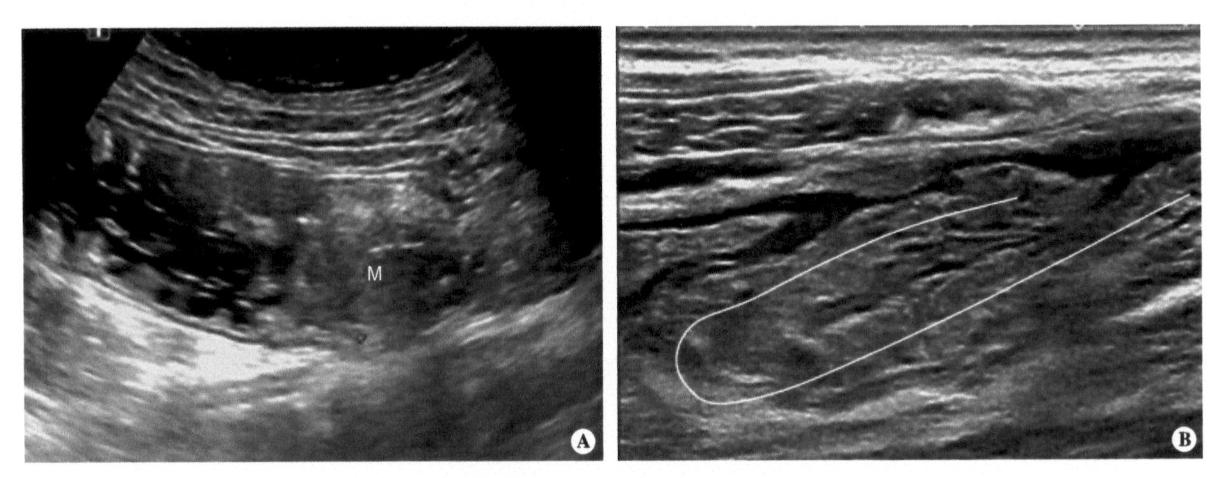

图 19-1-5　肠梗阻的超声表现

A. 空肠癌（M），上游肠管扩张；B. 肠粘连，小肠呈180°转角，位置固定

值得一提的是，各种类型的肠梗阻在病情变化中可同时存在或相互转化，声像图也会出现相互交替变化，需连续动态观察。

六、其他影像学检查

1. X线检查　一般发生肠梗阻后4～6小时，腹部X线片可观察到扩张积液积气的肠袢，不同部位梗阻的肠管各有特征，空肠梗阻时扩张肠管可见特征“鱼刺征”，回肠肠袢多，梗阻时可形成阶梯状液平面，结肠梗阻时可在腹腔周边见到胀气的结肠袋。X线检查的不足在于早期不易诊断，对梗阻病因及程度判断较困难（图19-1-6）。

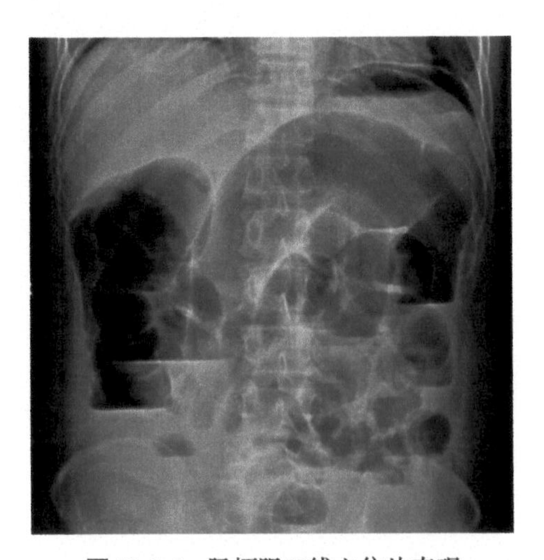

图 19-1-6　肠梗阻X线立位片表现

2. CT检查　该检查的空间分辨率高，腹部X线表现在CT图像上均可以观察到，且在急症时整体

观较好，有较高的诊断及鉴别诊断价值，但短期多次复查，患者受射线损伤较大，且该检查无法床边进行，尤其对危急重症患者应用时受限（图19-1-7）。

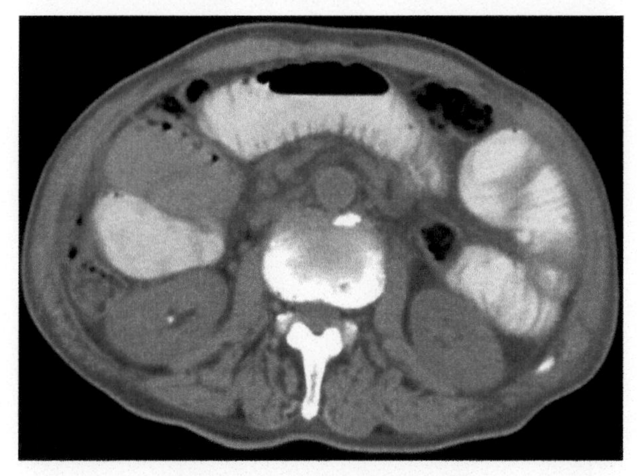

图19-1-7　肠梗阻的CT表现
肠管明显扩张，内见液气平面

七、超声诊断注意事项

超声检查鉴别肠梗阻时可结合临床症状首先明确有无肠梗阻，进一步确定肠梗阻的部位，再初步判断肠梗阻的类型及可能的病因。

高位空肠或十二指肠梗阻时，胃十二指肠扩张、内容物潴留。空肠梗阻时，扩张肠管主要位于左上腹，肠皱襞密集呈典型“琴键征”。回肠梗阻时，扩张肠管主要位于右下腹和盆腔，肠皱襞较空肠少。结肠梗阻时容易形成“闭袢性梗阻”，注意追踪扩张积液积气的肠管至突然中断部位，该部位即梗阻部位，其远端肠管管腔瘪陷。实际工作中，由于患者腹胀、肠管积气，对超声检查视野产生一定干扰，不易判断具体梗阻部位时，应结合其他影像学检查。

肠梗阻病因多样，检查前后需与患者及家属多交流，注意结合年龄、性别特征及病史进行综合分析。粘连性肠梗阻多发生于既往有手术史、外伤或腹腔内炎症史的患者，检查过程中可通过加压探头观察肠管与腹壁及周围脏器间的相对运动，若发现肠管位置较为恒定、不易推动，需考虑肠粘连的可能。腹外疝发生嵌顿容易继发肠梗阻，甚至引起绞窄性改变，检查时需用高频探头仔细观察肠管血流信号。新生儿肠梗阻需注意先天肠道畸形及肠扭转的可能。2岁以内儿童容易发生肠套叠而继发肠梗阻，应注意寻找肠套叠部位。中老年人肠梗阻需警惕有无肠道肿瘤导致肠腔阻塞，观察肠壁连续性，以及是否局部增厚或明显形成肿块。

八、临床应用价值

（1）超声检查可较清晰显示扩张的肠管，通过测量肠管内径，可初步判断有无肠梗阻。

（2）超声检查通过动态扫查可实时观察肠蠕动情况，可发现动力性肠梗阻，比其他影像学检查更具有优势。

（3）超声诊断肠梗阻时可查找发生梗阻的病因，判断梗阻严重程度，为临床诊疗提供重要的影像学依据。

第二节　消化道穿孔

消化道穿孔是临床常见的急腹症之一，由各种原因引起的从食管到结直肠出现穿孔的疾病。一般起病较急，病情发展较快，病情重，容易误诊，病死率较高。

一、病　　因

消化道穿孔常见的病因：①消化性溃疡，胃或十二指肠溃疡穿破浆膜层形成穿孔；②腹部外伤或医源性损伤等导致胃肠道破裂；③炎症性疾病，如急性坏疽性阑尾炎、坏死性肠炎、克罗恩病等引起的消化道穿孔；④恶性肿瘤，胃癌、结直肠癌等肿瘤溃烂坏死，以及手术后出现瘘管形成；⑤异物，异物吞食刺伤或腐蚀引起消化道穿孔。

二、病　　理

消化道急性穿孔后，胃肠内容物流入腹腔，引起化学性腹膜炎，产生剧烈腹痛和炎性渗出。6～8小时后细菌开始繁殖，逐渐形成化脓性腹膜炎，随着病情发展，可发生脓毒血症或休克。

三、临床特征

消化道穿孔的临床表现与其穿孔的大小、时

间、部位，是否空腹穿孔，以及年龄和全身状况密切相关。急性穿孔时患者突发上腹部剧痛，迅速波及全腹，并出现面色苍白、出冷汗、恶心、呕吐，体检时患者取屈曲体位，全腹压痛、反跳痛，出现“板状腹”。

不同病因引起的消化道穿孔的临床表现轻重不一，如克罗恩病、恶性肿瘤等，由于病变与周围组织常发生粘连，穿孔常呈慢性过程，流入腹腔的胃肠内容物量较少，常形成炎性包块，其临床表现多较轻，应密切结合临床综合分析，以免漏诊、误诊。

四、实验室检查

发生消化道急性穿孔后，血白细胞计数和中性粒细胞比例升高，C反应蛋白等炎性标志物升高，也可发生水、电解质紊乱，酸碱平衡失调等改变。

五、超声表现

1. 腹腔游离气体 腹腔内见气体强回声，多位于肝前和膈下，后方伴“彗尾征”，可随体位改变而移动。嘱患者左侧或右侧卧位，于腋中线探查可提高游离气体的显示率。平卧位时，腹腔游离气体多位于上腹壁后；斜侧位时，肝脾和膈下的气体便是膈下游离气体，但部分患者穿孔后未出现膈下游离气体。

2. 腹腔积液 腹膜腔及网膜间隙存在不规则液性区，内透声差，可见絮点状强回声，探头挤压可见絮状物飘动（图19-2-1，图19-2-2）。

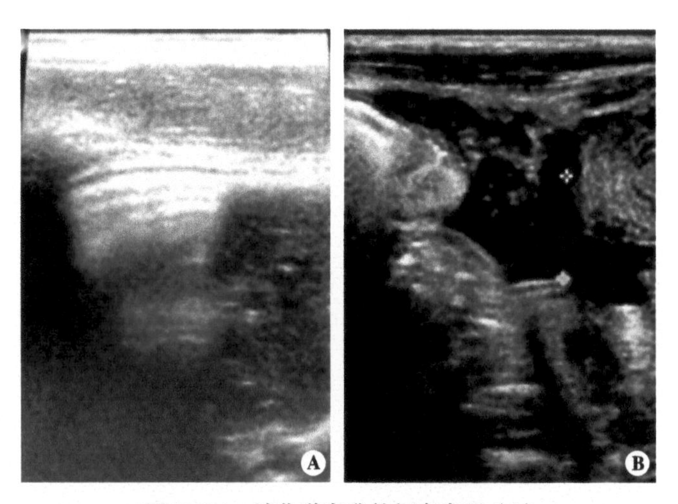

图19-2-1 消化道穿孔的超声表现（1）

A. 膈下可见游离气体强回声；B. 腹腔少量积液

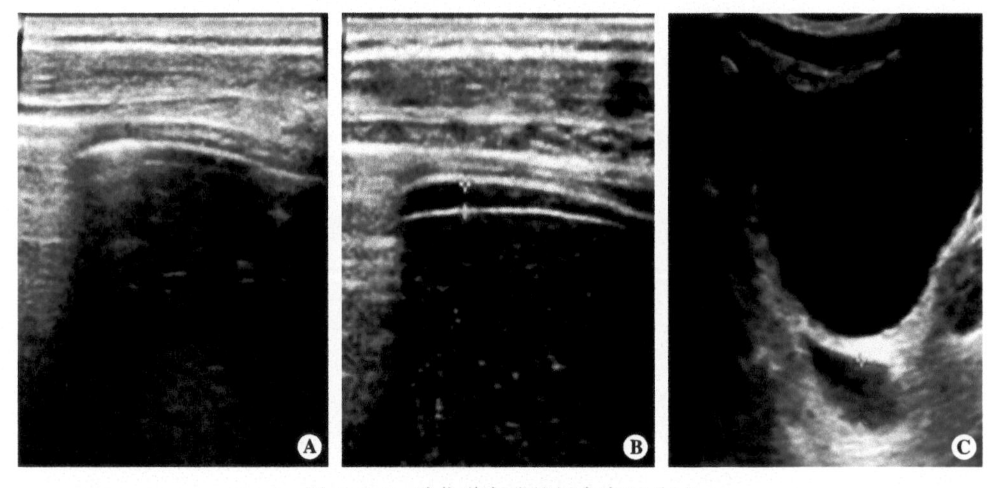

图19-2-2 消化道穿孔的超声表现（2）

A. 膈下游离气体；B. 右肝前少量积液；C. 盆腔少量积液

3. 穿孔部位改变 不同病因所致的消化道穿孔破口处声像表现不一，消化性溃疡或肿瘤可见胃肠壁局限性增厚，部分病例可见胃肠壁连续性中断，内容物溢出，周围回声杂乱或形成包裹（图19-2-3）。

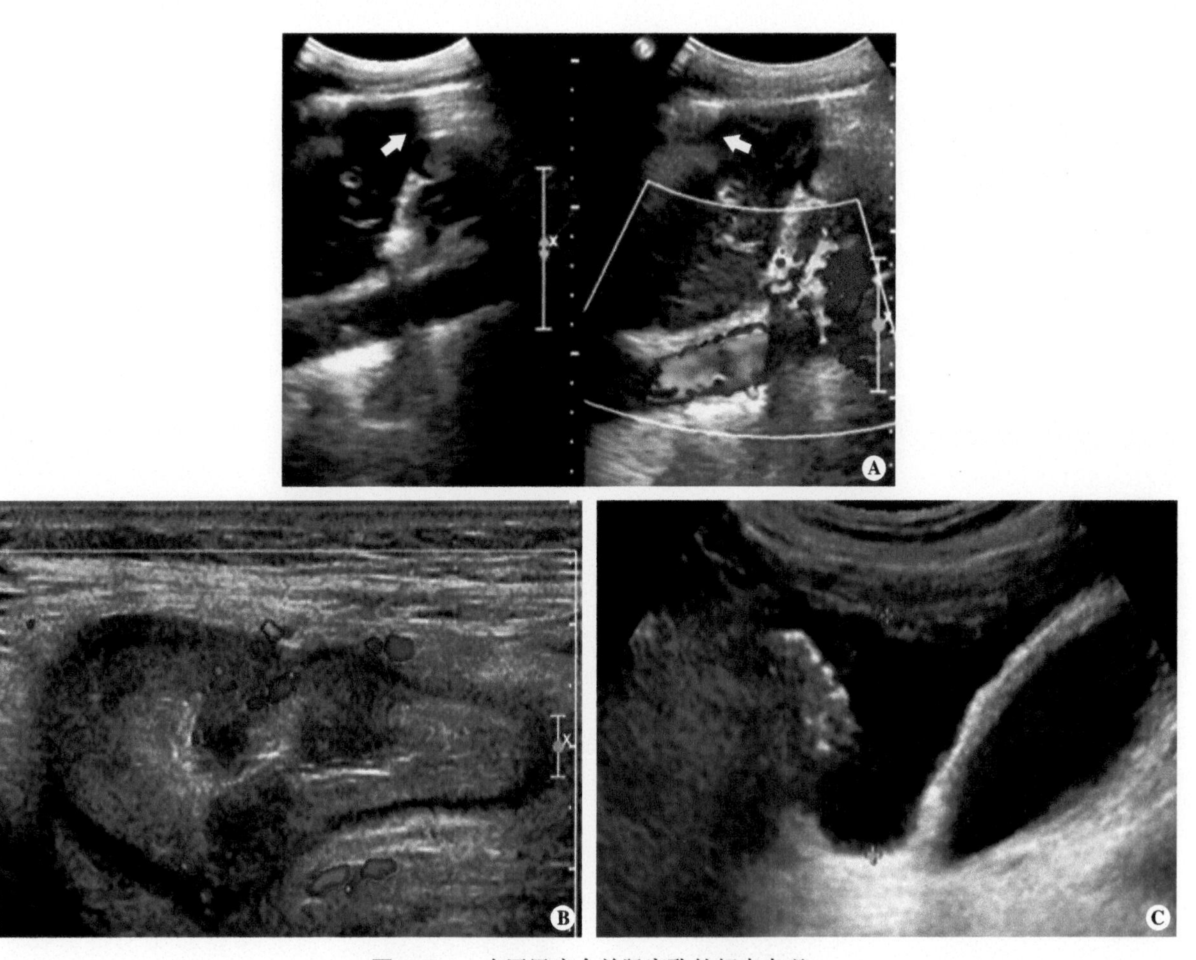

图19-2-3 克罗恩病合并肠穿孔的超声表现

A.膈下游离气体（箭头）；B.增厚肠壁可见血流信号；C.盆腔积液

六、其他影像学检查

1. 腹部立位X线检查 为首选影像学检查方法，发现膈下游离气体可诊断消化道穿孔（图19-2-4）。但并非所有消化道穿孔患者都会出现膈下游离气体，如胃十二指肠后壁穿孔时气体进入小网膜囊，游离气体量少于10ml时X线检查无法显示。

2. CT检查 对腹腔游离气体的发现率较X线检查高，还可发现腹腔积液、软组织肿块、脓肿、胃肠壁增厚等征象（图19-2-5）。

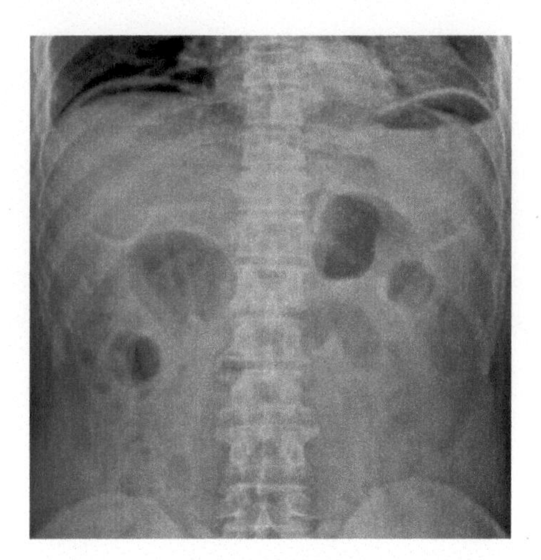

图19-2-4 消化道穿孔的腹部立位X线表现

膈下见游离气体

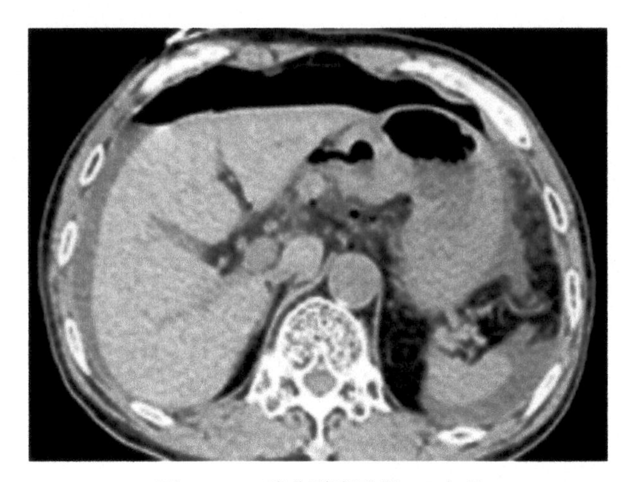

图19-2-5　消化道穿孔的CT表现

七、鉴别诊断

消化道穿孔时应先进行病因鉴别诊断，密切结合病史，如既往消化性溃疡病史或腹部外伤病史等，此对明确诊断具有非常重要的意义。此外，消化道穿孔尚需与其他急腹症相鉴别。

1. 急性胆囊炎　表现为右上腹痛，伴畏冷发热，墨菲征阳性，发生坏疽穿孔时无膈下游离气体，超声或CT检查可见胆囊壁增厚或胆囊结石。

2. 急性胰腺炎　腹痛发作不如消化道穿孔急骤，患者血尿淀粉酶明显升高，膈下无游离气体，影像学检查可见胰腺肿胀，周围有炎性渗出。

3. 急性阑尾炎　一般症状较消化道穿孔轻，体征局限于右下腹，无膈下游离气体。

八、超声诊断注意事项

（1）消化道穿孔病因繁杂，可能发生穿孔的部位分布广，超声诊断应密切结合临床。

（2）超声检查对显示腹腔游离气体的敏感度不如X线和CT检查，超声诊断时应结合其他影像学检查。

（3）消化道穿孔时，腹腔游离气体多位于腹腔最高位置，如平卧位时可聚集前腹壁后方，采用高频探头扫查，注意区分腹腔游离气体与肠管内气体。

（4）部分消化道穿孔呈慢性过程，由于网膜等包绕，腹腔游离气体不明显，且临床症状不典型，容易发生漏诊、误诊。

九、临床应用价值

超声检查实时无创，高频超声的分辨率高，超声检查在消化道穿孔定位诊断、病因诊断及治疗随访中具有较高的临床参考价值。

第三节　肠　套　叠

肠套叠是小儿常见的急腹症之一，指部分肠管及肠系膜套入邻近肠管内，导致肠内容物通过障碍，形成机械性肠梗阻，包括原发性肠套叠和继发性肠套叠，其中原发性肠套叠多见于婴幼儿，而继发性肠套叠多见于成人。

一、病　　因

原发性肠套叠发生于无病理变化的肠管，多见于儿童，病因可能与肠道蠕动节律紊乱有关，尤其是儿童回盲部系膜未完全固定、肠管活动性大，更容易导致部分肠管套入相邻的肠管。继发性肠套叠多见于肿瘤、创伤及手术后和肠道的炎症性病变，成人肠套叠多为继发性肠套叠，继发于肠道内外的病理改变，如息肉、憩室、肿瘤、蛔虫等导致肠道蠕动异常，将近段肠管套入远段肠管。

二、病　　理

肠套叠可发生于胃肠道的任何部位，主要分为小肠-小肠型、小肠-结肠型、结肠-结肠型，对于小儿以回结肠型最为常见。肠套叠局部外层为鞘部，内为套入部，套入的最远处为头部或顶部，肠管从外面套入处为颈部（图19-3-1）。套入的肠段沿着肠管推进，肠系膜也被牵入，血管受压导致循环障碍，发生肠管水肿，肠腔阻塞。随着病情发展，局部肠管缺血坏死，发生穿孔，甚至形成腹膜炎、感染性休克。

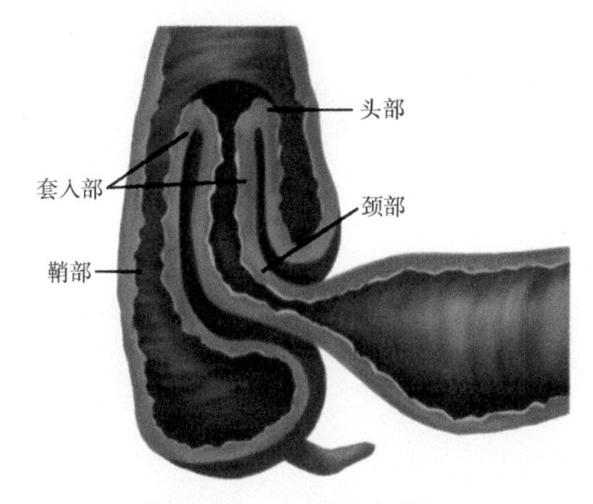

图19-3-1 肠套叠示意图

三、临床特征

肠套叠好发于儿童，尤其是2岁以下儿童，男童的发病率高于女童。典型临床表现为腹痛、呕吐、排果酱样便和腹部肿块，即肠套叠四联征。腹痛常为阵发性绞痛，婴幼儿表现为阵发性哭闹，伴有腹胀、呕吐等症状，严重者可出现肠坏死，临床表现为高热、嗜睡、肌紧张等。

成人肠套叠常呈慢性反复发作，大多数患者具有诱发肠套叠的器质性病变，较少引起完全性肠梗阻，其主要特征为慢性、间歇性、不完全性肠梗阻。

四、实验室检查

患者粪便隐血试验阳性。发生梗阻呕吐时可出现水、电解质紊乱及酸碱平衡失调等。套叠肠管坏死时可出现炎性指标，如血白细胞计数升高、C反应蛋白升高等。

五、超声表现

（1）肠套叠好发于右上腹，多在升结肠位置。

（2）横切扫查时，显示各层肠壁大环套小环，呈“同心圆征”（图19-3-2）。

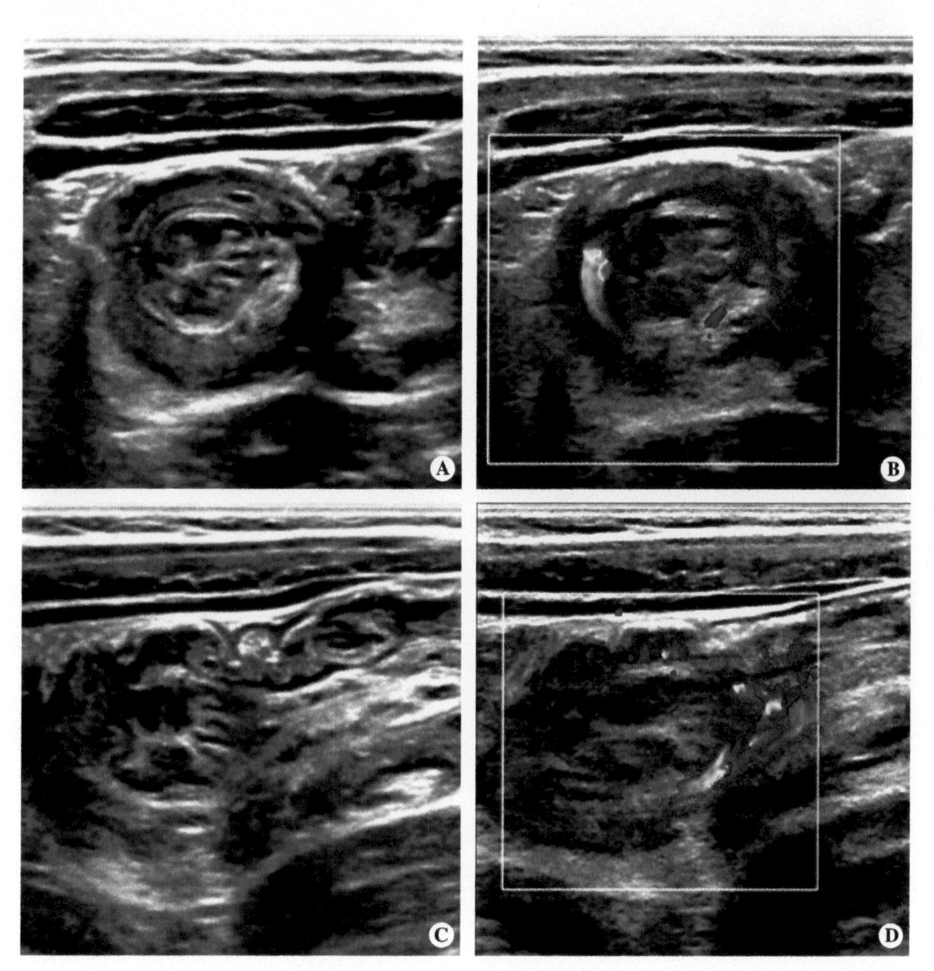

图19-3-2 肠套叠的超声表现

A. 套叠的肠管短轴面呈“同心圆征”；B. CDFI可见肠壁有较丰富的血流信号；C. 长轴面呈“套筒征”；D. CDFI可见肠壁有较丰富的血流信号

（3）纵切扫查时，表现为多条纵行低回声和等回声平行排列，呈“套筒征”。

（4）病变早期时，肠壁充血水肿，层次大致可辨，CDFI可见血流信号增多。

（5）随着病情发展，肠壁增厚、缺血坏死、层次不清、血流信号消失。

（6）肠腔内及肠周可见积液。

（7）继发性肠套叠可见肠息肉、梅克尔憩室、肠重复畸形等原发病表现（图19-3-3）。

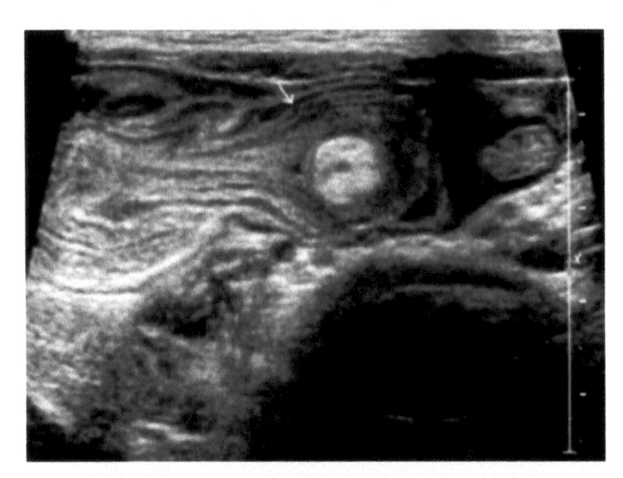

图19-3-3 梅克尔憩室合并肠套叠的超声表现

六、其他影像学检查

1. X线检查 包括腹部X线片、钡剂灌肠、空气灌肠，其中钡剂灌肠可能发生肠穿孔，目前临床已很少使用。空气灌肠可见肠管内类圆形或马铃薯状软组织肿块影，通过空气灌肠可进行复位治疗（图19-3-4）。

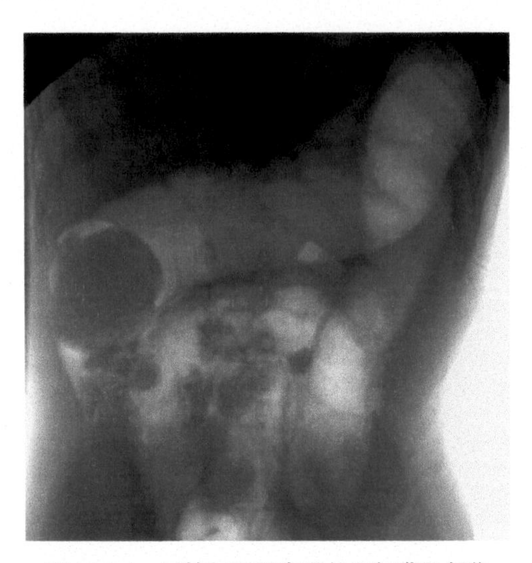

图19-3-4 回结肠型肠套叠的空气灌肠复位

2. CT检查 典型表现为“靶环征”或“同心圆征”，近段肠管及系膜脂肪进入远段肠管内，可出现肠壁增厚水肿，上游肠管扩张积液、腹腔积液，可伴有肠梗阻。CT检查不作为常规检查方法（图19-3-5）。

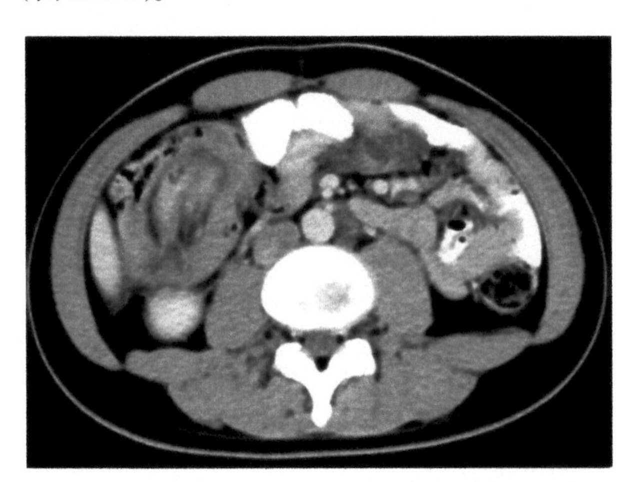

图19-3-5 回结肠型肠套叠的CT表现

七、鉴别诊断

1. 过敏性紫癜 好发于学龄期儿童，其中腹型过敏性紫癜可出现腹痛，多位于脐周及右下腹，超声表现为肠壁增厚，回声减低，肠腔向心性或偏心性狭窄，血流信号增多，肠蠕动减弱或消失。需要注意的是过敏性紫癜也可引发肠套叠。

2. 阑尾炎 典型表现为转移性右下腹痛，超声可见肿胀的阑尾，外径大于6mm，可发生坏疽或穿孔、脓肿形成。诊断的关键在于找到异常的阑尾。

3. 克罗恩病 临床主要表现为腹痛、腹泻、体重下降和发热、营养不良等全身症状，超声典型表现为肠壁节段性增厚，肠系膜增厚，肠腔变窄，可并发肠梗阻、肠瘘、脓肿形成等。

八、超声诊断注意事项

（1）反复发生肠套叠或成人患者可能存在肠套叠的继发因素，超声检查时应注意查找可能的继发因素。

（2）超声检查肠套叠时应采用彩色多普勒超声观察套叠肠壁的血供情况，注意有无肠坏死或穿孔，此检查对临床制订诊疗方案具有重要参考意义。

九、临床应用价值

（1）肠套叠多发于小儿，高频超声检查的分辨率高，声像学特征较典型，具有重要临床应用价值，可作为肠套叠首选的影像学检查。

（2）实时超声监测下行水压灌肠复位治疗肠套叠，为肠套叠临床治疗提供一种新方法，具有无创、无辐射损伤等优势。

第四节　胃肠异物

胃肠异物是指吞服后不能被胃肠道消化且滞留于胃肠道的物体，分为主动和非主动摄入，儿童患者占比较高，可达80%。

一、病　　因

胃肠异物多为患者有意或无意吞服引起的，根据异物来源可分为外源性异物如小玩具、发卡、硬币等，内源性异物如胃石症，医源性异物如残留引流管等。

二、病　　理

不光滑的异物如无法自行排出则可能反复摩擦胃肠道黏膜、压迫胃肠壁影响黏膜血液循环，造成胃肠炎、出血、溃疡，严重者甚至引起穿孔、腹膜炎等。异物周围组织也可发生肉芽肿性炎，进而形成瘢痕，造成梗阻。较大的异物可能直接造成幽门或肠道的机械性梗阻。

三、临床特征

本病多无明显症状，部分患者可有不同程度的恶心、呕吐、消化不良等表现。当异物较小时，80%～90%的异物可经消化道排出，如异物较大引起胃肠道梗阻，导致腹痛、呕吐、腹胀、停止排气，需要通过消化内镜或者手术取出。

四、超声表现

（1）胃肠内可见形态各异的异物回声，异物不同回声不一，金属异物后方可伴有混响伪像。

（2）当异物无嵌顿时，随胃肠蠕动移动，或随体位改变而来回移动。

（3）当发生嵌顿时可见异物位置固定，局部胃肠壁水肿增厚（图19-4-1）。

（4）当出现穿孔时可见异物穿出胃肠壁，周围可见积液，并可见网膜增厚等腹膜炎表现（图19-4-2）。

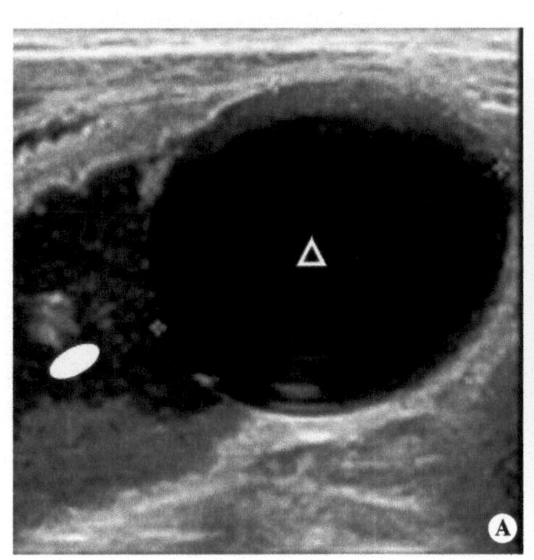

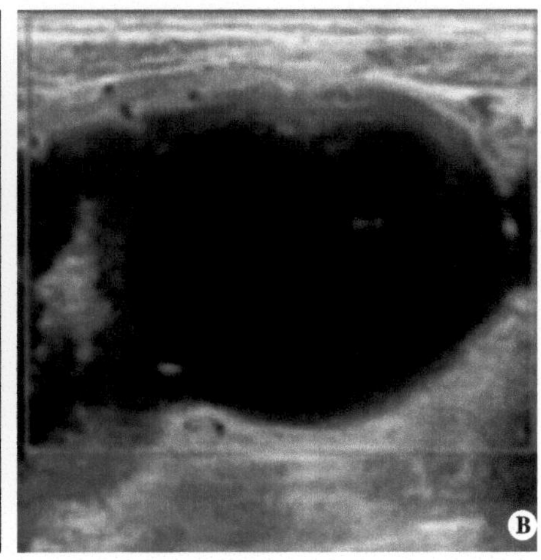

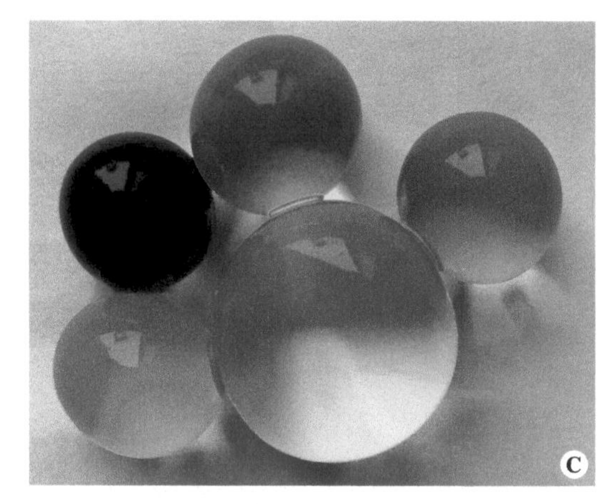

图19-4-1　肠道异物的超声表现

A. 小肠（白色椭圆形标记）扩张，内见"海绵宝宝"（三角），呈无回声，大小为2.7cm×2.4cm，造成肠梗阻；B. 肠壁可见细点状血流信号；C. "海绵宝宝"实物图

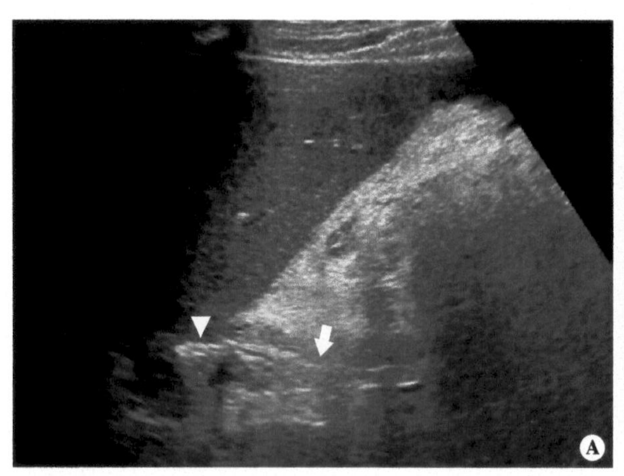

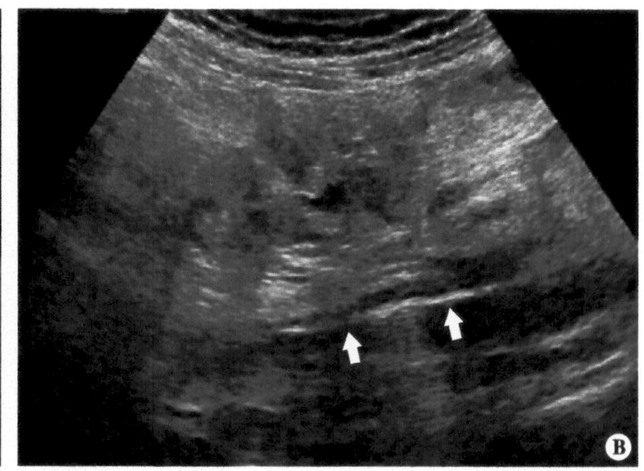

图19-4-2　上消化道异物的超声表现

A. 十二指肠内见条形强回声（箭头，笔芯），头端穿出肠外，刺入肝脏（三角）；B. 十二指肠球降部可见异物笔芯（箭头）

（5）儿童吞服多枚磁性异物时应注意因异物相互吸引造成单枚异物的假象，可变换探头位置及扫查角度以显示两枚磁性异物之间的两层胃肠壁结构。

五、其他影像学检查

1. X线检查　能判断金属异物所在大致位置，但存在前后影像重叠的问题，无法准确判断异物的精确位置，且无法判断异物是否嵌入或穿出胃肠壁。对于透X线的异物可出现假阴性。

2. CT检查　多能判断异物所在精确位置，判断异物是否穿出胃肠壁及是否形成胃肠周围脓肿或腹膜炎。但CT检查对垂直或平行扫描层面的细长异物、等密度或低密度异物及少见异物可能出现漏诊、误诊。

第五节　胃　扭　转

胃扭转为胃正常位置的固定机制障碍或其邻近器官病变导致胃移位，使胃本身沿不同轴向发生全胃或部分胃异常扭转，可造成胃内梗阻。发病年龄多为0～5岁，无明显性别差异。

一、病　　因

胃的位置与形态主要依靠食管下端、幽门及肝胃韧带、胃结肠韧带、脾胃韧带等来维持固定。急性胃扭转多与胃周韧带先天发育异常有关，如胃结肠韧带、肝胃韧带过长或松弛，也可继发于膈膨出、膈疝，或肿瘤、溃疡等导致的推挤、牵拉。慢性胃扭转多为继发性，由胃溃疡或周围脏器感染等原因引起胃局部粘连至非正常位置造成形态扭曲。

二、临床特征

急性胃扭转较为少见，起病突然，扭转超过180°并伴有血管受累。上腹局限性膨胀性疼痛、反复干呕和胃管不能插入胃内为急性胃扭转三联征。急性胃扭转按临床症状不同可分为膈上型和膈下型，其中膈上型表现为左胸痛伴呼吸困难；膈下型表现为上腹部显著膨胀伴疼痛，下腹平软。慢性胃扭转时扭转小于180°，临床更为常见，多无明显梗阻症状，仅有轻微的类似胃炎、胃溃疡的非特异性症状。

根据扭转方式不同可将胃扭转分为两型（图19-5-1）：①器官轴型，以贲门与幽门连线为轴心，向上翻转，此型较常见，约占60%，完全性器官轴型可见胃小弯向下，胃大弯向上，部分性器官轴型则为胃大弯向上而胃小弯位置不改变，常见胃大弯从前方向上扭转。②网膜轴型，沿小网膜纵轴扭转，即以胃大小弯中点连线为轴向左或向右翻转，约占30%，以胃窦从右向左翻转多见，可导致严重的肠梗阻和上腹部绞痛，扭转角度较大时胃甚至可绕成环形。

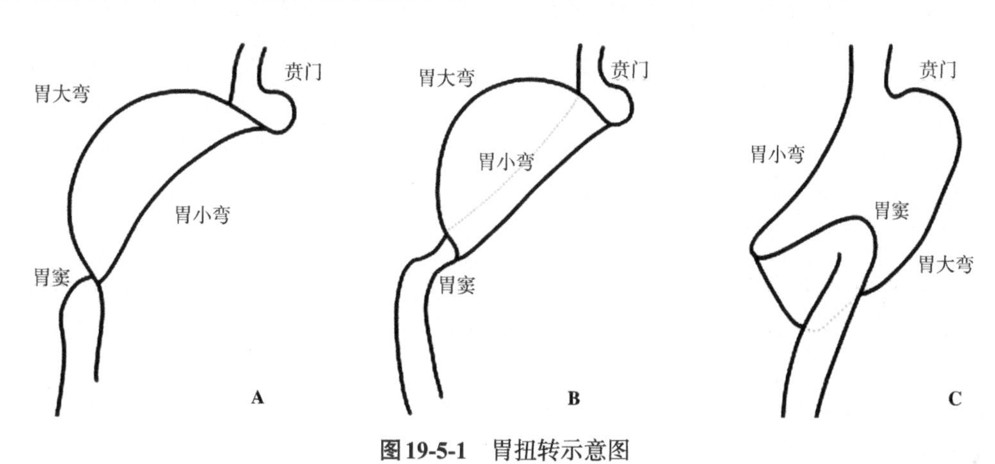

图19-5-1 胃扭转示意图

A. 完全性器官轴型；B. 部分性器官轴型；C. 网膜轴型

三、超声表现

1. 器官轴型 动态追踪可见胃大弯从前向上翻折，完全性器官轴型胃大弯向上，胃小弯朝下；部分性器官轴型可见胃大弯、胃小弯均向上形成前后“两个”胃腔回声，“两个”胃腔通过下部相通。

2. 网膜轴型 多为胃窦部向左翻转，少数为胃底向右向下翻转至胃体前方。左上腹斜切面可同时显示贲门及胃窦声像，两者呈前后关系，幽门多位于前方，贲门长轴切面可见幽门短轴面（图19-5-2，图19-5-3）。

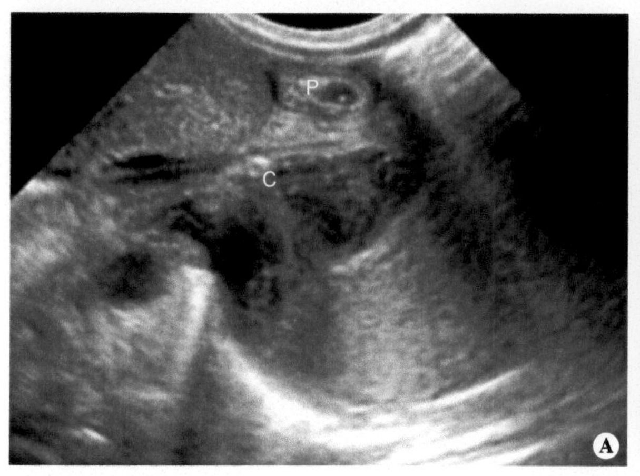

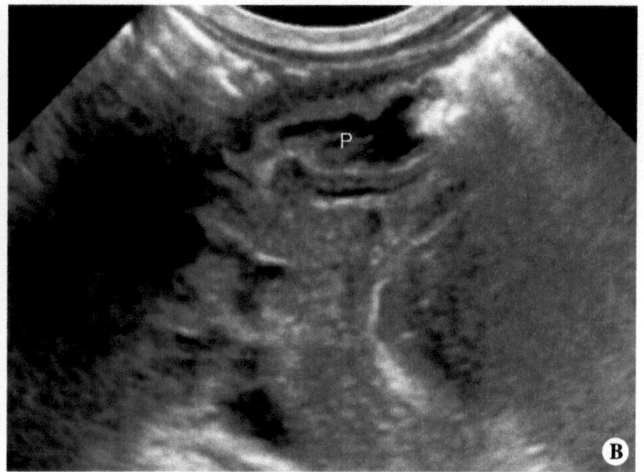

图19-5-2 网膜轴型胃扭转的超声表现

A. 贲门长轴面可见幽门短轴面，位于贲门前方；B. 左上腹可见幽门长轴面贴近前腹壁

C. 贲门；P. 幽门

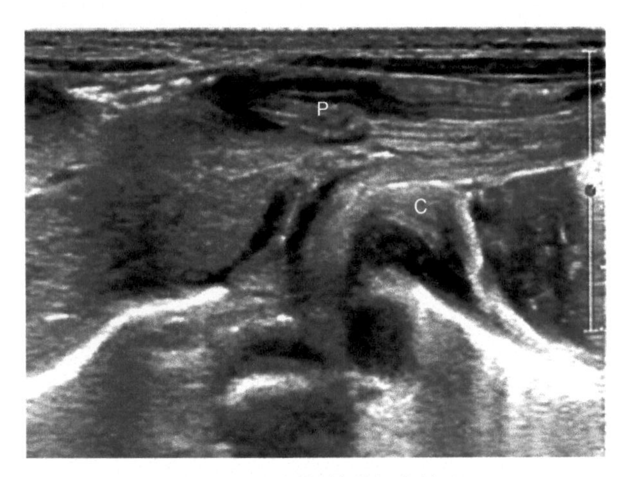

图19-5-3 胃扭转的超声检查

幽门与贲门可在同一切面显示，胃腔分为前后两部分，并见相通
C. 贲门；P. 幽门

四、鉴别诊断

1. 先天性肥厚性幽门狭窄 患儿出现喂奶后喷射性呕吐，超声可见幽门环形肌增厚，幽门管腔狭窄，无胃大弯或胃窦部的翻转。

2. 瀑布型胃 患者有明显胃动力障碍，胃底胃体扩大并潴留大量液体，但动态观察胃大弯和胃小弯位置正常，胃窦也无翻转。

3. 贲门弛缓 患者平卧位时腹压增加更易出现呕吐，立位时减轻，检查时可见造影剂从胃内反流到食管内，胃大弯、胃小弯和胃窦位置正常。

第六节 急性胃扩张

急性胃扩张是指短期内大量气体和液体积聚而引起胃和十二指肠上段高度扩张，胃壁变薄，严重者可出现胃壁坏死、胃穿孔等。

一、病 因

各种不同原因引起的原发性胃壁麻痹可引起急性胃扩张，最常见的病因为突然进食大量食物导致胃腔短时间内急剧扩张。另外，手术可直接刺激或通过神经反射抑制胃运动功能；麻醉插管给氧、胃管鼻饲也可使大量气体进入胃内；各种外伤如颅外伤、背部外伤等均可通过影响胃张力和排空而诱发急性胃扩张。

二、病 理

急性胃扩张时胃内压力持续增大，胃肠壁变薄质脆，黏膜皱襞消失，胃黏膜可有小的糜烂出血点，胃壁因血液循环障碍而出现坏死、穿孔，导致弥漫性腹膜炎。胃内黏膜屏障遭到破坏，吸收大量毒素可导致感染性休克甚至死亡。胃扩张时胃底大弯处张力最大，最易出现坏死穿孔。

三、临床特征

除突然大量进食导致急性胃扩张外，某些内科疾病或外科麻醉、手术可导致本病，为一种严重并发症。患者多表现为腹胀、上腹部或脐周隐痛、恶心和持续性呕吐，呕吐物为棕绿色或咖啡色，吐后腹胀症状不减轻，随着病情加重，患者可出现脱水、烦躁、呼吸急促、手足抽搐甚至休克。查体可见巨大而无蠕动的胃轮廓，伴有压痛。该病在婴幼儿中发病率低，但婴幼儿病程进展快，易出现呼吸循环障碍，病死率较高，可达20%。

四、实验室检查

急性胃扩张本身并无明显实验室指标异常，当出现呕吐、脱水、穿孔伴发腹膜炎、感染性休克等表现时可有血红蛋白增高、低钠血症、低钾血症、高氯血症、酸中毒、碱中毒及感染性指标升高。

五、超声表现

（1）胃腔极度扩张，蠕动消失，胃壁变薄，但胃壁结构层次尚存在（图19-6-1）。

（2）严重者于胃壁内甚至门静脉内可见气体强回声。

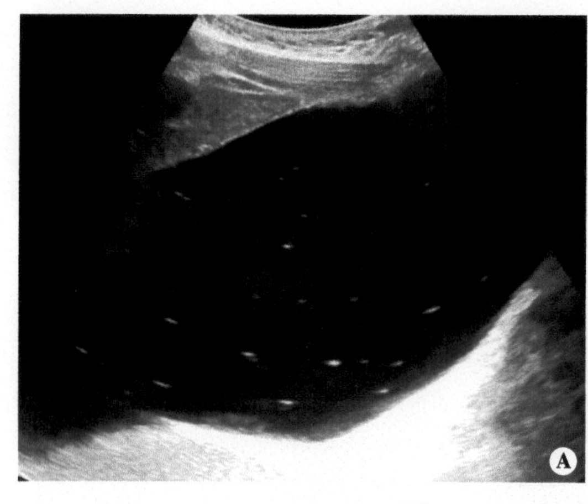
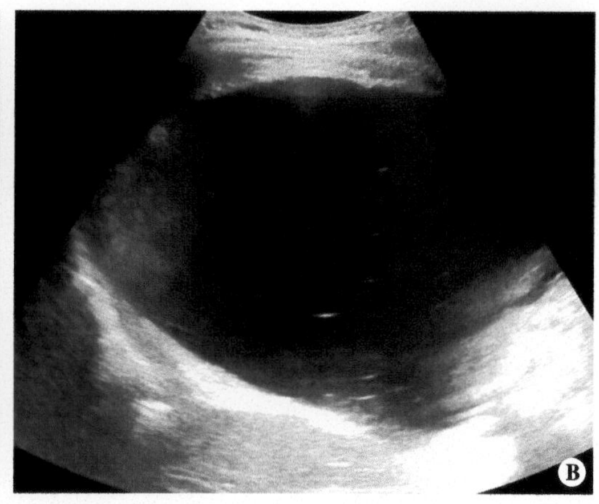

图19-6-1 急性胃扩张的超声表现

A. 胃体长轴面；B. 胃体短轴面，显示胃腔显著扩张，胃壁变薄

六、其他影像学检查

1. 腹部X线检查 早期胃扩张明显时可于上腹部见巨大气液平面，当胃黏膜缺血坏死时，胃内气体渗入胃壁致使胃壁积气，甚至门静脉也出现积气。如合并穿孔则可见膈下游离气体。

2. CT检查 可见胃极度扩张，胃壁菲薄，胃内可见气液平面。

七、鉴别诊断

本病应与继发性胃扩张相鉴别。胃窦癌、幽门或近段肠管梗阻引起的继发性胃扩张，其起病多缓慢，扩张程度较急性胃扩张轻，追踪扩张胃腔远端能够观察到原发病灶的相应影像学征象。

（陈志奎 洪峻峰 杨建川 郭晶晶 陈 聪 俞 悦 陈衍池 谢 微）

参考文献

曹海根，王金锐，2006. 实用腹部超声诊断学. 2版. 北京：人民卫生出版社.

陈灏珠，林果为，2009. 实用内科学. 13版. 北京：人民卫生出版社.

陈孝平，汪建平，赵继宗，2018. 外科学. 9版. 北京：人民卫生出版社.

丁通，张良西，2018. 急诊彩色多普勒超声对小儿急性肠套叠的诊断思路与价值研究. 影像研究与医学应用，2(8)：192-195.

董娟，李绍东，2017. 需手术治疗的小儿小肠套叠彩色多普勒超声特点分析. 临床超声医学杂志，19(8)：563-566.

郭万学，2011. 超声医学. 6版. 北京：人民军医出版社.

黄国英，夏焙，2020. 儿科超声诊断学. 北京：人民卫生出版社.

贾立群，王晓曼，2009. 实用儿科腹部超声诊断学. 北京：人民卫生出版社.

李波，彭婕，王朋，等，2018. 多层螺旋CT薄层扫描在消化道穿孔定位诊断中的价值. 胃肠病学和肝病学杂志，27(8)：900-904，908.

李虹成，谢筱虎，2019. 多层螺旋CT与腹部X线平片在诊断急性肠梗阻中的应用比较. 中国CT和MRI杂志，17(7)：125-127.

陆文明，2004. 临床胃肠疾病超声诊断学. 西安：第四军医大学出版社.

莫剑忠，江石湖，萧树东，2014. 江绍基胃肠病学. 2版. 上海：上海科学技术出版社.

邵肖梅，叶鸿瑁，丘小汕，2019. 实用新生儿学. 5版. 北京：人民卫生出版社.

吴孟超，吴在德，2008. 黄家驷外科学. 北京：人民卫生出版社.

闫玉玺，刘庆华，刘小芳，等，2019. 小儿继发性肠套叠超声表现. 中国医学影像技术，35(1)：91-94.

张宝娟，刘广禄，侯芳妮，等，2017. 彩色多普勒超声在诊治小儿肠套叠中的临床价值. 临床超声医学杂志，19(12)：860-861.

中国医学会外科学分会，2021. 外科常见腹腔感染多学科诊治专家共识. 中华外科杂志，59(3)：161-178.

Juan Rosai，2017. 罗塞-阿克曼外科病理学·消化系统分册. 10版. 郑杰，译. 北京：北京大学医学出版社.

Catena F，Di Saverio S，Coccolini F，et al，2016. Adhesive small bowel adhesions obstruction：Evolutions in diagnosis，management and prevention. World J Gastrointest Surg，8

(3): 222-231.

Chu EA, Kaminer E, 2018. Epiploic appendagitis: A rare cause of acute abdomen. Radiol Case Rep, 13(3): 599-601.

Hollerweger A, Maconi G, Ripolles T, et al, 2020. Gastrointestinal Ultrasound(GIUS) in Intestinal Emergencies-An EFSUMB Position Paper. Ultraschall Med, 41(6): 646-657.

Horii N, Morioka D, Yamaguchi K, et al, 2016. Bowel strangulation caused by massive intraperitoneal adhesion due to effective chemotherapy for multiple peritoneal metastases originating from descending colon cancer. Clin J Gastroenterol, 9(5): 306-311.

Kornecki A, Daneman A, Navarro O, et al, 2020. Spontaneous reduction of intussusception: clinical spectrum, management and outcome. Pediatr Radiol, 30(1): 58-63.

Patel H, Abdelbaki A, Steenbergen P, et al, 2018. Know the name: Acute epiploic appendagitis-CT findings and review of literature. AME Case Rep, 2: 8.

Suresh Kumar VC, Mani KK, Alwakkaa H, et al, 2019. Epiploic appendagitis: An often misdiagnosed cause of acute abdomen. Case Rep Gastroenterol, 13(3): 364-368.

Wu J, Cui SH, Li HZ, et al, 2016. Ultrasound diagnosis in gynecological acute abdomen. J Biol Regul Homeost Agents, 30(1): 211-217.

第二十章 胃切除术后远期并发症

胃手术主要有穿孔修补术、胃部分或大部切除术和全胃根治术。胃大部切除术包括胃组织切除和胃肠连续性重建，术式有毕（Billroth）Ⅰ式、毕Ⅱ式或Roux-en-Y术式（图20-0-1）。术后早期并发症多与术中操作不当或术前准备不足有关，而远期并发症多因手术导致的解剖生理改变所致。早期并发症主要有术后出血、胃瘫、胃肠壁缺血坏死、吻合口破裂或漏、术后肠梗阻；远期并发症主要有倾倒综合征、碱性反流性胃炎、溃疡复发、营养性并发症和残胃癌。

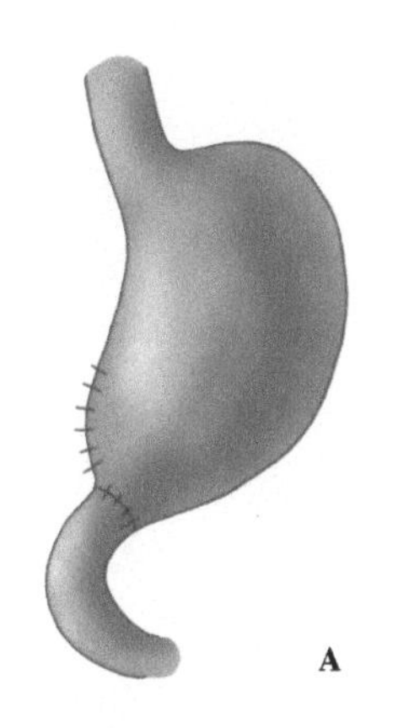

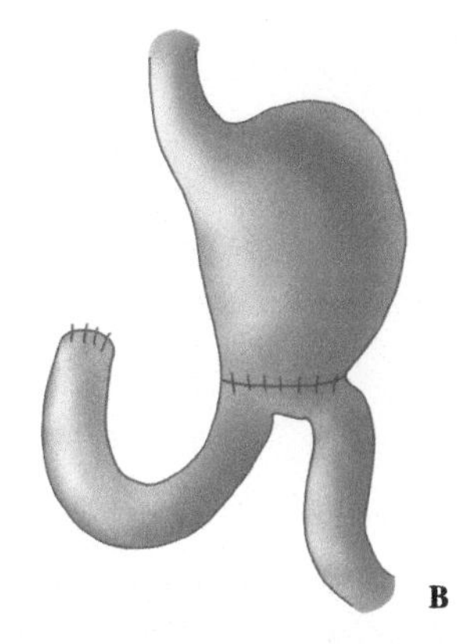

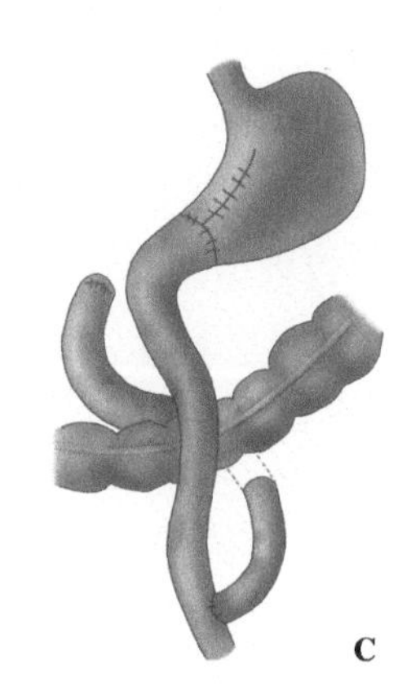

图20-0-1 胃大部切除术式示意图

A. 毕Ⅰ式：残胃与十二指肠吻合，比较符合原来的生理状况；B. 毕Ⅱ式：十二指肠断端缝闭，胃和空肠吻合；C. Roux-en-Y术式：十二指肠断端关闭，取屈氏韧带以远10～15cm空肠横断，远断端与残胃吻合，近断端与距前胃肠吻合口45～60cm的远断端空肠行端侧吻合

第一节 吻合口炎

胃大部切除术后因胃的生理解剖结构改变，造成胃腔内环境变化，易发生残胃炎及吻合口炎。

一、病　　因

胃大部切除术后，没有了幽门括约肌的限制，含有胰液和胆汁的碱性十二指肠液反流入残胃，加之胃酸减低、胃泌素减少，*Hp*等细菌易定植，从而造成残胃炎。而吻合口因手术损伤、线头残留等更易发生炎症。

二、临床特征

吻合口炎多表现为上腹疼痛、上腹烧灼感、腹胀、恶心呕吐、食欲缺乏，当吻合口炎症造成梗阻时可出现呕吐胃内容物。

三、超声表现

（1）吻合口处胃壁水肿增厚，胃壁层次结构存在，黏膜面、浆膜层光整（图20-1-1）。

（2）胃壁水肿造成梗阻时可见残胃扩张或输入袢肠管扩张扭曲。

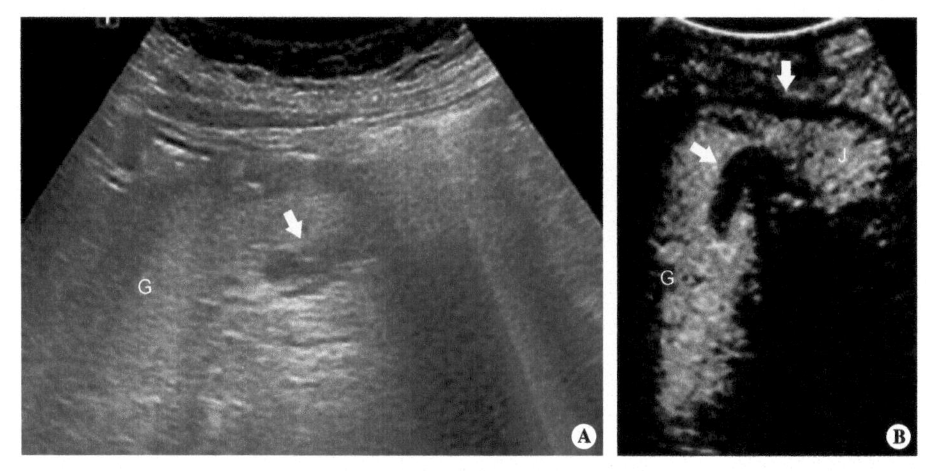

图20-1-1　吻合口炎的超声表现

A. 口服有回声型胃肠超声显像剂后显示吻合口壁（箭头）稍增厚；B. 口服微泡超声造影剂后腔内超声造影显示胃腔内回声明显增强，吻合口变窄，壁增厚（负性显影，箭头），表面尚光滑

G. 胃；J. 空肠

四、鉴别诊断

1. 吻合口溃疡　吻合口壁增厚，黏膜面不光整，局部凹陷，甚至呈“火山口”样改变。

2. 残胃癌　胃壁增厚，层次结构不清，黏膜面不光整，侵及浆膜层时可见浆膜层连续性中断，胃周可见转移性淋巴结。

五、超声诊断注意事项

（1）超声检查胃肠吻合口时，应口服有回声型胃肠超声显像剂或微泡超声造影剂进行检查，可明显提高吻合口显示率。由于吻合口内径大于幽门口，故使用造影剂检查时，应边口服边检查，可动态显示吻合口舒缩情况。

（2）超声检查时应存留动态视频，而后通过回放常可捕捉到较理想的声像图。

六、临床应用价值

超声检查容易发现胃肠吻合口壁增厚，但对于定性诊断常比较困难，与较早期的残胃癌难以区别，明确诊断需要行内镜活检病理检查。

第二节　输入袢梗阻

毕Ⅱ式结肠前吻合术后，因输入袢发生梗阻可引起胆汁或胰液的淤滞，也称为输入袢综合征（afferent loop syndrome，ALS）。

一、病　　因

造成输入袢或远端吻合口梗阻的病因都可造成输入袢综合征，主要有：①输入袢空肠过短，造成十二指肠空肠曲形成锐角，从而导致肠腔狭窄或受横结肠压迫造成排空受阻；②输入袢穿过间隙形成内疝；③输入袢过长易形成肠扭曲；④输入袢空肠胃套叠；⑤吻合口粘连、吻合口溃疡、残胃癌引起的梗阻。

二、病　　理

术后梗阻造成胆汁及胰液无法正常引流，可分为急性和慢性输入袢综合征两种。急性输入袢综合征多为完全性梗阻，慢性输入袢综合征多为可复性、部分梗阻。对于急性完全性输入袢梗阻者，扩张的输入袢可发生肠壁坏死、穿孔，继而引发腹膜炎，甚至出现感染性休克。

三、临床特征

急性完全性输入袢梗阻常在术后24小时内发生，呕吐无胆汁的食物，呕吐后症状不能缓解；而慢性输入袢梗阻多在术后数周发病，可突然喷射性呕吐大量无食物的胆汁，呕吐后疼痛缓解。

四、实验室检查

实验室检查可有血清碱性磷酸酶、淀粉酶和脂肪酶升高，与胰腺炎类似。

五、超声表现

（1）吻合口粘连者可见吻合口壁水肿增厚，胃内容物通过缓慢；而吻合口溃疡造成的输入袢综合征，吻合口壁增厚，层次结构不清，内膜面不光整；若为残胃癌，则可在吻合口附近见肿块阻塞吻合口，肿块所在胃壁僵硬、蠕动减弱，胃壁层次结构消失等（图20-2-1）。

（2）输入袢可见扩张、扭曲。

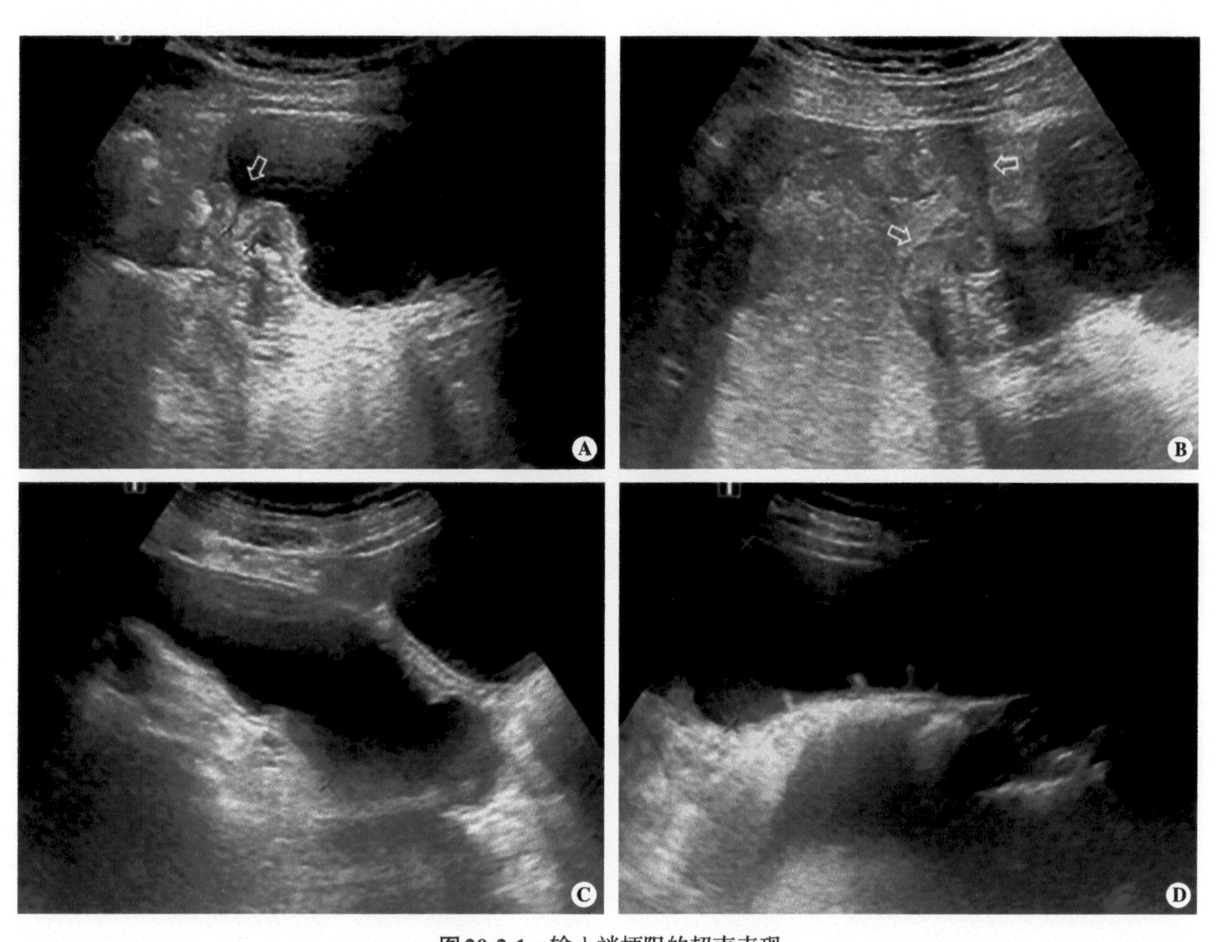

图20-2-1 输入袢梗阻的超声表现

A. 吻合口狭窄（箭头），其上方肠管扩张；B. 吻合口壁增厚（箭头），残胃内充满有回声型胃肠超声显像剂；C、D. 输入袢扩张，内呈无回声，口服有回声型胃肠超声显像剂未流入输入袢内

第三节 残 胃 癌

残胃癌（gastric stump carcinoma，GSC）是胃癌的一种特殊类型，起初的定义是良性病变行胃部分切除术后5年及以上在残胃内发生的癌。2017年日本胃癌学会将残胃癌定义扩展为残胃上的癌，这一概念包括了残胃内发生的所有癌变类型，如新发癌、复发癌、残留癌和多灶癌等。残胃癌约占同期胃癌患者的1.0%～2.0%，且发病率有持续上升的趋势。残胃癌常见于男性，发病风险具有明显的时间依赖性，一般多发生于术后10～20年，并且随着距初次胃手术时间间隔的延长，发病概率逐渐增加。

一、病 因

残胃癌发病主要与以下因素相关：手术后残

胃结构及功能的改变、初次胃癌的遗留及复发、幽门螺杆菌及EB病毒感染等。

二、病　　理

残胃癌可发生于残胃内任何部位，多数学者认为吻合口是残胃癌病变最多见的部位。残胃癌较原发性胃癌组织分化程度差，恶性程度高。

三、临床特征

残胃癌患者临床症状不典型，常见的临床症状包括腹痛、腹胀、恶心、呕吐、呕血、黑便、贫血、消瘦、食欲减退等。当贲门部病灶累及食管时出现吞咽困难，当肿瘤位于吻合口或吻合口附近时可出现梗阻不适。

四、实验室检查

实验室检查同胃癌，详见第四章。

五、超声表现

（1）残胃壁局限性增厚，胃壁层次结构消失，形成肿块时可向胃内、胃外生长（图20-3-1）。

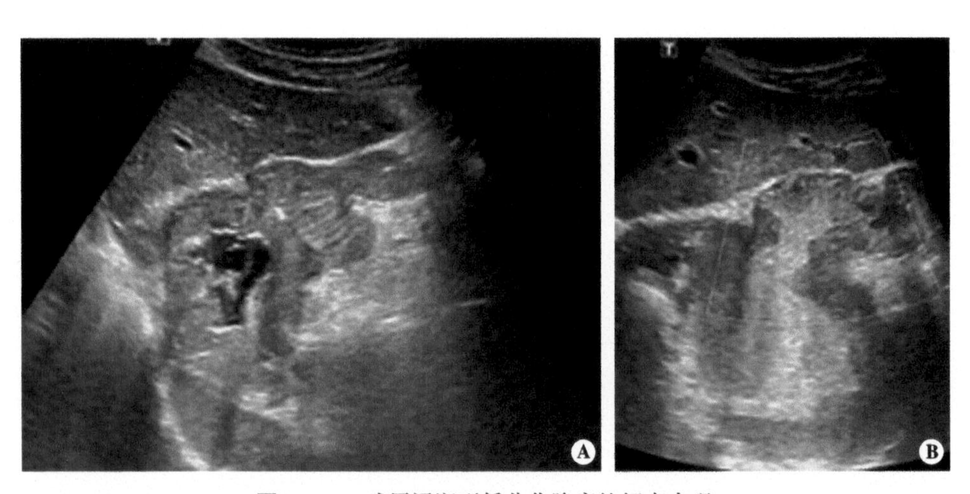

图20-3-1　残胃浸润型低分化腺癌的超声表现

A. 贲门、邻近胃壁及胃肠吻合口壁明显增厚；B. 口服有回声型胃肠超声显像剂后显示胃腔变小，增厚的胃壁可见少量血流信号

（2）残胃癌以吻合口多见。

（3）残胃癌累及浆膜层时可见浆膜层高回声连续性中断（图20-3-2）。

（4）病变处胃壁僵硬，蠕动消失。

（5）可出现胃周淋巴结、肝脏等部位的转移（图20-3-3）。

六、其他影像学检查

其他影像学检查与胃癌相似，详见第四章。

七、鉴别诊断

1. 残胃溃疡　多发生于吻合口附近，鉴别诊断同胃溃疡与胃癌，但残胃溃疡的恶变风险较高，需行内镜活检病理检查。

2. 吻合口炎　由于胃幽门生理结构改变或消失，胆汁、胰液等反流入胃，造成胃黏膜充血、水肿、糜烂等炎症改变。超声检查主要表现为吻合口壁增厚，与残胃癌的鉴别诊断困难，确诊需依靠组织病理学检查。

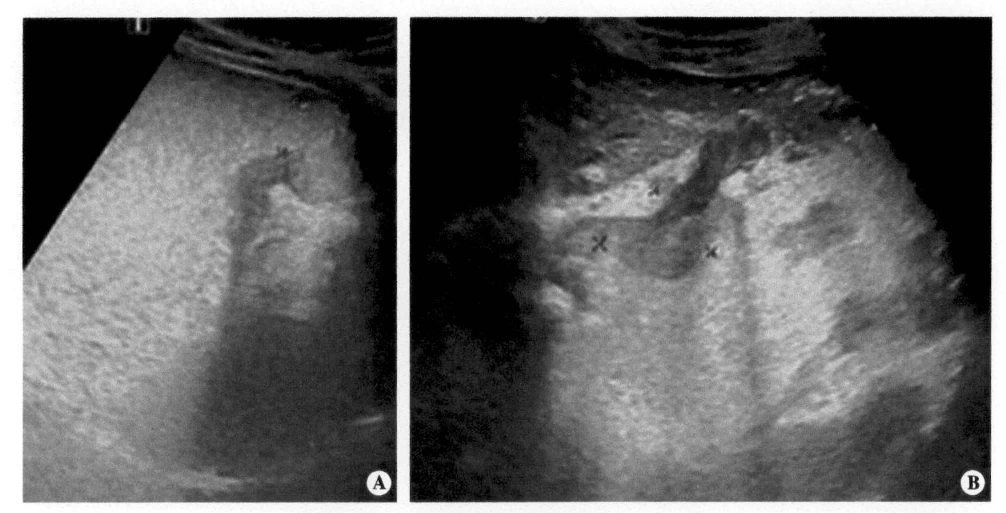

图20-3-2　残胃低分化腺癌的超声表现

A. 口服有回声型胃肠超声显像剂后显示残胃内充满显像剂，吻合口壁增厚；B. 吻合口壁增厚，突破浆膜层

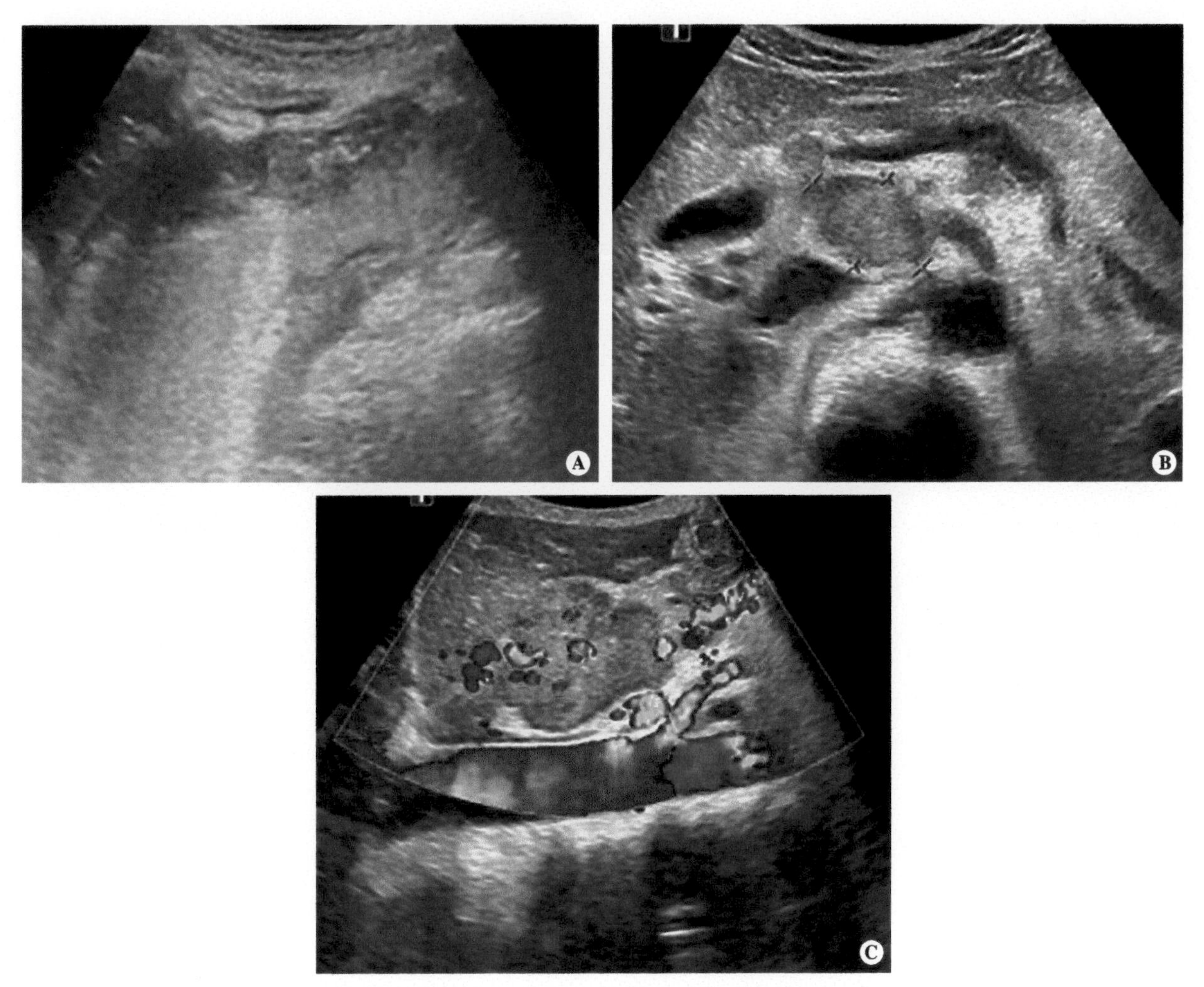

图20-3-3　残胃低分化腺癌的超声表现

A. 残胃吻合口壁不规则增厚；B. 胃周淋巴结肿大；C. 腹腔腹膜后淋巴结转移，血供较丰富

八、超声诊断注意事项

（1）残胃体积小，位置较高，超声检查容易受肠气干扰，口服有回声型胃肠超声显像剂可提高残胃显示率。

（2）应边口服边检查，动态观察，可较清晰显示吻合口壁厚度及扩缩情况。

九、临床应用价值

（1）口服有回声型胃肠超声显像剂或微泡超声造影剂进行腔内超声造影检查，必要时联合双重造影检查，对残胃癌诊断有重要价值。

（2）超声检查还可显示胃周淋巴结，以及肝脏等远处有无转移，评估疾病严重程度。

（3）胃充盈检查对较早期的残胃癌诊断价值有限，应结合内镜检查行活检病理检查。

（陈志奎　李坤煌　颜　彦）

参考文献

陈孝平，汪建平，赵继宗，2018. 外科学. 9版. 北京：人民卫生出版社.

郭万学，2011. 超声医学. 6版. 北京：人民军医出版社.

金桂龙，丁之玮，贾菊萍，2006. 超声诊断胃癌术后残胃复发的价值. 中国医学影像学杂志，14（2）：124-126.

陆文明，2004. 临床胃肠疾病超声诊断学. 西安：第四军医大学出版社.

莫剑忠，江石湖，萧树东，2014. 江绍基胃肠病学. 2版. 上海：上海科学技术出版社.

吴孟超，吴在德，2008. 黄家驷外科学. 北京：人民卫生出版社.

赵华生，叶亚芳，2001. 超声显像在输入袢梗阻诊断中的意义. 临床超声医学杂志，3（4）：210-211.

Giovanni Maconi，Gabriele Bianchi Porro，2018. 胃肠道超声诊断学. 周智洋，刘广健，译. 北京：人民卫生出版社.

Juan Rosai，2017. 罗塞-阿克曼外科病理学·消化系统分册. 10版. 郑杰，译. 北京：北京大学医学出版社.

第二十一章 出血坏死性肠炎

第一节 急性出血性肠炎

急性出血性肠炎又称急性坏死性肠炎（acute necrotizing enteritis，ANE），是一种好发于小肠的急性出血坏死性炎症，多发于春秋季，儿童与青少年多见。

一、病　因

ANE的发生可能与肠道感染、缺血、机体变态反应等有关，C型产气荚膜梭状杆菌产生β毒素损伤小肠内皮细胞。

二、病　理

病变肠壁血管内血栓形成导致微循环障碍，造成肠壁出血、坏死并继发感染，引起急性肠道蜂窝织炎。该病多发于空肠或回肠，严重者甚至可累及整个小肠，偶可累及结肠。

三、临床特征

患者急性起病，主要表现为突发腹痛、腹胀、恶心、呕吐、腹泻、便血，重症患者可出现感染性休克，重症患者死亡率高达30%。腹泻、便血呈间歇性发作，排鲜血色或暗红色血便。体格检查可见腹部较为膨隆，伴有压痛，重者可有腹壁红肿，肠穿孔形成周围脓肿时可触及包块。

根据临床表现将ANE分为5型：①胃肠炎型，为早期ANE，表现为腹痛、水样便、低热，可伴恶心、呕吐；②腹膜炎型，因受累肠壁坏死、穿孔可出现急性腹膜炎征象，如腹痛、恶心、呕吐、腹肌紧张，腹腔内有血性渗出及积气；③肠出血型，主要表现为腹泻和排血便，伴有脱水、贫血；④肠梗阻型，主要表现为肠梗阻相应症状，如腹痛、腹胀、呕吐、停止排气排便，肠蠕动消失；⑤中毒性休克型，多发生于发病后1～5天，患者可有高热寒战、谵妄、神志淡漠、嗜睡、休克等表现。

四、实验室检查

白细胞计数增高，中性粒细胞增多，常有红细胞及血红蛋白降低，大便隐血试验阳性。腹泻严重者可有脱水、电解质紊乱、贫血、代谢性酸中毒等相应实验室指标异常。

五、超声表现

（1）早期ANE超声表现缺乏特异性，肠壁稍增厚水肿，可伴有肠系膜淋巴结肿大。

（2）疾病进展后，声像图改变趋于典型：①小肠壁明显增厚，多呈节段性，回声减低，肠壁层次不清，血供可见增多；②增厚肠壁内见气体强回声是ANE典型超声表现，重症患者可见门静脉壁内气体强回声；③肠壁增厚段肠管常出现狭窄，其上游肠管常扩张，甚至出现肠梗阻表现，肠蠕动增强，出现肠麻痹时肠蠕动消失；④肠出血时肠腔内可见密集点状高回声；⑤肠穿孔者可见肝前、膈下游离气体强回声及腹腔积液（图21-1-1）。

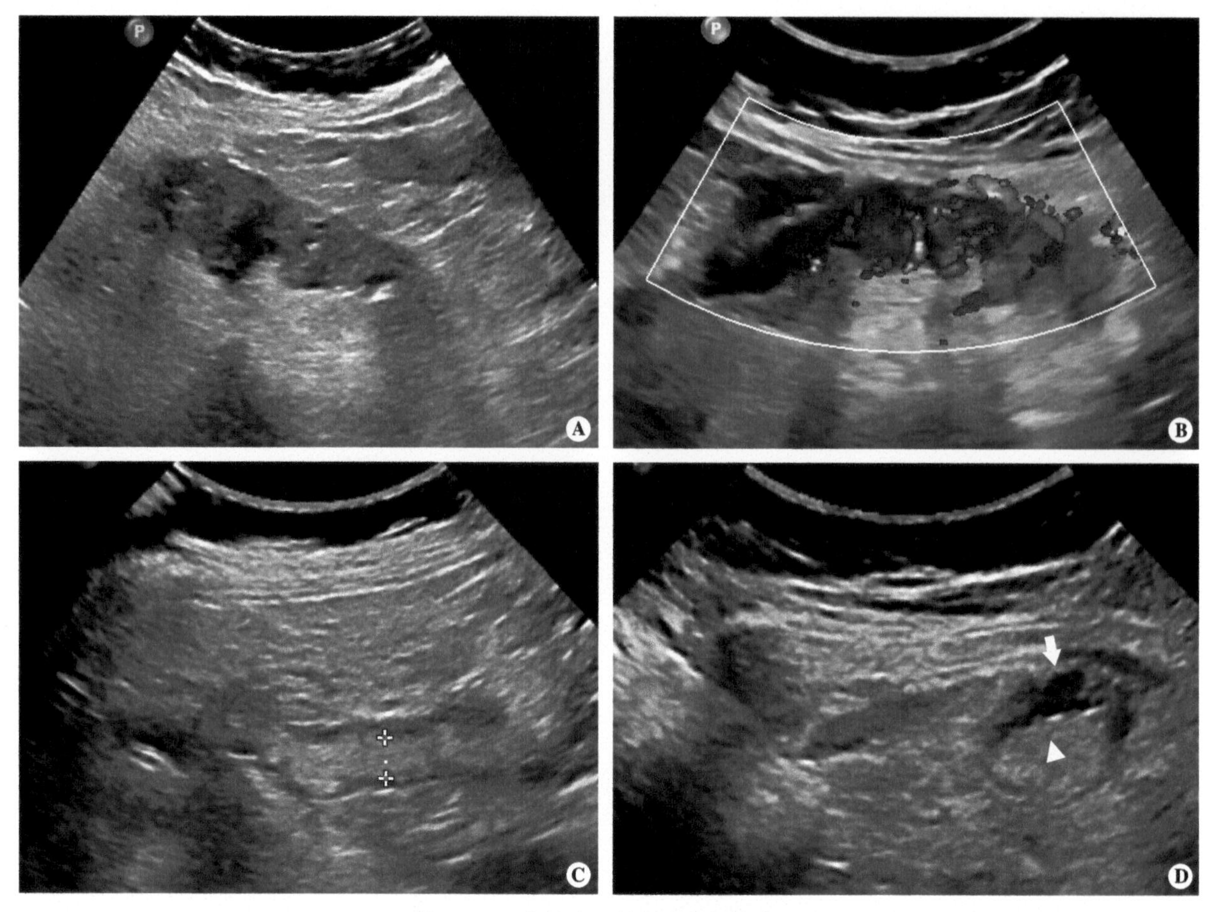

图21-1-1 急性出血性肠炎的超声表现

A. 小肠壁明显增厚，呈低回声，肠腔狭窄闭合（患者已禁食、胃肠减压）；B. 增厚肠壁血供丰富；C. 小肠腔内见密集细点状高回声；D. 肠腔短轴面显示不均匀增厚小肠壁（箭头）、肠腔内高回声积血（三角）

六、鉴别诊断

1. 克罗恩病 多呈慢性病程，反复发作，病变可累及全消化道，主要位于回肠末段及右半结肠，呈节段性增厚，肠系膜增厚、回声增强，可出现肠瘘、腹腔脓肿等并发症。

2. 溃疡性结肠炎 临床症状与克罗恩病类似，病变主要位于结直肠，呈弥漫性增厚，多位于肠壁黏膜层、黏膜下层，表面可出现溃疡，病程迁延可出现肠腔狭窄，甚至恶变。

第二节 新生儿坏死性小肠结肠炎

新生儿坏死性小肠结肠炎（necrotizing enterocolitis，NEC）是急性出血性肠炎在新生儿期的表现，因本病具有特殊性，故另列一节详述。NEC是NICU最常见的胃肠道急症，严重威胁新生儿生命，目前我国的病死率达10%～30%。

一、病　　因

目前NEC病因尚未完全明了，有研究证明胎龄情况（早产）、免疫功能异常、喂养方式、致病菌感染、炎症反应等与本病显著相关。缺氧状态下，机体代偿调节全身血液重新分配，肠道黏膜血液供应减少，多见于新生儿窒息、休克、肺透明膜病、低血压等；新生儿免疫功能低下，肠道大肠杆菌、梭状芽孢杆菌等过度繁殖，造成肠黏膜损伤，引发肠壁缺血缺氧，最终导致小肠、结肠局部或弥漫性坏死，甚至感染性休克；高渗乳汁喂养可导致肠黏膜损伤。

二、病　　理

病变常累及回肠末端、盲肠和近端结肠，肠

黏膜出血、糜烂和坏死，严重者可发生全层坏死和穿孔，甚至发生休克、多器官衰竭。

三、临床特征

NEC为获得性急腹症，在NICU的发生率高达1%～5%，而极低体重新生儿的发生率可高达32%，且发病时间早，病程进展快，死亡率高。患儿常表现出腹胀、腹泻、呕吐、拒奶、血便等症状，肠鸣音消失，病情进一步发展可发生肠穿孔、急性腹膜炎，引起休克甚至死亡。病理检查是诊断NEC的“金标准”，但其实用性不强，临床上常规结合临床表现和影像学检查，使用Bell分级法进行诊断和病情评价。

四、实验室检查

（1）血常规示白细胞数异常升高或降低，粒细胞减少。

（2）C反应蛋白含量持续升高常反映病情严重。

（3）存在败血症和肠坏死时，出现难以纠正的酸中毒和电解质紊乱。

五、超声表现

患儿取仰卧位，选择高频探头对全腹部进行系统扫查（图21-2-1）。

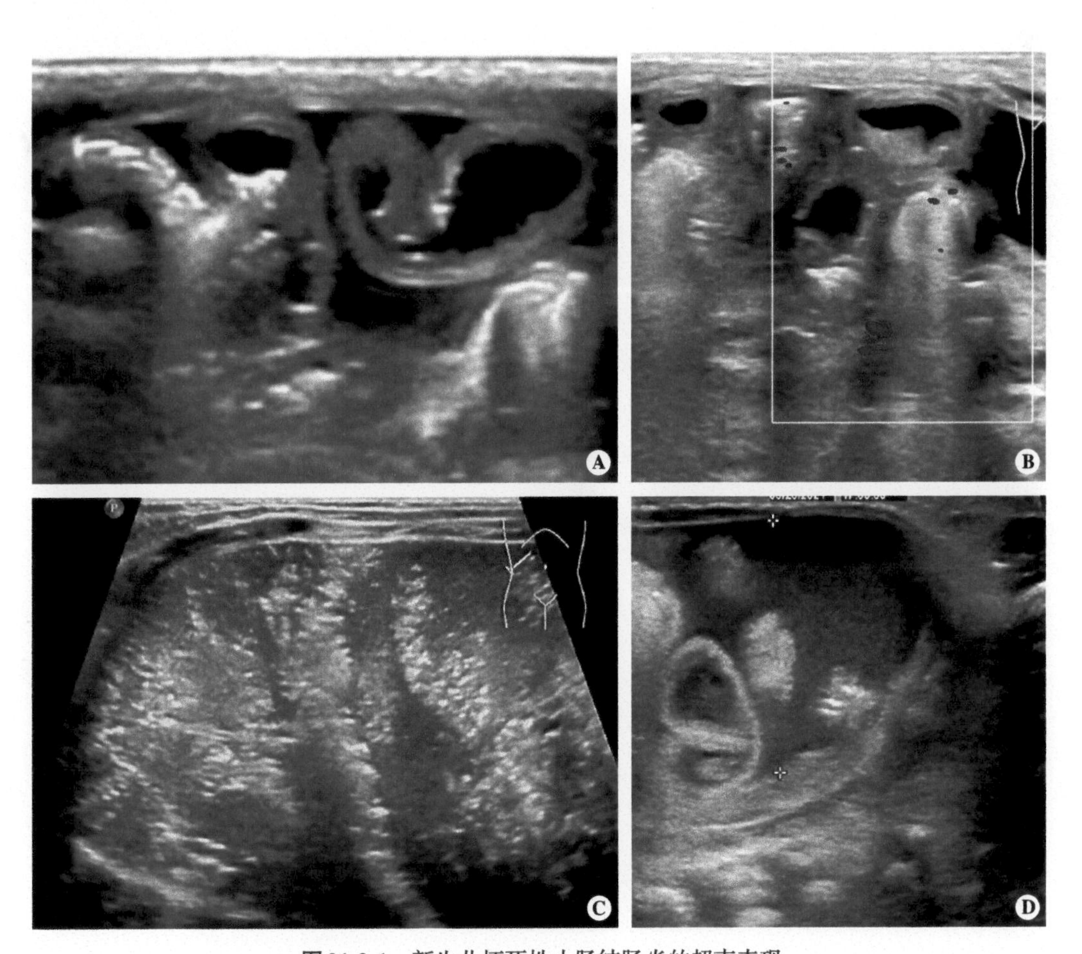

图21-2-1　新生儿坏死性小肠结肠炎的超声表现

A. 小肠壁增厚、积气；B. 小肠壁血供减少；C. 肝脏门静脉内大量积气；D. 腹腔积液，透声差

（1）肠壁增厚，小肠壁厚度超过3mm。

（2）肠壁积气，肠壁黏膜下有短条状、线状强回声，或肠壁周围有半圆形、圆形的颗粒状强回声，后方可见“彗星尾”征，肠壁积气位置较为固定，不移动。

（3）门静脉积气，门静脉的主干或分支有气泡状或串珠样强回声，可随血流移动。

（4）肠坏死穿孔，于膈下或腹腔最高位可见游离气体强回声。

（5）腹腔积液的存在虽不能作为NEC的诊断标准，但对于其预后判断有重要的提示作用。

六、其他影像学检查

X线检查：早期X线均表现为麻痹性肠梗阻，肠管充气并扩张。具有确诊意义的X线表现包括肠壁间积气、肠壁黏膜下“气泡征”、门静脉积气、气腹征。X线诊断NEC的特异度较高，但灵敏度低、阴性预测值低，且存在射线暴露。

七、鉴别诊断

1. 自发性肠穿孔 通常与早期接触吲哚美辛、类固醇或高内源性皮质醇水平有关，回肠是最常见的穿孔部位。X线检查见腹腔积气位于膈下，超声检查见积气位于膈下而非肠壁、门静脉内。

2. 肠壁积气 偶见于腹泻病，心导管或胃肠道手术后、先天性巨结肠、肠系膜静脉血栓等也可出现肠壁积气，应结合病史综合诊断。

3. 肠扭转 多见于足月儿，可伴有各种畸形，剧烈呕吐含胆汁内容物，肠壁积气比较少见，X线造影或超声检查有助于鉴别诊断。

八、超声诊断注意事项

（1）超声检查时应选用高频探头进行系统扫查，尤其是注意评估肠壁及门静脉有无积气，肠管有无坏死穿孔，该检查对指导临床诊疗具有重要作用。

（2）判断肠管穿孔、腹腔有无游离气体时，除常规扫查膈下外，还应在腹腔最高位进行扫查，并注意区分是腹腔内积气还是肠管内气体。

（3）腹胀患儿超声检查观察肠壁积气可能受到胃肠胀气干扰，可将探头静置于扩张段肠管处的腹壁表面，观察紧邻腹壁的肠壁有无积气；肠腔黏膜皱襞内的积气可表现为假性肠壁积气，应注意鉴别。

九、临床应用价值

超声检查无辐射损伤，可进行床旁超声反复检查，尤其适用于重症新生儿。超声检查实时无创，分辨率高，对小儿胃肠道疾病诊断具有明显优势。高频超声检查可观察新生儿肠壁厚度，有无积气、腹腔积液，以及肠壁血流灌注情况，可反复动态、实时评估病情，为临床诊断提供可靠的影像学依据，具有重要临床价值。

第三节 中性粒细胞减少性小肠结肠炎

一、病因

中性粒细胞减少性小肠结肠炎（neutrophilic enterocolitis，NE）又称为坏死性小肠结肠炎、回盲肠综合征，主要发生于回盲部肠管，其发病机制可能涉及黏膜损伤、中性粒细胞减少和宿主对肠道病原体的防御受损，中性粒细胞减少是主要危险因素，多发于白血病患者或接受高剂量化疗的中性粒细胞减少患者。

二、病理

病理学上表现为斑片状出血性坏死、黏膜溃疡及黏膜下水肿、肠壁充血甚至出现透壁性坏死，镜下可见浸润性病原体，并可见炎症细胞减少。肠壁厚度被认为是NE患者预后的重要因素。肠壁厚度＞5mm的患者死亡率约为29%，肠壁厚度＞10mm的患者死亡率约为60%，肠穿孔、败血症和多器官衰竭是患者死亡的主要原因。

三、临床特征

（1）临床表现为腹痛、发热，部分可有腹泻、恶心、呕吐和腹胀等症状，体格检查可有病变处腹部压痛，盲肠是最常见的受累部位。

（2）实验室检查可见中性粒细胞显著减少、凝血指标异常等。

（3）诊断标准包括中性粒细胞减少、发热和影像学检查发现肠壁增厚。

（4）腹胀、腹痛、下消化道出血等非特异性症状也有助于疾病诊断。

四、实验室检查

（1）血中性粒细胞明显降低，绝对数 $<0.5\times10^9$/L。

（2）其他原发疾病，如白血病等的实验室检查表现。

五、超声表现

（1）肠壁出现不对称性增厚，以黏膜层增厚为主，回声减低，随着病情进展，肠壁层次消失，呈透壁性炎症改变，血供可明显增多，病变段肠管蠕动明显减弱（图21-3-1）。

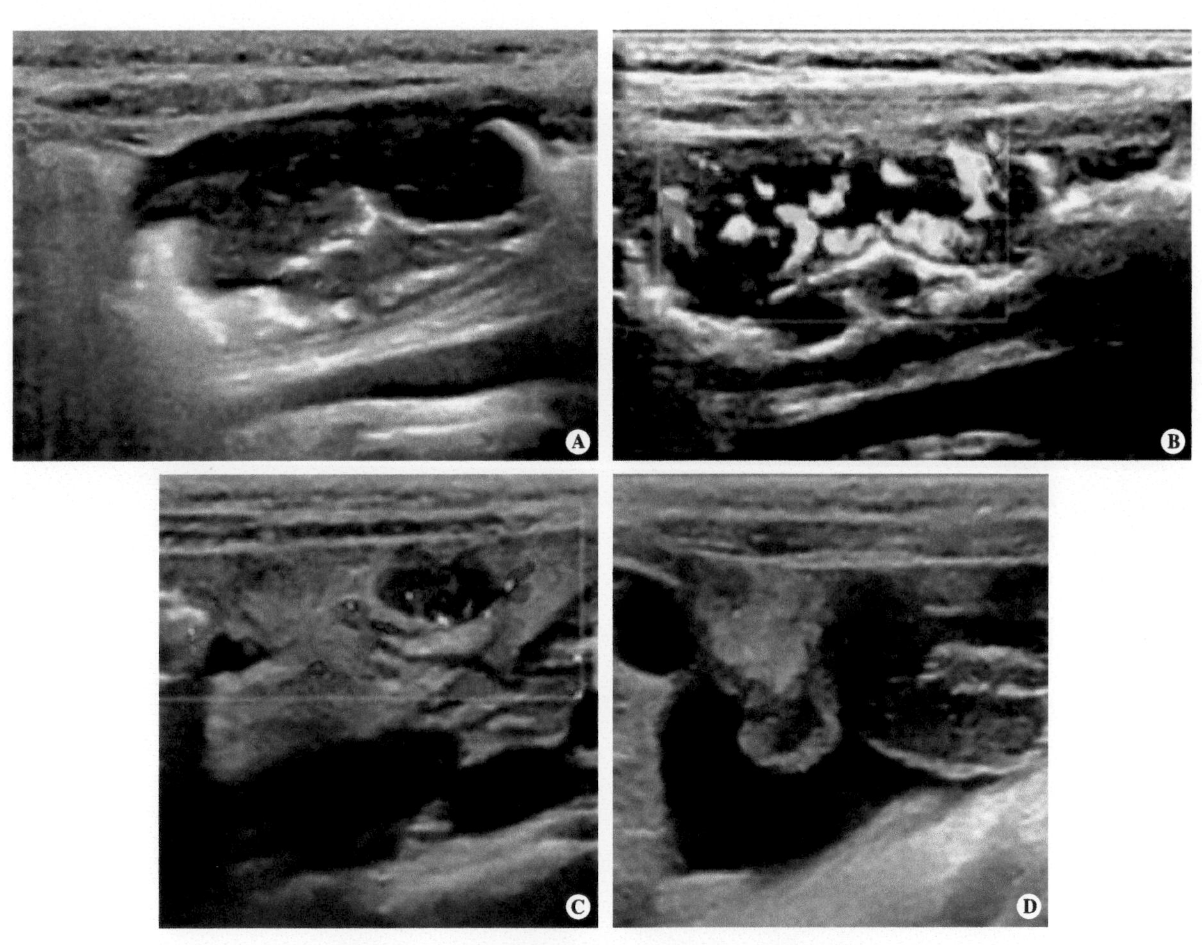

图21-3-1 中性粒细胞减少性小肠结肠炎的超声表现

患者，男性，8岁。急性淋巴细胞白血病化疗后腹痛，血白细胞及中性粒细胞明显降低。A. 回肠末段肠壁明显增厚，回声减低，层次欠清晰；B. 增厚肠壁血供明显增多；C. 右下腹肠系膜稍增厚，内淋巴结可见较丰富的血流信号；D. 腹腔少量积液

（2）病变段肠管可出现狭窄，上游肠管扩张。

（3）病变肠管系膜组织增厚，回声增强，肠系膜淋巴结肿大。

（4）肠周可见游离液性区。

（5）当发生肠穿孔时出现相应的声像改变。

六、临床应用价值

（1）高频超声可清晰显示肠壁层次结构，可准确测量肠壁厚度，是临床诊断中性粒细胞减少性小肠结肠炎的重要影像学依据。

（2）超声检查实时无创，可重复多次检查，

可床边检查危重症患者，为病情评估提供重要的影像学信息。

（陈志奎　洪峻峰　谢小华）

参考文献

曹海根，王金锐，2006. 实用腹部超声诊断学. 2版. 北京：人民卫生出版社.

陈灏珠，林果为，2009. 实用内科学. 13版. 北京：人民卫生出版社.

陈孝平，汪建平，赵继宗，2018. 外科学. 9版. 北京：人民卫生出版社.

郭万学，2011. 超声医学. 6版. 北京：人民军医出版社.

黄国英，夏焙，2020. 儿科超声诊断学. 北京：人民卫生出版社.

贾立群，王晓曼，2009. 实用儿科腹部超声诊断学. 北京：人民卫生出版社.

陆文明，2004. 临床胃肠疾病超声诊断学. 西安：第四军医大学出版社.

莫剑忠，江石湖，萧树东，2014. 江绍基胃肠病学. 2版. 上海：上海科学技术出版社.

邵肖梅，叶鸿瑁，丘小汕，2019. 实用新生儿学. 北京：人民卫生出版社.

王立丹，黄穗，陈瑜，等，2018. 135例坏死性小肠结肠炎的早期腹部X线诊断分析. 实用临床医药杂志，22(17)：119-121.

吴华哲，位永娟，张光磊，2020. 儿童急性坏死性肠炎并肠穿孔的特点和手术方式选择. 齐齐哈尔医学院学报，41(11)：1365-1367.

吴孟超，吴在德，2008. 黄家驷外科学. 北京：人民卫生出版社.

张喆，林连捷，陈少夫，等，2016. 成人急性出血性坏死性肠炎的临床回顾性分析. 国际消化病杂志，36(3)：174-181.

仲先玲，将双兰，姚为权，等，2020. 彩色多普勒超声在早产儿坏死性小肠结肠炎　诊断及鉴别诊断中的应用价值. 影像研究与医学应用，4(15)：153-154.

Juan Rosai，2017. 罗塞-阿克曼外科病理学·消化系统分册. 10版. 郑杰，译. 北京：北京大学医学出版社.

Downard CD，Renaud E，St Peter SD，et al，2012. Treatment of necrotizing enterocolitis：an American Pediatric Surgical Association Outcomes and Clinical Trials Committee systematic review. J Pediatr Surg，47(11)：2111-2122.

Giovanni Maconi，Gabriele Bianchi Porro，2018. 胃肠道超声诊断学. 周智洋，刘广健，译. 北京：人民卫生出版社.

Hollerweger A，Maconi G，Ripolles T，et al, 2020. Gastrointestinal Ultrasound (GIUS) in Intestinal Emergencies-An EFSUMB Position Paper. Ultraschall Med, 41(6)：646-657.

Josef N，Walker WA，2011. Necrotizing Enterocolitis. N Engl J Med，364(3)：255-264.

Kliegman RM，Walsh MC，1987. Neonatal necrotizing enterocolitis：pathogenesis，classification，and spectrum of disease. Curr Probl Pediatr，17(4)：243-288.

Li Z，Zhou Y，Song M，2021. Hepatoportal pneumatosis plus intestinal wall pneumatosis：The rare and typical images of acute necrotizing enteritis. Clin Gastroenterol Hepatol，19(10)：e101.

第二十二章 肛管直肠周围疾病

第一节 痔

痔（haemorrhoids）也称痔疮、痔核，是直肠黏膜下静脉丛和（或）直肠浅静脉丛发生扩张、迂曲形成的静脉团，发病率高，约占所有肛肠疾病的87%。

一、病因与病理

痔的发生机制主要有两种学说，一为肛垫下移，二为静脉曲张所致。根据发生位置不同可分为内痔、外痔和混合痔。内痔最为常见，是肛垫充血下移，直肠黏膜下静脉丛扩张、迂曲、移位所致。外痔是齿状线远侧直肠浅静脉丛的扩张、迂曲、移位。混合痔同时存在内痔和外痔，多为内痔发展到后期形成，痔核较大。当内痔脱出受到括约肌夹持，静脉回流受阻，痔核增大，静脉丛内血栓形成，导致痔核变硬、疼痛、无法还纳，被称为嵌顿痔。

二、临床特征

女性发病稍高于男性，以20～40岁人群多见。内痔好发部位为截石位3点、7点、11点，主要表现为便血和痔核脱出，一般无疼痛，便血多呈间歇性，为鲜血便，当合并形成静脉血栓或者痔核嵌顿、感染时疼痛明显，部分患者可伴有排便困难。外痔主要表现为肛缘皮肤皱襞突起伴肛门瘙痒、排便时疼痛。混合痔者内外痔的症状同时存在，主要表现为便血、肛门疼痛及坠胀、肛门瘙痒等。

三、超声表现

（1）内痔经直肠腔内超声检查表现为齿状线上低回声肿块，表面黏膜完整。

（2）外痔可经腔内或会阴扫查，表现为肛门周围低回声团块，形态较为饱满，边界清楚（图22-1-1）。

（3）CDFI常可测及静脉血流，当发生血栓时无血流信号。

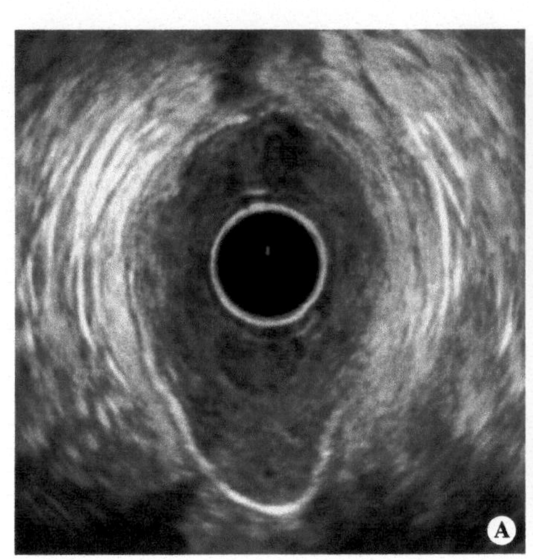

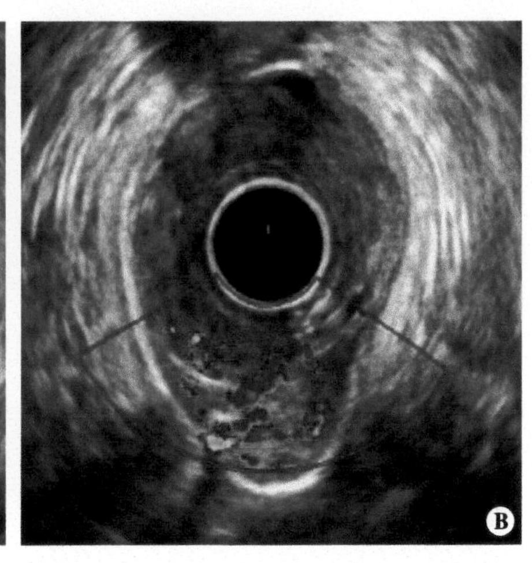

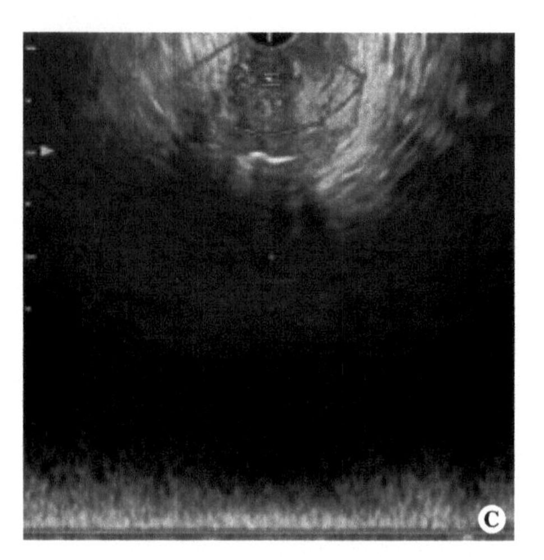

图22-1-1　痔的超声表现

A. 肛管皮肤黏膜层环周不均匀性增厚，回声减低；B. 肿块可见较丰富血流信号；C. 频谱多普勒测及静脉血流频谱

四、鉴别诊断

1. 肛周脓肿　患者多表现为局部红肿、疼痛，声像图表现为肛周皮肤或黏膜下包块，当脓肿未液化时，CDFI常可测及动脉血流信号，而痔血流不明显或测及低速静脉血流信号。

2. 肛管癌　质地较硬，自黏膜层或皮肤层向深层浸润生长，基底较宽，局部肛管壁层次模糊，边界不清，常可测及较丰富而杂乱的动脉血流信号。

第二节　肛管直肠周围脓肿

肛管直肠周围脓肿是指肛管直肠周围软组织或其周围间隙发生的急性化脓性感染，并形成脓肿，简称肛周脓肿（perianal abscess）。本病好发于男性，高发年龄为20～40岁。

一、病　　因

常见的致病菌有大肠杆菌、金黄色葡萄球菌、链球菌和绿脓杆菌。细菌进入肛窦感染，肛腺液流出受阻，炎症通过肛周、直肠间隙扩散，形成肛管直肠周围脓肿，以肛门周围皮下脓肿最为常见。脓肿反复发生，经久不愈，后期可形成肛瘘。除细菌感染外，直肠周围注射化疗药物等医源性因素也是重要病因，肛门直肠手术等术后也可并发肛门直肠周围感染。此外，抵抗力低下、免疫抑制或免疫抑制药物的使用、糖尿病等是高危因素。

二、病　　理

根据脓肿发生层次不同可分为4型，Ⅰ型为皮下/皮内脓肿；Ⅱ型为黏膜或黏膜下脓肿；Ⅲ型为肌间脓肿；Ⅳ型为坐骨直肠窝或盆腔直肠间隙脓肿。根据脓肿发生的高低位置，分为直肠周围的高位脓肿和肛门、肛管周围的低位脓肿。

三、临床特征

患者可有高热、局部红肿热痛、大小便不畅、食欲缺乏、失眠。低位脓肿伴有剧烈肛门疼痛，脓肿破溃排出脓液后疼痛可有所缓解，体格检查于肛门周围触及包块或脓肿，边界不清，活动度差，伴有触痛，脓肿形成时可触及波动感。高位脓肿因直肠周围分布的自主神经对普通刺激不敏感，患者痛感不显著，主要表现为局部坠胀感、便秘、里急后重等直肠刺激症状。

四、超声表现

（1）采用经直肠腔内超声检查，可见直肠肛管周围软组织内回声不均肿块，形态不规则，边界不清，触痛较明显，当脓肿形成时可见不规则液性区，内部透声差，可见絮点状回声随探头推挤而轻微晃动，当产气杆菌感染时可见气体强回声。

（2）高频线阵或微凸探头更适合于肛门周围皮下软组织病灶扫查。

（3）局部炎症期时，病灶血供多较丰富，脓肿形成后，脓腔内未见血流信号（图22-2-1，图22-2-2）。

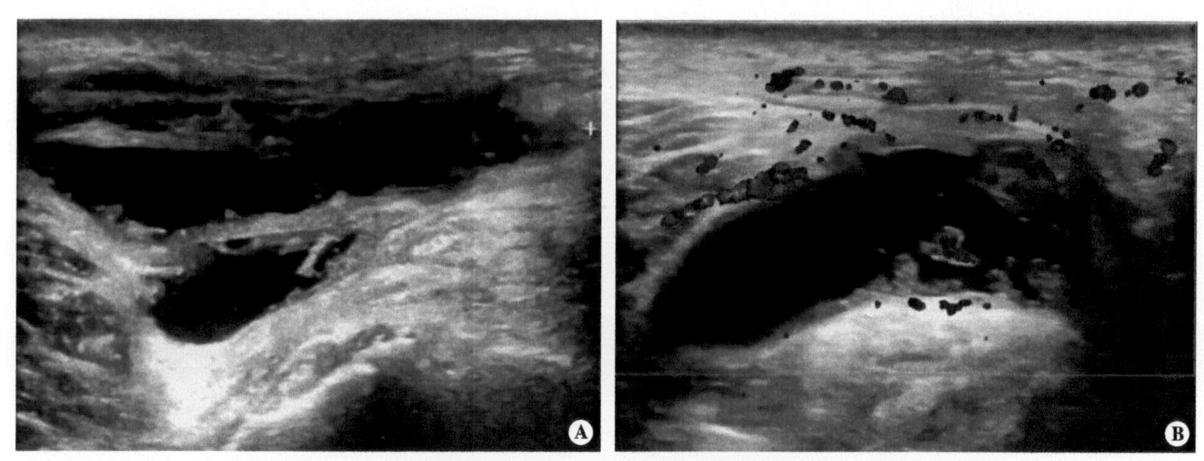

图22-2-1　肛周脓肿的超声表现（1）

经会阴超声检查。A. 肛门周围软组织见混合回声包块，边界不清；B. 包块实性部分可见血流信号

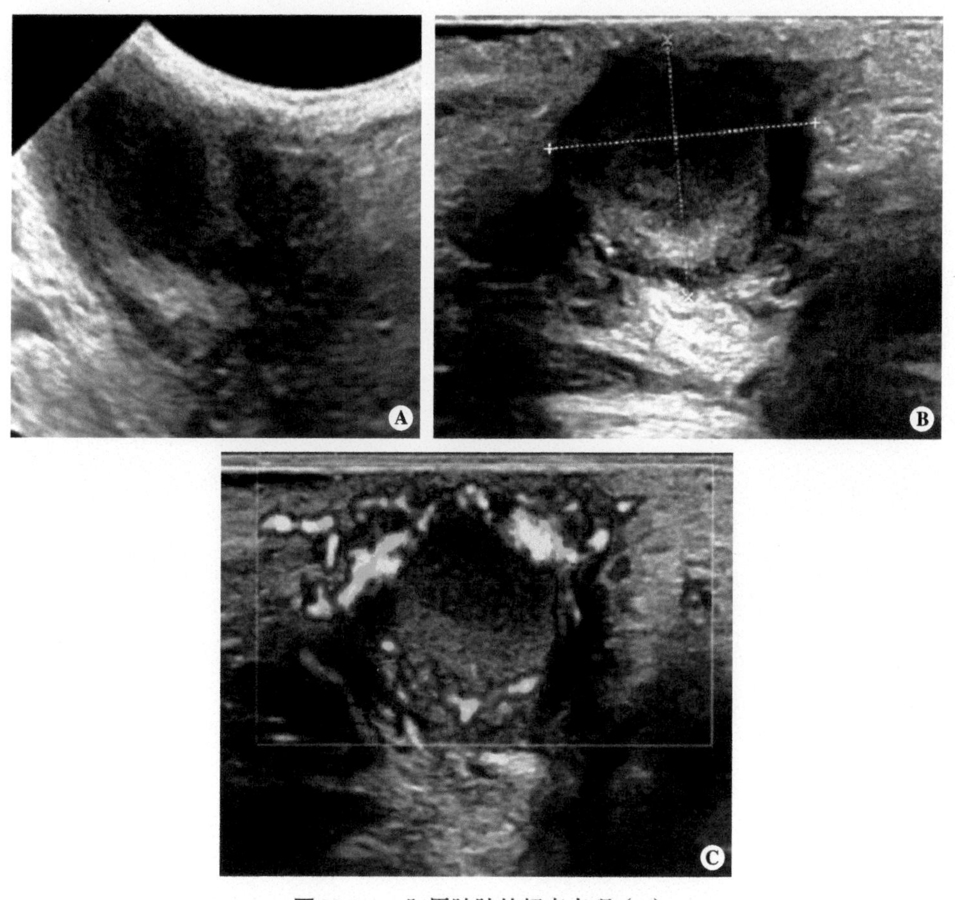

图22-2-2　肛周脓肿的超声表现（2）

A、B. 左侧肛周皮下见一混合性包块，界欠清，囊性部分透声差；C. 包块实性部分及边缘可见丰富血流信号

第三节 肛 瘘

肛瘘是肛管或直肠与肛门周围皮肤之间的慢性感染性通道，内口多位于齿状线周围，而外口常位于肛周皮肤，较少涉及直肠，故称为肛瘘。本病的发病率高，多见于青壮年男性。

一、病 因

肛瘘是肛周脓肿发展的晚期阶段，肛周脓肿向周围蔓延、破溃形成肛瘘，故导致肛周脓肿发生的病因都是肛瘘的发生原因。

二、病 理

肛瘘按照Parks分类法可分为4型（图22-3-1）：①括约肌间肛瘘，瘘管向外穿过肛门内括约肌，在内外括约肌之间向下走行，开口于肛缘，此型最为常见；②经括约肌肛瘘，瘘管从内向外穿过肛门内外括约肌，向下进入坐骨直肠窝，开口于肛周皮肤；③括约肌上肛瘘，瘘管从内向外穿过肛门内括约肌，在内外括约肌之间向上走行，后经耻骨直肠肌穿出，向下达坐骨直肠窝，开口于肛周皮肤；④括约肌外肛瘘，瘘管自肛周皮肤穿过坐骨直肠脂肪和肛提肌进入直肠。

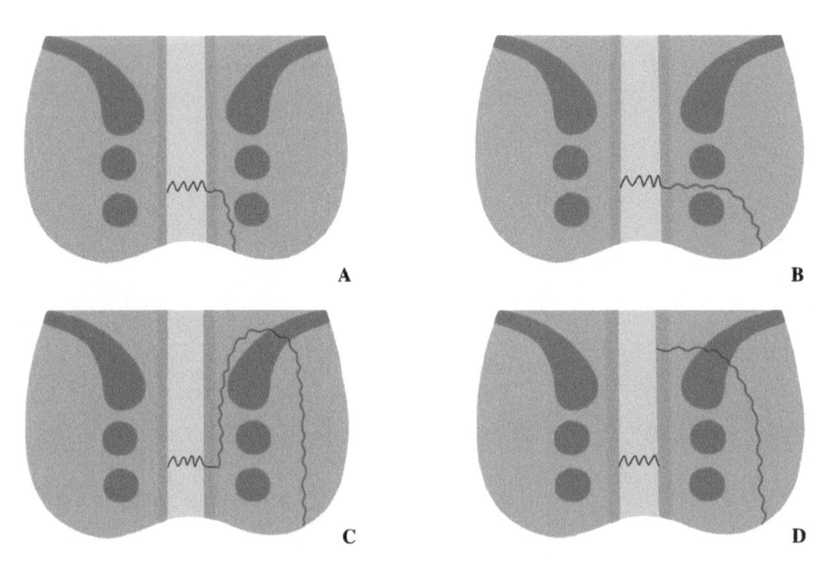

图22-3-1 肛瘘分型示意图

A.括约肌间肛瘘；B.经括约肌肛瘘；C.括约肌上肛瘘；D.括约肌外肛瘘

《肛瘘诊治中国专家共识（2020版）》根据肛瘘治疗的困难程度，将肛瘘分为单纯性肛瘘和复杂性肛瘘。复杂性肛瘘包括括约肌上瘘、括约肌外瘘、累及＞30%肛门外括约肌的经括约肌肛瘘等。单纯性肛瘘包括低位经括约肌肛瘘及累及＜30%肛门外括约肌的经括约肌肛瘘，不包括上述危险因素。

三、临床特征

肛瘘多为一般化脓性感染所致，少数为结核等特异性感染所致。男性青壮年肛腺分泌旺盛，肛腺导管弯曲，容易患肛腺炎，进而形成肛瘘。肛瘘主要表现为无规律性流脓，脓液量少，脓液积聚在瘘管中可伴有肛周疼痛，脓液排出后疼痛减轻。体格检查可于肛缘或直肠指检时触及条索状硬结，伴有压痛。如肛瘘继发感染，患者可有发热，实验室检查可有白细胞、中性粒细胞计数升高。肛瘘不能自愈，治疗以外科手术为主。

四、超声表现

肛瘘的超声检查应联合应用多种探头（经直肠腔内超声探头、经会阴中高频探头）、多途径扫查，经肛门或瘘管外口注射有回声型胃肠超声显像剂或微泡超声造影剂或含气液体（如3%过氧化氢溶液），可提高瘘管显示率（图22-3-2，图22-3-3）。

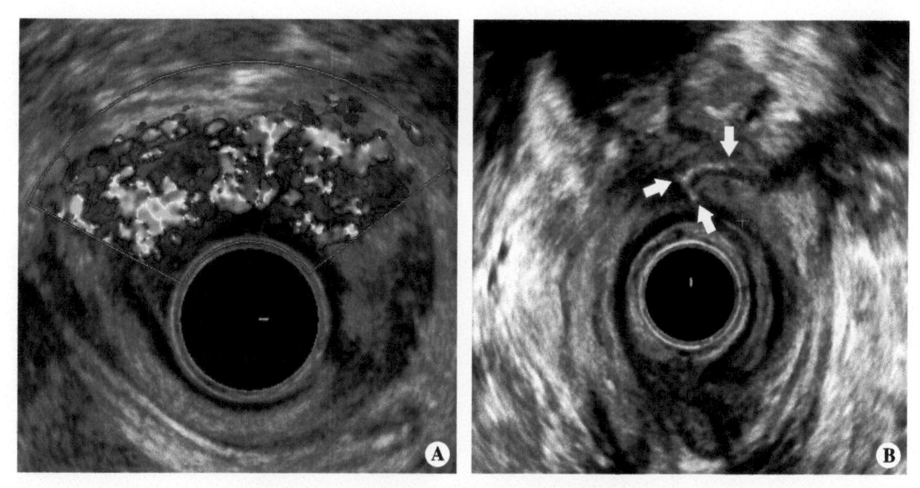

图22-3-2　肛瘘的经直肠腔内超声表现（1）

A. 肛管及周围组织增厚，血供丰富；B. 经肛门注入有回声型胃肠超声显像剂，经直肠腔内超声360°探头显示肛管前壁瘘管，经括约肌走向肛周软组织，沿途见多个分支（箭头）

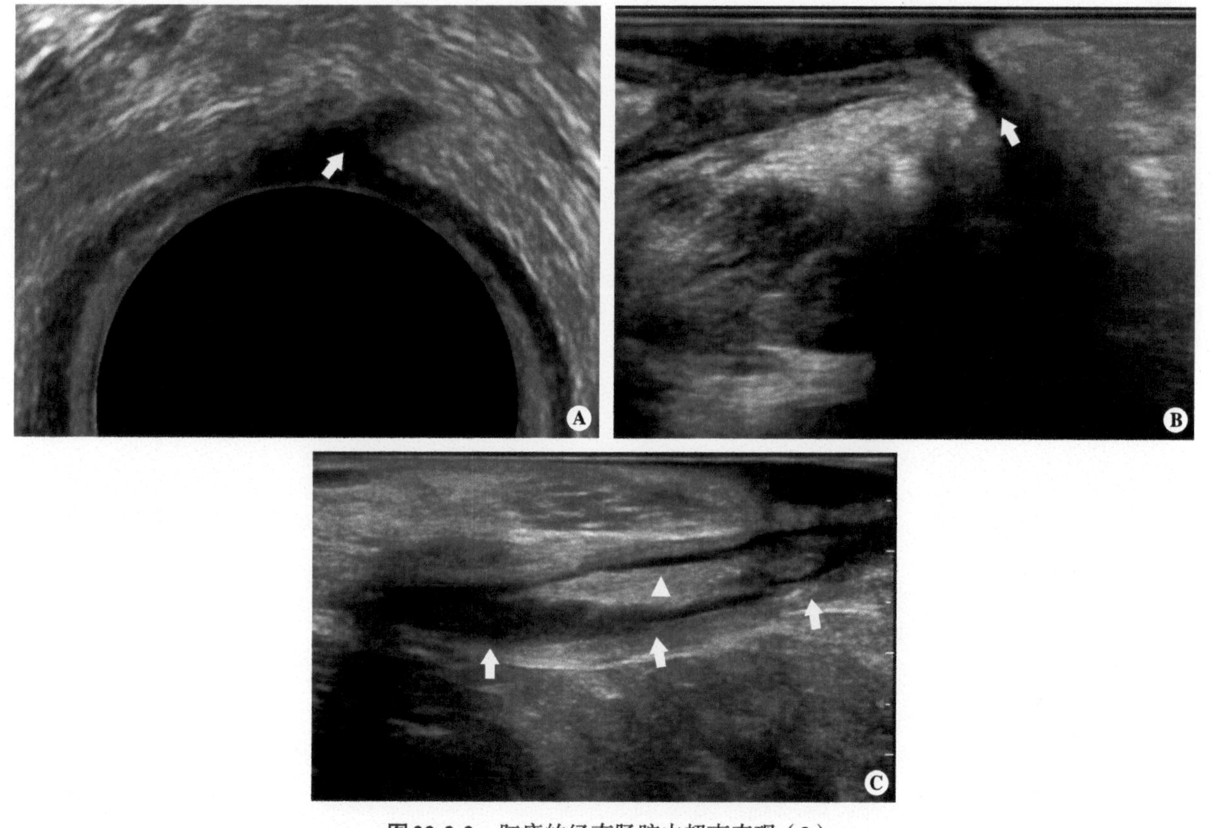

图22-3-3　肛瘘的经直肠腔内超声表现（2）

双平面探头检查。A. 凸阵探头显示肛管约1点方向有条形低回声，动态观察可见其向外延伸，走行不规则；B. 线阵探头显示内瘘口；C. 经肛门注入有回声型胃肠超声显像剂后，腔内超声检查显示肛管左前方软组织处有一上下走行混合回声区（箭头），内可见点状高回声流动（有回声型胃肠超声显像剂，三角）

1. 瘘管数量　可一条或多条。

2. 瘘管走向　可平直或弯曲，但走行多不规则。

3. 瘘管回声　瘘管可宽可窄，内可见脓液或气体强回声，较窄者显示欠清晰，呈条形低回声。

4. 内、外口　瘘管以肛窦为内口，外口可开口于肛缘、直肠等，内外口数量不一定对应，一个内口可对应多个外口。

5. 超声造影　经肛门或瘘管外口注入造影剂进行超声检查，可观察瘘管走向及内口位置、数量。

五、其他影像学检查

1. MRI检查 MRI对肛瘘诊断的准确率较高，线条状的瘘管T_1加权信号为等信号或低信号，T_2加权脂肪抑制序列为高信号，内口连接瘘管与直肠。

2. X线造影检查 造影剂于肛周呈管状或不规则状充填影像，可多发或单发，部分造影剂流入肛管。但X线造影受注射造影剂时间、压力及位置角度等的影响，其诊断肛瘘的符合率较低，部分患者无法准确找到内口，同时无法判断瘘管与括约肌的关系。

六、鉴别诊断

肛瘘需与肛旁疖肿、藏毛窦等疾病进行鉴别。超声检查肛旁疖肿呈低回声肿块，为炎性感染灶，而肛管与直肠无异常。藏毛窦位于骶尾部，内可见毛发细条状强回声，其窦道走行与肛管直肠无关联。

七、超声诊断注意事项

（1）超声诊断肛瘘时，主要采用双平面探头或360°探头，联合经会阴部高频超声扫查，并应密切结合肛门局部视诊、直肠指检及其他临床资料。

（2）腔内超声造影是诊断肛瘘的重要依据，但可能存在假阴性，应注意甄别。

（3）经肛门注入微泡超声造影剂进行超声造影检查时，微泡浓度要调好，回声太强容易出现后方衰减，太弱又降低灵敏度。微泡超声造影剂灌注时，用力应适宜，推注压力太大容易使微泡破裂。

（4）部分腔内超声探头不支持超声造影检查，可经肛门灌注有回声型胃肠超声显像剂。患者平卧位时，灌注的有回声型胃肠超声显像剂容易流入结肠，会降低肛瘘显像率。可嘱患者行走10余分钟，通过重力作用促使有回声型胃肠超声显像剂进入瘘管内，从而提高诊断效果。

八、临床应用价值

（1）经直肠腔内超声联合经会阴超声通过多途径、多方位扫查，可显示大多数的肛瘘病灶。

（2）经肛门灌注微泡超声造影剂进行超声造影检查可提高肛瘘的显示率，但存在微泡不耐压、易破裂、费用高等不足。

（3）经肛门灌注有回声型胃肠超声显像剂或过氧化氢溶液，通过腔内超声检查诊断肛瘘的灵敏度高，并且显像时间较长，费用低。

第四节 直肠阴道瘘

一、病因

直肠阴道瘘（rectovaginal fistula，RVF）在临床上较少见，包括先天性RVF和后天获得性RVF。先天性RVF主要伴发于先天性肛门直肠畸形，而后天获得性RVF的病因包括最为常见的产科分娩损伤、阴道或直肠手术、药物腐蚀或异物、癌症侵蚀或肿瘤放疗后、糖尿病并发肛管直肠周围感染等。

RVF按瘘的病因分类如下：

1. 复杂性瘘管 瘘管直径≥2.5cm，主要见于炎症性肠病所致直肠阴道瘘、癌症或放疗及手术修复失败的病例。

2. 单纯性瘘管 瘘管直径＜2.5cm。

二、临床特征

本病主要表现为阴道排气、排便，严重时大便不能自控。直肠指检和双合诊可协助诊断，内器检查时可于阴道壁见瘘管开口，瘘管造影、探针检查有助于明确诊断。临床上多需要手术治疗。

三、超声表现

（1）采用经直肠腔内超声、经阴道超声及经会阴超声多途径检查，联合超声造影可明显提高诊断准确性。

（2）腔内超声主要选用360°探头和双平面探头，常规检查时可见直肠前壁与阴道间条形低回声，炎症较明显时，局部软组织肿胀，血供明显增多。

（3）经肛门注入有回声型胃肠超声显像剂后进行超声检查，多可见有回声型胃肠超声显像剂自直肠经瘘管流入阴道，动态观察可清晰显示瘘管数目、分支、走行等情况，并准确评估病情（图22-4-1）。经肛门注入微泡超声造影剂进行检查，具有更高的诊断敏感性。

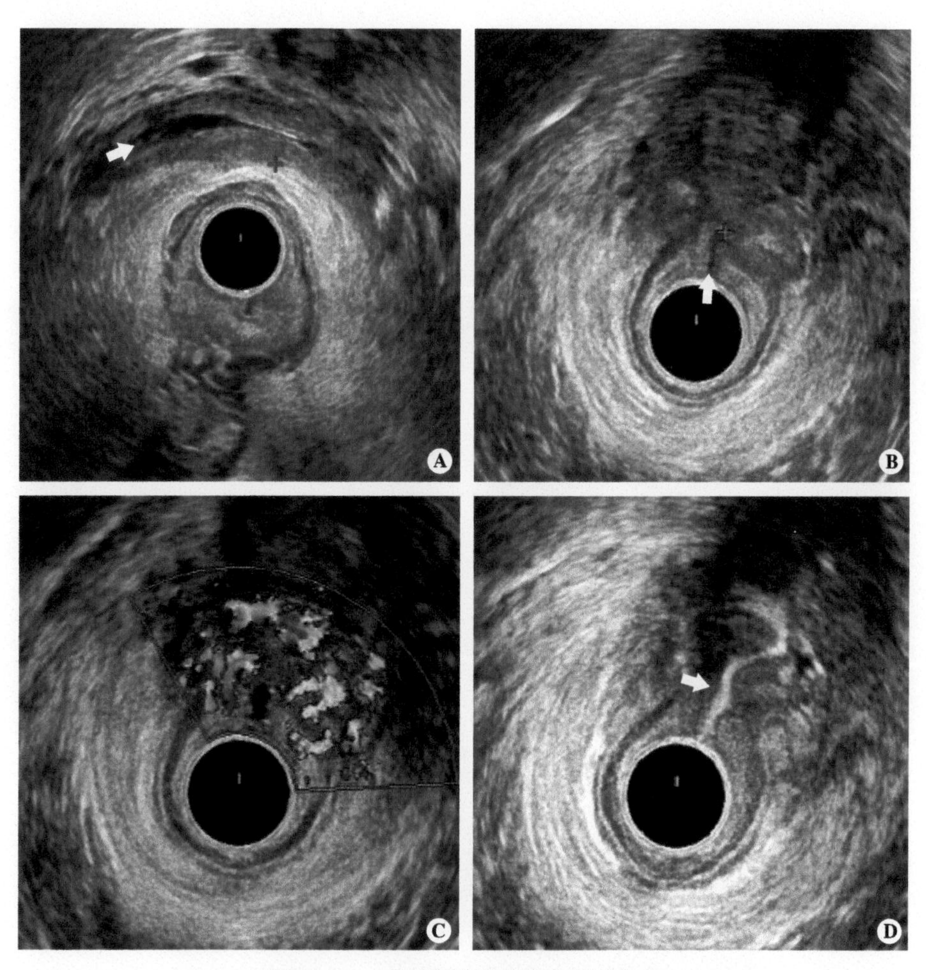

图22-4-1　直肠阴道瘘的腔内超声表现

360°探头检查。A. 显示直肠前方的阴道（箭头）；B. 显示下段直肠前壁条形低回声瘘口（箭头）；C. CDFI显示瘘口周围组织血供丰富；D. 经肛门注入有回声型胃肠超声显像剂，显像剂（箭头）经瘘口进入阴道内，动态观察可见沿途发出多条分支

第五节　骶尾部藏毛窦

1833年Herbert Mayo首次发现并报道了藏毛窦（pilonidal sinus），它是一种软组织内的慢性感染性窦道，以含有毛发为典型特征。藏毛窦可发生于头颈部、胸腹部、手部、脐部、骶尾部及腋窝等，以骶尾部最为常见。

一、病　　因

骶尾部藏毛窦的发生目前有先天性和后天获得性两种学说，更多学者支持后天获得性学说。后天获得性学说认为骶尾部因摩擦导致皮肤损伤，臀中裂处较硬的毛发刺入皮肤及软组织形成微小管道，后期毛发从毛囊脱落，包裹入管道形成吸入性窦道。含有毛发的窦道因异物反应，极易伴发感染，慢性感染可反复发生或急性发作形成脓肿。体毛多、肥胖、个人清洁不到位、久坐等均被认为是骶尾部藏毛窦发生的危险因素。

二、病　　理

镜下可见表皮层增生，真皮毛囊周围存在大

量炎症细胞浸润，窦道远端为盲端，多向头侧延伸，少见向肛管侧走行，40%～50%的病灶内可见毛发碎片及包裹毛发的异物肉芽肿。

三、临床特征

本病多见于18～40岁男性，男女比例为4∶1。临床多表现为骶尾部臀中裂上方囊性包块，伴有疼痛，形成肉芽肿时表现为质硬结节，含有毛发者可见毛发自病灶伸出。病程较长者可反复出现感染及破溃，急性发作时形成脓肿，挤压时可挤出脓液。临床上多选择手术治疗，但术后复发率高。

四、超声表现

（1）骶尾部皮下软组织内见低回声不均区，边界欠清晰，形态不规则，内可见毛发细条状高回声，伴发脓肿时可见相应声像表现（图22-5-1）。

（2）病灶深面可见条状低回声窦道，其远端为盲端，与直肠肛管不相通。

（3）当炎症明显时，局部血流信号增多。

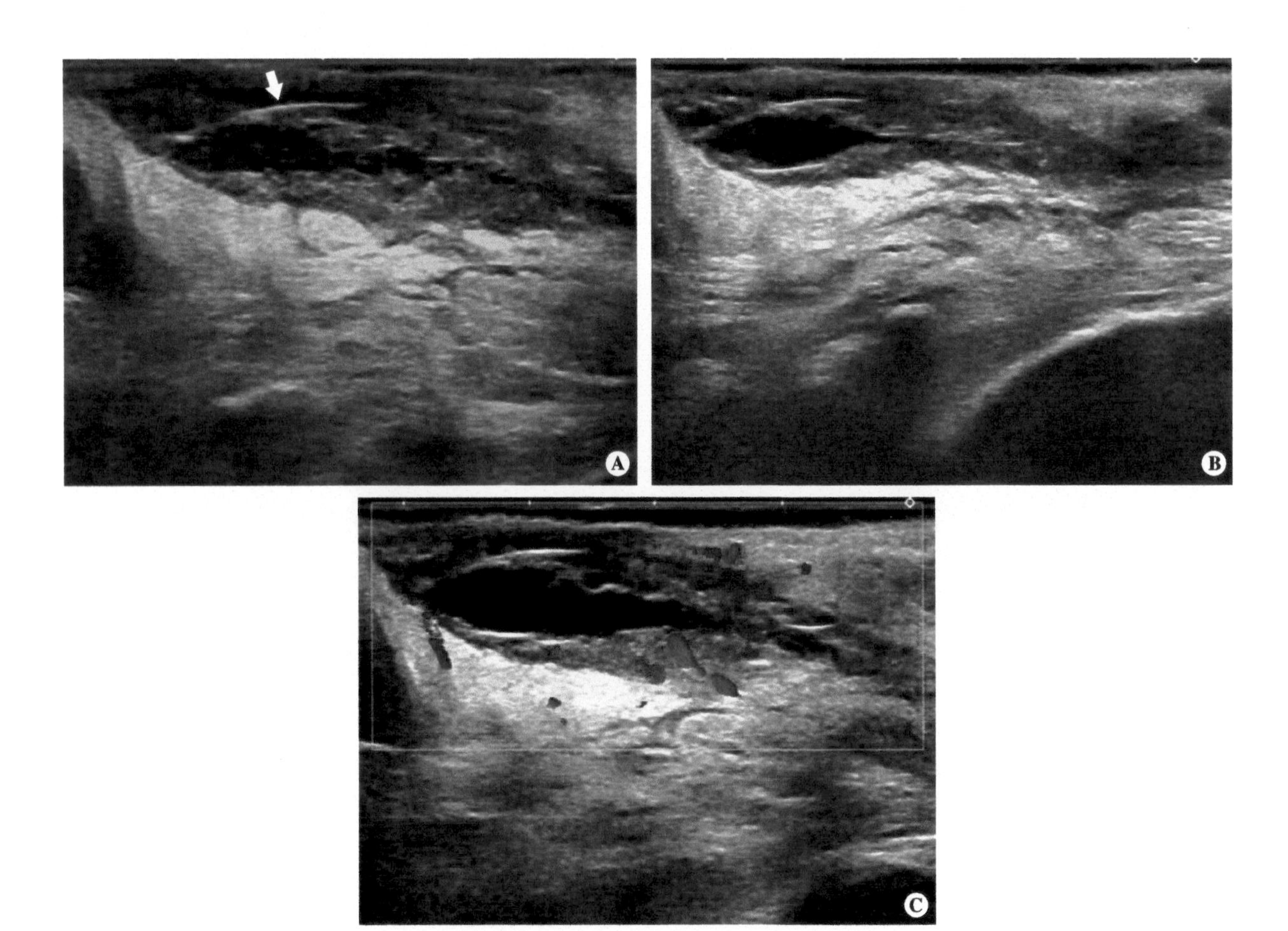

图22-5-1　骶尾部藏毛窦的超声表现

A. 臀沟皮下软组织见一低回声区，内见细条状强回声（毛发，箭头）；B. 病灶内可见液性区；C. 病灶实性部分可见血流信号

第六节　骶尾部畸胎瘤

骶尾部畸胎瘤（sacrococcygeal teratoma，SCT）多见于2岁以内的婴幼儿，以良性的成熟畸胎瘤为多，恶性率为10%～20%，男女比例为1∶（3～4）。

一、病　　理

肿瘤可含有来自内胚层的甲状腺、消化道腺体，来自中胚层的脂肪、结缔组织、软骨、骨，来自外胚层的复层上皮组织、神经组织及牙齿等组织。

Altman分类系统根据肿瘤生长的位置及大小分为4种类型。

Ⅰ型（45%）：肿瘤由尾骨从盆腔向臀部外生长，体外部分大于体内部分。

Ⅱ型（35%）：肿瘤位于骶骨前，同时向盆腔和臀部外生长，体内部分和体外部分大小相仿。

Ⅲ型（10%）：肿瘤从盆腔向臀部外生长，体内部分大于体外部分。

Ⅳ型（10%）：肿瘤位于盆腔骶前，不向体外生长。

二、临床特征

（1）大多数SCT是散发性的，不存在明确家族史，多为产前诊断发现。

（2）肿瘤大小不一，盆腔内肿块向前生长可压迫尿道、直肠，引起排尿、排便困难。Ⅰ、Ⅱ、Ⅲ型于骶尾部可见肿块，部分呈囊性，肿块过大可见局部皮肤紧张、红肿，反复摩擦可出现破溃感染。肿瘤巨大时可伴有贫血、心率加快，严重者可出现充血性心力衰竭。

（3）实验室检查甲胎蛋白（AFP）增高提示为恶性畸胎瘤。

三、超声表现

（1）直肠肛管壁层次结构清晰。

（2）肿块位于直肠后方或侧后方，体积多较大，有包膜。

（3）Ⅰ、Ⅱ、Ⅲ型于骶尾部见一囊实性包块，内可见骨性强回声或毛发条状高回声，经会阴扫查可见肿块自盆腔内部向臀部外生长。

（4）Ⅳ型畸胎瘤骶尾部体外未见肿瘤，于盆腔骶前可见肿瘤囊实性包块，直肠、膀胱受压向前移位。

（5）肿瘤内多无明显血流信号（图22-6-1）。

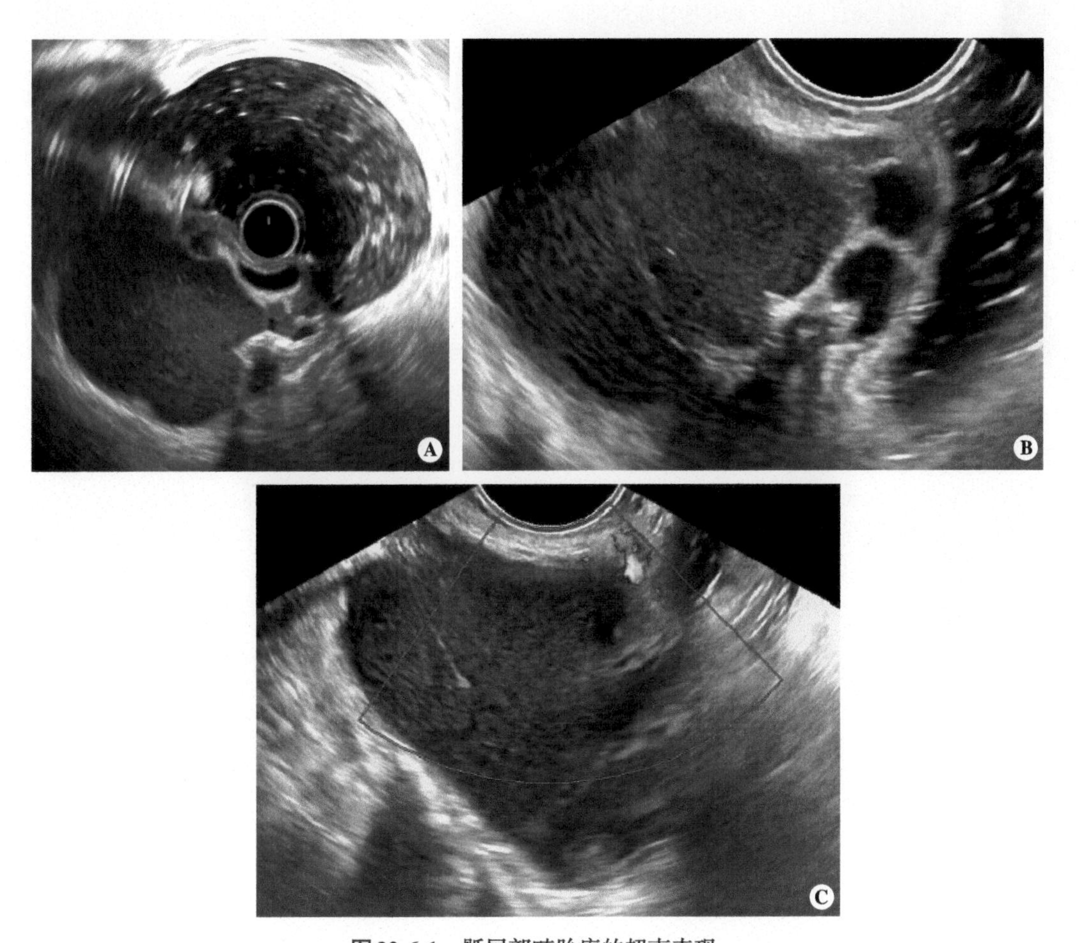

图22-6-1 骶尾部畸胎瘤的超声表现

A、B. 骶前囊性团块，边界清晰，形态欠规则，内透声差，可见分隔；C. 肿瘤内未见血流信号

（郭晶晶 陈志奎 俞 悦）

参考文献

陈明懿，徐敏燕，杨镓宁，等，2018. 藏毛窦. 临床皮肤科杂志，47(3)：167-169.

邓业巍，王东，2018. 骶尾部藏毛窦的诊断与治疗新进展. 中华结直肠疾病电子杂志，7(2)：172-175.

付俊豪，祁志勇，刘博，等，2021. 骶尾部藏毛窦病因及临床诊断研究. 中国实验诊断学，25(4)：622-625.

焦彤，2012. 肛管直肠疾病超声诊断. 北京：人民卫生出版社.

刘超，陈娇，王中秋，2021. 不同临床类型骶尾部藏毛窦的MRI表现. 医疗卫生装备，42(7)：54-57，72.

莫剑忠，江石湖，萧树东，2014. 江绍基胃肠病学. 2版. 上海：上海科学技术出版社.

潘芳杰，付靓，2014. 藏毛窦的临床诊治. 中国中西医结合外科杂志，20(1)：104-105.

邵万金，2015. 骶尾部藏毛窦诊治特点. 临床外科杂志，24(4)：255-258.

田婧，骈林萍，王飞，等，2018. 经直肠超声与瘘管X线造影对肛瘘的诊断价值对比分析. 中国中西医结合影像学杂志，16(1)：62-64.

王小冬，杨勇，张林，等，2021. 超声及磁共振诊断骶尾部藏毛窦1例. 中国临床医学影像杂志，32(6)：456.

吴孟超，吴在德，2008. 黄家驷外科学. 北京：人民卫生出版社.

中国医师协会肛肠医师分会临床指南工作委员会，2020. 肛瘘诊治中国专家共识（2020版）. 中华胃肠外科杂志，23(12)：1123-1130.

Bohîlțea RE，Margareta Mihai B，Munteanu O，et al，2021. Early prenatal diagnosis of an atypical phenotype of sacral spina bifida. J Med Life，14(5)：716-721.

Çiftci F，Abdurrahman I，2015. A different disease：extrasacrococcygeal pilonidal sinuses etiopathogenesis. Int J Clin Exp Med，8(7)：11567-11571.

Faiz Tuma，David G. McKeown，Al-Wahab Z，2021. Rectovaginal fistula. Treasure Island（FL）：StatPearls Publishing.

Gecim IE，Goktug UU，Celasin H，2017. Endoscopic Pilonidal Sinus Treatment Combined With Crystalized Phenol Application May Prevent Recurrence. Dis Colon Rectum，60(4)：405-407.

Gul VO，Destek S，Ozer S，et al，2015. Minimally Invasive Surgical Approach to Complicated Recurrent Pilonidal Sinus. Case Rep Surg，759316.

Guner A，Cekic AB，Boz A，et al，2016. A proposed staging system for chronic symptomatic pilonidal sinus disease and results in patients treated with stage-based approach. BMC Surg，16：18.

Harlak A，Mentes O，Kilic S，et al，2010. Sacrococcygeal pilonidal disease：analysis of previously proposed risk factors. Clinics，65(2)：125-131.

Karakas BR，Aslaner A，Gündüz UR，et al，2015. Erratum to：is the lateralization distance important in terms in patients undergoing the modified Limberg flap procedure for treatment of pilonidal sinus？ Tech Coloproctol，19(3)：197.

Lin T，Ye Z，Hu J，et al，2021. A comparison of trans-fistula contrast-enhanced endoanal ultrasound and MRI in the diagnosis of anal fistula. Ann Palliat Med，10(8)：9165-9173.

'Otutaha B，Park B，Xia W，et al，2021. Pilonidal sinus：is histological examination necessary? Amz J Surg，91(7-8)：1413-1416.

Sigmon DF，Emmanuel B，Tuma F，2022. Perianal Abscess. In：StatPearls [Internet]. Treasure Island（FL）：StatPearls Publishing.

Taylor SA，Hallian S，Barram CI，2003. Pilonidal sinus disease：MR imaging distinction from fistula in ano. Radiology，226(3)：662-667.

Tezel E，2007. A new classification according to navicular area concept for sacrococcygeal pilonidal disease. Colorectal Dis，9(6)：575-576.

Thubert T，Cardaillac C，Fritel X，et al，2018. Definition，epidemiology and risk factors of obstetric anal sphincter injuries：CNGOF Perineal Prevention and Protection in Obstetrics Guidelines. Gynecol Obstet Fertil Senol，46(12)：913-921.

第二十三章　胃肠周围血管疾病

第一节　门静脉癌栓

门静脉由脾静脉与肠系膜上静脉汇合形成，进入肝后，在肝内反复分支，最后汇入肝血窦，其出现分流、狭窄或血栓形成后可造成血流动力学改变，导致一系列的病理生理改变。以往认为门静脉病变属于罕见病，但随着影像诊断技术水平的提高，门静脉病变的发病率及诊断率不断提高。

一、病　因

门静脉癌栓主要是由恶性肿瘤侵袭门静脉所致，最常见的是原发性肝癌，其发生门静脉癌栓的概率高达62.2%～90.2%。

二、临床特征

在我国门静脉癌栓主要见于乙肝肝硬化后肝癌的患者，其发生率高。部分消化系统恶性肿瘤，如胃肠道、胰腺恶性肿瘤通过门静脉发生肝转移时，也可能出现门静脉癌栓。门静脉癌栓患者除出现原发性疾病如肝癌的表现外，还会出现门静脉高压的表现，如脾肿大、食管-胃底静脉曲张、腹水等。

三、实验室检查

实验室检查主要表现为原发疾病特征，如乙肝两对半、肝功能检查异常，以及肿瘤标志物（甲胎蛋白）升高等。门静脉高压加重时可能出现肝功能恶化，脾功能亢进时出现血细胞数减少，合并消化道出血时大便隐血试验阳性。

四、超声表现

1. 二维灰阶超声　门静脉增宽，管腔内见实体回声，部分门静脉实体与肝脏原发癌灶分界不清。

2. 彩色多普勒超声　门静脉完全阻塞者，管腔内未见静脉血流信号，如实体内检测到搏动性动脉血流信号则癌栓诊断基本成立（图23-1-1）。

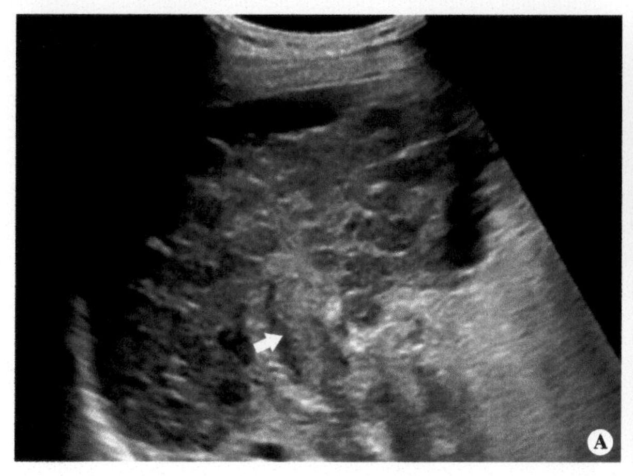

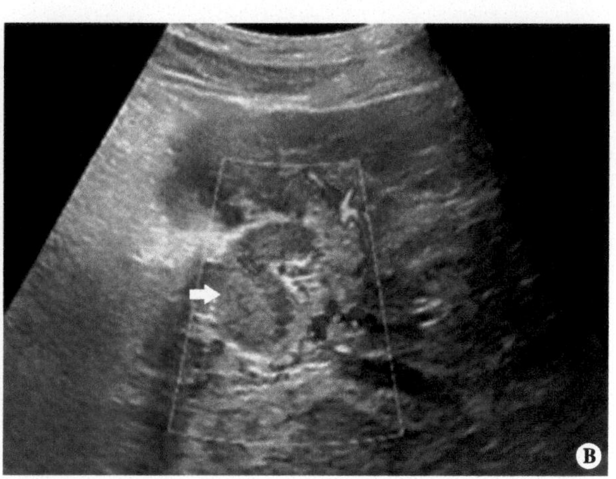

图23-1-1　肝硬化肝癌门静脉癌栓的超声表现

A. 门静脉主干癌栓（箭头）；B. 门静脉矢状段癌栓（箭头），实体内可见棒状血流信号

3. 超声造影 癌栓在早期动脉相即可见快速增强，门静脉相和延迟相为低增强，呈“快进快退”增强模式（图23-1-2）。

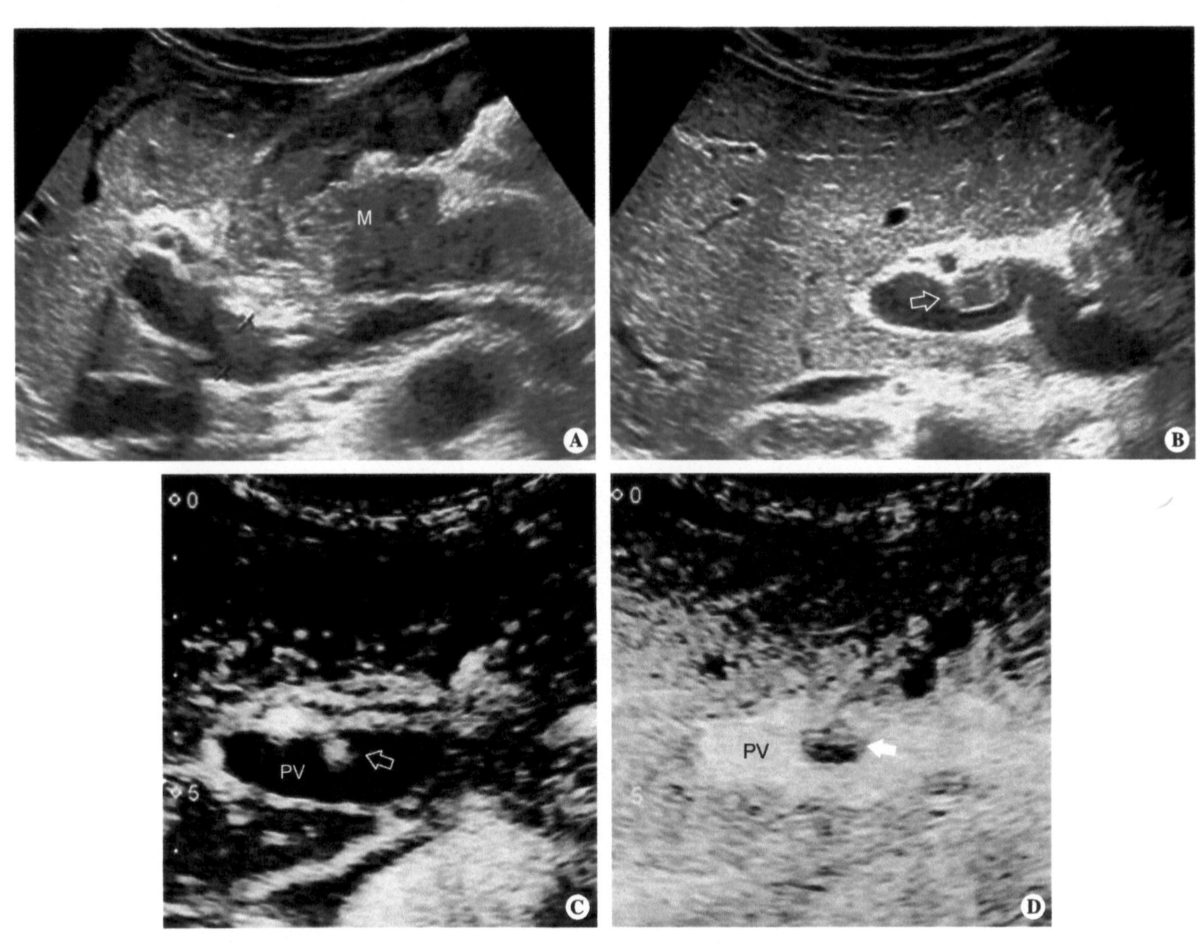

图23-1-2 胃窦低分化腺癌门静脉癌栓的超声表现

A. 胃窦壁（M）明显增厚，局部胃腔狭窄；B. 门静脉内见附壁结节（箭头）；C. 超声造影门静脉结节（箭头）于19秒开始增强，门静脉（PV）尚未增强；D. 33秒时，门静脉（PV）增强，但附壁结节（箭头）开始消退

五、其他影像学检查

1. CT检查 表现为门静脉管腔内低-高密度影，增强后动脉期即可见癌栓内迂曲扩张的滋养血管。

2. MRI检查 癌栓T_1WI呈低信号、T_2WI呈高信号，增强后动脉相增强，门静脉相和延迟相增强的相对程度下降，此外，肝内多可见占位病变。

第二节 门静脉血栓形成

一、病 因

门静脉血栓形成的病因主要包括肝硬化门静脉高压、腹部手术与创伤、腹腔内感染、凝血功能障碍、门静脉畸形等。

二、临床特征

门静脉血栓形成在临床上可以分为急性和慢性两种，但临床上很难明确时间限定，区分急、慢性血栓形成的一种简便方法是急性血栓形成一般无侧支血管形成和门静脉海绵样变性。

急性血栓形成的临床表现常无特异性，除了原发病的表现外，主要表现为肠淤血或缺血，如腹痛、腹胀、恶心、呕吐等；血栓累及肠系膜上静脉者，可以出现剧烈腹痛、血便，腹部体征并不明显，可出现腹痛症状与体征不符的情况，如不能及时诊断及治疗，继续进展则发展为肠坏死、腹膜炎等，病情凶险。而慢性血栓形成主要以门静脉高压表现为主，如胃食管静脉曲张、脾大、贫血、腹腔积液等。

三、实验室检查

除原发疾病表现外，无特异的实验室检查。但门静脉及其属支血栓形成并出现肠坏死，合并细菌感染时，血白细胞计数增多，大便隐血试验阳性，可抽出血性腹水。

四、超声表现

1. 二维灰阶超声　门静脉增宽，管腔内见实体回声，根据血栓形成时间不同，可表现为低回声、等回声，乃至高回声，此外慢性血栓者可见侧支血管形成及门静脉海绵样变性（图23-2-1）。

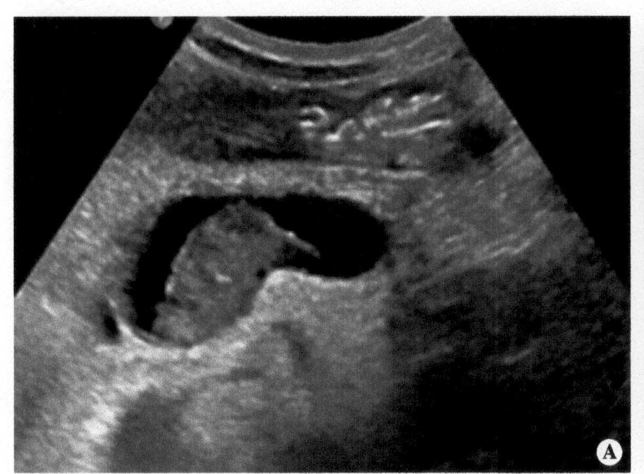

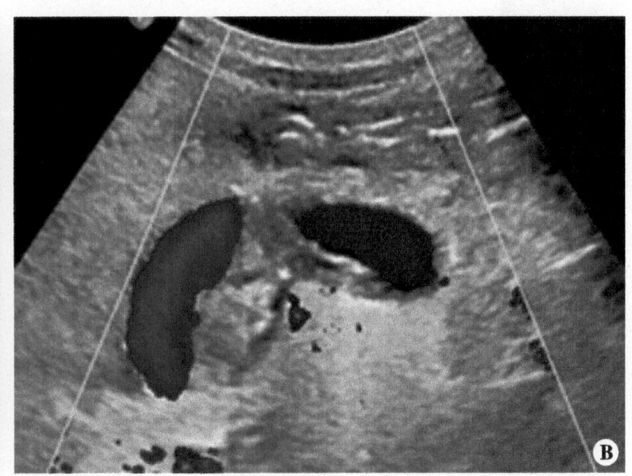

图23-2-1　门静脉血栓的超声表现

A. 门静脉内实体回声；B. CDFI可见门静脉内血流信号充盈缺损

2. 彩色多普勒超声　门静脉完全阻塞者，管腔内未见明显血流信号，不完全阻塞者，管腔内可见血流信号充盈缺损（图23-2-2）。

3. 超声造影　一般血栓在造影全过程均无增强，表现为管腔内充盈缺损。

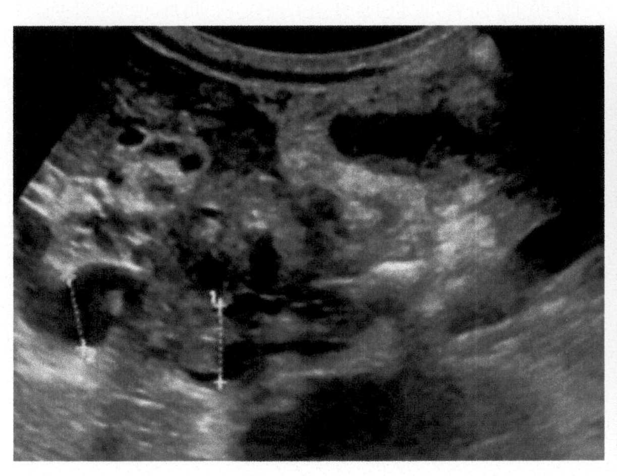

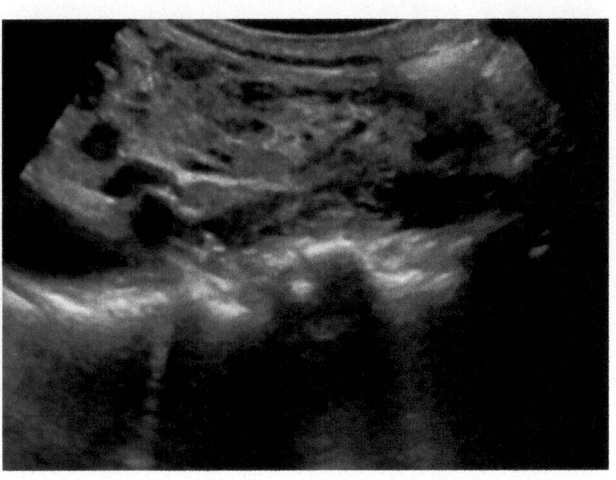

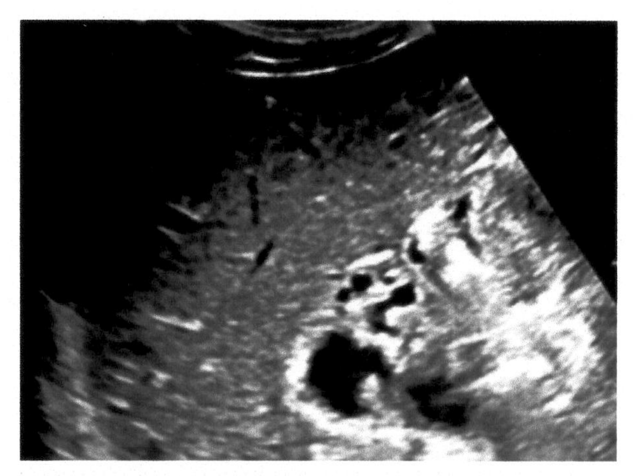

图23-2-2 门静脉及属支血栓形成的超声表现
门静脉主干、肠系膜上静脉、脾静脉内见实体回声

五、其他影像学检查

1. CT检查 表现为门静脉管腔内低-高密度影，多为偏心性，增强后可见门静脉内充盈缺损。

2. MRI检查 一般血栓T_1WI和T_2WI均呈高信号，增强后各时期血栓均未见增强。

六、鉴别诊断

1. 门静脉血栓与门静脉瘤栓的鉴别 门静脉瘤栓除具有门静脉血栓的一般表现外，瘤栓周边（多为肝内）可见肿块与其分界欠清，瘤栓内有搏动性动脉血流，造影后瘤栓可见强化，多呈“快进快退”，可鉴别。

2. 急性门静脉血栓与急腹症的鉴别 在临床诊治肝硬化门静脉高压的过程中，对于急性腹痛、血样便，不明原因的上消化道大出血，不明原因的麻痹性肠梗阻，合并有血液高凝状态，应警惕并发门静脉血栓形成的可能。急性门静脉血栓形成一般表现为剧烈腹痛及血便，腹痛位置不明显，腹部体征也不明显；慢性胆囊炎伴胆囊结石者，疼痛部位多位于右上腹，可放射至右侧背部和肩胛区，疼痛常在进食油腻食物后加重；急性胰腺炎常有胆道疾病史，多表现为中上腹痛，向后背放射，血淀粉酶升高；急性阑尾炎表现为转移性右下腹痛。

第三节 门静脉海绵样变性

一、病　　因

门静脉海绵样变性是指门静脉主干或其分支的部分性或完全性阻塞后，在其周围形成大量侧支静脉和旁路，使门静脉再通的一种代偿性病变，可伴或不伴有门静脉高压。门静脉海绵样变性可分为原发性和继发性两种，原发性门静脉海绵样变性主要由于门静脉先天性的狭窄、闭锁及缺如；继发性门静脉海绵样变性包括肝硬化门静脉高压、门静脉血栓形成、门静脉瘤栓形成、门静脉周围纤维组织炎、腹腔内感染及外界压迫等。根据门静脉海绵样变性发生的部位，临床分为肝内型和肝外型，以肝内型多见。

二、临床特征

原发性门静脉海绵样变性主要见于儿童，而继发性门静脉海绵样变性多见于成人。当门静脉压力正常时，原发性门静脉海绵样变性患者多无不适。继发性门静脉海绵样变性患者主要出现原发病的表现，如门静脉高压和继发的食管-胃底静脉曲张破裂和（或）伴有门静脉高压性胃病。

三、实验室检查

实验室检查主要为原发病如肝硬化、门静脉血栓形成等表现。

四、超声表现

（1）正常的门静脉结构消失，门静脉闭锁呈条索状回声或门静脉扩张伴实体回声，门静脉主干及其分支周围可见蜂窝状、网格状的形态不一的管状结构。

（2）彩色多普勒超声示管状结构内杂乱的血流信号，呈红蓝相间血流，频谱多普勒超声呈低速、连续的静脉血流频谱（图23-3-1）。

（3）门静脉瘤栓形成者，有的可在肝内见肿块回声；伴有门静脉高压者，可有脾大及食管、胃底静脉曲张。

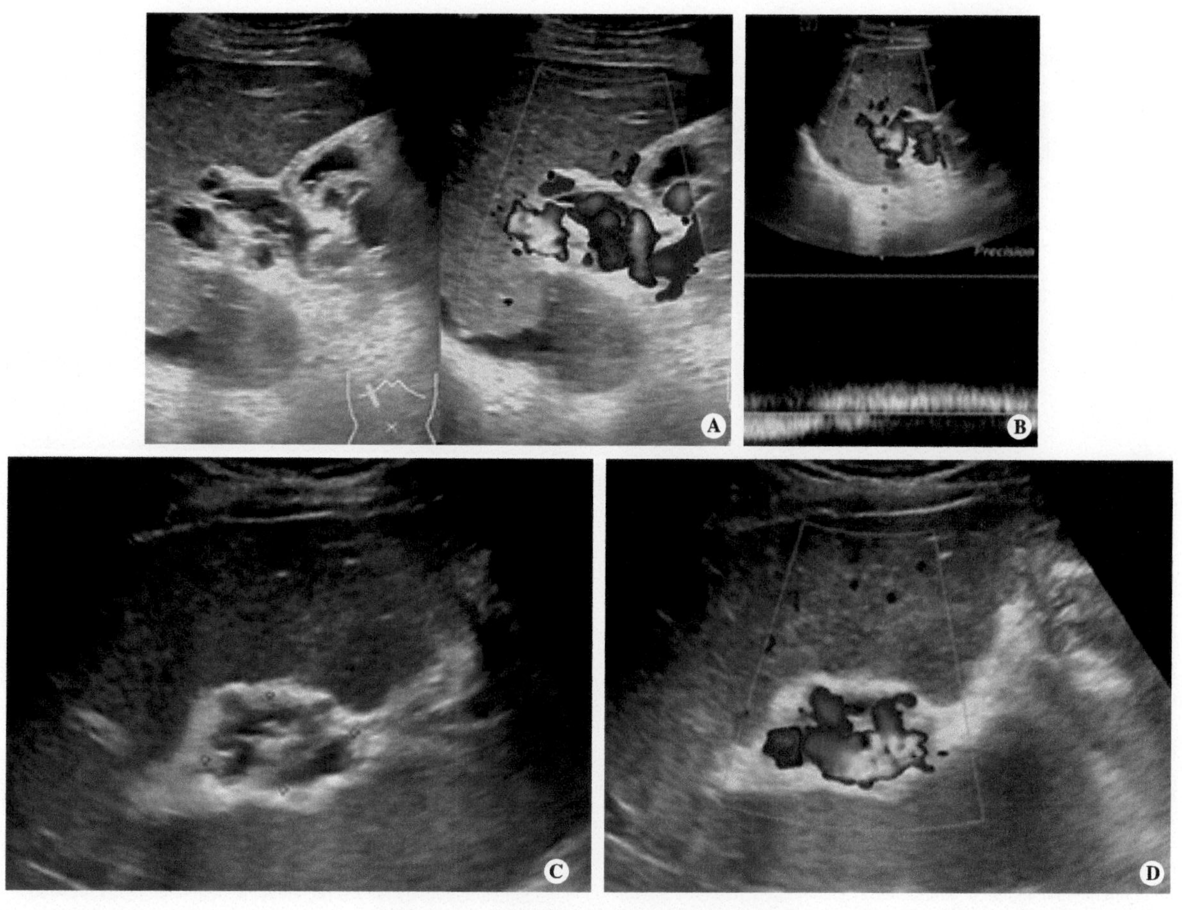

图23-3-1　门静脉海绵样变性的超声表现

A、B. 正常门静脉结构消失，代之以网格状、管状结构，频谱多普勒呈静脉样血流频谱，其内见持续血流信号；C、D. 正常门静脉结构消失，代之以蜂窝状管状结构；CDFI示其内有杂乱的血流信号

五、鉴别诊断

本病需主要与胆管扩张相鉴别，扩张的胆管内无血流信号，且其旁一般仍可见正常的门静脉。

第四节　门静脉高压症

一、病　　因

门静脉高压症是指由各种原因导致的门静脉

系统压力升高所引起的一组临床综合征。门静脉无瓣膜，其压力通过流入的血流量和流出阻力形成并维持，门静脉血流阻力增加，常是门静脉高压症的始动因素，按照阻力增加的部位，可将门静脉高压症分为肝前型、肝内型和肝后型三型。肝前型门静脉高压症最常见的病因是肝外门静脉血栓形成、先天性畸形和外在压迫等，一般肝功能多正常或轻度损害，预后较肝内型好。肝后型门静脉高压症的常见病因包括布加综合征、缩窄性心包炎、严重右心衰竭等。肝内型门静脉高压症又可分为窦前型、窦后型和窦型。在我国，肝炎后肝硬化是引起肝血窦和窦后性门静脉高压最常见的病因，增生的纤维束和再生的肝细胞结节挤压肝小叶内的肝血窦，使其变窄或闭塞，导致门静脉血流受阻，门静脉压力也随之增高。

二、病　　理

门静脉高压形成之后，主要发生以下病理生理变化。

1. 脾大、脾功能亢进　由于门静脉回流受阻，首先出现充血性脾大，脾窦扩张，脾内纤维组织增生，出现单核吞噬细胞增生和吞噬红细胞现象，进而出现外周血细胞减少，最常见的是白细胞和血小板减少。

2. 交通支扩张　在扩张的交通支中最有临床意义的是食管下段、胃底静脉形成的静脉曲张，食管、胃底静脉为门静脉系与腔静脉系的交通支之一，它离门静脉主干和腔静脉最近，压力差最大，因此扩张最早、最显著，此外各种原因引起的曲张静脉破裂出血可导致致命性的大出血。

3. 腹水　门静脉压力升高，使门静脉系统毛细血管床的滤过压力增加，同时肝硬化引起低蛋白血症、血浆胶体渗透压下降及淋巴液生成增加，促使液体从肝表面、肠浆膜面漏入腹腔形成腹水。

三、临床特征

临床上主要表现为脾大、脾功能亢进、呕血或黑便、腹水及非特异全身症状。曲张的食管、胃底静脉如果破裂，引起急性上消化道出血、呕血，且出血不易自止，严重者导致肝性脑病，甚至危及生命。

体格检查时主要有脾大、腹水等体征，还可以伴有慢性肝病的一些征象，如蜘蛛痣、肝掌等。

四、实验室检查

（1）脾功能亢进时，血细胞计数减少，以白细胞计数和血小板计数下降最为明显。常有不同程度的贫血，多为轻度贫血。

（2）常伴有肝功能异常，如转氨酶及胆红素升高、白蛋白减少、白球比例倒置。

（3）凝血功能异常，凝血酶原时间（PT）、活化部分凝血活酶时间（APTT）延长。

（4）继发出血时，粪便隐血阳性，血红细胞、血红蛋白、红细胞比容开始下降，白细胞、血小板计数反应性增高。

五、超声表现

（1）基础病因的超声表现，如肝硬化、门静脉血栓、布加综合征等相应的超声表现。

（2）门静脉扩张，内径≥1.4cm，血流速度减慢；脾静脉及肠系膜上静脉亦可扩张；脾大。

（3）中-重度食管-胃底静脉曲张在食管下段胃底旁可见迂曲走向的无回声管状结构，彩色多普勒超声检查可见其内有连续性的血流信号，频谱多普勒呈静脉血流频谱。轻-中度食管-胃底静脉曲张在二维灰阶超声及彩色多普勒超声检查中可无明显表现。结合超声造影及胃肠道造影后，食管下段及胃底部病变处与周围组织的对比明显，可见食管下段前后径增大，胃壁增厚，正常层次不清，其内可见蜂窝状、串珠状结构（图23-4-1，图23-4-2）。

（4）腹腔积液。

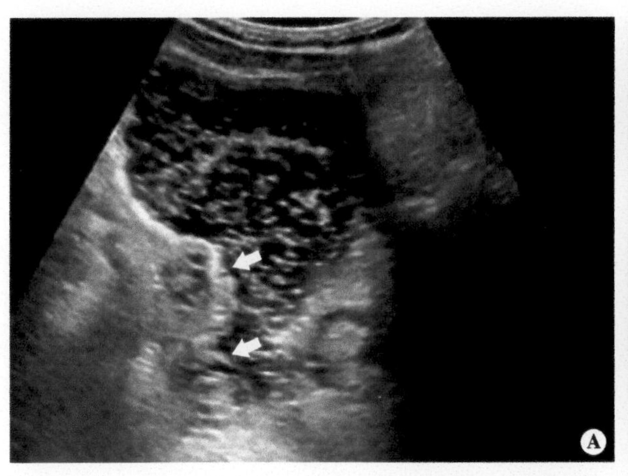
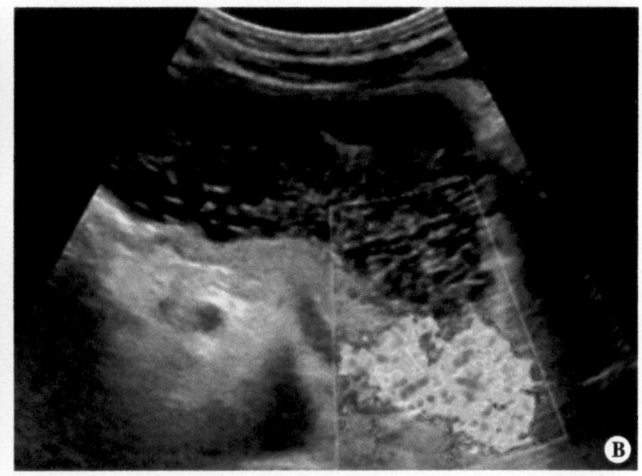

图23-4-1　食管-胃底静脉曲张的超声表现

A. 食管、胃底壁增厚，内见蜂窝状结构（箭头）；B. CDFI见丰富的血流信号

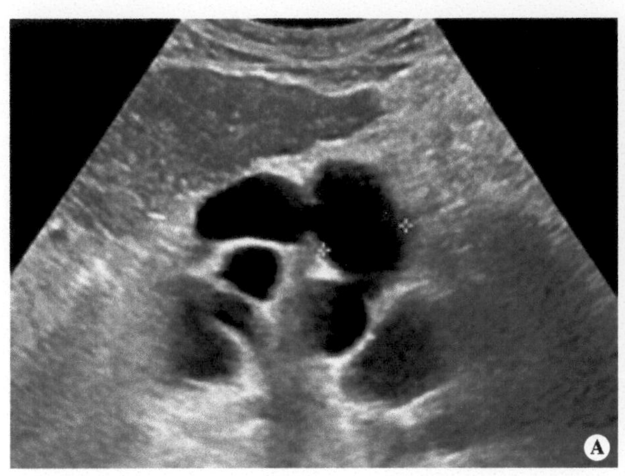
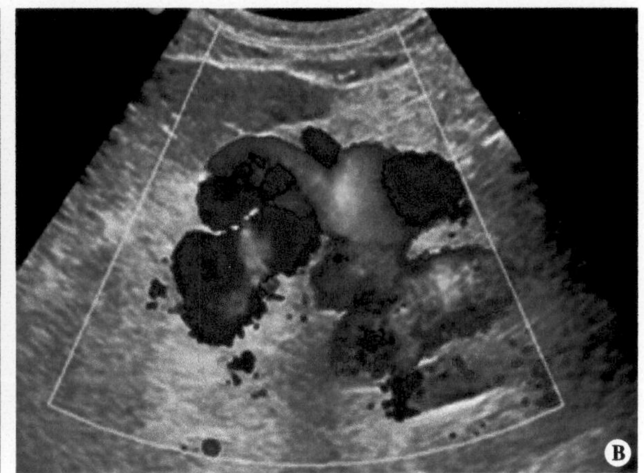

图23-4-2　上腹部静脉曲张的超声表现

A. 上腹部静脉迂曲扩张；B. CDFI可见丰富的血流信号

六、其他影像学检查

1. 内镜及超声内镜检查　存在食管-胃底静脉曲张时，消化道内镜检查中，轻度曲张的静脉呈直线型，略迂曲；中度者呈串珠样；重度者为瘤结样。当曲张静脉表面或黏膜下为红色表现时，提示曲张静脉出血的风险高，出血后的静脉表面可见血痂。超声内镜检查可以显示管壁的层次结构及管壁外情况，也可以测量曲张静脉管径、管壁厚度、血流量等指标。消化道内镜和超声内镜检查的优点在于诊断的同时可以进行相应的治疗，但这两种方法都具有侵入性，甚至有诱发医源性消化道出血的可能。

2. 食管钡剂X线检查　存在食管-胃底静脉曲张时，由于静脉的曲张，在食管钡剂充盈时，食管的轮廓呈虫蚀状改变，排空后，表现为蚯蚓状或串珠状负性显影。

3. CT门静脉造影及MRI动态增强扫描　存在食管-胃底静脉曲张时，可以显示食管、胃底部内部及周围迂曲扩张的静脉，同时可以显示门静脉高压症的一些合并表现，如脾大、肝硬化等。

七、鉴别诊断

根据肝炎、肝硬化等肝病病史和脾大、脾功能亢进、呕血黑便、腹水等临床表现及相关影像学检查，一般本病诊断并不困难。当食管-胃底静脉曲张破裂出血时，需与胃十二指肠溃疡、急性出血性胃炎、胃癌等引起的上消化道出血相鉴别。食管-胃底静脉曲张破裂出血多伴有肝硬化病史，表现为大量呕吐鲜血，容易导致失血性休克；胃十二指肠溃疡者的出血量较食管-胃底静脉曲张少，出血速度慢，较少发生失血性休克；胃癌引起的出血多发生于进展期胃癌或晚期胃癌。鉴别诊断主要依赖于内镜检查及影像学检查。目前临床诊断食管-胃底静脉曲张的金标准主要为内镜检查及肝静脉压力梯度检查。

第五节 肠系膜上动脉综合征

肠系膜上动脉综合征（SMAS）又称良性十二指肠淤滞症、Wilkie综合征、肠系膜上动脉压迫综合征，是指十二指肠水平部受肠系膜上动脉压迫导致的肠梗阻，以致其近段扩张、淤滞而产生的一种临床综合征。本病常同时合并胡桃夹综合征。

一、病 因

正常情况下，肠系膜上动脉（SMA）约在第1腰椎水平自腹主动脉（AO）前壁发出，向右下走行，在十二指肠水平部与胰颈后缘之间穿出，越过十二指肠水平部的前方进入肠系膜根部，与AO形成一个夹角，而十二指肠水平部即位于SMA和AO所形成夹角间隙内。目前多认为这个夹角呈45°～60°，在这个夹角间隙内有脂肪及腹膜等组织填充而使得十二指肠不易受压。当各种原因导致这个夹角变小时，十二指肠水平部受SMA压迫引发肠腔梗阻。常见的原因如下：

（1）先天性因素：如SMA开口过低、肠系膜与后腹壁固定过紧、屈氏韧带过短或附着位置过高、脊柱前凸、消瘦体型及内脏下垂等。

（2）后天性因素：如营养不良、恶性肿瘤等各种慢性消耗性疾病导致的夹角内脂肪组织消耗、腹主动脉瘤及长期仰卧于过伸体位等。

二、临床特征

本病的发病率较低，可发生于任何年龄，以瘦长体型的中青年多见。根据发病情况，可以分为急性和慢性两种类型。慢性SMAS是临床上较常见的类型，主要表现为间歇性反复发作的餐后恶心、呕吐，呕吐物含胆汁及所进食物，症状可随体位改变加重或减轻，仰卧位时症状加重，侧卧位、俯卧位等可使症状减轻。体格检查可见胃肠型及蠕动波，上腹部有轻压痛，有时可闻及振水音。急性SMAS较少见，主要与医源性因素相关，症状与慢性SMAS相似，但是症状持续而严重。治疗上，除少数合并危急症如动脉瘤等需要立即手术之外，大部分SMAS一般首先采用保守治疗，如禁食、胃肠减压、营养支持治疗等，必要时采用肠外营养支持。部分SMAS因保守治疗效果差或者无效可采用手术治疗。

三、实验室检查

轻症者可无明显异常。合并胡桃夹综合征时可有尿蛋白增多、红细胞增多。病程长、症状严重时，因长期的消化不良等出现血白蛋白降低、酸碱平衡失调等。

四、超声表现

（1）AO与SMA之间的夹角减小，多＜25°；十二指肠水平部的AO和SMA之间距离减小，多＜1.0cm。

（2）夹角内十二指肠水平部受压迫，夹角内肠管开放受限，最大宽度多＜1cm，造影剂或水等通过受阻（图23-5-1）。

（3）十二指肠水平部夹角处近端十二指肠降部扩张，内径＞3cm，呈漏斗形或葫芦形，可伴有肠蠕动增强、出现逆蠕动及胃扩张等。

（4）可同时存在胡桃夹综合征表现。

五、其他影像学检查

1. 上消化道造影 十二指肠水平部可见类似笔杆压迫的斜行压迹，呈“笔杆征”，钡剂经过压迹处受阻，排空迟缓；近端十二指肠及胃显著扩张，并出现逆蠕动，钡剂可反流入胃；患者取左侧卧位、俯卧位和膝胸位均可缓解压迫而使钡剂通过。

2. 腹部CT检查 CT平扫能清晰显示扩张的十二指肠及胃，在增强及三维重建后可显示SMA和AO之间的角度，并准确判断SMA对于十二指肠的压迫，同时还能排除其他病变。

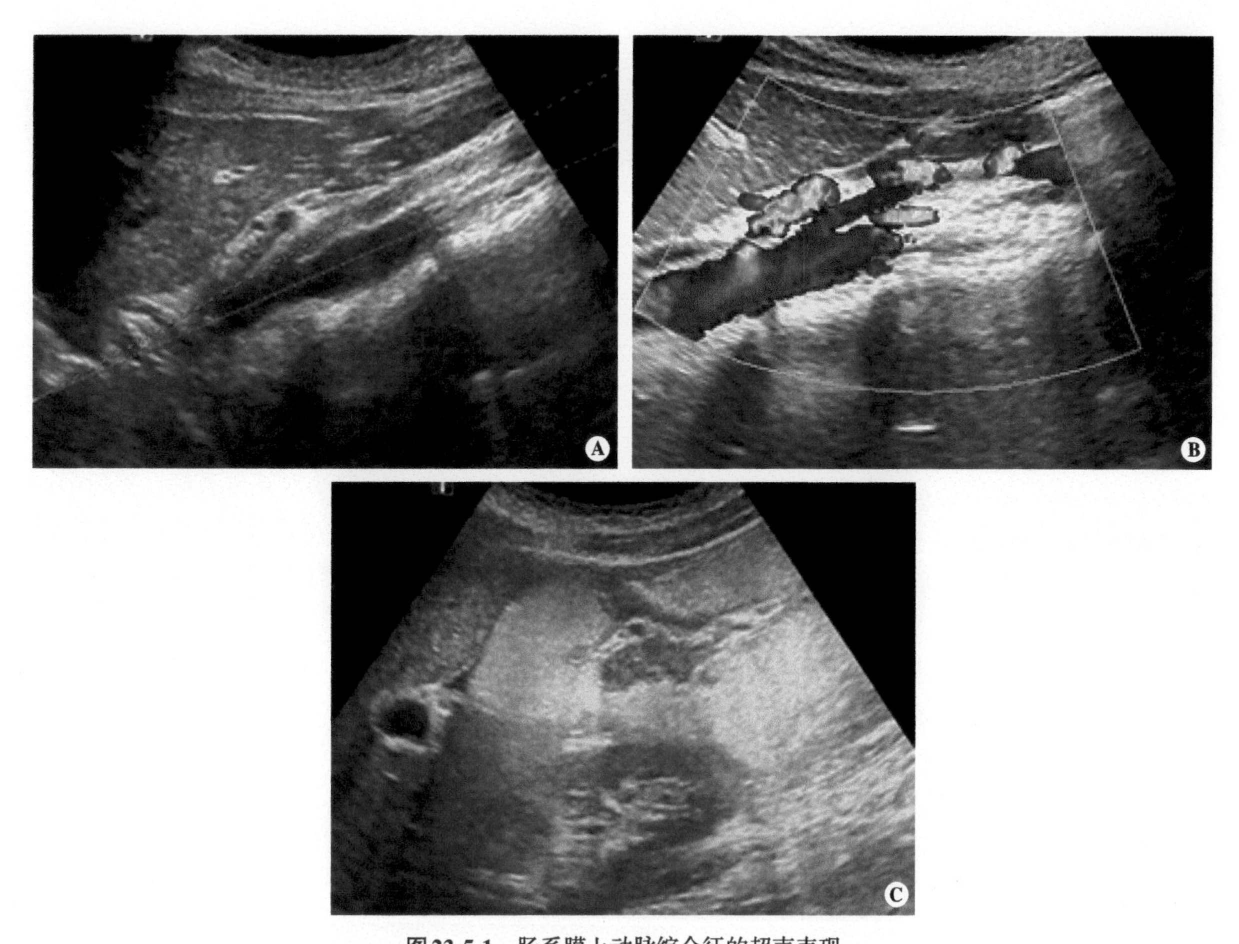

图23-5-1　肠系膜上动脉综合征的超声表现

A、B. 肠系膜上动脉与腹主动脉夹角为6°，十二指肠水平部受压变瘪；C. 口服有回声型胃肠超声显像剂显示十二指肠球降部扩张

六、鉴别诊断

鉴别诊断主要是排除十二指肠及周围脏器器质性病变所导致的十二指肠梗阻。

1. 十二指肠肿瘤　十二指肠肿瘤较大时可导致十二指肠梗阻，出现类似SMAS的症状，彩色多普勒超声可见十二指肠肿块回声及其所致的近端十二指肠扩张表现，可鉴别。

2. 十二指肠周围脏器肿瘤　十二指肠周围脏器肿瘤较大时压迫十二指肠，可以出现类似SMAS的症状，彩色多普勒超声可显示肿块回声及其与十二指肠的关系，以及其导致的近端十二指肠扩张的表现，不难鉴别。

3. 先天异常　先天异常引起十二指肠梗阻，如环状胰腺，可见胰腺组织呈环状、半环状包绕压迫十二指肠，引起类似SMAS的症状，检查时应该注意观察胰腺形态、走行及其与十二指肠的关系，可鉴别。

七、超声诊断注意事项

（1）超声诊断肠系膜上动脉综合征时，应密切结合临床，不能仅根据超声测量的肠系膜上动脉与腹主动脉之间的夹角大小、二者间距离就做出诊断。部分患者，尤其是体形较瘦的小儿，虽然夹角大小及血管间距均达到诊断标准，但患者并无临床症状，不可轻易诊断肠系膜上动脉综合征。

（2）空腹检查时，患者可能并无十二指肠降段扩张。患者饮水充盈胃腔后，水多能通过狭窄处，亦不会出现十二指肠狭窄前梗阻。口服有回声型胃肠超声显像剂多能获得比较好的显像效果。当然，如果患者梗阻呕吐严重，则不宜口服有回声型胃肠超声显像剂。

八、临床应用价值

目前大多数超声诊断仪都具有测量夹角的软

件，方便测量肠系膜上动脉与腹主动脉之间的夹角。如果仪器无测量软件，可留图打印出来，用量角器等测量。肠系膜上动脉综合征患者体型多比较消瘦，经腹部超声检查多可获得比较满意的声像图，诊断效果好。

第六节 缺血性肠病

胃肠道的血供主要来自：①腹腔动脉供应胃和十二指肠，有丰富的侧支循环，因此胃和十二指肠很少发生缺血；②肠系膜上动脉供应整个小肠、右半结肠及横结肠；③肠系膜下动脉供应左半结肠及大部分直肠。胃肠道各静脉多与同名动脉伴行。

缺血性肠病是一组因小肠、结肠血液供应不足导致的不同程度的肠壁局部组织坏死和一系列症状的疾病，根据发病情况和范围，可分为急性肠系膜缺血（acute mesenteric ischemia，AMI）、慢性肠系膜缺血（chronic mesenteric ischemia，CMI）及缺血性结肠炎（ischemic colitis，IC），其中以缺血性结肠炎最多见。

一、病　　因

引起肠道缺血的主要病理基础是血管本身的病变和血流量的不足。

（1）血管病变，包括动脉粥样硬化、动脉血栓形成、动脉栓塞、静脉血栓形成、动脉炎等。AMI常见的原因是动脉栓塞、动脉血栓形成、静脉血栓形成；而CMI常由肠系膜血管狭窄所致，其主要原因是动脉粥样硬化、动脉炎等。

（2）血流量不足，如心力衰竭、冠心病、严重心律失常及休克等各种原因引起内脏血流量下降。

二、临床特征

各型缺血性肠病的临床表现主要为腹痛、血性腹泻、血便及腹胀等消化道症状，主要与其病因、缺血的范围和程度及侧支循环状况有关。

1. 急性肠系膜缺血　多见于老年男性，常伴有心血管基础疾病如心房颤动伴二尖瓣狭窄、心肌梗死后、细菌性心内膜炎等，症状主要为突发性脐周绞痛，阵发性加重，早期特点为临床表现与体征不相符，腹痛症状重，但腹部体征轻。根据病情轻重不同，可表现为粪便隐血试验阳性、黑便或鲜血便。肠系膜上静脉血栓形成者则较动脉性缺血症状轻且发展缓慢。

2. 慢性肠系膜缺血　临床上较少见，大多数发生在动脉粥样硬化的基础上，同样好发于老年人，主要表现为餐后腹痛、畏食及体重下降，腹痛为发作性或持续性绞痛或钝痛，一般发生于餐后15～30分钟，1～2小时达到高峰，疼痛部位不明确，以脐周多见，一般持续2小时后逐渐缓解。由于肠道缺血，常出现慢性腹泻、腹胀等症状。一般通过保守治疗可缓解症状，大多数不需要手术治疗。

3. 缺血性结肠炎　是缺血性肠病中最常见的类型，同样好发于老年人，多数患者表现为突发腹部绞痛，轻重不一，腹痛部位主要位于左下腹，可伴有血便，体格检查可有左下腹轻中度压痛。发生肠梗死时可出现腹膜刺激征。本病为自限性，多数通过保守治疗可缓解，预后良好，少数发展为腹膜炎者则需要手术治疗。

三、实验室检查

血常规白细胞计数可升高；血D-二聚体可升高。粪常规可见大量红细胞、白细胞，大便隐血试验阳性。

四、超声表现

1. 急性肠系膜缺血

（1）肠系膜动脉血栓形成或栓塞：肠系膜动脉管腔内见实体回声，血栓形成段、栓塞段及远段管腔内未见血流信号，近端管腔血流速度减慢，阻力指数增高（图23-6-1）。

（2）肠系膜静脉血栓形成：肠系膜静脉管腔增宽，内见实体回声，管腔不能被压瘪，未见血流信号。

（3）继发性改变：肠壁水肿增厚，蠕动明显减弱或消失，肠壁未见血流信号，伴有腹腔积液等。

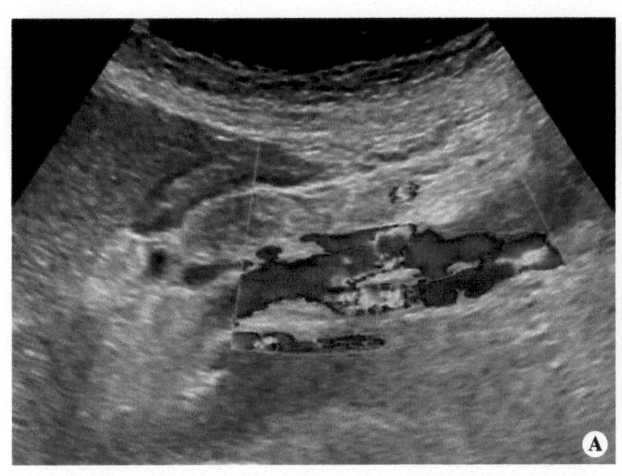
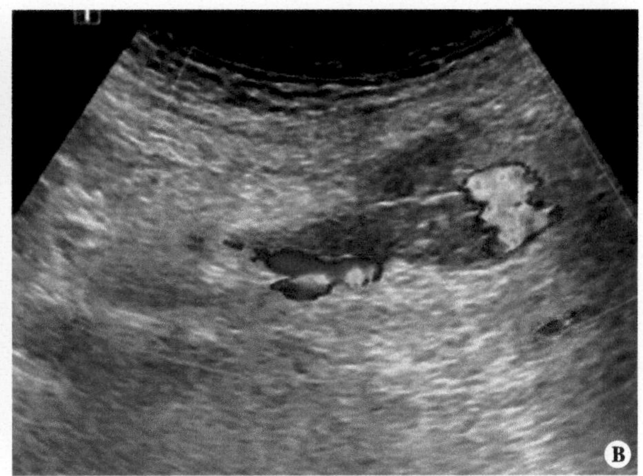

图23-6-1 肠系膜上动脉栓塞的超声表现

肠系膜上动脉纵切面，近段血流通畅，远段血流部分中断，内见实体回声

2. 慢性肠系膜缺血

（1）肠系膜血管狭窄段管腔细窄，部分可见管壁增厚及附壁斑块形成。

（2）CDFI显示肠系膜血管狭窄段管腔内血流束变细，血流速度明显升高，狭窄即后段管腔呈五彩镶嵌样血流信号，血流速度升高，狭窄远段管腔血流流速减低，呈“小慢波”改变。

（3）肠壁增厚，肠腔狭窄，蠕动减弱，肠壁血流信号减少等。

3. 缺血性结肠炎 病变段管壁增厚，局部肠腔缩窄，肠蠕动减弱，CDFI显示肠壁血流信号减弱或消失，部分伴有肠梗阻表现及腹腔积液等。

五、其他影像学检查

1. 急性肠系膜缺血 肠系膜血管造影（DSA、CTA或MRA）可以显示肠系膜血管无强化或管腔内充盈缺损，病变处肠壁强化减弱，CT及MRI检查可以显示肠壁增厚、肠管扩张、肠管积液、腹水等肠道表现及继发表现。

2. 慢性肠系膜缺血 肠系膜血管造影（DSA、CTA或MRA）可以显示肠系膜血管狭窄/闭塞表现，CT及MRI检查可以显示肠壁增厚、肠管扩张、腹水等肠道表现及继发表现。

3. 缺血性结肠炎 CT及MRI检查可以显示肠壁增厚、肠腔狭窄、近段肠管扩张、腹水等肠道表现及继发表现。

六、鉴别诊断

（1）肠系膜上静脉血栓形成与肠系膜上静脉血流淤滞的鉴别：两者均可表现为肠系膜上静脉管腔增宽，肠系膜上静脉血栓形成可见管腔内充满实体回声，管腔不能被压瘪，CDFI示管腔内未见明显血流信号；而肠系膜上静脉血流淤滞管腔内未见明显实体回声，管腔能被压瘪，CDFI通过调节仪器后可显示管腔内有低速血流信号。

（2）肠系膜上动脉栓塞或血栓形成与肠系膜上动脉夹层动脉瘤的鉴别：肠系膜上动脉夹层动脉瘤较少见，临床亦可表现为腹痛，超声检查可见肠系膜上动脉内中膜分离形成真腔和假腔，CDFI示真腔及假腔内血流方向不同，收缩期可见血流从真腔经破口进入假腔，假腔内血栓形成时可见实体回声，应注意鉴别，主要注意观察是否存在内中膜分离、真腔、假腔及破裂口等。

（3）急性肠系膜缺血与其他急腹症的鉴别：急性肠系膜缺血主要表现为腹痛，易被误诊为腹膜炎、胃肠穿孔、急性胃肠炎、急性阑尾炎及急性胰腺炎等急腹症，当临床上发现以突发的腹痛为首要症状，以及剧烈的腹痛与体征不相符时，应注意行超声或CT等检查以排除AMI。

七、临床应用价值

彩色多普勒超声能显示肠系膜血管及较大的分支，在判断引起肠壁缺血的原因，如肠系膜血管硬化、栓塞、血栓形成等方面具有重要价值。超声造影可在一定程度上提高肠系膜血管显像敏感度，进一步提高超声诊断的准确性。

（李志勇　陈志奎）

参考文献

曹轶峥，刘志聪，2015. 彩色多普勒超声对门静脉海绵样变性的诊断价值. 医学影像学杂志，25（12）：2285-2287.

陈灏珠，林果为，2009. 实用内科学. 13版. 北京：人民卫生出版社.

陈孝平，汪建平，赵继宗，2018. 外科学. 9版. 北京：人民卫生出版社.

范建高，沈峰，2011. 提高缺血性肠病的临床认识. 胃肠病学和肝病学杂志，20（6）：491-494.

姜水清，张建凤，黄梅，2019. 超声造影检查鉴别诊断门静脉栓子良恶性的价值分析. 中国超声医学杂志，35（5）：430-433.

林学英，林礼务，薛恩生，等，2011. 超声对2级以上分支门静脉瘤栓的诊断价值. 中国超声医学杂志，27（10）：929-931.

刘勇，罗羽宏，2011. 肠系膜上动脉压迫综合征的诊疗进展. 中国普外基础与临床杂志，18（2）：225-228.

陆恩祥，罗洪超，邓宝忠，等，2001. 肠系膜上动脉压迫综合征彩色超声的诊断价值. 中国超声医学杂志，17（6）：442-444.

莫剑忠，江石湖，萧树东，2014. 江绍基胃肠病学. 2版. 上海：上海科学技术出版社.

王为，周国华，2007. 缺血性肠病的诊断和治疗进展. 医学综述，13（9）：699-700.

王文伟，马桂英，彭雪亮，2006. 二维和彩色多普勒超声诊断门静脉海绵样变性的价值与体会. 中国超声医学杂志，22（11）：849-851.

吴孟超，吴在德，2008. 黄家驷外科学. 北京：人民卫生出版社.

臧国礼，黄品同，周维平，等，2011. 胃肠超声造影诊断肠系膜上动脉压迫综合征的价值. 中华超声影像学杂志，20（7）：590-593.

张秀娟，陈志奎，钱清富，等，2019. 脾脏硬化性血管瘤样结节性转化超声表现. 中国医学影像技术，35（7）：1053-1056.

中华医学会肝病学分会，中华医学会消化病学分会，中华医学会内镜学分会，2016. 肝硬化门静脉高压食管胃静脉曲张出血的防治指南. 中国肝脏病杂志：电子版，8（1）：1-18.

周华，杨燕，1998. 门静脉海绵样变性的二维超声彩色多普勒血流显像的诊断. 中国超声医学杂志，14（7）：31-34.

Cervera R，Serrano R，Pons-Estel GJ，et al，2015. Morbidity and mor-tality in the antiphospholipid syndrome during a 10-year period：a multicentre prospective study of 1000 patients. Ann Rheum Dis，74（6）：1011-1018.

Garcia D，Erkan D，2018. Diagnosis and management of the antiphospholipid syndrome. N Engl J Med，378：2010-2021.

Willis R，Harris EN，Pierangeli SS，2012. Pathogenesis of the antiphospholipid syndrome. Semin Thromb Hemost，38（4）：305-321.

第二十四章 胃肠其他疾病

第一节 慢性胃炎

慢性胃炎临床上十分常见，占接受胃镜检查患者的80%～90%，是多种原因引起的胃黏膜慢性炎症，发病率随着年龄的增长而升高。

一、病　　因

幽门螺杆菌感染是慢性胃炎的主要病因，自身免疫性胃炎在我国较为少见，其他如十二指肠液反流、胃黏膜损伤因子都可以造成慢性胃炎。

二、病　　理

慢性胃炎可分为非萎缩性胃炎（浅表性）、萎缩性胃炎和特殊类型胃炎三大类。组织学表现为炎症、萎缩和化生，可出现异型增生（上皮内瘤变），是胃癌的癌前病变。

三、临床特征

本病的发病率高，估计我国人群中成人慢性胃炎的患病率在50%以上。70%～80%的患者无症状，有症状者表现为非特异性的消化不良，胃黏膜糜烂者可出现消化道出血，长期出血者可发生贫血。幽门螺杆菌检测常阳性。萎缩性胃炎者胃酸分泌减低，重者可无胃酸，A型萎缩性胃炎的血清壁细胞抗体检测阳性。

四、超声表现

（1）慢性胃炎的胃壁层次结构改变不明显，内镜检查发现的慢性胃炎经腹部超声检查多难以诊断。

（2）非萎缩性胃炎可表现为胃壁黏膜面粗糙，欠光整，局部可见增厚不均，但胃壁层次存在。

（3）萎缩性胃炎可表现为黏膜面粗糙，黏膜皱襞减少，胃蠕动减弱（图24-1-1～图24-1-3）。

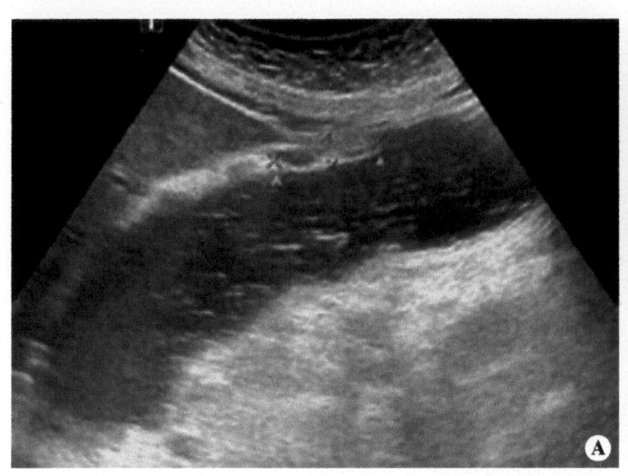

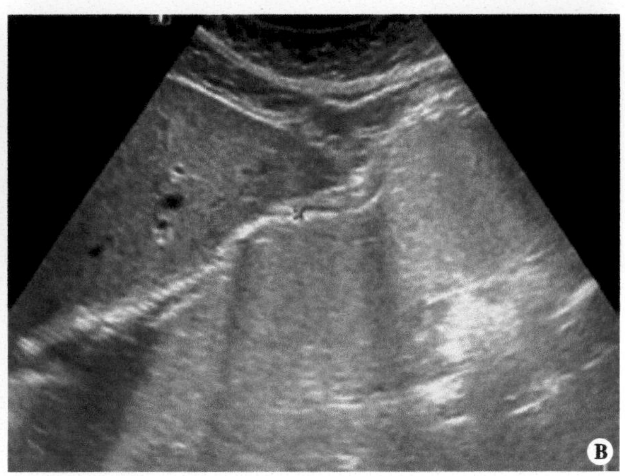

图24-1-1　胃小弯轻度慢性萎缩性胃炎（活动性）的超声表现

A. 胃体前壁黏膜层小片状增厚；B. 口服有回声型胃肠超声显像剂后，胃壁厚薄不均

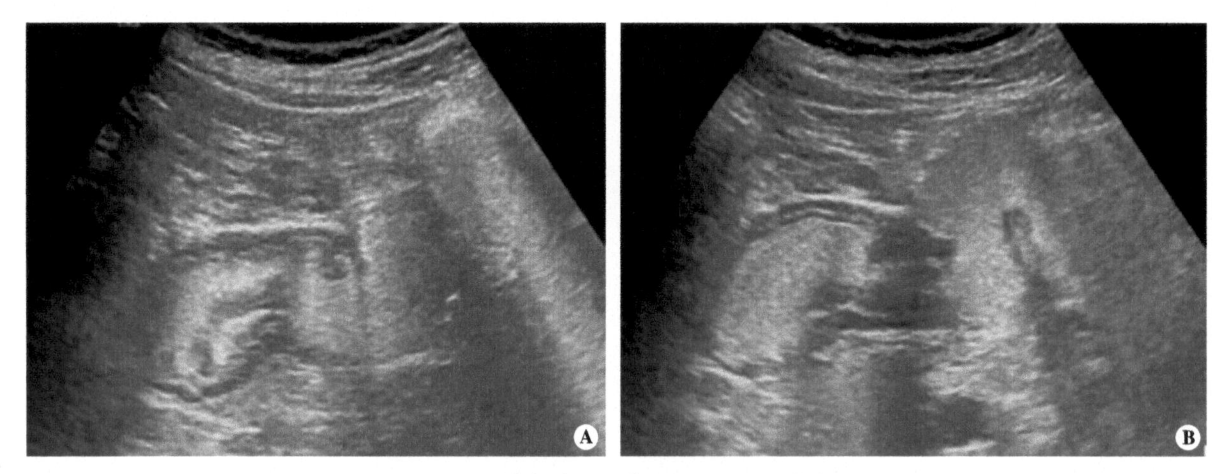

图24-1-2　胃窦轻度慢性萎缩性胃炎的超声表现

胃窦壁黏膜层不均匀性增厚

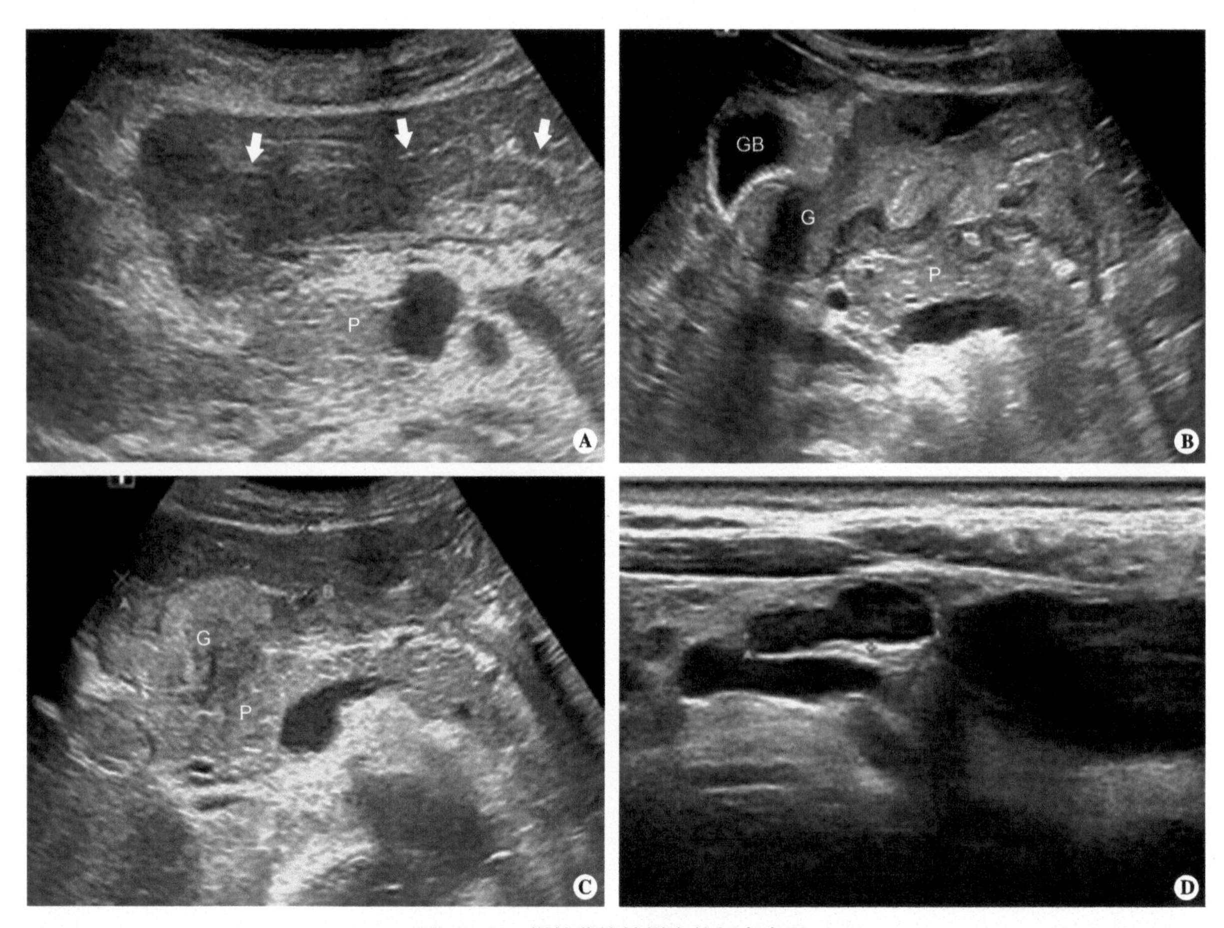

图24-1-3　慢性萎缩性胃炎的超声表现

A. 空腹状态下，胃窦至胃体下段壁增厚，长约8.7cm，最厚处约1.3cm，箭头显示闭合的胃腔，呈线状；B、C. 口服有回声型胃肠超声显像剂后，显示胃壁不均匀性增厚，呈低回声，腔明显变窄，形态不规则，内见高回声显像剂；D. 胃周见数个肿大淋巴结，大者约1.8cm×0.7cm（幽门旁），界清

G. 胃腔；GB. 胆囊；P. 胰腺

五、内镜检查

（1）内镜下非萎缩性胃炎的诊断依据为红斑（点、片状、条状），黏膜粗糙不平，有出血点/斑。

（2）萎缩性胃炎的诊断依据是黏膜红白相间，以白色为主，呈颗粒状，黏膜血管显露，色泽灰暗，皱襞细小。

（3）如果同时存在平坦糜烂、隆起糜烂或胆汁反流，诊断为非萎缩性胃炎或萎缩性胃炎伴糜烂，或伴胆汁反流。

第二节 嗜酸细胞性胃炎

嗜酸细胞性消化道疾病是以消化道嗜酸性粒细胞异常浸润为特征的炎症性疾病，通常累及胃窦和近端空肠。发病率较低，主要发生于20～30岁的年轻人，男女比例约为2∶1。

一、病　　因

本病的病因与发病机制尚不清楚，大多认为是外源性或内源性变应原导致的全身或局部变态反应所致。

二、病　　理

嗜酸性粒细胞被激活后，可释放颗粒蛋白，合成血小板活化因子、白三烯、粒细胞巨噬细胞集落刺激因子，引起毛细血管扩张、通透性增加、平滑肌痉挛。受累的胃黏膜充血水肿、糜烂、出血、增厚或形成肿块，镜下可见弥漫性或局灶性密集的嗜酸性粒细胞浸润、组织水肿及纤维化。

三、临床特征

本病的临床表现多样，缺乏特异性，1970年Klein等根据浸润程度进行临床分型：①黏膜型，表现为恶心、呕吐、腹痛、黑便、胃肠道蛋白质丢失、体重下降；②肌层型，胃壁增厚，可导致梗阻；③浆膜型，较少见，表现为腹痛，伴有腹膜炎、腹水。约80%的患者外周血嗜酸性粒细胞计数升高，内镜下黏膜活检证实胃黏膜嗜酸性粒细胞浸润是诊断本病的关键。临床上主要给予糖皮质激素进行治疗，大多数患者预后良好，但可能复发。

四、超声表现

目前有关嗜酸细胞性胃炎的超声表现尚未见报道，笔者曾见2例此病患者，超声检查表现为胃壁大片增厚，黏膜下层回声减低，胃壁层次欠清晰，局部黏膜面可见溃疡形成（图24-2-1）。

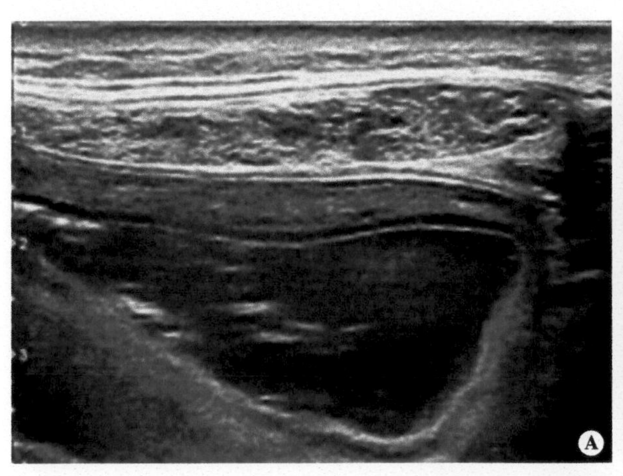

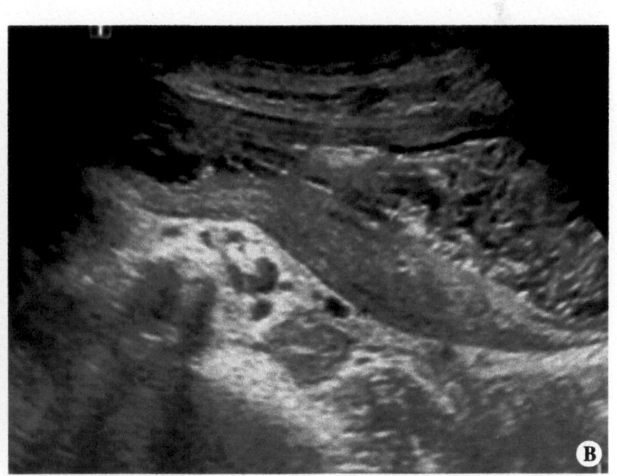

图24-2-1　嗜酸细胞性胃炎的超声表现

A. 胃壁大片增厚，以黏膜下层增厚为主，回声减低；B. 胃周淋巴结肿大

第三节 Menétrier病

Menétrier病是1888年由Menétrier首先描述的一种疾病，又称肥大性或增生性胃病、巨大肥厚性胃炎和巨大胃皱襞肥厚，1990年世界胃肠病学大会统一将该病命名为胃皱襞肥大性胃炎。

一、病　　因

本病病因尚不明确，可能与化学刺激、变态

反应，以及食物因子、神经因子、细菌、病毒及寄生虫感染、免疫异常等有关。

二、病　　理

病变常沿着胃大弯分布，皱襞明显肥大，呈“脑回样”。镜下可见胃小凹明显增生，呈螺旋状和囊性扩张，内含潴留的黏液，并可延伸到腺体基底，甚至超出黏膜肌层。腺体成分减少，间质水肿伴有炎症，可见嗜酸性粒细胞浸润。

三、临床特征

（1）Menétrier病多见于30～60岁男性，男女比例为（3～4）：1。

（2）临床表现主要有上腹胀、疼痛、食欲下降、恶心呕吐、腹泻，低蛋白血症表现，如胸腔积液、腹水、下肢水肿等，以及低胃酸或无胃酸表现。

（3）病情严重的病例通常发生于成年人，少数小儿病例病情存在自限性。

（4）Menétrier病可发生恶变，但发病率并不高于慢性萎缩性胃炎。

四、超声表现

（1）病变多呈弥漫性，以胃体胃底大弯侧较为明显，也可局限性分布。

（2）胃壁黏膜皱襞明显粗大，呈指状或息肉状突入胃腔，厚度多大于1cm，皱襞间隙较规则，呈“脑回样”改变，不随胃腔充盈而消失（图24-3-1）。

（3）黏膜下层、肌层、浆膜层结构清晰。

（4）可合并炎症、溃疡等表现。

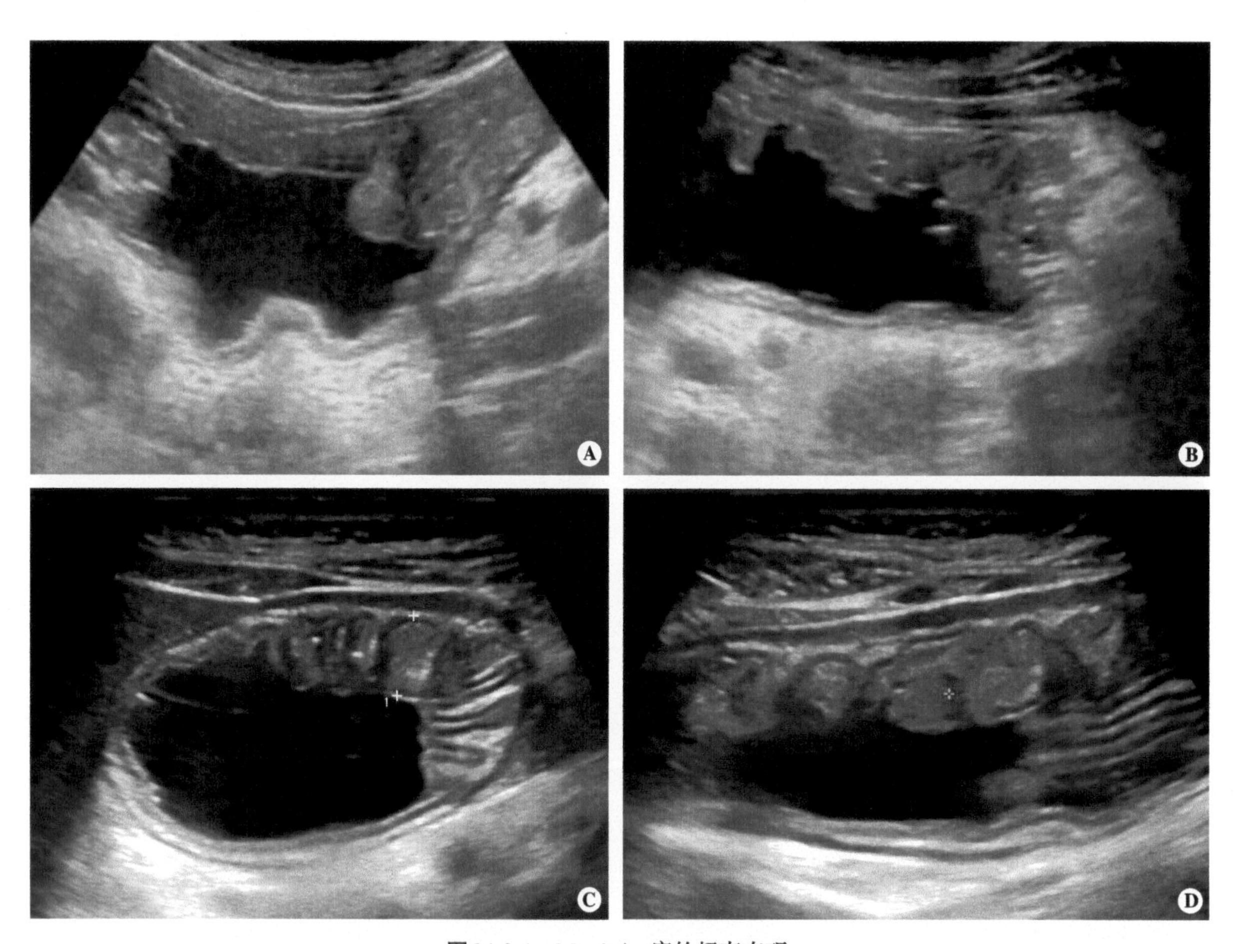

图24-3-1　Menétrier病的超声表现

A、B. 胃体前壁大弯侧黏膜层增厚，呈低回声，表面不光整；C、D. 胃体前壁大弯侧黏膜层增厚，达1.2cm，呈“脑回样”

五、鉴别诊断

本病应与胃癌、淋巴瘤等相鉴别。

1. 胃癌　多发于胃窦、胃角、胃体小弯、贲门等部位，早期胃癌局限于黏膜层、黏膜下层，病灶体积一般较小，呈低回声，进展期胃癌累及肌层，甚至浆膜层，而Menétrier病多位于胃体大弯侧，病变范围较大，局限于黏膜层，黏膜下层完整。

2. 淋巴瘤　病灶多起源于黏膜下层，胃壁增厚呈低回声，仍有一定扩张性，血供较丰富，常伴有胃周淋巴结肿大等表现。

第四节　胃黏膜脱垂症

胃黏膜脱垂症（prolapse of gastricmucosa，GMP）多为胃窦部异常松弛的黏膜通过幽门进入十二指肠球部，造成幽门狭窄、十二指肠球部变形，少数为胃底部黏膜通过贲门逆行突入食管。

一、病　理

慢性炎症、胃溃疡、心力衰竭、低蛋白血症等引起胃黏膜层及黏膜下层水肿、结构疏松并伴有不同程度的炎症细胞浸润；黏膜层和黏膜下层细胞增生，造成胃窦部黏膜肥大增厚呈蛇状、U形或脑回样，活动度大，形成息肉样的冗长皱襞，并伴有胃蠕动增强。胃蠕动易将水肿肥厚的黏膜皱襞推送入幽门管内，甚至进入十二指肠，少数逆行进入食管。

二、临床特征

本病的发病率为1.05%～2.03%，患者年龄多为30～60岁，男女比例为（2～3）：1。患者多无症状，常与慢性胃炎、胃溃疡并存。部分胃黏膜脱入幽门不能立即复位者，可出现上腹痛，并向后背放射。餐后或右侧卧位时症状加重，空腹或左侧卧位时症状减轻，为胃黏膜脱垂症的典型表现。如幽门梗阻，患者可出现呕吐。

胃镜诊断标准：①幽门口关闭时可见1条至数条异常粗大的黏膜皱襞走行，通过幽门管进入十二指肠球部，导致幽门口关闭不全；②幽门口开全时仍可见异常粗大胃黏膜皱襞走行，通过幽门口进入十二指肠；③幽门口变形。

三、超声表现

（1）胃窦部黏膜明显增厚形成粗大如指状的黏膜皱襞突起，胃壁层次结构清晰。

（2）动态观察可见粗大黏膜皱襞随胃蠕动进入幽门管，甚至进入十二指肠球部，造成幽门管内径增大（可大于10mm），可回纳入胃窦部，或出现嵌顿。

（3）脱垂的黏膜皱襞进入十二指肠球部可造成球部形态不规则，壁增厚，黏膜粗糙，造影剂充盈不良（图24-4-1）。

（4）脱垂黏膜可位于幽门四壁的任何方向，可能是一条黏膜皱襞也可能是多条皱襞脱垂。

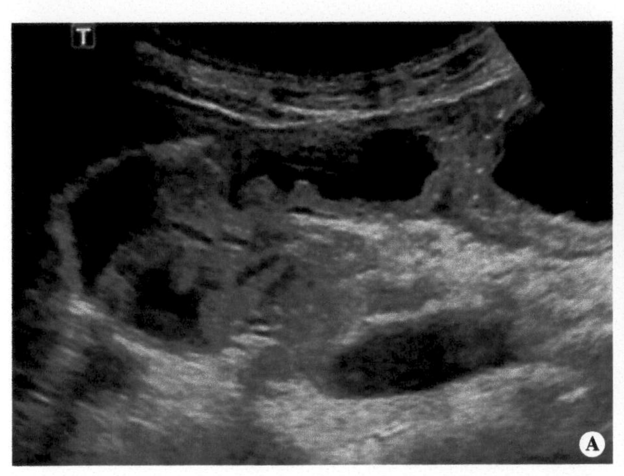

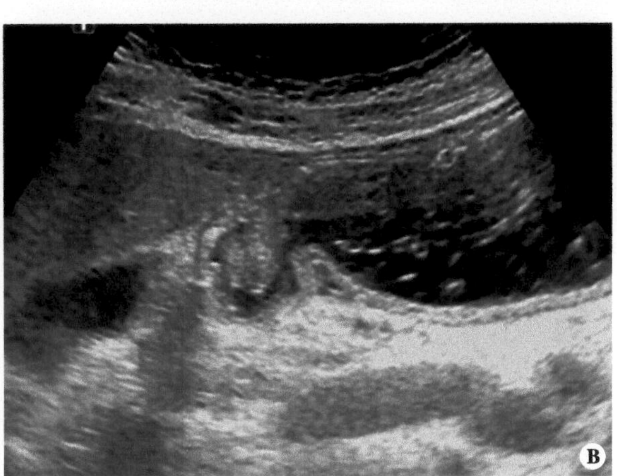

图24-4-1　胃黏膜脱垂的超声表现

A. 水肿增厚的黏膜皱襞呈指状突起，并进入十二指肠；B. 胃窦部黏膜皱襞增厚，随蠕动波摆动

四、其他影像学检查

1. 钡剂X线检查 幽门扩大，幽门管内可见纵行、迂曲或呈螺旋形走行的黏膜纹，胃蠕动增强，粗大黏膜皱襞通过幽门管进入十二指肠，十二指肠可见蕈伞样、花边样或环形充盈缺损。

2. 胃镜检查 可见胃窦部明显充血水肿，以及一条或数条粗大的黏膜皱襞随着胃蠕动进入幽门管，甚至十二指肠球部。

五、鉴别诊断

（1）应与带蒂息肉脱入十二指肠球部相鉴别，息肉呈带蒂中等回声结节，位于黏膜层，形态较规则，可随胃蠕动而进入十二指肠。

（2）肥厚性幽门狭窄多见于新生儿，表现为喂奶后呕吐，超声可见幽门管壁增厚，幽门肌厚度≥4mm，但无增厚、增粗的黏膜进入幽门管、十二指肠球部的表现。

第五节 胃石症

胃石症是指摄入某些植物、动物成分、毛发、矿物质（如碳酸钙）、钡剂、铋剂等不能被消化排空，在胃内积聚凝结成固体团块。

一、病因

胃石症的形成与胃生理结构变化、胃排空障碍和胃酸分泌异常等因素有关，消化功能、胃蠕动功能低下者，如胃轻瘫、胃大部切除术后、胃肠道梗阻等均是形成胃石症的高危因素。根据成分不同，胃石可分为植物性胃石、动物性胃石、药物性胃石等，其中以植物性胃石最常见，如胃柿石。植物性胃石多为患者空腹食用大量高鞣酸水果所致。

二、临床特征

本病的发病率为0.2%～0.6%，多为单发胃石，易发生于老年人，以及消化不良、胃轻瘫、既往消化性溃疡、胃大部切除术病史的患者。胃石较小、较少者多无明显症状，胃石较大、较多者常表现为腹痛、腹胀、恶心、呕吐、反酸等，出现消化性溃疡者可有消化道出血、穿孔等表现。当较大的胃石或大量小胃石进入十二指肠后可出现机械性肠梗阻。

三、超声表现

（1）胃内可见弧形、带状或不规则的强回声团块，后方伴有或不伴有明显声影；胃石可单发，也可多发（图24-5-1）。

（2）动态观察可见胃内强回声团块随胃蠕动向幽门移动或随患者体位改变而来回移动。

（3）胃石较小时可经幽门管进入十二指肠内，较大时可出现梗阻，胃石位置固定，近段胃肠腔扩张，造影剂通过受阻。

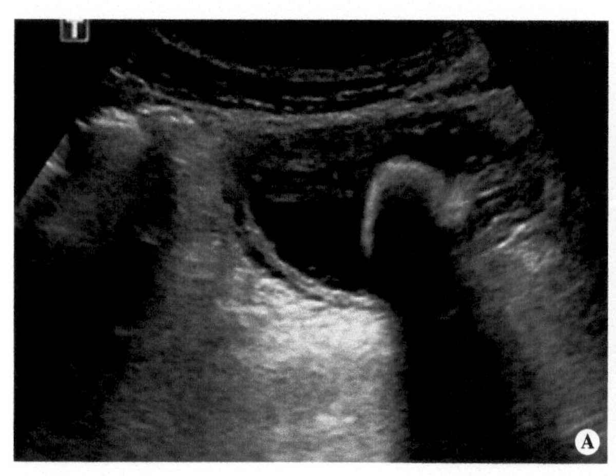

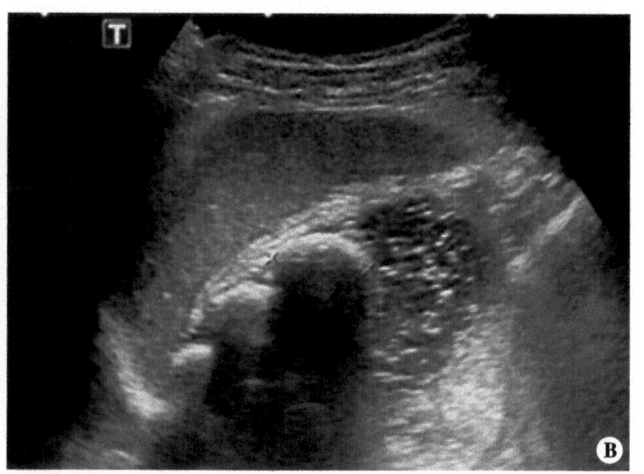

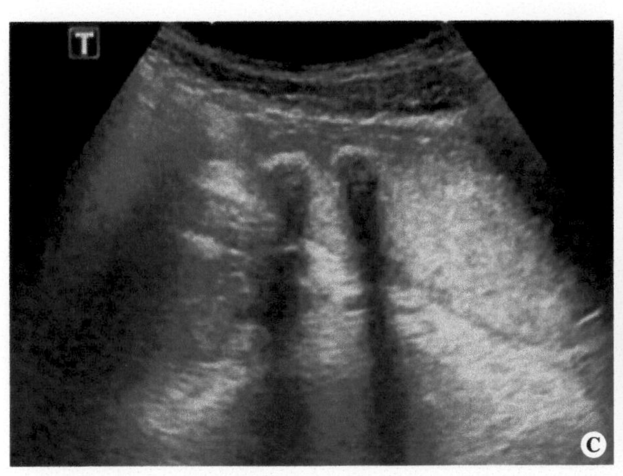
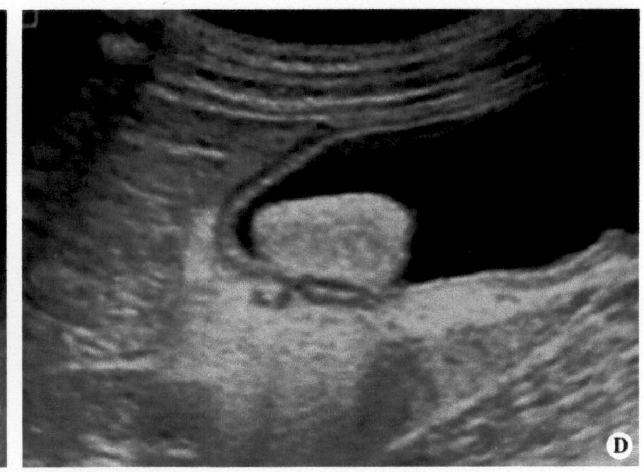

图24-5-1 胃石症的超声表现

A. 饮水后胃腔内见单发弧形强回声，表面光滑，后方伴声影，随着患者体位改变可见其滚动；B. 胃腔内见多个胃石弧形强回声堆积，表面光滑，后方伴有大片声影；C. 口服有回声型胃肠超声显像剂后，于弥漫均匀分布的高回声显像剂中可见胃石弧形强回声，后方伴明显声影；D. 胃内见一强回声，后方不伴有声影

四、其他影像学检查

X线检查：腹部立位X线片上可于左上腹见一个或数个高密度影，呈“卵石征”，边缘清楚。改变体位可见其在胃内明显移动，立位时位于胃窦部，平卧位时位于胃底部。如胃石内部结构疏松，钡剂可渗入胃石内，表现为“鸟巢征”。

第六节 感染性肠炎

一、病 因

感染性肠炎主要是由细菌、病毒、寄生虫感染或其他因素引起的肠道炎症性改变，主要表现为腹痛、腹泻、恶心、呕吐，急性肠炎可伴有畏冷、发热。

二、病 理

本病的主要病理改变多位于小肠，肠黏膜充血、水肿，有炎性渗出，黏膜细胞坏死、糜烂，伴炎症细胞浸润。本病预后良好，临床上主要给予抗感染、对症、支持等治疗。

三、超声表现

（1）肠壁增厚，轻症者呈局限性增厚，厚度多小于1cm，回声减低，以黏膜层增厚为主，表面欠光整（图24-6-1）。

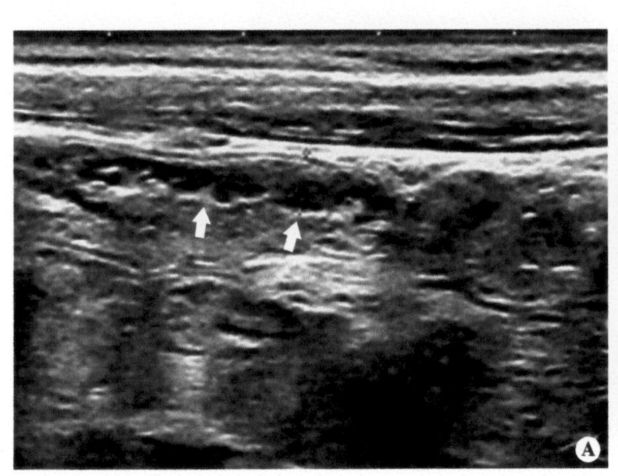
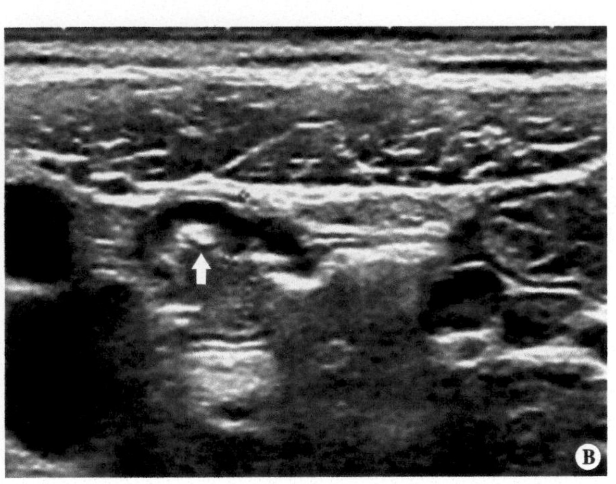

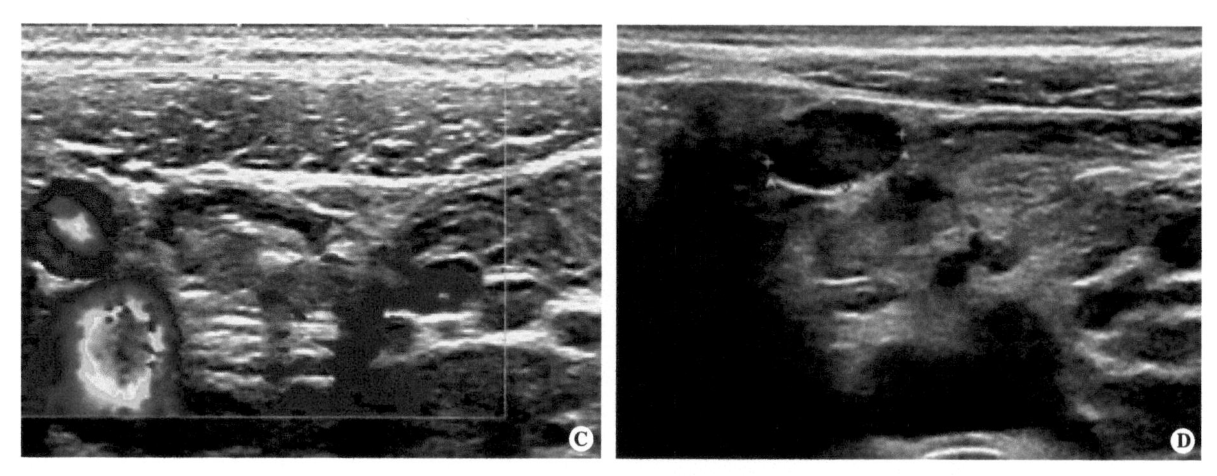

图24-6-1　急性肠炎的超声表现

患者，男性，8岁。因腹痛、腹泻就诊，超声检查表现如下：A. 右下腹肠壁黏膜层增厚（箭头），黏膜下层连续性好；B. 黏膜表面不光整，局部见强回声附着（箭头）；C. 增厚肠壁可见星点状血流信号；D. 肠周淋巴结稍增大，淋巴门消失

（2）病情较重者，肠壁增厚范围较广泛，肠壁增厚较明显，层次欠清晰，黏膜表面可见浅溃疡，伴强回声附着，血流信号较丰富，肠周可见淋巴结肿大（图24-6-2）。

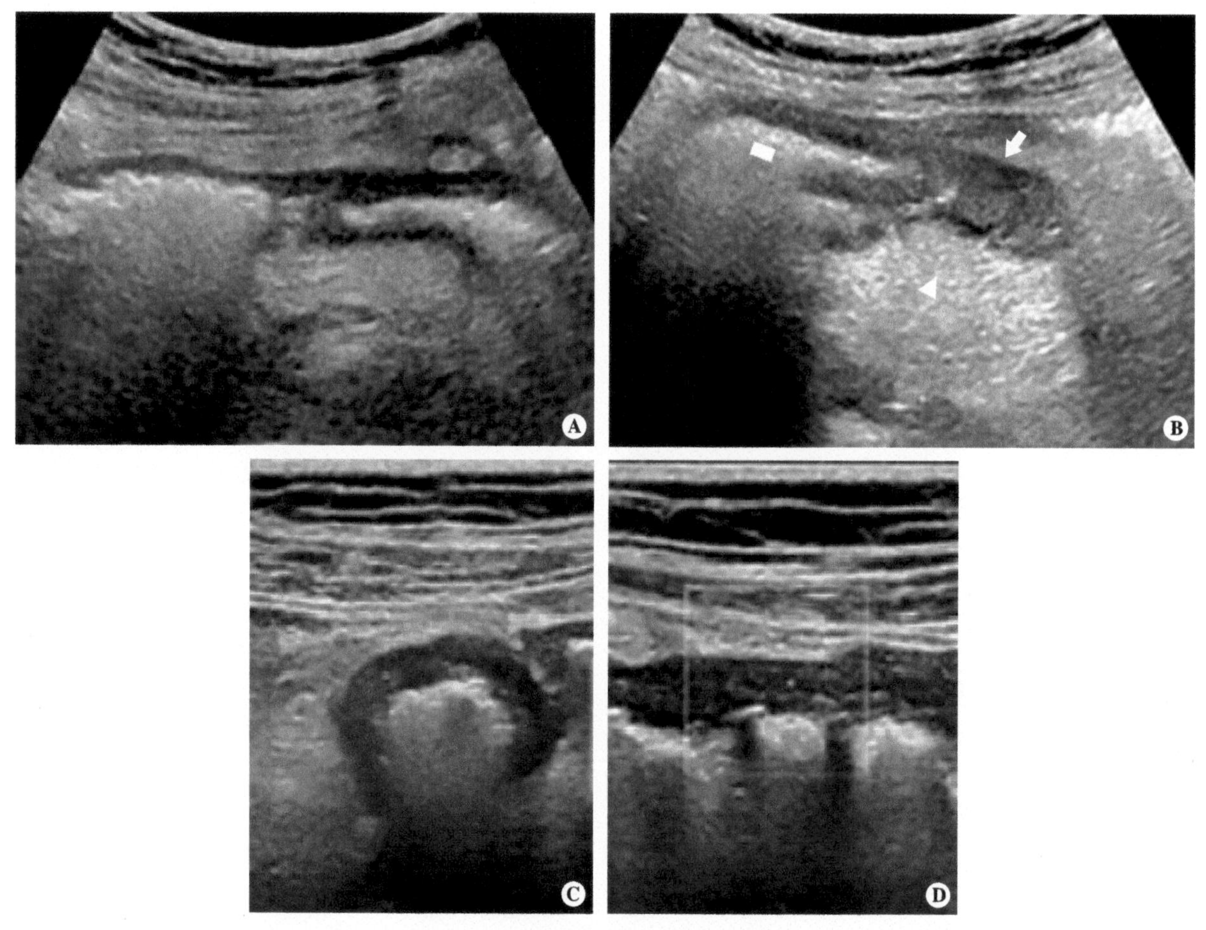

图24-6-2　慢性乙状结肠炎的超声检查

患者，男性，69岁。腹痛9天，发现左下腹包块4天，肠镜活检病理诊断为黏膜慢性炎症。A. 乙状结肠壁增厚，肠腔变窄；B. 肠壁（箭头）增厚，肠腔（长方形）内见气体，三角示增厚的肠周脂肪组织；C. 短轴面显示肠壁增厚；D. 肠壁可见少许血流信号

第七节　肠　结　核

肠结核是结核分枝杆菌引起的肠道慢性特异性感染，常继发于肺结核，是除淋巴结与泌尿系统、生殖系统结核以外的常见的一种肺外结核。近年来，由于人类免疫缺陷病毒感染率增高、免疫抑制剂的使用等，部分人群免疫力低下，导致本病的发病有所增加。本病多见于青壮年，女性略多于男性，常与腹膜和肠系膜淋巴结结核同时存在。

一、病　　理

90%以上的肠结核由人型结核分枝杆菌引起，多因开放性肺结核或喉结核患者吞下含菌痰液，或经常与开放性肺结核患者共餐而被感染。人型结核分枝杆菌为抗酸菌，受胃酸影响较小，可顺利进入肠道。回盲部有丰富的淋巴组织，肠结核好发于回盲部，其次为空回肠。根据结核菌数量和毒力与人体对结核菌的免疫力与过敏反应程度不同，该病可分为溃疡型肠结核、增生型肠结核及混合型肠结核。

二、临床特征

因病变常位于回盲部，故疼痛最常见于右下腹，触诊时可发现局限性压痛点。增生型肠结核多无结核中毒症状，病程较长，全身情况较好，表现为肠壁局部增厚形成肿块，可并发肠梗阻。溃疡型肠结核常有结核毒血症，表现为发热、盗汗、腹痛、消瘦、贫血、营养不良性水肿等，粪便呈糊样，不含脓血，不伴里急后重，并可有肠外结核特别是结核性腹膜炎、肺结核等表现。

三、实验室检查

（1）红细胞沉降率增快，可作为估计结核病活动程度的指标之一。

（2）粪便可见少量脓细胞与红细胞。

（3）结核菌素试验呈强阳性或结核感染T细胞斑点试验阳性均有助于本病的诊断。

四、超声表现

（1）肠结核常发生于回盲部，声像图可分为弥漫性增厚、结节样增厚、增厚伴溃疡形成：①肠壁弥漫性增厚，增厚肠壁回声减低不均，肠壁层次不清，肠腔不同程度狭窄，增厚肠壁内血流信号较丰富；②肠壁结节样增厚，病变段肠管壁回声减低不均，肠壁层次不清，血流信号不丰富；③肠壁增厚伴溃疡形成，病变段肠壁黏膜层局限性增厚隆起，呈低回声，黏膜层回声中断，可见凹陷，表面见强回声附着（图24-7-1）。

（2）肠系膜淋巴结肿大，部分淋巴结内见钙化。

（3）腹腔可见少量积液。

（4）累及腹膜时，肠管常粘连成团，腹膜增厚呈饼状，多伴有钙化。

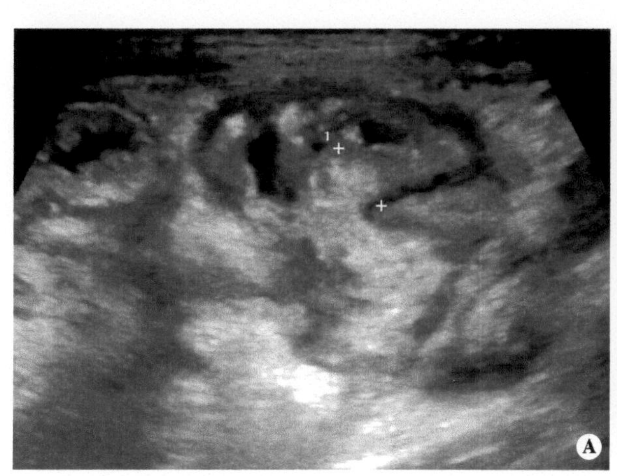

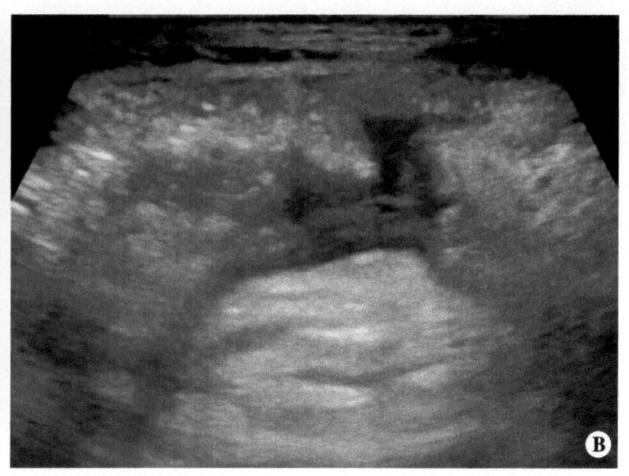

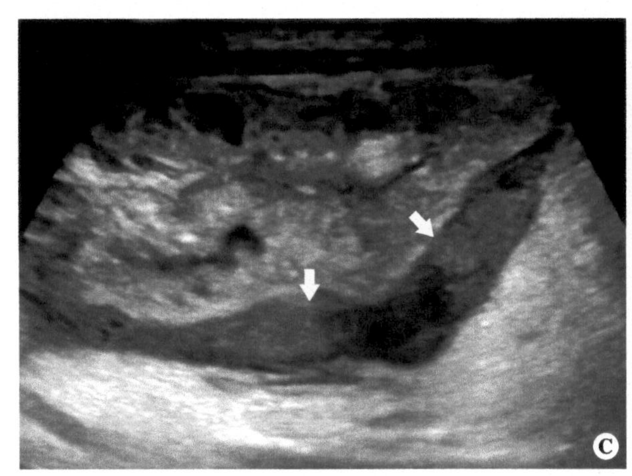

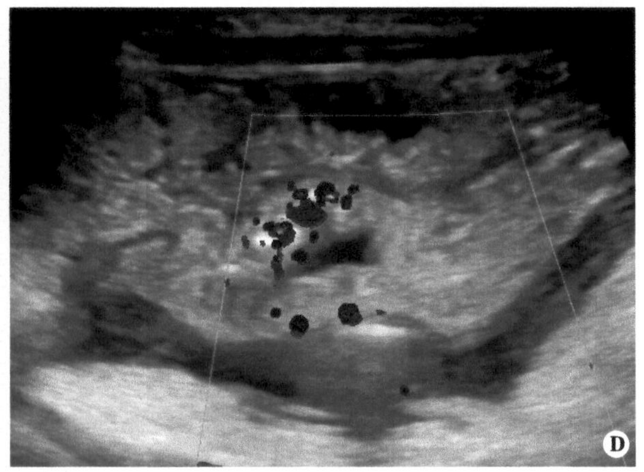

图24-7-1　肠结核的超声表现

A. 升结肠肠壁增厚，以黏膜层及黏膜下层增厚为主；B. 回盲部肠壁增厚，层次不清；C. 肠周炎性渗出，呈条状低回声（箭头）；D. 增厚肠壁可见血流信号

五、鉴别诊断

肠结核的临床及影像表现与炎症性肠病和肠癌类似，确诊依赖于活检病理检查，发现肠壁组织干酪样坏死可明确诊断。

1. 克罗恩病　可累及全消化道，好发于回肠及回盲部，超声表现为肠壁节段性不规则增厚，肠系膜水肿、淋巴结肿大，可并发肠瘘、脓肿形成等。

2. 溃疡性结肠炎　病变多从直肠开始，局限于大肠，常呈连续性、弥漫性分布。超声表现为肠壁增厚，病变早期增厚局限于黏膜层或黏膜下层，肠壁层次仍然存在，但结肠袋消失。

3. 结肠癌　多见于中老年人，肠壁局限性增厚，肠腔狭窄，呈“假肾征”或“靶环征”，进展期病变可累及浆膜层及周围组织，可发生肠周淋巴结转移或远处转移，肿瘤标志物CEA升高。

六、临床应用价值

肠结核好发于回盲部，胃肠准备后，经肛门灌注有回声型胃肠超声显像剂后常可发现异常肠壁及肠周病变。但肠结核的声像表现缺乏特异性，甚至可能合并其他肠道炎症性疾病，超声诊断时应密切结合临床及实验室检查进行综合分析。

第八节　过敏性紫癜

过敏性紫癜（anaphylactoid purpura）又称IgA血管炎或Henoch-Schonlein综合征，是一种免疫复合物介导的侵犯皮肤和其他器官毛细血管及小动脉的过敏性血管炎。

一、病　　因

过敏性紫癜的病因尚未完全阐明。多数研究认为与感染关系最为密切，如幽门螺杆菌、细小病毒B19感染等。一些食物，尤其是海鲜，由于含有特殊蛋白质，机体容易过敏。其他如药物、花粉过敏及昆虫咬伤也可能引发过敏性紫癜。

二、病　　理

体内形成的IgA或IgG类循环免疫复合物沉积于真皮浅层毛细血管，导致毛细血管脆性和通透性增加，血液外渗产生皮肤紫癜。过敏性紫癜的肠道改变主要是活动性炎症，即毛细血管、小动脉和小静脉的急性炎症反应，血管周围中性粒细胞和嗜酸性粒细胞浸润、红细胞渗出，血管壁纤维样坏死，间质水肿，肠壁黏膜充血水肿，重者可发生黏膜溃疡。

三、临床特征

过敏性紫癜可发生于任何年龄段的人群，好发于学龄期儿童，以2～6岁最常见，1周岁内婴儿少见，冬春季常见，夏季极少发生。临床一般分为单纯型、腹型、关节型、肾型和混合型。其中单纯型最多见，主要表现为皮肤紫癜；腹型为病变侵犯消化道黏膜和腹腔脏器毛细血管；关节型为病变侵犯关节导致的非化脓性炎症；肾型是最严重的分型，病变侵犯肾小球毛细血管；混合型是指除单纯型外，其他三型中有两型或两型以上同时存在。

过敏性紫癜的首发症状以皮肤紫癜为主，少数先出现腹痛、关节痛或肾脏症状。患儿发病前1～3周常有上呼吸道感染史，可同时伴有低热、食欲缺乏、乏力等全身症状。1/2～2/3的患儿出现腹痛，多位于脐周及右下腹，可伴有恶心、呕吐，严重时并发消化道出血、肠缺血、肠坏死、肠套叠、肠穿孔等。

四、超声表现

（1）腹型过敏性紫癜受累肠壁增厚，呈均匀对称性或非对称性改变，回声减低，肠腔向心性或偏心性狭窄（图24-8-1）。

（2）肠壁血管扩张充血，表现为增厚的肠壁内血流信号增多。

（3）肠蠕动减弱或消失，肠壁僵硬，但多局限于某一段肠管。

（4）可伴有腹腔积液，但一般量较少。

（5）也可伴有腹腔淋巴结肿大（图24-8-2）。

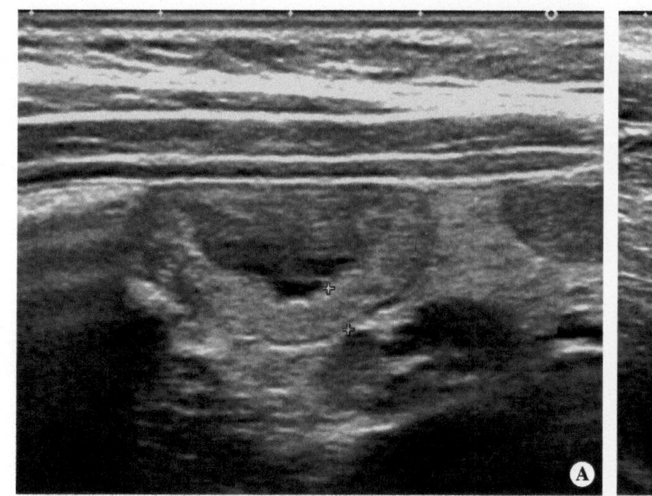

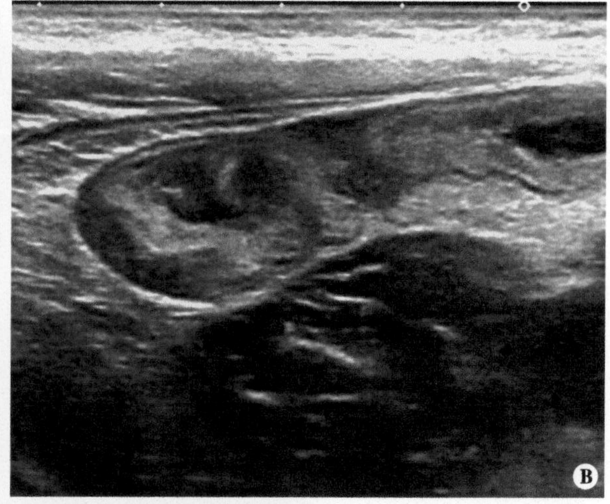

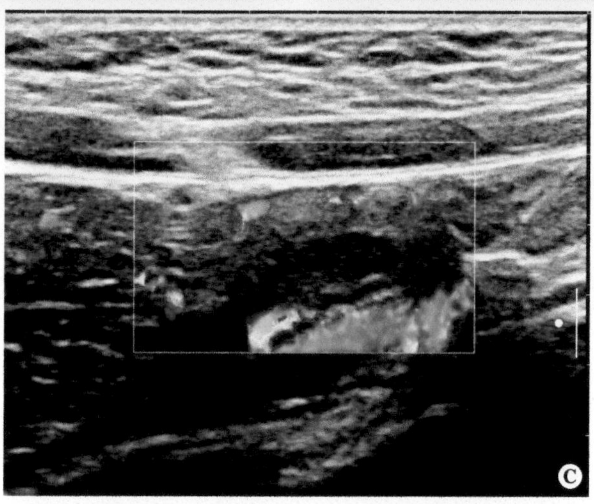

图24-8-1　腹型过敏性紫癜的超声表现

A、B. 小肠壁增厚，以黏膜层、黏膜下层增厚为主；C. 增厚肠壁的血供较丰富

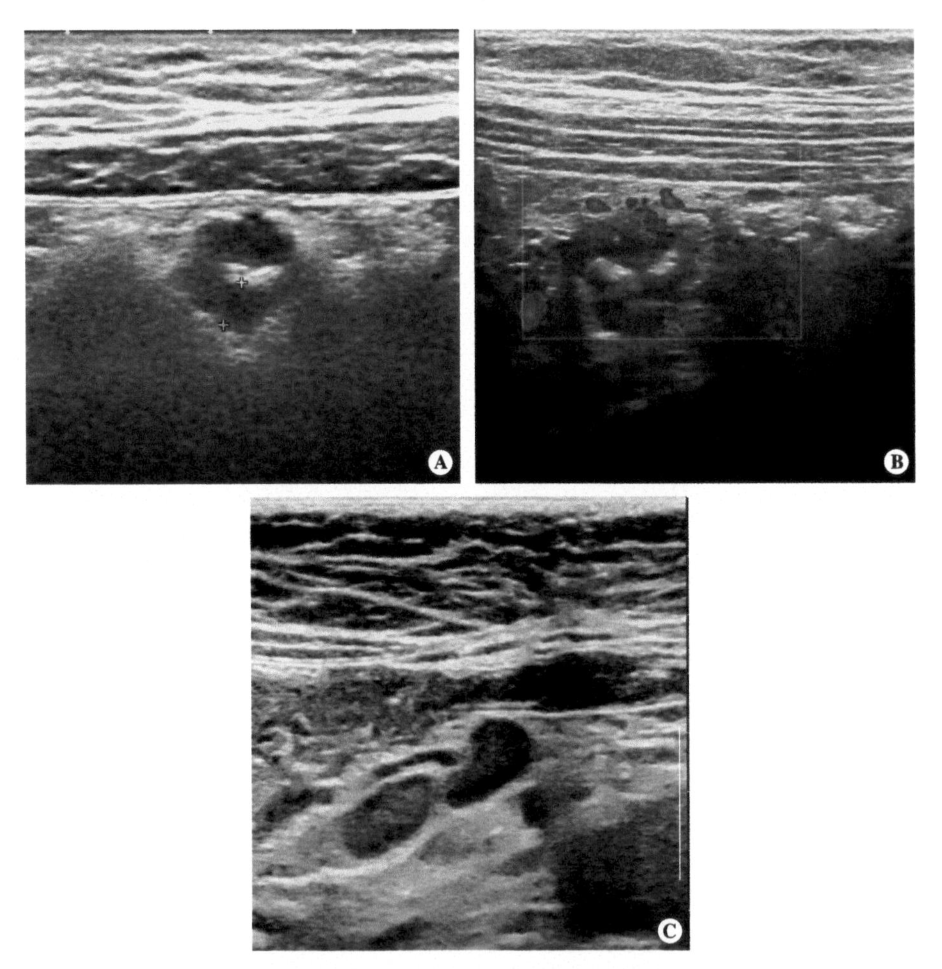

图24-8-2 腹型过敏性紫癜的超声表现

A. 小肠壁增厚，肠腔变窄；B. CDFI可见斑点状血流信号；C. 肠周多发中小淋巴结

五、实验室检查

过敏性紫癜的白细胞计数、血小板计数正常或增加，C反应蛋白含量升高，凝血功能正常；侵犯肾脏时可出现镜下血尿和蛋白尿；有消化道症状时大便隐血试验可阳性；约半数患儿血清IgA、IgM升高，抗核抗体及类风湿因子常阴性。

六、其他影像检查

1. CT检查 多有节段性胃肠道损害表现，主要表现为多节段、跳跃性肠管壁水肿，肠系膜水肿，非特异性淋巴结肿大，严重时肠管壁可见分层征象，周围可见渗出，可同时出现肠套叠、消化道穿孔及肠壁坏死等征象。

2. X线检查 过敏性紫癜合并胃肠道受累时，腹部X线可表现为肠黏膜折叠增厚，出现“指纹征”，肠袢间增宽，小肠胀气伴多数液气平面，同时结肠和直肠内无气体。

七、鉴别诊断

1. 肠套叠 是婴幼儿常见的急腹症之一，主要临床表现为急性腹痛、呕吐、果酱样便及腹部包块。超声检查横切面表现为“同心圆征”，纵切面表现为“套筒征”。过敏性紫癜和肠套叠超声鉴别较为容易，但需要注意的是过敏性紫癜反复发作可引发肠套叠。

2. 阑尾炎 其典型表现为转移性右下腹痛，阑尾区压痛、反跳痛、肌紧张，可分为单纯性阑尾炎、化脓性阑尾炎、坏疽性阑尾炎、慢性阑尾炎。超声检查可见阑尾肿胀，外径大于6mm。腹型过敏性紫癜与阑尾炎的鉴别重点在于找到并正确判断阑尾有无病变。

3. 克罗恩病 临床主要表现为腹痛、腹泻、体重下降和发热、营养不良等全身症状。多见于青少年，好发于回盲部，超声典型表现为肠壁节段性增厚，伴有肠系膜增厚，可伴有瘘管、腹腔脓肿形成等。

八、超声诊断注意事项

（1）腹型过敏性紫癜的超声表现特异性不高，超声检查应密切结合临床，尤其是部分患儿已经接受过药物治疗，肠壁病变不典型，应注意详细扫查，避免漏诊、误诊。

（2）经腹部超声检查时，多采用中高频探头，地毯式扫查，一般不需要做肠道准备。当肠气较多时，可适当加压扫查，或者从侧腹部扫查，提高肠管显示率。部分腹型过敏性紫癜患者的肠壁增厚较明显，肠腔狭窄，易引起肠梗阻，超声检查前不宜口服甘露醇等进行肠道准备。

九、临床应用价值

过敏性紫癜多见于小儿，采用高频超声可较清晰显示肠壁层次结构，以及肠管有无狭窄或扩张。高频超声检查在腹型过敏性紫癜的诊断中具有较高的临床应用价值。此外，过敏性紫癜容易反复发作，超声检查实时无创，无辐射损伤，可反复检查，可作为患儿治疗后复查随访的重要影像学手段。

第九节 肠道子宫内膜异位症

子宫内膜异位症是指具有生长功能的子宫内膜组织在子宫腔以外种植、生长、浸润。深部浸润性子宫内膜异位症是子宫内膜异位症的一种特殊类型，是指内膜异位病灶浸润腹膜深度超过5mm，累及部位按发病率从高到低依次为宫骶韧带、肠道、阴道、膀胱，其中累及肠道的发病率为4%～37%，以直肠、乙状结肠最易受累。近年来，该症的发病率逐年升高。

一、病　　因

子宫内膜异位症的发病机制以经血逆流为主导，其他包括体腔上皮化生学说、免疫学说及血行-淋巴转移学说等，大多数肠道子宫内膜异位症由经血逆流所致。

二、病　　理

肠道子宫内膜异位症的主要病理生理机制是由于子宫内膜组织在肠壁反复增殖、出血，结果导致浆膜下纤维化及肌层增厚迂曲，形成黏膜下肿瘤样隆起，可引起肠腔狭窄。

三、临床特征

本病好发于25～45岁育龄期女性，患者可有痛经、性交痛、慢性盆腔疼痛及大便疼痛，甚至经期便血等表现。病变仅侵及浆膜下脂肪组织的小病灶通常不引起症状，浸润肠壁层次较深的较大结节可引起多种症状，但缺乏特异性，症状周期性出现者仅占38.7%。部分患者肿块与月经周期有关，经期前后肿块大小的变化有助于诊断。对临床高度怀疑时可进行肠镜和腹腔镜检查，最终确诊依赖于组织病理学检查。

四、超声表现

（1）超声检查可用于评估病灶大小、数量、浸润深度及病灶与肛缘的距离，包括经阴道超声和直肠腔内超声，其中直肠腔内超声探头直接贴近直肠壁，可更清晰显示病灶。

（2）清洁灌肠后，直肠内注入温水，通过腔内超声探头检查，可清晰显示直肠壁，端扫式探头可显示部分乙状结肠病灶。

（3）腔内超声显示直肠或乙状结肠壁局限性增厚，呈低回声改变，大部分边界不清，形态不规则，外膜层不完整，大多位于结直肠前壁，累及肠壁全周者较少见。

（4）根据病变肠管形态的不同，可表现为“彗星尾”征、“印度头饰”征、“C型”征。

①“彗星尾”征：病变肠管呈低回声，末端可见较薄的部分，形似尾巴或彗星；②“印度头饰”征：增厚的肠管发生粘连，并向肠腔突出，又称“麋鹿角”征；③“C型”征：增厚节段的肠壁呈“C”字形改变，部分病灶呈锥形改变，锥底与该节段直结肠前方组织粘连，锥尖指向肠腔（图24-9-1）。

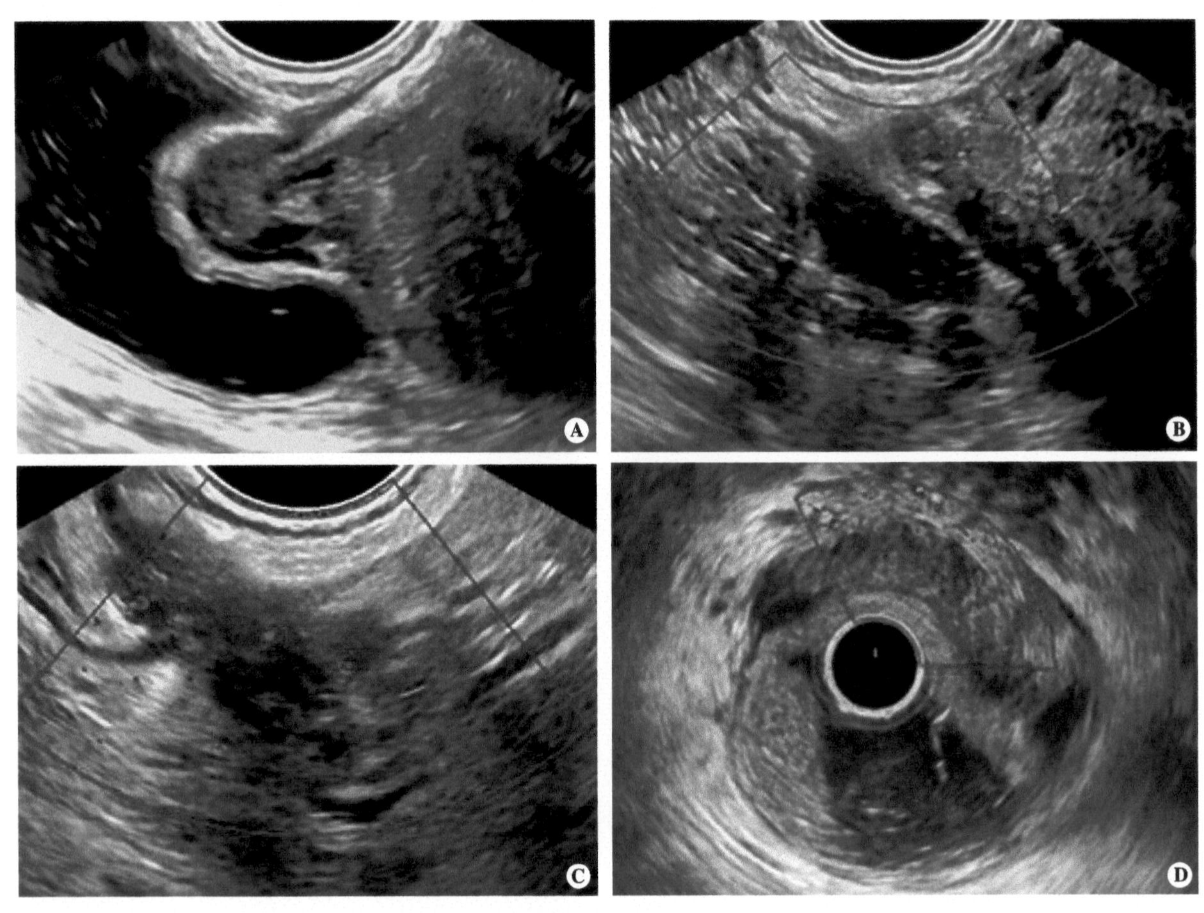

图24-9-1 直肠子宫内膜异位症的超声表现

A. 病变累及外膜层及肌层，肠壁增厚，呈规则轮廓的结节，肠腔无狭窄；B. 病变累及黏膜下层，肠壁增厚，呈逐渐变窄，如尾巴，也称为“彗星尾”征，肠腔无明显狭窄；C. 病变累及全肠壁，肠壁明显增厚，形态不规则，边缘模糊成角，向肠腔突出，也称为“印度头饰”征或“鹿角”征；D. 病变累及黏膜下层，肠壁明显增厚，病灶纤维化、粘连致增厚节段的肠壁呈“C”形改变

（5）根据病变肠管由外向内浸润深度不同，可分为外膜层、肌层、黏膜下层及黏膜层，当病变累及黏膜层时，可导致肠腔狭窄。

（6）不同月经周期的病灶大小、血流分布不同，病灶多乏血供。

（7）双侧附件区可伴有卵巢巧克力囊肿，盆腔可见不规则小结节及少量游离液体分布。

五、其他影像学检查

1. MRI检查 病灶因含大量纤维组织及被纤维组织包绕的出血灶，在T_1WI上常表现为稍低的中等强度信号，内部散在小斑点状高信号（在压脂T_1WI上较明显），T_2WI可呈均匀一致的低信号（图24-9-2）。

2. 肠镜检查 由于肠道子宫内膜异位症病变从外膜向黏膜浸润发展，仅当病变累及黏膜层或病灶较大引起肠腔狭窄时，肠镜检查才能发现异常。肠镜活检病理检查多为炎性改变，缺乏特异性，诊断价值有限（图24-9-3）。

3. 腹腔镜检查 被认为是肠道子宫内膜异位症诊断中最准确的方法，该检查可以直接观察病变形态，还可取材行病理学检查。其局限性在于难以发现粘连、隐匿或位于腹膜下间隙的深部子宫内膜异位症病灶，而且该检查价格高昂，具有侵袭性。

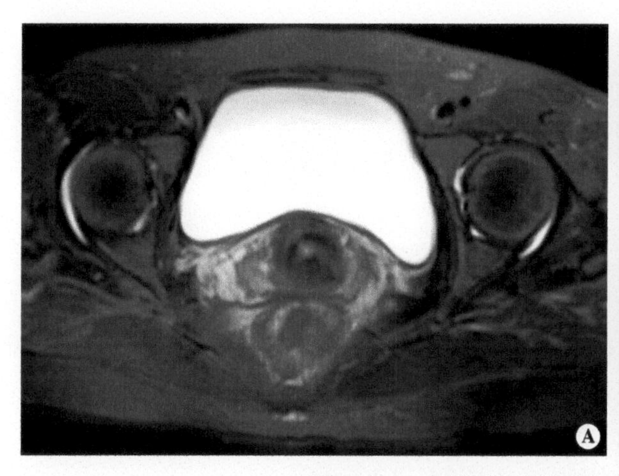
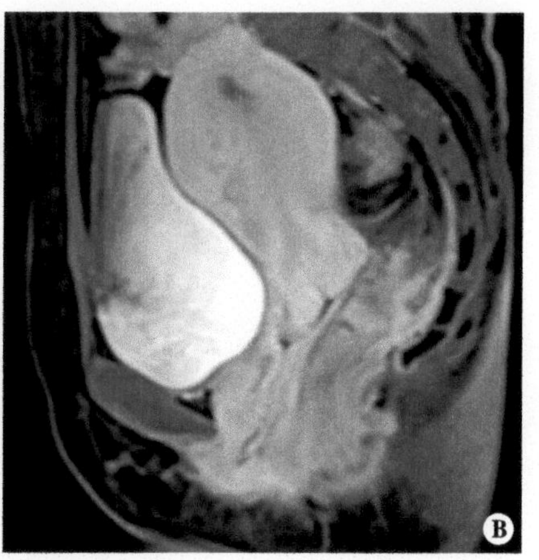

图24-9-2　直肠子宫内膜异位症的MRI表现

A. T_2加权序列显示直肠壁不均匀性增厚；B. T_1增强扫描矢状位显示直肠壁增厚

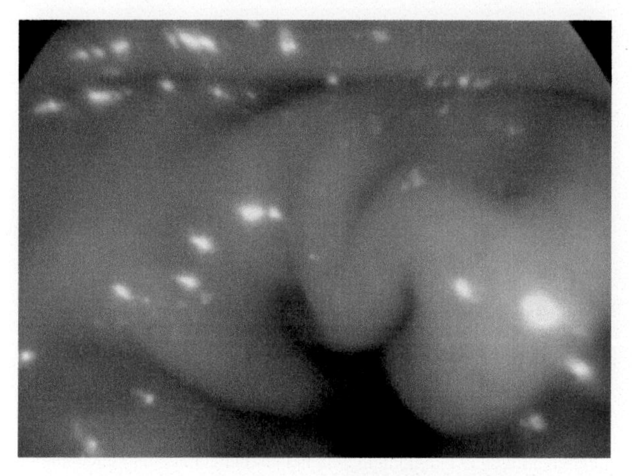

图24-9-3　直肠子宫内膜异位症的内镜表现

六、鉴 别 诊 断

1. 直肠癌　本病中老年人多见，男女比例相当，容易出现血便和粪便形态改变，但与月经周期无关；病变起源于肠壁黏膜层，由内向外生长，甚至累及周围脏器组织，血供较丰富，肠周常可见转移性淋巴结，甚至发生肝脏等远处转移。

2. 盆腔腹膜转移性疾病　表现为直肠子宫陷凹腹膜弥漫性或结节状增厚，常伴有腹水，增厚的腹膜或结节对肠腔无明显压迫，血供多较丰富，仔细扫查常可见胃肠胰等部位原发灶。

3. 炎症性肠病　包括溃疡性结肠炎和克罗恩病，克罗恩病炎症活动期表现为肠壁节段性增厚，回声减低，层次结构模糊不清，病变局部肠腔狭窄，肠周系膜脂肪组织增厚，回声增强；溃疡性结肠炎主要累及结直肠，病变主要位于黏膜层、黏膜下层。

七、超声诊断注意事项

（1）当子宫内膜异位累及直肠壁全层时，超声检查容易与直肠癌混淆，应注意结合病史进行动态观察，避免误诊。

（2）超声检查直肠子宫内膜异位症时可结合多种检查路径，如经腹部、经阴道进行超声检查，不同探头联合应用，力求获取较全面的信息，为临床诊疗提供可靠的影像学依据。

八、临床应用价值

经直肠腔内超声检查直肠子宫内膜异位症可清晰显示直肠壁受累范围、累及肠壁层次，以及肠腔有无狭窄等，具有较高的诊断价值。但经直肠腔内超声检查无法显示直肠以外的肠道，对于结肠、小肠等部位的病灶只能经腹检查，应用价值受限。

第十节　肠系膜淋巴结炎

一、病　　因

肠系膜上淋巴结收纳十二指肠下半部、空肠、回肠、阑尾和盲肠、升结肠、横结肠及胰头的淋巴，肠系膜下淋巴结收纳自结肠左曲至直肠上部的淋巴。儿童淋巴系统及消化道屏障发育不完善，呼吸道、胃肠道感染后常累及肠系膜淋巴结，出现淋巴结肿大。

二、临床特征

肠系膜淋巴结炎是肠系膜上下淋巴结的非特异性炎症，多见于儿童及青少年，高发年龄为3～15岁。最常累及回肠末端周围肠系膜淋巴结，患者多以反复腹痛为主诉就诊，常位于脐周及右下腹，部分可伴有发热、消化道症状，体格检查可有相对固定部位的压痛，白细胞计数正常或轻度升高。

三、超声表现

肠系膜淋巴结肿大目前尚无统一的超声诊断标准，我国常用的标准为同一区域肠系膜可见淋巴结数量＞2个，最大淋巴结长径＞10mm，短径＞5mm，长短径比值＜2。也有研究支持短径超过8～10mm为原发性肠系膜淋巴结炎的诊断标准（图24-10-1）。

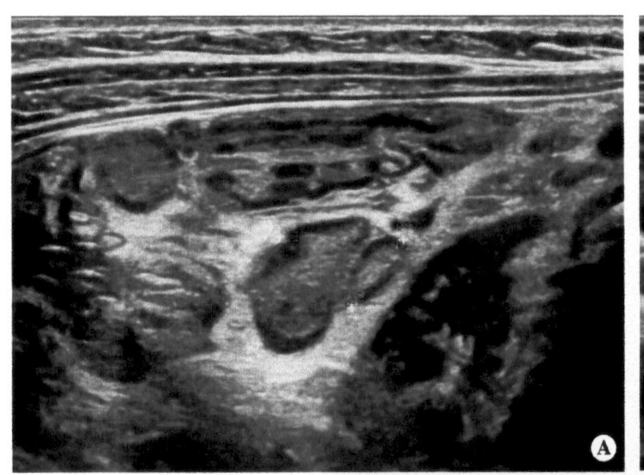

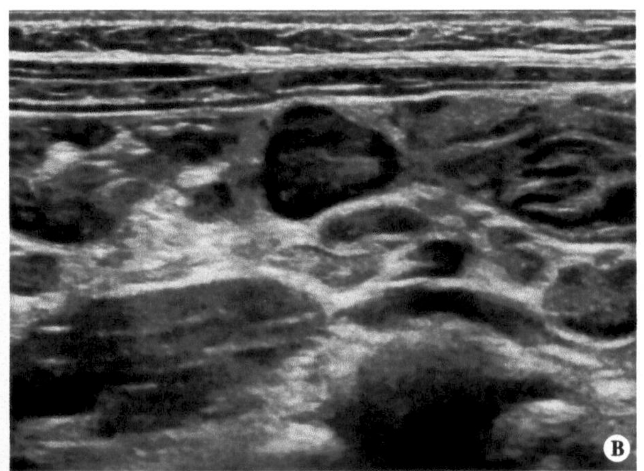

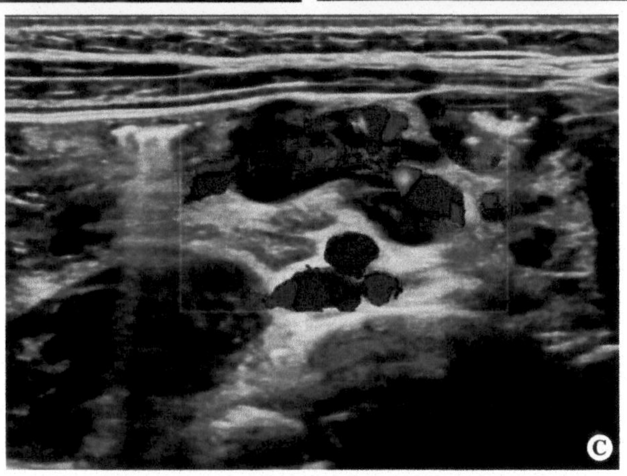

图24-10-1 肠系膜淋巴结炎的超声表现

A.肠系膜淋巴结肿大，淋巴门尚存在；B.肠系膜淋巴结肿大，回声减低；C.肿大淋巴结可见血流信号

四、鉴别诊断

本病应与淋巴瘤等相鉴别，淋巴瘤可位于肠系膜、腹膜后等多部位，肿大淋巴结数量较多，淋巴结横径增大，呈圆形或类圆形，常融合成团，淋巴门结构消失，血流信号丰富。

五、超声诊断注意事项

（1）超声检查发现肠系膜淋巴结肿大时，应注意查找可能的原发疾病，在排除其他疾病，如炎症性肠病、肿瘤等疾病出现的淋巴结肿大后，方可诊断肠系膜淋巴结炎。

（2）与CT等其他影像学检查不同，超声检查切面灵活多变，测量淋巴结大小时，应寻找淋巴结最大径进行测量，以利于以后复查随访时比较。

六、临床应用价值

高频超声检查可清晰显示肠系膜淋巴结，准确测量淋巴结长短径，观察淋巴结结构及血流信号，在肠系膜淋巴结炎的诊断及复查随访中具有重要价值。

第十一节　肠系膜脂膜炎

肠系膜脂膜炎在临床上少见，多发生于小肠系膜，也可见于网膜和结肠系膜。该病的自然病程包括肠系膜脂膜炎、肠系膜脂肪营养不良、硬化性肠系膜炎、退缩性肠系膜炎和肠系膜Weber-Christian病。

一、病　　因

肠系膜脂膜炎的发生机制尚不清楚，既往腹部创伤或手术、自身免疫、癌症、感染和药物治疗与疾病的发展具有相关性。肠系膜脂膜炎还被认为是一种副肿瘤综合征，与慢性淋巴细胞白血病、淋巴瘤、类癌、骨髓瘤等相关。

二、病　　理

组织病理学特征是小肠系膜具有一定程度的纤维化，伴有淋巴细胞浸润的慢性炎症和脂肪坏死；IgG4相关性肠系膜脂膜炎可有IgG4阳性浆细胞数量增加。肠系膜脂膜炎形成包块时可能压迫周围组织造成肠梗阻、尿路梗阻、慢性肠系膜缺血等疾病。

三、临床特征

本病好发年龄为50～70岁，男性的发病率高于女性，患者多表现为腹痛、腹泻、体重减轻、恶心呕吐、厌食和发热，体格检查有压痛并触及肿块。实验室检查可见C反应蛋白含量和白细胞计数升高，以及贫血及低白蛋白血症等非特异性表现。

四、超声表现

不同自然病程的肠系膜脂膜炎的超声表现不同，具体如下：

（1）肠系膜脂肪增厚，回声增高或减低，形成肿块时小肠系膜根部可见高回声团块，形态不规则，边界不清，内多无血流信号（图24-11-1）。

（2）病变累及肠管，表现为肠壁增厚，层次欠清晰，肠腔狭窄，肠蠕动减弱。

（3）肠系膜淋巴结肿大，部分肠间隙可见积液。

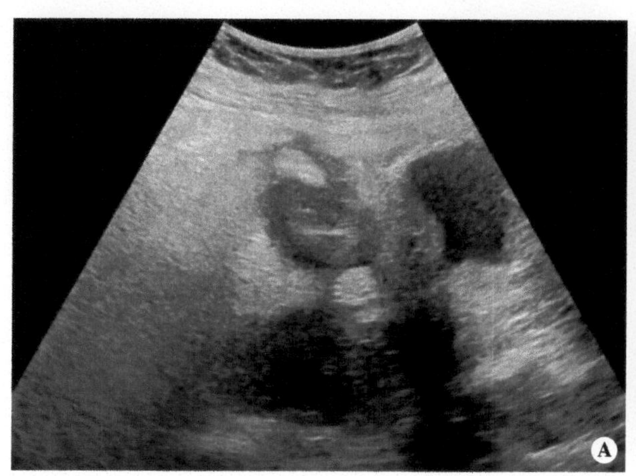

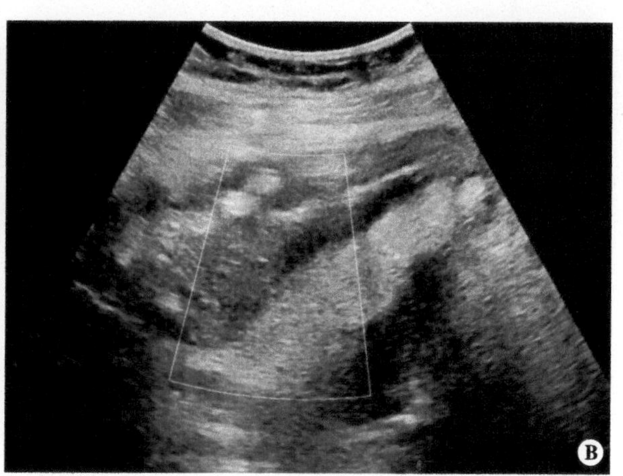

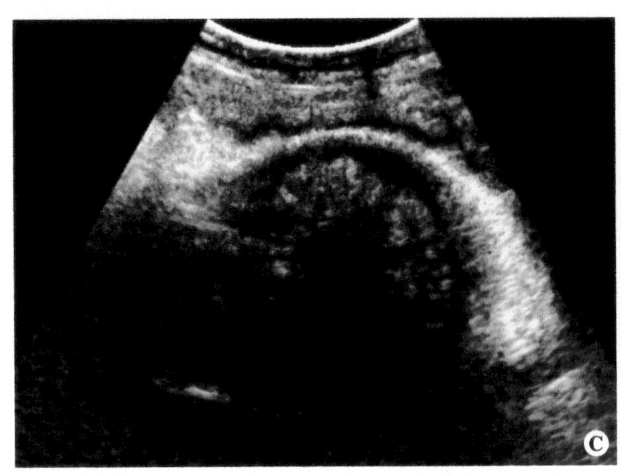
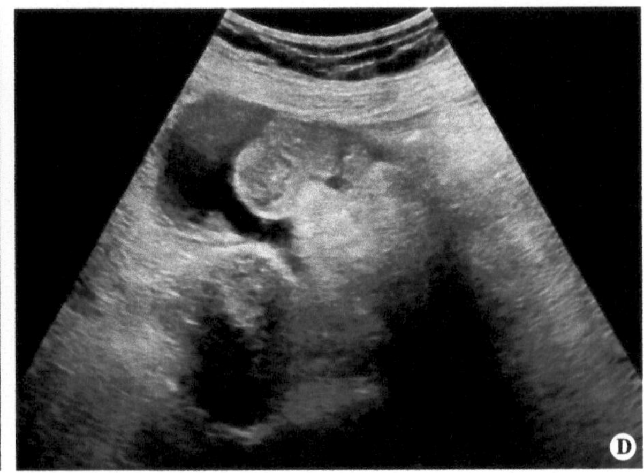

图24-11-1　肠系膜脂膜炎的超声表现

A. 肠壁增厚，回声减低，层次不清，周围肠系膜明显增厚，回声增强，边界不清；B. 增厚肠壁及系膜组织未见明显血流信号；C. 经肛门注入微泡超声造影剂进行超声造影显示肠腔明显狭窄；D. 肠间隙积液

五、其他影像学检查

CT检查：肠系膜脂肪密度增高，内见卵圆形脂肪密度病灶，周围系膜可见炎性渗出环形包绕，可见“脂肪晕环”，少数中央可见点状高密度，为栓塞的血管或出血（图24-11-2）。

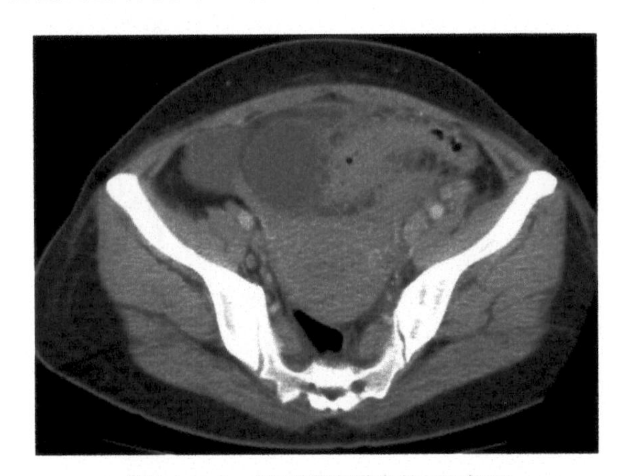

图24-11-2　肠系膜脂膜炎的CT表现

乙状结肠壁增厚，周围系膜组织增厚，边界模糊不清

第十二节　肠脂垂炎

肠脂垂是由结肠浆膜及其所包含的脂肪组织形成，外被覆脏腹膜，分布于结肠带两侧，大小不等，一般有50～100枚，其末端活动度大，其供血动脉来自结肠动脉边缘支的细小分支。

一、病　因

肠脂垂炎可分为原发性与继发性，原发性肠脂垂炎多为肠脂垂引流静脉血栓或因剧烈运动、体位改变导致扭转而引起的缺血性梗死。继发于周围炎性病变者，如憩室炎累及肠脂垂者，为继发性肠脂垂炎。肥胖患者肠脂垂内脂肪增多，更易发生扭转、缺血梗死。

二、临床特征

男性的患病率高于女性，儿童罕见。乙状结肠为腹膜内位器官，活动度较大，肠脂垂更易发生扭转，故肠脂垂炎多见于乙状结肠周围。临床表现为左下腹局限性腹痛，可伴有恶心、呕吐，但一般不发热，无排便习惯改变等，血白细胞及分类多正常。

三、超声表现

（1）腹部压痛点处结肠旁见高回声结节，部分呈中等回声结节，呈类圆形或不规则形，回声不均匀，内部可见不规则低回声区，病灶边界欠清，多无血流信号，部分结节可与腹壁发生粘连（图24-12-1）。

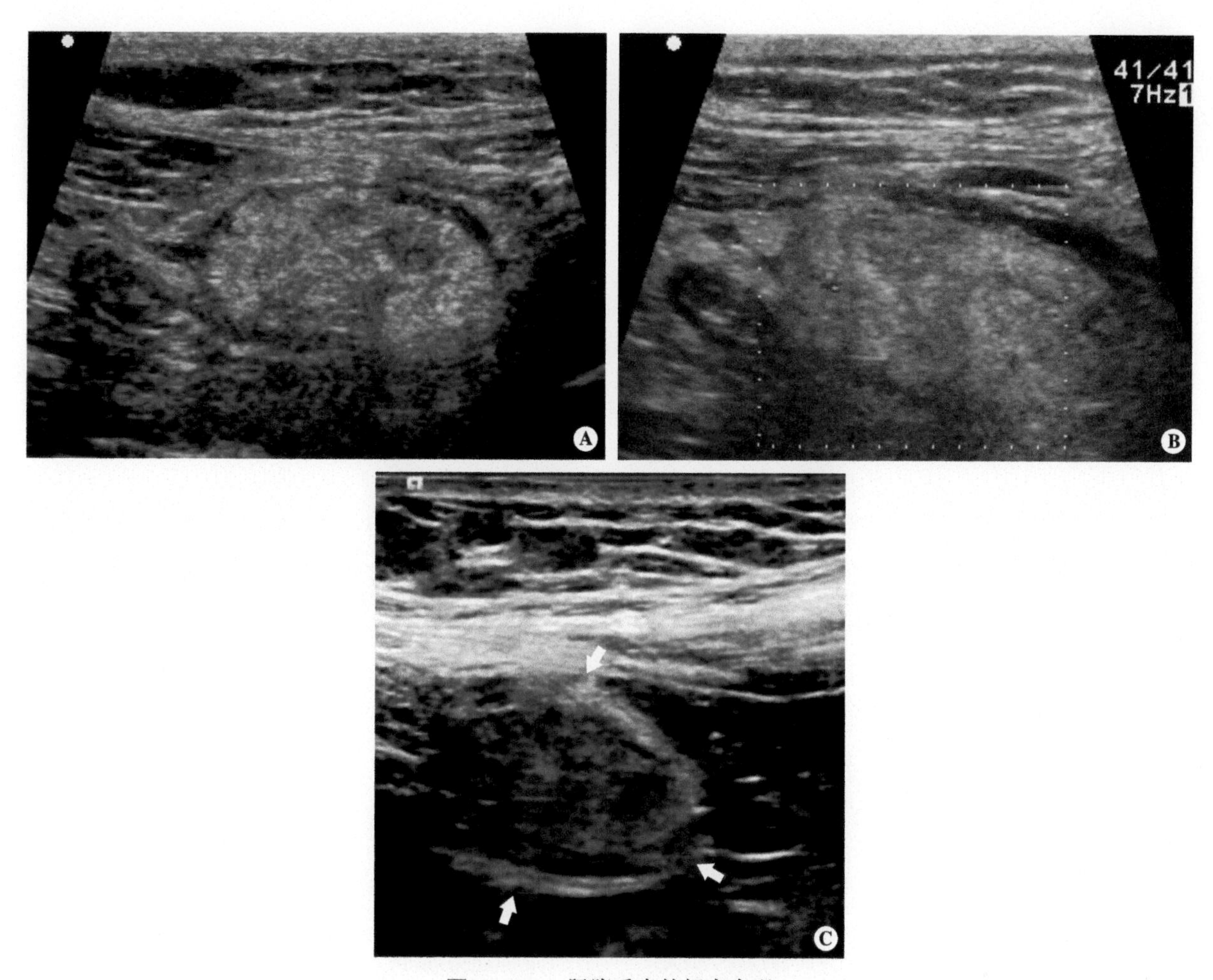

图24-12-1 肠脂垂炎的超声表现

A. 肠脂垂增大，呈结节样高回声，边界尚清晰；B. CDFI可见少量血流信号；C. 肠脂垂增大，呈中等偏低回声

（2）病灶周围无积液，如继发于周围炎性病变者可有肠壁增厚、局限性积液、淋巴结肿大等表现。

四、鉴别诊断

（1）阑尾炎：急性阑尾炎的典型症状表现为转移性右下腹痛，超声扫查时于右下腹见条状增粗的阑尾，壁增厚，腔内可见炎性渗出物，部分可见粪石强回声团，阑尾周围可见局限性积液及淋巴结肿大。

（2）结肠憩室炎：患者常有发热、恶心、呕吐表现，伴有白细胞计数升高。腹部压痛点处经超声检查见肠壁向外突出形成憩室，憩室壁水肿增厚，内见气体、粪石强回声。

（3）输尿管结石：患者有血尿、肾绞痛表现，超声检查见输尿管扩张、肾积水，多于3个狭窄处见结石强回声，后伴声影。

（4）本病尚需与卵巢囊肿蒂扭转、输卵管炎、异位妊娠破裂、囊肿/黄体破裂等妇科急症相鉴别。

（郭晶晶 黄丽平 刘晓敏 唐秀斌 俞 悦 卓敏玲）

参考文献

胡卫东，梁冰，王秀荣，等，2017. 硬化性肠系膜炎CT诊断价值. 医学影像学杂志，27（5）：855-857.

焦彤，2012. 肛管直肠疾病超声诊断. 北京：人民卫生出版社.

陆文明，2004. 临床胃肠疾病超声诊断学. 西安：第四军医大学出版社.

莫剑忠，江石湖，萧树东，2014. 江绍基胃肠病学. 2版. 上海：上海科学技术出版社.

孙志英，贾化平，周环宇，等，2012. 肠系膜脂膜炎患者超声表现. 中华医学超声杂志（电子版），9(2)：148-150.

吴孟超，吴在德，2008. 黄家驷外科学. 北京：人民卫生出版社.

徐建平，张文智，于天琢，等，2019. 肠结核彩色多普勒超声表现分析. 中华医学超声杂志（电子版），16(1)：31-34.

许慧君，王光霞，2018. 联合应用低、高频超声诊断急性原发性肠脂垂炎130例分析. 天津医药，46(9)：982-984.

闫加勇，胡勇军，左汴京，2015. 儿童腹型过敏性紫癜的超声表现. 中国中西医结合影像学杂志，13(1)：78-79.

严玺德，王振兴，李发斌，2019. 腹性紫癜所致肠壁改变与肠系膜上动脉血流参数变化超声观察. 影像研究与医学应用，3(1)：143-145.

杨灵杰，孙国祥，张卫平，等，2018. 回肠穿孔并发阑尾周围脓肿超声表现一例. 实用医学影像杂志，19(2)：182-183.

尹丹萍，刘同亭，2017. CD与肠结核鉴别诊断的新进展. 中华消化病与影像杂志（电子版），7(2)：79-82.

于天琢，杨高怡，张莹，等，2015. 肠结核常规超声及超声造影表现分析. 中国超声医学杂，31(7)：667-669.

张秀娟，卓敏玲，陈志奎，等，2021. 经直肠超声诊断直肠子宫内膜异位症的价值. 中国超声医学杂志，37(9)：1077-1079.

赵建秋，齐凤祥，2011. Menétrier病的诊断及治疗. 中国医师进修杂志，34(7)：67-68.

Akram S，Pardi DS，Schaffner JA，et al，2007. Sclerosing mesenteritis：Clinical features，treatment，and outcome in ninety-two patients. Clin Gastroenterol Hepatol，5(5)：589-596.

Albuquerque A，Pereira E，2016. Current applications of transperineal ultrasound in gastroenterology. World J Radiol，8(4)：370-377.

Cai B，Yi H，Zhang W，2020. Reference intervals of mesenteric lymph node size according to lymphocyte counts in asymptomatic children. PLoS One，15(2)：e0228734.

Coulier B，2011. Mesenteric panniculitis. Part 2：prevalence and natural course：MDCT prospective study. JBR-BTR. 94(5)：241-246.

Danford CJ，Lin SC，Wolf JL，2019. Sclerosing mesenteritis. Am J Gastroenterol，114(6)：867-873.

Donoghue HD，Holton J，2009. Intestinal tuberculosis. Curr Opin InfectDis，22(5)：490-496.

Heye T，Stoijkovic M，Kauczor HU，et al，2011. Extrapulmonarytuberculosis：radiological imaging of an almost forgotten transformation artist. Rofo，183(11)：1019-1029.

Huang X，Liao WD，Yu C，et al，2015. Differences in clinical features of Crohn's disease andintestinal tuberculosis. World J Gastroenterol，21(12)：3650-3656.

Phi JH，2021. Sacrococcygeal teratoma：a tumor at the center of embryogenesis. J Korean Neurosurg Soc，64(3)：406-413.

Toorenvliet B，Vellekoop A，Bakker R，et al，2011. Clinical differentiation between acute appendicitis and acute mesenteric lymphadenitis in children. Eur J Pediatr Surg，21(2)：120-123.

Vayner N，Coret A，Polliack G，et al，2003. Mesenteric lymphadenopathy in children examined by US for chronic and/or recurrent abdominal pain. Pediatr Radiol，33(12)：864-867.

第二十五章　胃肠介入性超声

第一节　超声引导经鼻空肠管置放术

目前临床上常用的营养支持方式已经由外周或中心静脉途径的肠外营养为主逐渐转变为以鼻-胃、鼻-空肠置管等途径的肠内营养为主。相对于经鼻-胃营养，小肠内营养可能更容易达到营养目标，并且能降低患者发生吸入性肺炎的风险。中华医学会重症医学分会《危重病人营养支持指导意见》推荐有条件的单位常规经空肠营养，条件受限的单位，建议对不耐受经胃营养或有反流和误吸风险的重症患者，应选择经空肠营养。

一、适　应　证

（1）上消化道功能障碍或疾病患者，如胃轻瘫、胃潴留、胃食管反流病、胃十二指肠瘘、急性重症胰腺炎、上消化道梗阻等需要进行营养支持者。

（2）连续镇静、肌松弛、肠道麻痹或需要鼻胃引流的患者。

（3）需要短期（＜6周）肠内营养支持的患者。

二、禁　忌　证

1. 相对禁忌证

（1）食管-胃底静脉曲张、溃疡或肿瘤患者。

（2）鼻咽部或食管上端梗阻者。

（3）近期接受胃手术者。

（4）心脏疾病未稳定的患者，对迷走神经耐受差的患者。

（5）不能合作的患者。

2. 绝对禁忌证

（1）严重的上颌部外伤或颅底骨折。

（2）严重且未能控制的出血性疾病。

（3）食管黏膜大疱性疾病。

三、操 作 方 法

（1）患者术前禁食6～8小时，清理口鼻分泌物，取右侧半卧位，清醒者可术前告知，嘱患者配合操作；置管前15～30分钟可给患者肌内注射甲氧氯普胺10mg，可促进胃蠕动。

（2）超声扫查腹部，确认贲门、胃体、胃窦、幽门、十二指肠、空肠的位置。

（3）鼻空肠管及导丝涂抹液状石蜡润滑后，将导丝完全置入导管内，测量患者剑突至前额发际距离（或剑突—鼻尖—耳垂距离，成人为45～55cm）作为进入胃内的标记。

（4）经鼻腔缓慢置入鼻肠管，插入约10cm后，嘱患者吞咽，利于鼻肠管进入食管，插入深度约30cm时，可采用高频率探头在颈部扫查，可准确判断鼻肠管是否进入食管。

（5）鼻空肠管置入约55cm时，可用凸阵探头于胃区进行扫查，显示鼻肠管呈“双轨征”，引导鼻肠管进入胃体、胃窦部，尖端抵达幽门口。

（6）经鼻肠管向胃内注入温生理盐水300～400ml，患者保持右侧半卧位，使液体存留于胃体下段胃窦部。

（7）采用超声探头实时监测胃蠕动，当胃蠕动波到达胃窦时，将导管进一步推送入幽门，进入十二指肠球部、降部、水平部、升部，继续推送进入空肠上段（图25-1-1）。

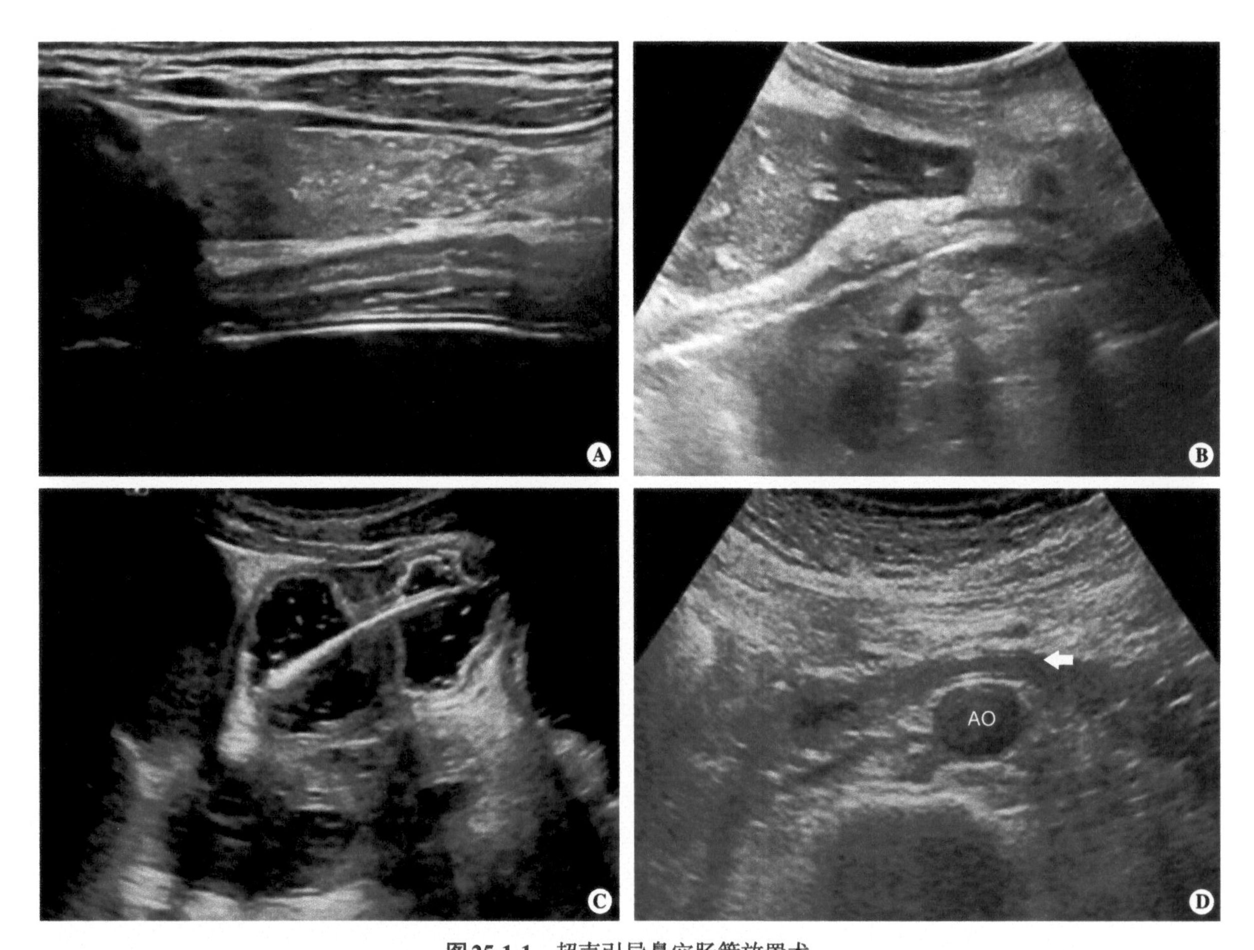

图25-1-1　超声引导鼻空肠管放置术

A. 高频超声显示颈段食管内空肠管；B. 空肠管到达贲门部；C. 空肠管到达胃窦部；D. 空肠管（箭头）到达十二指肠水平部

（8）用超声探头观察鼻肠管，准确判断其前端位于空肠上段后，可撤出导丝，固定鼻空肠管。

（9）当超声检查难以准确判断鼻肠管前端位置时，可通过注入温生理盐水或微泡超声造影剂，较准确地对鼻肠管前端进行定位（图25-1-2）。

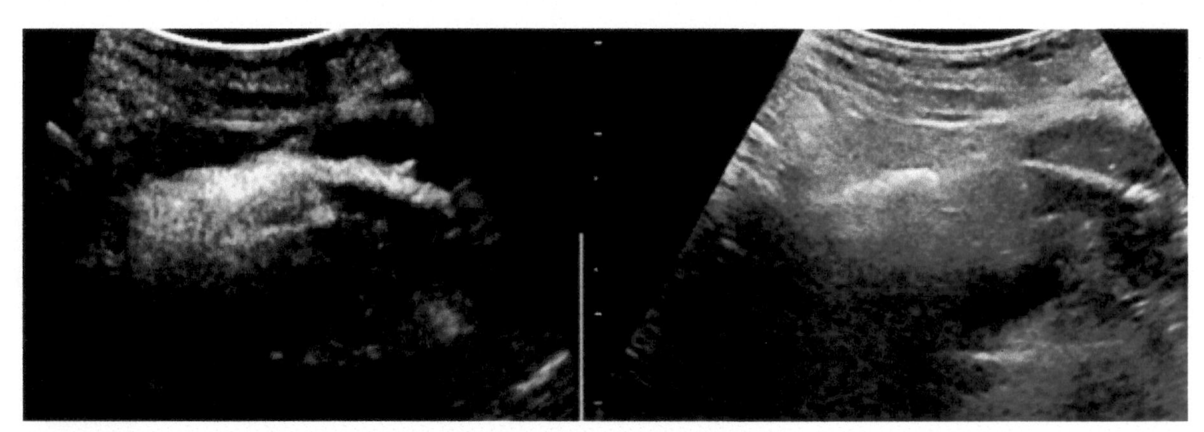

图25-1-2　超声造影定位空肠管

注入微泡超声造影剂，于十二指肠水平部可见造影增强

（10）当患者胃蠕动差，鼻肠管难以推送入十二指肠时，可选用超滑导丝进行引导，导丝前端弯曲并伸出导管末端，通过转动导丝调整方向，可较顺利地引导鼻肠管前行。

（11）对于条件较差的患者，置管后未能清晰显示空肠管位置者，可行腹部X线检查（图25-1-3）。

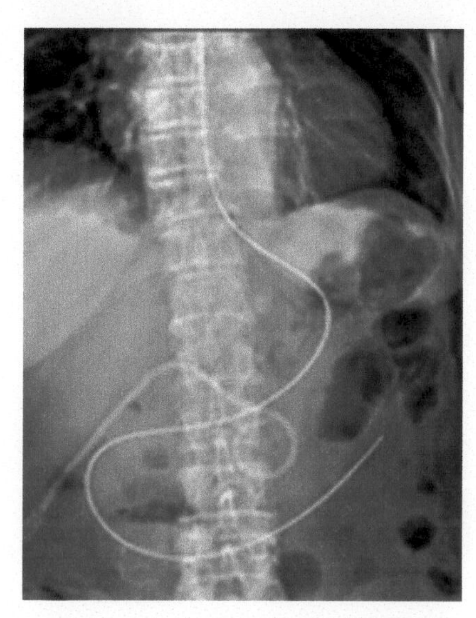

图25-1-3 空肠管置放术后X线检查

四、注意事项

（1）患者体位主要采用半卧位或者右侧半卧位，可使胃底部液体流入胃体胃窦，避免空肠管在空旷的胃底部扭曲打折（图25-1-4）。当胃底部液体较多，或胃内气体或食物残渣较多时，应进行抽吸，尽量使胃底部呈空虚状态，此有利于鼻肠管进入胃体胃窦部。

（2）当患者较肥胖或者图像质量差，超声检查难以清晰显示胃肠内的空肠管时，可向鼻肠管内注入稀释的微泡超声造影剂，在超声造影模式下进行观察，可较清晰显示鼻肠管（图25-1-5）。

（3）由于生理弯曲角度的影响，鼻肠管到达幽门时，与十二指肠存在一定角度，常难以顺利进入十二指肠。此时，应采用实时超声观察胃蠕动波，当蠕动波到达时，幽门开放，空肠管更容易进入十二指肠。

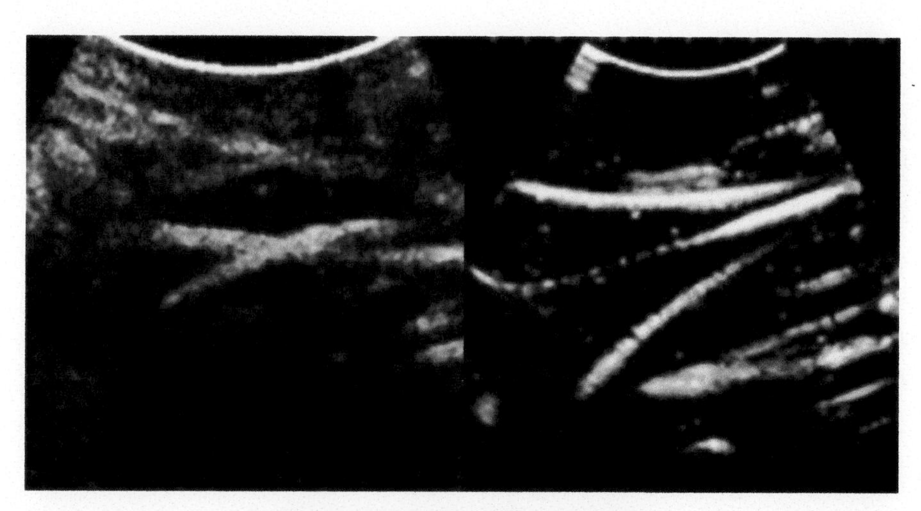

图25-1-4 空肠管在胃腔内扭曲打折

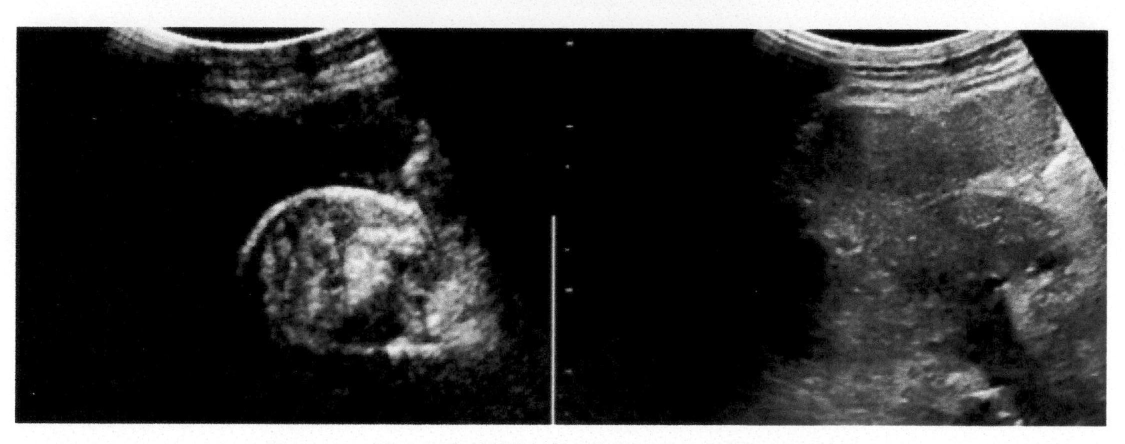

图25-1-5 注入超声造影剂后可清晰显示空肠管在胃内打转

（4）部分患者胃蠕动减低或者处于胃瘫状态，可于术前肌内注射甲氧氯普胺促进胃蠕动，提高置管成功率。

五、临床应用价值

传统的鼻空肠管置放方法主要为盲插或者采用内镜、X线引导下置管。盲插成功率较低，内镜引导成功率高，但消化道梗阻时内镜无法通过，应用受限；鼻空肠管放置术比较耗时，X线引导时患者及操作医师均需长时间暴露在射线下。而超声引导下鼻空肠管放置术具有一定优势：①可在床边操作，对于重症无法搬动的患者尤其有利；②无放射性损伤；③可充分利用各种超声探头实时引导置管，成功率高；④置管后可准确判断鼻肠管位置，快速建立肠内营养通道。

第二节 超声引导胃肠肿块穿刺活检术

超声引导胃肠肿块穿刺活检术是一项安全、有效且临床应用广泛的技术，尤其对内镜活检失败（如肿瘤组织明显坏死或胃肠壁黏膜下肿瘤）或内镜无法活检（如空肠回肠肿块）的患者具有重要价值，可避免不必要的开腹探查术，为胃肠肿瘤的诊断与治疗提供重要的病理学依据。

一、经腹壁超声引导胃肠肿块穿刺活检术

1. 适应证

（1）胃肠壁增厚，无法明确疾病性质。

（2）胃肠壁黏膜下肿瘤或外生型肿瘤。

（3）中晚期胃肠道肿瘤需明确病理性质及组织学特征以指导临床诊疗。

2. 禁忌证

（1）严重高血压、糖尿病或心肺功能疾病，严重肾功能异常、肝功能异常者。

（2）出凝血异常、月经期或有其他出血倾向的患者。

（3）胃肠道梗阻致胃肠道积气、积液者。

（4）其他如过度肥胖、腹部胀气不能清晰显示病灶者。

（5）肿瘤血供丰富，无安全穿刺路径者。

（6）大量腹水影响穿刺路径者。

3. 术前准备

（1）器械准备

1）选择合适的超声探头和穿刺方式，肿物位置较深者，可采用低频凸阵超声探头结合穿刺引导架操作；经验丰富者或肿物位置较浅可不使用穿刺引导架，采用徒手自由引导穿刺配以中频线阵超声探头。

2）一般采用18G穿刺针，如肿物邻近大血管或位于胃后壁时，可使用更细的手动或半自动穿刺活检针。推荐使用穿刺引导针或同轴针建立皮下隧道以减少针道种植转移。

3）准备无菌活检包、5ml注射器、1%利多卡因、碘伏、无菌手套、滤纸、10%甲醛标本固定液、标本盒、抗过敏药物、常规抢救药品等。

（2）患者准备

1）术前行腹部超声进行评估，确定穿刺路径。

2）穿刺前检查血常规及凝血功能（出凝血时间、凝血酶原时间）、血糖，以及艾滋病、梅毒、乙型肝炎、丙型肝炎等传染病，必要时查心电图，询问病史及用药情况，停用抗凝药物，停用抗血小板药物7天（在临床医师指导下）。

3）穿刺前入院，与患者及家属进行沟通，签署穿刺活检知情同意书，留置静脉通路；禁食8～12小时、禁水4小时，穿刺前排空大小便，清洁腹壁皮肤。如肿块位于胃后壁，穿刺路径需经过胃腔者，则需空腹24小时。

4）胃肠积气较明显时，可于检查前一天口服西甲硅油乳剂，待胃肠积气缓解后再行穿刺。

5）穿刺前练习呼吸屏气配合，解释穿刺过程，缓解患者紧张情绪，对于精神过度紧张患者可服用镇静剂。

6）对于咳喘严重者，应待咳喘症状缓解后再穿刺。

4. 操作要点

（1）操作原则

1）两种影像学检查发现胃肠道肿块，临床有需求并提出申请。

2）符合超声引导穿刺适应证。

3）参考多种影像学结果，多切面扫查，选择最短、最安全途径。

4）采用彩色多普勒超声引导，穿刺途径需避开大血管、胆管。

（2）操作方法

1）患者常规取仰卧位，对于升结肠、降结肠肿块拟从侧腹部进行穿刺者，可采取侧卧位或适当垫高患侧腰部。

2）常规超声扫查，根据病灶的位置、大小等情况确定拟穿刺点并标记，测量病灶与皮肤间的距离，观察毗邻情况，以及可能经过的组织及器官，了解周围血管情况，选择最短、经过组织结构最少、最安全的穿刺路径。注意观察病灶有无坏死或囊性区域，可选择超声造影或结合其他影像学检查，选择合适的穿刺路径、角度与深度。

3）充分暴露穿刺点，常规皮肤消毒、铺无菌巾，探头包无菌橡胶套后涂抹无菌耦合剂，再次确认穿刺点及穿刺路径。穿刺点皮下注射利多卡因，自皮肤至腹膜腔，逐层麻醉。

4）在实时超声引导下，穿刺活检针经皮刺入腹腔直至肿物，确认穿刺针射程及针尖深方有足够安全的距离，打开保险激发枪栓，并实时观察穿刺针前进路线及针尖到达的位置。出针后将针槽内组织条小心置于消毒滤纸片上，放入10%甲醛溶液中固定标本。穿刺时应尽量避免穿刺坏死囊变组织以提高病理检查阳性率。不同次进针取材应改变穿刺角度，对不同区域进行多点取材。

5）穿刺结束后局部包扎，嘱患者卧床休息。因绝大多数并发症发生于术后2～4小时，故术后常规禁食6小时，避免剧烈运动，密切观察生命体征及腹部有无异常，复查血常规，及时发现术后并发症。

5. 并发症

（1）疼痛：症状轻微者休息后可缓解，必要时可给予少量镇痛药。对于疼痛明显者应注意排除肠瘘、消化液漏、腹膜炎等可能。

（2）腹膜炎：少见，可由肠瘘、消化液漏或大量出血造成，患者腹痛明显。

（3）出血：多为胃肠壁少量出血，患者多无症状。

（4）针道转移：发生率极低，应注意穿刺路径的选择，以减少针道种植转移的可能。另外，穿刺引导针建立皮下隧道可进一步降低针道种植转移的发生率。

（5）肠瘘、消化液漏：多见于术前未严格禁食者，缺乏安全穿刺路径，活检针经过肠管也可增加肠瘘、消化液漏的发生率。

6. 注意事项

（1）穿刺次数以1～2针为宜，如有需要，可在确保安全的情况下增加至3～4针。

（2）穿刺取材点应为肿物最厚处，以增加活检枪切割肿瘤的安全性。

（3）穿刺点应尽可能选择胃肠道前壁或侧壁，并尽量避免穿刺针进入胃肠腔内（图25-2-1）。

（4）肿瘤较大者穿刺时应多方向、多部位、周边取材，避免取材组织为坏死组织而影响诊断。

（5）穿刺前进行超声造影可较好显示肿瘤活性区域和坏死区域，指导穿刺路径的选择。

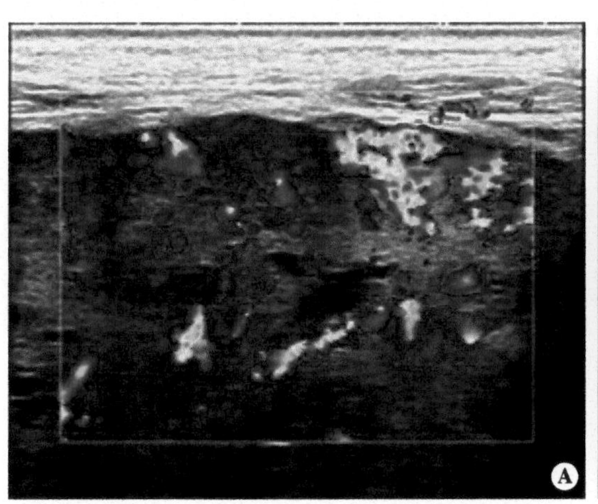

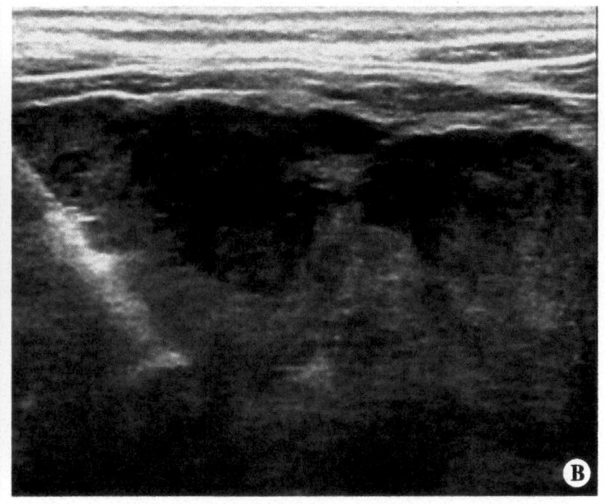

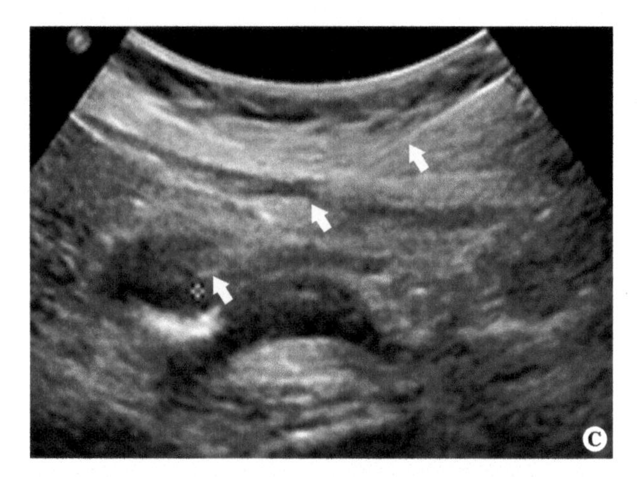

图25-2-1　超声引导下胃肠肿块穿刺活检术

A. 胃肠间质瘤血供丰富；B. 超声引导下，避开较粗大血管进行穿刺，避免出血；C. 超声引导下行胃窦部肿块穿刺活检，箭头为穿刺针

二、经直肠腔内超声引导直肠肿块穿刺活检术

1. 适应证

（1）直肠壁增厚，无法明确疾病性质。

（2）直肠黏膜下肿瘤或外生型肿瘤。

（3）中晚期直肠癌需明确病理性质及组织学特征以指导临床诊疗。

2. 禁忌证

（1）严重高血压、糖尿病或心肺功能疾病，严重肾功能异常、肝功能异常者。

（2）出凝血异常、月经期或有其他出血倾向的患者。

（3）低位肠梗阻无法进行肠道准备者。

（4）有肛门闭锁或狭窄、严重痔疮等无法进行经直肠腔内超声检查者。

（5）肿瘤周边或内部血管异常丰富，无安全穿刺路径者。

3. 术前准备

（1）器械准备

1）选择具有经直肠腔内超声引导穿刺功能的超声仪，配以消毒腔内探头和穿刺架。

2）一般采用18G穿刺针，推荐使用穿刺引导针或同轴针。

3）准备无菌活检包、5ml注射器、1%利多卡因、碘伏、无菌手套、滤纸、10%甲醛标本固定液、标本盒、抗过敏药物、常规抢救药品等。

（2）患者准备

1）术前行经直肠超声及其他影像学检查，确定穿刺路径。

2）穿刺前检查血常规及凝血功能（出凝血时间、凝血酶原时间）、血糖，以及艾滋病、梅毒、乙型肝炎、丙型肝炎等传染病，必要时查心电图，询问病史及用药情况，停用抗凝药物，停用抗血小板药物7天（在临床医师指导下）。

3）穿刺前入院，与患者及家属进行沟通，签署穿刺活检知情同意书，留置静脉通路；术前行清洁灌肠并遵医嘱使用抗生素。

4）对于精神过度紧张患者，可给予镇静剂。

4. 操作要点

（1）操作原则

1）两种影像学检查发现直肠病变，临床有需求并提出申请。

2）符合经直肠腔内超声引导穿刺适应证。

3）参考多种影像学结果，多切面扫查，选择最短、最安全途径。

4）选用彩色多普勒超声引导，穿刺途径需避开大血管。

（2）操作方法

1）患者常规取左侧卧位或膀胱截石位。

2）常规经直肠腔内超声检查，根据病灶的位置、大小等情况确定拟穿刺点，观察毗邻情况及可能经过的组织与器官，了解周围血管情况。注意病灶有无坏死或囊性区域，可选择超声造影或结合其他影像学检查选用合适的穿刺路径、角度与深度。

3）穿刺前先行直肠指检，然后对肛门及肛周进行消毒，直肠内注入碘伏消毒，将穿刺架安装在腔内探头上，套入无菌探头隔离套，将探头置入直肠。

4）在实时超声引导下，将穿刺活检针刺入肿物中，确认穿刺针射程及针尖深方有足够安全的距离，打开保险激发枪栓，并实时观察穿刺针前进路线及针尖到达的位置。出针后将针槽内组织条小心置于消毒滤纸片上，放入10%甲醛溶液中固定标本。穿刺时应尽量避免穿刺坏死囊变组织以提高病理检查阳性率。不同次进针取材应改变穿刺角度，对不同区域进行多点取材。

5）穿刺结束后即可排空直肠，嘱患者卧床休息。因绝大多数并发症发生于术后2～4小时，故术后常规禁食6小时，避免剧烈运动，密切观察生命体征，复查血常规等，从而及时发现术后并发症。

5. 并发症

（1）疼痛：症状轻微者休息后可缓解，必要时可给予少量镇痛药。对于疼痛明显者应及时就医。

（2）感染发热：患者发热达38.5℃以上或有寒战表现时应及时就医。

（3）直肠出血：多为直肠壁的少量出血，患者多无症状，如出现血便或直肠大出血应及时就诊。

（4）针道转移：发生率极低，应注意穿刺路径的选择，以减少针道种植转移的可能。

6. 注意事项

（1）穿刺次数以1～2针为宜，如有需要，可在确保安全的情况下增加至3～4针。

（2）穿刺取材点应为肿物最厚处，以增加活检枪切割肿瘤的安全性。

（3）肿瘤较大者穿刺时应多方向、多部位、周边取材，避免取材组织为坏死组织而影响诊断，提高穿刺阳性率（图25-2-2）。

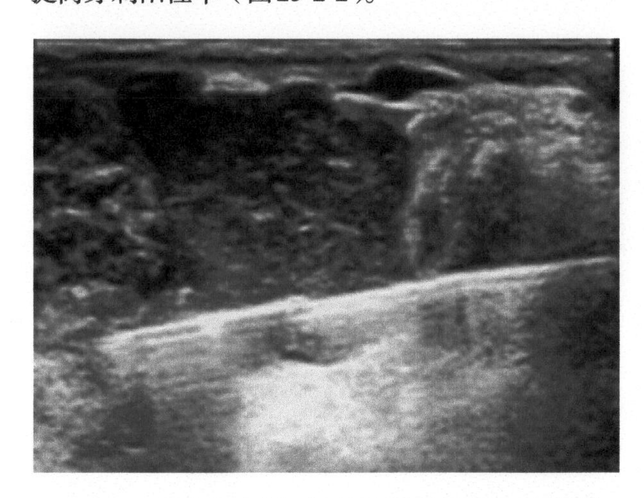

图25-2-2　经直肠腔内超声引导下直肠间质瘤穿刺活检

（4）穿刺前进行超声造影能够很好地显示肿瘤活性区域和坏死区域，指导穿刺路径的选择。

第三节　超声引导腹部脓肿穿刺抽液及置管引流术

腹部脓肿是一种比较严重的感染性疾病，多由腹腔或盆腔的炎性疾病、手术（如吻合口漏）、创伤或空腔脏器穿孔所致，其临床症状通常较严重，需要及时进行穿刺抽液或置管引流冲洗等处理。根据发病部位不同，腹部脓肿可分为腹腔脓肿、盆腔脓肿、腹膜后脓肿及腹腔脏器内脓肿等。超声检查作为一种可实时监视引导方法，可准确定位腹部脓肿并进行穿刺抽液及置管引流，以达到引流脓液、脓腔减压、局部冲洗及抽取脓液并进行细菌培养、药敏试验、局部药物灌注等目的，其具有重要的临床应用价值。

一、适　应　证

（1）不同影像学检查发现的腹部局部脓肿、常规抗生素治疗效果较差者。

（2）超声评估发现较安全的穿刺路径。

（3）较小脓肿适合穿刺抽吸引流，大脓肿可行穿刺置管引流。

二、禁　忌　证

（1）出凝血异常、有严重出血倾向者。

（2）超声评估无安全路径，无法避开重要脏器及腹部大血管者。

（3）脓肿早期，以实性包块为主，无明显液化，应暂缓穿刺。

（4）不能排除动脉瘤或血管瘤合并感染者。

三、术前准备

穿刺前准备如下：

1. 器具准备

（1）选择合适的超声探头和穿刺方式，腹部脓肿位置较深者，可采用腹部低频超声探头，脓肿位置较浅可用中频线阵探头（9MHz左右），根据操作者的习惯和经验，可选用穿刺引导架。

（2）选用14～18G穿刺针。

（3）引流管：带有侧孔的猪尾巴形或直形的引流管，管径6～16F，长度15～30cm，以7～10F最为常用。

（4）导丝：选用前端柔软呈“J”形的导丝，直径0.035in（0.09cm）或0.047in（0.12cm）。

（5）准备无菌穿刺包、5ml注射器、2%盐酸利多卡因、碘伏、无菌手套、引流袋或无菌试管及培养瓶等。

2. 患者准备

（1）穿刺前行腹部超声及其他影像学检查，确认腹部存在脓肿及伴有液化。

（2）穿刺前检查血常规及凝血功能（出凝血时间、凝血酶原时间等）、肝肾功能及电解质情况等，询问病史及用药情况，停用抗凝药物（在临床医师指导下）。

（3）空腹进行穿刺为佳，若腹胀明显或腹腔气体较多时，可事先服用消胀药物或清洁灌肠。

（4）若须经直肠穿刺引流的患者，穿刺前需清洁灌肠，根据具体情况决定是否提前服用抗生素。

（5）穿刺前向患者及家属解释穿刺过程，缓解患者紧张情绪，并告知患者可能出现疼痛的时间及疼痛程度，尽量配合，如疼痛难以忍受时应告知操作医师，切勿突然大幅度变动体位。

（6）签署穿刺抽液或置管知情同意书，留置静脉通路。

四、操作要点

（一）操作原则

（1）经超声检查或者超声联合CT、MRI等影像学检查发现腹部存在脓肿，常规抗生素治疗效果欠佳者，或脓肿较大需穿刺引流或置管引流提高疗效等。

（2）符合超声引导穿刺适应证及有安全的穿刺途径。

（3）脓腔较小，可采用穿刺抽吸引流技术一次性将脓液抽吸干净，必要时加用甲硝唑/替硝唑或庆大霉素溶液反复冲洗脓腔后全部抽出。

（4）脓腔较大者或者多次抽吸引流未能治愈者，可行超声引导下穿刺置管引流。

（二）操作方法

（1）超声扫查确定脓肿的位置、大小、数目及毗邻情况，了解周围血管情况，根据脓肿的位置及可能穿刺路径，采取相应的体位，如仰卧位、侧卧位，经直肠穿刺引流者采取侧卧位或膀胱截石位，并最终确定穿刺点。

（2）沿着穿刺点进行消毒（消毒范围直径约15cm）、铺巾，并用1%～2%盐酸利多卡因局部麻醉至皮肤及皮下组织，在彩色多普勒超声实时引导下，再次确认穿刺路径可避开重要的血管及脏器，将穿刺针刺入脓肿预定位置内，拔除针芯，接注射器抽吸脓液，直至抽吸完毕（图25-3-1）。

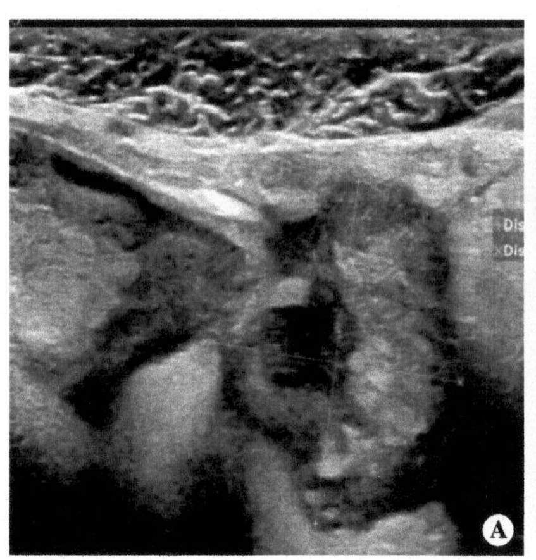

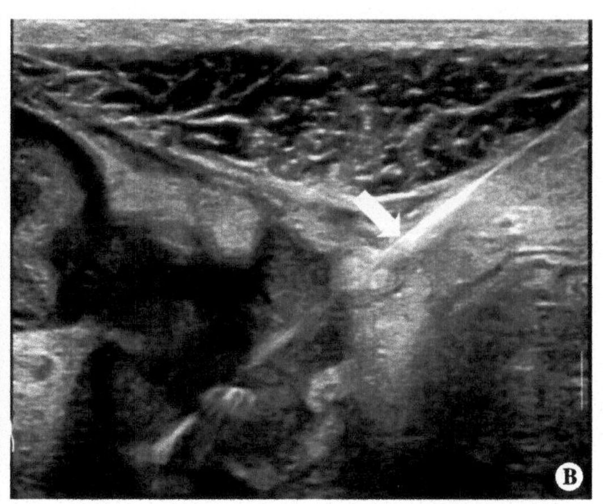

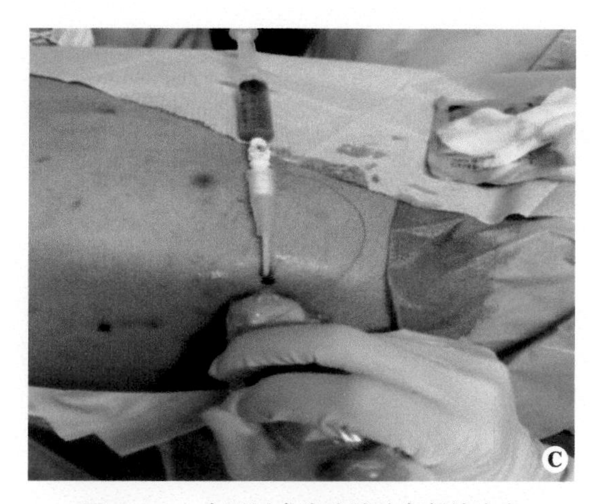

图25-3-1　克罗恩病腹腔脓肿穿刺抽液术

A. 克罗恩病腹腔脓肿；B. 两步法穿刺置管引流；C. 置管后顺畅抽出脓液

（3）若脓肿较大需置管引流者，则经穿刺针置入导丝，退出穿刺针，用尖刀片沿着导丝穿入皮肤处切一小口，用扩张管扩张皮肤后，沿着导丝置入“J”形引流管或“穿刺套件”后退出导丝，注射器回抽以确认引流是否通畅，如抽吸不通畅时，适当进退导管进行调整。

（4）穿刺置管时，根据脓肿的大小、位置、穿刺难易程度、脓液的黏稠情况及所使用引流管的类型，可采用一步穿刺法（套管针直接穿刺法）或两步法（Seldinger方法）。

（5）缝合及固定引流管，抽取脓液送细菌培养+药敏试验，并记录抽出脓液的量和颜色，脓液抽吸结束后，根据需要决定是否使用相应药物冲洗脓腔，最后接引流袋，记录每日引流量。

五、并　发　症

（1）出血：发生率低，特别是在彩色多普勒超声实时引导时损伤大血管的概率较低，偶尔发生在穿刺置管引流管较粗时。当发生出血时需密切观察，在穿刺15～20分钟后应复查超声以确定有无出血，若出血量大时，则需采取相应的措施（如介入栓塞或手术治疗等）。

（2）感染扩散：多发生在脓肿较大、压力较高或冲洗压力过高、穿刺操作不当时，导致病原菌大量入血，引起菌血症、脓毒血症等症状，如寒战、高热、腹膜炎表现等。部分患者可形成其他部位新的脓肿。

（3）气胸、脓胸、膈肌损伤：可发生于脓肿位置较高，如膈下等，因穿刺点位置过高引起胸膜或肺的损伤，导致气胸或脓胸的形成。因此，在选择穿刺点时，应尽可能远离肋膈角。

（4）其他如胃肠穿孔、肠瘘等并发症少见。

六、注 意 事 项

（1）小于5cm的脓肿可行穿刺抽吸、冲洗或脓腔内注药治疗，大于5cm或2次抽吸治疗不愈者行置管引流。

（2）若怀疑或确诊为结核冷脓肿时，可进行诊断性穿刺，不做冲洗或置管引流，防止窦道形成。

（3）选择合适的穿刺点及穿刺路径，可明显提高穿刺的成功率，减少穿刺并发症。因此，穿刺时要尽量远离肋膈角，避免损伤膈肌和肺，置管过程中不能经过胃肠道进行，若必要时可经过肝脏进行穿刺，但必须避开血管及胆管。尽可能选择最直接、最短穿刺途径，腹膜后脓肿、肾周脓肿从侧方或腰背部穿刺，尽量不经过腹腔，以免造成腹腔感染。

（4）多发脓肿或多个脓腔互不相通者应多点穿刺或置入多根引流管。

（5）穿刺抽吸过程不宜过快，尤其是较大的脓肿，否则因其内压瞬间改变可导致脓腔壁上的小血管破裂出血。

（6）脓液较稠厚不易抽吸时，初次穿刺时适量抽取脓液以满足诊断为目的；再次抽吸仍不易抽出时，可向脓腔内注入少量糜蛋白酶或玻璃酸酶（透明质酸酶），间隔12～24小时后再抽吸，若仍引流不畅，可用导丝疏通或更换更大号的引流管。

（7）当向脓腔内注入生理盐水或药物进行冲洗时，由于脓液黏稠易堵塞管道形成“活性瓣”，导致冲洗液易入不易出，脓腔内压增大。因此，冲洗脓腔时应该严格记录出入量，避免入量大于出量而导致脓腔内压力过大，引起脓液外溢造成脓肿扩展。

（8）超声引导下腹部脓肿局部穿刺抽液、注药及置管引流应配合全身抗生素应用，术后观察生命体征，保持引流管通畅，维持水、电解质平衡，给予全身营养支持及对症处理。如感染仍然难以控制，则需外科治疗。

（9）应告知患者及家属留置引流管的护理和保护事项，以及引流量的记录及引流液颜色的观察，避免剧烈运动及快速转身，防止引流管脱落。

（10）患者一般状况好转，体温及血象恢复正常，影像学检查提示脓腔闭合，每日引流量少于10ml时，可停止应用抗生素，夹闭引流管2～3天后可考虑拔除引流管。

第四节　超声监视下水压灌肠复位在肠套叠诊断与治疗中的应用

小儿肠套叠发生时间长短影响着肠管损伤程度，需急症处理。肠套叠处理分为非手术治疗与手术治疗，其中非手术治疗是应用最为广泛且优先使用的方法，主要包括空气灌肠、钡剂灌肠、超声监视下水压灌肠复位疗法。目前超声监视下水压灌肠复位疗法技术成熟，已被推广应用，是儿童专科医院普遍采用的治疗小儿肠套叠的方法。

超声监视下水压灌肠复位疗法可作为儿童肠套叠非手术治疗的常用方法，具有以下优点：①简便易行，患儿易配合，超声检测安全、无创；②无辐射，多次复发的患儿可重复应用；③复位成功率高，时间短；④能准确判断肠套叠类型、原因，便于复位后随访观察；⑤可协助诊断继发性肠套叠，如梅克尔憩室、肠重复畸形、肠内肿瘤等；⑥能及时发现可能出现的并发症。

一、适应证与禁忌证

（一）适应证

1. 肠套叠患儿治疗

（1）病程不超过48小时。

（2）全身情况良好。

（3）无明显脱水及电解质紊乱。

（4）无明显腹胀和腹膜炎表现。

2. 继发性肠套叠原发病诊断

（二）禁忌证

（1）肠套叠病程超过2天，患儿全身情况差。

（2）高度腹胀，腹部明显压痛，肌紧张，疑有腹膜炎。

（3）超声或X线检查提示小肠严重肠梗阻（小肠积气明显、扩张）。

（4）超声或X线检查提示腹腔游离积气、积液，可能肠穿孔。

（5）小肠型肠套叠。

二、术前准备

（1）灌肠前10分钟注射阿托品，剂量为0.01～0.02mg/kg。

（2）灌肠前宣教，讲解大致操作过程及可能存在的风险，并签署知情同意书。

（3）配置物品：Foley双通道导尿管（16F）、50ml注射器、输液器、温生理盐水。

三、操作流程

（一）方法一

（1）患儿取仰卧位。

（2）经肛门插入导尿管：直肠内插入Foley双通道导尿管，深度达3～7cm。

（3）球囊充气30ml，回拉固定，肛门用充气囊阻塞。

（4）接入装有温生理盐水（水温为35～40℃）的全自动灌肠机。

（5）调整好设备压力参数，可随时选择脉冲工作模式或恒压工作模式。

（6）设备压力调整（12～15kPa，可从8kPa起，每次增加1kPa，一般不超过15kPa）（1kPa=7.5mmHg）。

（7）同时辅以手法复位。

（8）超声实时动态监测肠腔内生理盐水的充盈情况，观察肠套叠部位的动态变化，随时动态扫查肝肾间隙、脾肾间隙、盆腔及腹腔内有无游离积液、积气。

（二）方法二

（1）患儿取仰卧位。

（2）肛门插入导尿管：直肠内插入Foley双通道导尿管，深度达3～7cm。

（3）球囊充气30ml，回拉固定，肛门用充气囊阻塞。

（4）将装有温生理盐水（水温为35～40℃）的灌肠袋悬挂于床旁，距检查床高130～150cm。

（5）将导尿管连接灌肠袋，打开阀门，开始快速灌注温生理盐水。

（6）同时辅以手法复位。

（7）超声实时动态监测肠腔内生理盐水的充盈情况，观察肠套叠部位的动态变化，随时动态扫查肝肾间隙、脾肾间隙，以及盆腔及腹腔内有无游离积液、积气。

注：常用压力为80～120mmHg、60～110mmHg、80～130mmHg、100～145mmHg、120～170mmHg。

（8）终止灌注，将导尿管球囊排气后拔除导尿管。

（9）患儿排便后，复查超声确定肠套叠解套成功，同时观察患儿一般状态良好，送返病房，整个过程注意患儿保暖。

四、超声表现

1. 超声监测水压灌肠复位治疗　超声可实时跟踪灌肠液在压力作用下于大肠内的走向，清楚显示肠套叠声像，梗阻远段肠管逐渐扩张，套叠肠管逆时针方向逐渐向回盲部回缩、消失；当回盲瓣开放呈“八字征”，灌肠液通过回盲瓣进入回肠末端，回肠末端肠腔呈沟壑样改变，肠腔内见液体充盈，提示复位成功（图25-4-1）。

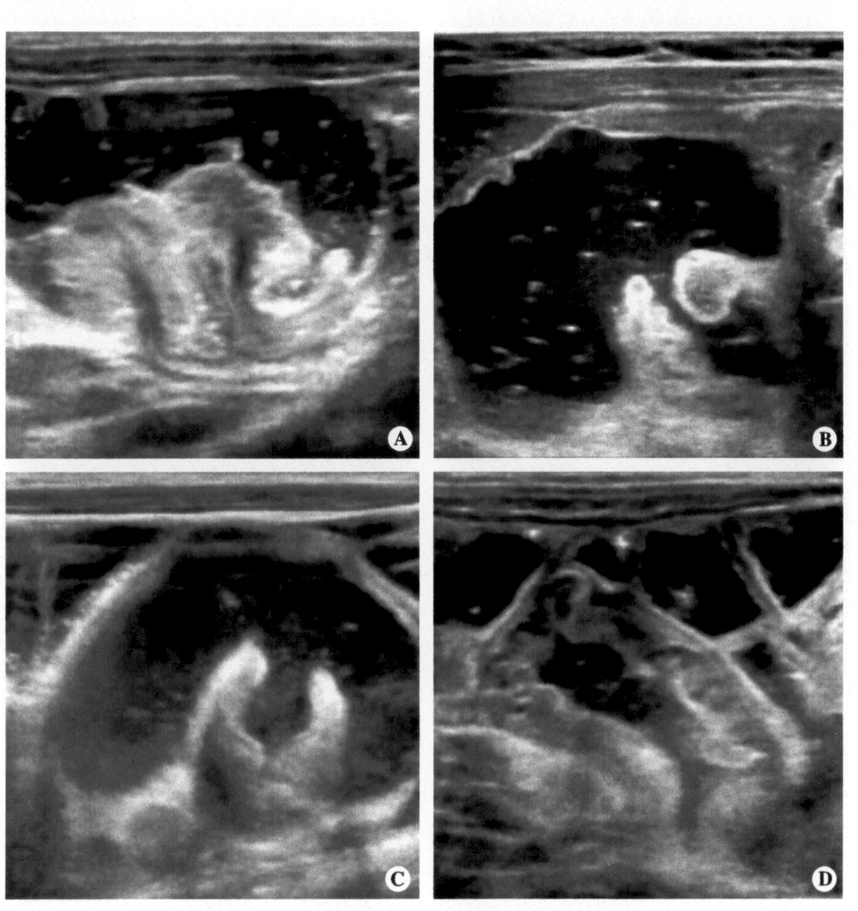

图25-4-1　超声监测水压灌肠复位治疗肠套叠

A. 肠套叠包块向回盲瓣缩短；B. 肠套叠包块消失；C. 回盲瓣开放呈“八字征”；D. 回肠末端肠腔呈沟壑样改变

2. 继发性肠套叠原发病诊断 灌肠后，肠腔内充盈良好，呈无回声，起到很好的透声作用，能清楚显示肠腔内原发病变，如淋巴瘤、息肉样病变、血管瘤、梅克尔憩室、肠重复畸形等超声表现。小肠淋巴瘤表现为肠壁弥漫型或结节样的低回声或极低回声，边界清晰，后方回声增强；肠息肉样病变表现为中等或低回声实质性肿块，蒂部连于肠壁，可见粗大动脉来源于肠壁；肠重复畸形可见与肠管共壁的无回声病变。

3. 终止水压灌注指征及超声表现

（1）肠套叠复位成功：回盲瓣开放呈"八字"征，灌肠液进入回肠段；解套后回盲瓣和局部肠壁因水肿增厚、回声减低，但肠壁结构层次相对清晰；水肿回盲瓣假性肠套叠表现为回盲部横切面呈小的"同心圆"征，纵切面呈"蘑菇头"征，周围见肿大淋巴结（图25-4-2）。

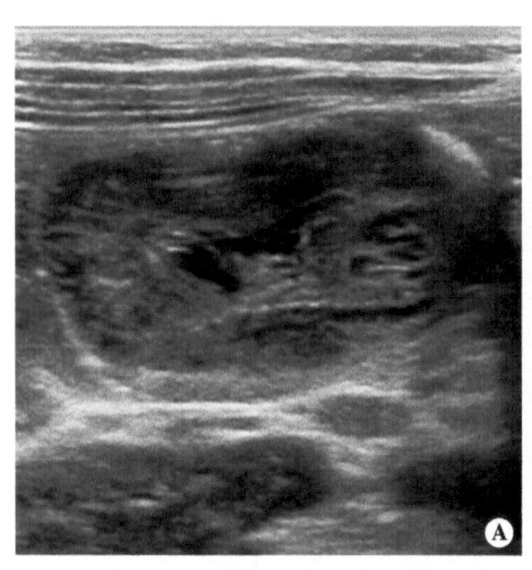
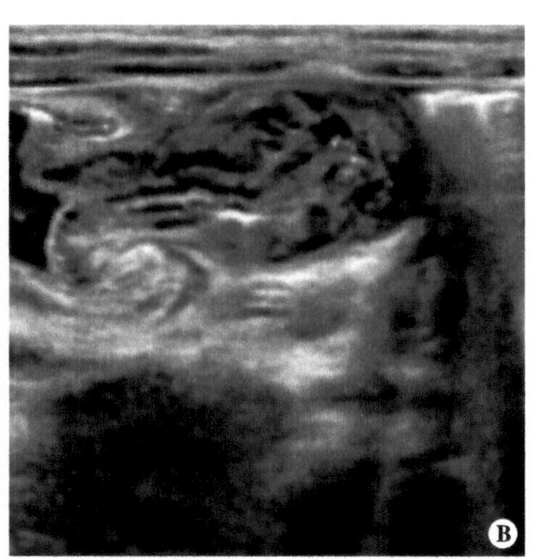

图25-4-2 肠套叠复位成功后回盲瓣水肿的超声表现

A. 回盲部横切面呈小的"同心圆"征；B. 纵切面呈"蘑菇头"征

（2）注水量及压力已达到极限（最大注水量一般不超过1200ml、压力不超过15kPa），远端肠管扩张明显，肠壁明显变薄，套入部位仍无松解迹象。

（3）出现肠穿孔并发症：肠壁的分层结构消失、回声紊乱，甚至肠壁出现小的无回声区，CDFI显示肠壁血流信号明显稀疏或消失；腹腔内（灌液的肠管旁）出现液性区，短时间内进行性增多，原张力性扩张的肠腔压力下降萎陷，同时腹腔最高位出现游离积气回声，即膈下或前腹壁下气体强回声形成的A线，M型超声呈"平流层"征（图25-4-3）。

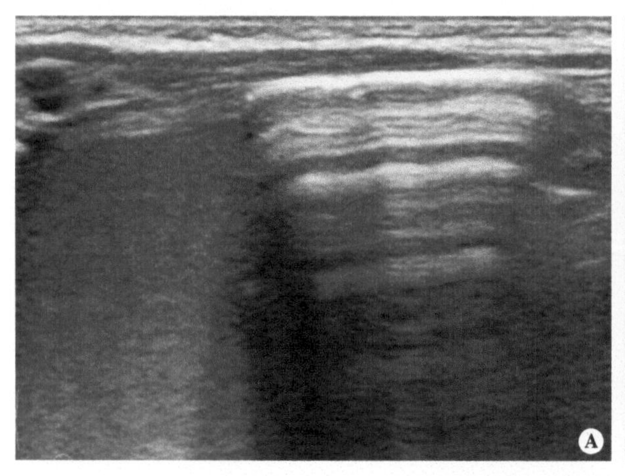
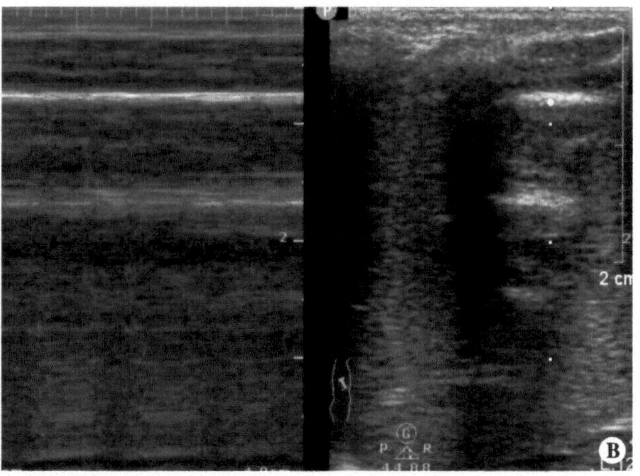

图25-4-3 腹腔游离气体的超声表现

A. 前腹壁后方气体强回声形成的A线；B. M型超声呈"平流层"征

五、并发症预防与处理

1. 轻度腹泻 术后患儿出现频繁排水样便、里急后重感、轻微便后肛门不适感等，一般无须特殊处理，嘱家长注意患儿保暖，注意控制饮食（适当禁食6小时）。

2. 肠穿孔预防与处理 严格把握适应证与禁忌证，超声提示有肠坏死征象、注水量及压力达到极限未解套者、腹腔内出现游离液体及游离气体可能肠穿孔者不进行水压灌肠。灌肠穿孔的发生率约为1‰，一旦发现，应进行以下处理：①立即暂停水压灌注，同时抽出肠腔内液体；②吸氧保暖，监测患儿生命体征（体温、呼吸、脉搏、血压等）；③联系外科行急诊手术治疗。

3. 肠套叠复套 一般复发率为10%～12%，复发次数为1～4次。嘱家属注意患儿一般情况，如再次出现哭闹或呕吐，应及时复查超声，排除复套的可能。一旦复发，需及时再次水压复位。

六、注意事项

（1）在镇静睡眠状态下患儿有利于复位成功，条件允许情况下尽量在镇静状态下操作。

（2）灌肠复位压力从最低限8kPa开始，逐渐增加压力，不能瞬间将水压升至15kPa。

（3）导尿管气囊要阻塞肛门部，避免灌肠时漏液，以及压力无法达到预期而导致灌肠复位失败。当肛门出现漏液时，球囊需重新拉回固定阻塞肛门。

（4）小肠型、回回结肠型、多发型（不同肠段分开出现两个以上肠套）不适合行水压灌肠复位。

（5）急性小肠炎因肠蠕动频繁诱发的小肠型肠套叠，为一过性的肠套叠，可密切随访观察。

（6）解套后回盲瓣因水肿呈“假性肠套叠”表现，复查超声时要注意与肠套叠复套相鉴别。

（钱清富 陈志奎 郭晶晶 梁荣喜
陈晓康 陈泽坤）

参考文献

陈晓康，陈泽坤，吕国荣，等，2019. 超声在新生儿消化道穿孔中的诊断价值. 中国超声医学杂志，3(12)：1140-1142.

陈泽坤，陈晓康，戴泽艺，2017. 超声在小儿假性肠套叠中的诊断价值. 中国超声医学杂志，33(11)：994-996.

伏钢，吴曙军，杨斌，等，2009. 超声造影引导鼻空肠管置放术. 中华超声影像学杂志，18(11)：953-955.

贾本涛，胡芬，郑丽慧，2019. 超声引导下床旁鼻空肠管置入术在危重患者肠内营养中的分析. 中国保健营养，29(30)：383.

刘晓峰，朱宏泉，许庆林，等，2015. 不同急性胃肠损伤分级下危重患者两种鼻空肠管置管方法效果的比较. 第二军医大学学报，36(9)：961-965.

徐程，黄中伟，蒋海燕，2017. 床旁超声引导下幽门定位及其在鼻空肠管置入术中的应用. 解剖学报，48(4)：440-444.

闫玉玺，刘庆华，刘小芳，等，2019. 小儿继发性肠套叠超声表现. 中国医学影像技术，35(1)：91-94.

杨毅，黄英姿，2018. ICU监测与治疗技术. 2版. 上海：上海科学技术出版社.

叶瑞忠，范小明，王立刚，2016. 改良超声方法在重症患者留置鼻肠管头端定位中的初步应用. 中华临床营养杂志，24(4)：199-202.

张细江，司琴，郑诚，等，2018. 简化床旁超声法在重症患者鼻肠管定位中的应用价值. 中华医学超声杂志（电子版），15(6)：464-468.

中国医师协会超声医师分会，2018. 中国介入超声临床应用指南. 北京：人民卫生出版社.

中华医学会重症医学分会，2006. 危重病人营养支持指导意见. 中国实用外科杂志，26(10)：721-732.

Bai YZ，Qu RB，Wang GD，et al，2006. Ultrasound-guided hydrostatic reduction of intussusceptions by saline enema：a review of 5218 cases in 17 years. Amer J Surg，192(3)：273-275.

Hu LZ，Xia B，Ma XP，et al，2020. Diagnostic value of ultrasound-guided water enema for secondary intussusception in children. Advanced Ultrasound in Diagnosis and Therapy，4(3)：204-210.

Marsicovetere P，Ivatury SJ，White B，et al，2017. Intestinal intussusception：etiology，diagnosis，and treatment. Clin Colon Rectal Surg，30(1)：30-39.